골반 재활

생애주기별 골반 물리치료와 운동치료

골반 재활

생애주기별 골반 물리치료와 운동치료

김 우 성 옮김

Pelvic Rehabilitation

The manual therapy and exercise guide across the lifespan

Maureen M. Mason DPT, MS, WCS, PYT

Illustrated by Bruce Hogarth

Foreword by Ginger Garner

영 문 출 판 사

■ **옮긴이** (약력 및 경력)

김우성 (맘스바디케어 대표)

- 경희대학교 스포츠의학 전공
- 임산부운동처방사 PEC 디렉터
- 경희대학교 스포츠의학과 초빙강사
- 단국대학교 운동처방재활학과 초빙강사
- 미국조산사 Gail tully – spinning baby 교육 수료
- 독일조산사 Ms.mirian schomann 교육 수료
- 강남차병원 임산부 운동처방 담당 및 간호부 교육
- 강서미즈메디병원 산부인과 의료진 교육
- 자연주의 출산 전문병원 연앤네이쳐 의료진 및 산모 교육담당

《인스타그램 momsbodycare_ceo》

Pelvic Rehabilitation The manual therapy and exercise guide across the lifespan
by Maureen M. Mason DPT, MS, WCS, PYT

First published in Great Britain in 2023 by Handspring Publishing, an imprint of Jessica Kingsley Publishers
An imprint of Hodder & Stoughton Ltd
An Hachette UK Company

Illustrated by Bruce Hogarth

골반 재활

생애주기별 골반 물리치료와 운동치료

2023년 6월 23일 초판인쇄
2023년 6월 30일 초판발행

지은이 : Maureen M. Mason
옮긴이 : 김 우 성
발행인 : 박 병 조
발행처 : 도서출판 영문출판사
등 록 : 1987년 12월 21일 제2-419호
주 소 : 서울시 강남구 삼성동 69-2
전 화 : (02) 514-5590, 776-5590
팩 스 : (02) 756-8943
E-mail : yeongmunsa@empas.com
홈페이지 : www.ymsbook.net
정 가 : 40,000 원
ISBN 978-89-7224-550-6 93510

※ 파본은 교환해 드립니다.

목차

추천 서문

이 책은 골반 건강 문제로 어려움을 겪고 있거나 사랑하는 사람이 이런 문제를 가지고 있다면, 그 사람에게 보물같은 책이 될 것이다. 이 책은 골반 건강을 배우고자 하는 사람들, 해부학, 생리학, 병리학을 공부하는 학생들, 부모, 교사, 피트니스 강사, 운동치료사, 그리고 평생 골반 건강에 대한 큰 그림을 원하는 직장 건강 관리 제공자들을 위한 기본적인 책이기도 하다. Mason 박사는 현존하는 정보의 수준을 논리적으로 소개하고 있다. 그는 개념에서부터 심화 내용으로 진행하고 있다. 점진적인 지식 기반은 여러 장을 통해 발전하고 있으며, 책의 주제가 전개됨에 따라 호기심과 흥미를 불러일으킨다.

생애주기별 골반 건강 문제를 다루는 능숙한 프레젠테이션이 책의 전체에 걸쳐 분명하게 제시되고 있으며, Mason 박사와 동료들의 골반 건강에 대한 광범위한 임상 경험에 반영하고 있다. 이 책은 팀 접근법을 훌륭하게 다루고 있다. 골반 건강 문제를 치료하는데 필요한 많은 의학적 특수성이 있고, 또 골반저 기능장애에 대한 최고의 관리를 놀리는 것에는 많은 상호 관계가 있다. 자가 관리에서부터 의료적 전략에 이르기까지, 독자는 생애 전반에 걸쳐 개인의 건강을 관리하는 데 있어 예방 및 웰니스 관리 지식을 습득할 수 있다.

1장은 사람들에게 사람의 몸이 어떻게 작동하는지에 대한 교육을 장려하고 있다. 많은 사람들은 오늘날 우리의 교육 시스템이 놓치고 있는 것을 느낀다.

2장, 3장, 5장, 11장은 골반 건강의 생애 전반에 걸친 연대순 여정을 제공하고 있고, 유아기와 아동기에서 청소년기, 임신, 출산 및 중년기에서 노년기까지 도전 과제를 탐구하고 있다.

골반 전문가 J. Michelle Martin 박사는 임신, 출산, 그리고 산후 초기에 대한 그녀의 기여에서 세 아이의 엄마이고, 둘라이고, 성 건강 교육자로서의 통찰력을 제공하고 있다. 그녀는 소수자와 낮은 사회경제적 집단 지위와 관련하여 모성 관리와 골반 건강의 차이를 다루고 있으며, 부적절한 관리로 인한 산모 질병과 사망률 증가, 그리고 모두를 위한 숙련된 관리를 개선하기 위한 조치를 요구하는 것도 다루었다. 그녀는 또한 주산기 피트니스 프로그램과 안전 프로파일을 포함하고 있다. 이들 장은 삶의 계절과 관련하여 특정의 건강 문제와 해결책을 이해하고, 각 삶의 단계에 대한 웰니스 핵심을 제공하는 기초가 된다. 게다가, 골반 문제는 "노화의 일부"로 간주되고 받아들여야만 하는데, 이것은 단순한 사실이 아니다.

4장, 6장, 7장과 8장은 골반 통증, 산후 복부, 골반 관절, 장기 지지 시스템 문제 등 어려운 주제를 다루고 있다. 13장에서는 성 건강 문제, 웰빙, 치유를 다루고 있다. 골반 건강 주제는 종종 금기 사항으로 간주되며, 특히 레즈비언, 게이, 양성애자, 트랜스젠더 및 퀴어(LGBTQ+) 커뮤니티에서 간과되거나 수치스럽고 조롱당하거나 소외되기도 한다. 이 책에 묘사된 전략을 통해 성 기능에 대한 안전, 편안함, 즐거움을 개선할 뿐만 아니라, 제공된 참고 목록을 통해 지속적인 교육을 받을 수도 있다.

9장과 10장은 위장계(GI)의 기능과 전반적인 건강에 대한 장내 미생물의 영향을 포함한, 방광과 장의 건강과 기능장애에 대해 설명하고 있다. 관리 제공자는 이들 주제 중 하나에 대한 과정을 수강하거나 한 분야(비뇨기과, 위장병학)를 전문으로 할 수 있지만, 이들 두 개의 기능은 해부학적, 구조적, 생리적으로 상호 연결되어 있으며, 가압 시스템 및 염증과 같은 주제를 포함하여 두 기능의 상호 작용이 명확히 설명되어 있다.

12장과 14장은 명상, 마음챙김, 그리고 건강 관리에 대한 보완적이고 통합적인 접근법을 다루고 있다. 자기 관리에 대한 전문가적 통찰력은 골반 건강 치료사, 요가 및 명상 강사인 Pauline Lucas에 의해 제공되었고(12장), 여성 통합 건강 연구소의 설립자인 Jessica Drummond 박사에 의해 편집되었다(14장).

본 책의 본문에서 다루어진 통합 접근법의 예로는 "3개의 횡격막" 개념과 이들 연결을 느낄 수 있는 연습 방법이었다. 나는 치료적 요가책에서 이들 개념을 제시했다(Garner, 2016). 나는 인후 영역(그림 1.1 참고)을 언급하면서 "경부 횡격막"이라는 용어를 사용했다. 그러나 독자들은 3개의 횡격막 중에서 가장 위쪽에 있는 횡격막으로서 경부, 인후, 성대 및 경-흉부 횡격막이라고 불리는 많은 이름을 알게 될 것이다.

나는 거의 30년 동안 골반 건강과 정형외과에서 일을 했고, 생의학적 접근법과 통합적 생물심리사회적 접근법을 사용하지 않고 골반 건강 문제를 치료할 수 없음을 확인했다. 요가, 필라테스, 마음챙김과 같은 심신 중재를 사용하면 클라이언트가 통찰력, 자기 관리 및 지속 가능한 영양, 스트레스 관리 및 피트니스를 배우면서 골반 건강 물리치료 중재를 훨씬 더 효과적으로 할 수 있게 된다. 이 책은 이들 주제를 다루는 데 있어 훌륭한 역할을 하고 있다.

또 다른 중요한 신조는 골반 건강과 관련하여 남성, 여성, 또는 논바이너리(제 3의 성)의 치료이다. 논바이너리는 서비스가 부족하고, 연구가 부족하며, 오늘날에도 충분히 주목받지 못하는 것으로 잘 알려져 있다. 통증이나 다른 골반 건강 문제가 있는 사람들은 너무 자주 무시되거나 경청받지 못해 건강관리 시스템에서 혼란스러워진다. 경청은 연결의 주된 특징이다. 그리고 많은 골반 건강 장애는 외상이나 미세외상으로부터 시작되기 때문에 치유를 위해서는 경청, 연결, 그리고 동정심이 요구된다.

이 책은 골반 관리의 장벽을 허물고, 깨끗한 공기, 물, 흙, 식품, 미용 제품 및 가정용 세제를 포함하지만 이에 국한되지 않는 환경적인 요인과 같은 중요한 주제가 골반 건강에 중요하다는 것을 이해하는 데 도움을 줄 것이다. 부가적으로, 다루게 되는 다른 흥미로운 발전 분야는 장내 미생물, 후생유전학, 장뇌 축 및 기능 내분비학의 영향이다. 이들 변수는 골반 건강을 개선시키는 것의 일부이다.

우리 모두는 골반 건강에 대해 열정을 가져야 하며, 주, 연방 및 전 세계 수준에서 골반 건강에 대한 정책과 학계에서 수년간 다양한 역량을 발휘한 후, 이 책을 보는 것이 매우 만족스럽다. 골반 건강 교육을 통해 개인과 건강관리 시스템 자체의 권한 부여에 전념하는 것도 만족스러운 일이다. 나는 독자들이 내가 읽었던 것처럼, 그들 자신의 자기 관리를 위해서든, 아니면 심신에 문제가 있는 클라이언트나 환자를 위한 치료를 제공하는 것이든, 그들의 자신을 향한 여정에서 기뻐할 것이라고 기대한다. 이 책은 관리 제공자가 주도하는 동정심 기반 골반 건강 관리를 수용하는데 있어 환영할 만한 좋은 자료이다.

Dr. Ginger Garner PT, DPT, ATC/L
Living Well Institute & Garner Pelvic Health
Greensboro, NC

저자 서문

여러분은 왜 이 책이 필요한지에 대해 궁금할 것이다. 대상 청중들은 누구인가? 골반 건강이란 무엇인가? 이런 정보와 더불어 물리치료사로서 전문 자격증을 갖게 된 나의 이야기와 전 세계적으로 알려진 골반 건강과 치유를 하고 있는 나의 사명에 대한 이야기를 하고 싶다.

특종이다.

건강과 웰니스에 열광하는 사람으로서, 전 세계적으로 의료 지식이 심각하게 부족하다는 것을 알게 되었다. 물리치료사이자 의학적 요가강사로서, 나는 건강을 만들 수 있는 생활 요소를 알고 있고, 만약 건강이 없으면 걱정거리, 고통, 질병, 심지어 질환을 일으킬 수 있는 생활 방식의 요소를 알고 있다. 이 책은 건강과 관련된 생활 요소들을 알려주고 있다.

골반 건강은 유전적 · 환경적 영향, 개인의 건강 이력, 영양, 장내 미생물, 몸의 다양성, 피트니스 수준, 코어 근력, 유연성, 자기 관리 습관, 사고방식 및 심신영적 통합 등을 포함한 많은 요소에 의해 결정된다. 이상적인 골반 기능은 자동적이어야 하고, 증상이 없어야 한다. 또는 골반 건강 문제가 발생하면, 건강에 상당한 영향을 미칠 수 있다.

이 책은 다양한 독자들을 위한 것이다:

- 생애주기별 골반 건강 관리 교육을 받으려는 일반인
- 마사지 치료사, 구조통합 전문가, 체성 치료사
- 요가 강사, 필라테스 강사, 댄스 강사 및 기타 피트니스 강사
- 작업치료사와 물리치료사, 심리학자, 간호사, 의사 등의 의학 전문가
- 카이로프랙터, 침구사, 영양사, 건강 코치 등.

골반 건강이란 무엇인가?

골반 건강은 통증이 없는 골반 관절의 가동성과 안정성, 방광과 장 조절의 용이성, 성 기능에 대한 것이다. 앉은 자세에서 일어서거나, 한쪽 다리로 균형을 잡거나, 또는 영양분을 흡수하고, 최적의 소변과 대변을 생산하는 소화기에 이르기까지 여러분의 골반 기능은 골반 건강의 구성 요소이다.

여러분은 이 책을 통해 여러분의 건강이 향상될 뿐만 아니라 위험 요소와 골반 장애에 대한 치료 계획을 이해하는 여러분의 건강 관리 식견이 향상될 것이다. 그리고 독자인 여러분이 운동치료사, 바디워커, 의료 전문가라면, 이 책을 통해 알고 있는 치료를 제공하거나 골반 건강 전문가를 소개할 수 있는 능력이 향상될 것이다.

다음은 나의 이야기이다.

나는 석사학위를 받은 경력이 있는 물리치료사(PT)이다. 신경학, 정형외과, 통증 재활 분야에서 1년에 3번 이상의 전문 교육 세미나에 끈질기게 참석했고, 나의 기술로 모든 사람들을 "고치려고" 노력했다. 나는 환자의 기능을 향상시키는 치료 성공을 사랑했지만, 특정 환자의 개선이 부족하여 좌절하고 슬퍼하기도 했다. 더 많은 경험을 통해 나는 변화 행동의 심리를 이해하고 환자 인터뷰와 교육에 대한 나의 능력을 향상시키기 시작했다.

나는 환자의 건강과 치유를 위해 최고의 물리치료사가 되기 위해 노력했고, 내 자신의 건강 문제에 부딪히기도 했다. 무거운 환자를 들어올리다 손상을 입었고, 등과 다리가 아프고 수면을 방해하는 좌골신경통을 경험하기도 했다. 그 때, 나는 임신과 요실금, 복직근이개, 골반대 통증의 산후 문제를 겪기도 했다(Lee 등, 2008). 이런 건강상의 문제들은 전혀 예상치 못했고 충격적이었다. 출산후, 나는 당황스러웠고 아무도 이런 문제를 가지고 있지 않다고 생각했다. 나는 이방인처럼 느껴졌고, 침묵 속에서 고통을 겪었다.

이런 경험을 통해 나는 여성과 남성이 직면한 무수히 많은 골반 건강 문제에 대한 감수성을 개발했다. 고통을 겪으면서 동정심과 인내심을 키웠다. 골반 문제가 발생했을 때, 나는 병원 관리자로부터 요실금 프로그램 개발을 요청받았다. 이것이 나를 골반 문제에 입문시켰고, 골반 프로그램을 개발하도록 이끌었고, 그 후 여성 임상 전문가(WCS), 의료 요가 인증(PYT), 그리고 박사(DPT)와 같은 전문 이사회 인증으로 골반 건강에 대한 심화 연구로 이어졌다.

나의 전문 분야

나는 골반 건강 문제를 생활습관, 치료적 운동, 그리고 도수치료를 포함한 맞춤형 프로그램으로 치료한다. 전기자극과 같은 바이오피드백과 통증 완화 모달리티와 명상/심신 접근법도 사용한다. 이들 치료 패러다임은 보존적 관리에 대한 이 책의 기초를 이룬다. 보존적 관리 이외에, 골반 건강 문제는 본 책의 "적신호" 단락에서 논의된 바와 같이, 선별검사와 치료를 하는 의료 전문가를 필요로 한다.

골반저 기능장애(PFD)

골반저 기능장애(PFD)는 골반 통증, 방광과 장의 질환, 골반 장기 탈장, 성 건강 문제 등 골반 부위와 관련하여 발생할 수 있는 질환과 증상을 포괄하는 의학 용어이다. 이 책은 생애주기별에 따른 골반저 기능장애, 골반 해부학 및 기능 간의 심오한 상호관계를 소개하고 있다. 이것은 건강 관리 제공자의 패러다임을 밝힐 것이고, 적절할 경우 1차 치료에 보존적 관리를 통합하는 것을 개선한다.

소개되는 개념과 확장될 개념은 다음과 같다:

- 골반저 근육과 골성 골반 내부의 구조
- 상호연관된 골반 기능과 생리학을 설명하는 해부학적 원리
- 탄생에서부터 노년기까지 생애주기별 다양한 시점에서 발생하는 PFD
- PFD와 일반 건강과 웰니스에 대한 운동 샘플

- 관절-운동 사슬의 관점에 있어서, 하지에서부터 골반, 척추, 몸통 및 상지까지의 움직임과 운동 검사
- 안전하고 지속가능한 피트니스 및 심신 관리를 위한 요가와 필라테스의 프로그램
- 개별 건강 역학, 전반적인 건강에 대한 자산이나 장벽 및 골반 건강을 고려한 생물심리 사회적 모델
- 골반 통증과 선별검사 시 고려사항, 그리고 전인적 치료 패러다임
- 외상 역할의 인식, 그리고 회복과 복원력을 위한 다양한 방법의 지지
- 임신과 산후의 골반 건강과 웰니스
- 복직근이개, 골반대 통증, 골반 장기 탈장 및 단순한 치료 개요
- 배설억제 기전: 방광과 장의 조절, 비움을 위한 역학
- 비뇨기 질환과 위장계 질환, 그리고 기능 향상을 위한 생활 방식 훈련과 전인적 관리의 선택
- 중년기와 노년기의 건강과 웰니스, 그리고 골반 건강과 활력의 최적화
- 자가관리에서, 명상과 마음챙김의 역할, 정신 건강
- 편안함과 즐거움, 그리고 골반 건강에 영향을 미치는 동반질환을 최적화하는 성 의학적 원리
- 사회경제적 모델, 영양, 장내 미생물, 그리고 생물심리사회적 모델의 고려사항에서 오는 통합 건강과 골반 관리의 개념과 자원

글로벌 건강 리터러시(문해력)를 위한 자료의 깊이

나는 상식적인 자기 관리, 클라이언트 관리에 영감을 주고, 인종적, 사회경제적, 환경적 요인과 같은 관리 장벽을 확인하는 데 도움이 되도록 학문 전반에 걸쳐 발언할 수 있는 중간 지점의 책을 만들기로 결정했다. 일부 독자들은 자료의 깊이가 압도적이라고 생각할 수 있고, 흥미와 발견의 여정과 함께 명확성을 위해 다른 교재, 인터넷 자료 및 워크샵을 참고해야 할 수도 있다. 골반 관리 옵션을 개선하고자 하는 움직임 치료사, 바디워커, 그리고 기타 전문가들은 본 책에서 설명하는 바와 같이, 필수 치료 원칙을 수집하고 골반 건강과 치유를 최적화하는 프로그램을 통해 클라이언트를 도울 수 있다.

의학 전문가와 연구자인 독자들은 더 많은 사실을 원할 수 있고, 가능하다면, 나는 근거중심의 연구를 제시한다. 본 책에서 설명된 각각의 골반 문제들은 의료 전문 관리와 지속적인 연구와 의료 교육의 관심사이다. 방대하고 지루한 의학 사전이 아닌, 일반적인 패러다임과 프로그램 선택을 제시하기 위해 책에 나열된 모든 용어와 의학적 조건이 완전히 정의되지는 않았다. 나는 발표된 의학 연구를 바탕으로 전문적인 지식을 공유하고 있으며, 전문가의 의견과 통찰력을 바탕으로 이루어진 단독 사실 목록을 공유하고 있다. 요리책 접근법이 관리를 위한 모든 프레젠테이션에서 독특한 인간에게 적합하지 않기 때문에, 정확한 "치료 방법"은 불가능하다.

나의 사명은 골반 건강과 재활의 비밀 세계로 문을 열어 독자들이 흥미에 맞는 교재, 인터넷, 전문 세미나를 통해 더 공부할 수 있도록 격려하는 것이다. 독자들은 이 책이 다양한 형태의 PFD의 글로벌 건강 리터러시에 긍정적인 영향을 미치고, 증상을 줄이거나 완화하고, 또 가능한 경우 웰니스와 치유를 촉진하기 위해 자가 관리와 제공자 중재

선택을 제공하기를 희망한다. 고통을 줄이고 동정심에 기반을 둔 관리를 촉진하는 것이 세계적인 목표이다. 아마도 이 책은 경력과 연구에도 영감을 줄 것이다.

그리고 끝으로, 독자들은 생애주기별 골반 건강을 더욱 향상시키기 위해 나열된 것처럼, 직접 치료, 원격 건강 또는 자원의 사용에 대한 필요성을 발견할 수 있을 것이다.

Maureen Mason

참고문헌

Lee, D., Lee, L., and McLaughlin, L. (2008) "Stability, continence and breathing, the role of fascia following labor and delivery." *Journal of Bodywork and Movement Therapies 12*, 4, 333–338.

단원 Ⅰ

골반 해부학, 기능, 움직임 기초 및 통증

PELVIC ANATOMY, FUNCTION, MOVEMENT FOUNDATIONS, AND PAIN

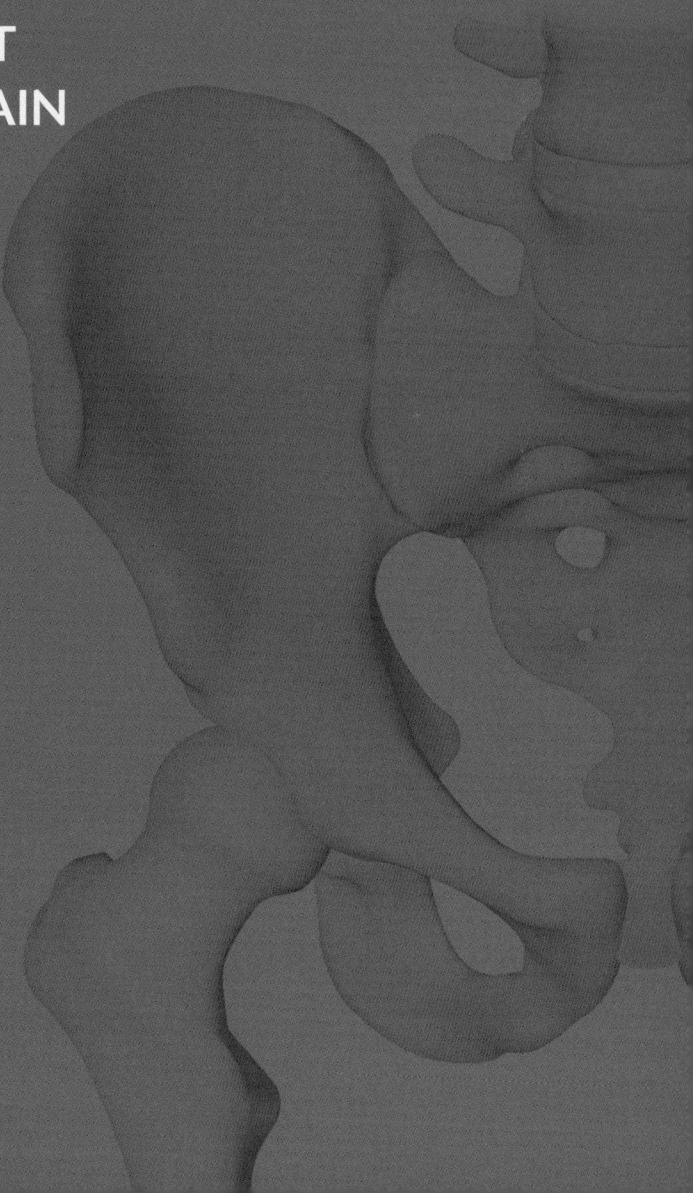

Chapter 1

골반의 해부학과 기능

서론

본 책인 *골반 재활: 생애주기별 골반 물리치료와 운동치료*에 오신 것을 환영한다. 본 책은 여러분께 주요 골반 기능, 총체적 골반 건강관리, 그리고 골반 기능과 관련하여 발생할 수 있는 희로애락의 교차점을 통해 안내할 것이다.

본 장의 목적은 골반 해부학과 기능을 소개하고, 구조물 사이의 깊은 상호관계를 설명하는 것이다. 그리고 몇몇 장들은 골반 해부학, 기능과 기능부전, 그리고 신체-정서적 측면(생애주기에 따른)에서 개념들을 정의하고 설명할 것이다.

쉽게 읽을 수 있도록, 안경 기호(👓)가 있는 상자 안에 기술/과학적인 세부 사항의 내용을 제공할 것이다. 나비 기호(🦋)는 치료적 핵심 내용, 통찰력, 그리고 전문적이고 경험적인 팁을 보여줄 것이다. 하트 심볼(♥)이 있는 클라이언트 스토리는 정보에 생명을 불어 넣어줄 것이다. 이 책의 관점은 치료를 원하는 사람들과 치료를 제공해 주는 사람 간의 협력적인 관점을 촉진하기 위해 '환자' 대신에 '클라이언트'라는 용어를 사용할 것이다.

관점 : 우리는 골반과 그 구성 요소를 어떻게 볼 것인가?

골반 해부학의 미스테리

골반 해부학은 대부분의 교재에서 정보가 희박하고, 다양한 용어와 명명법으로 표현되기 때문에, 이해하기가 어려울 수 있다. 골반 해부학 용어는 단독 단일체로 보이는 신체 구조물(사체 연구)을 기반으로 한다.

단독 구조물로 묘사되는 골반 해부학의 사진은 연결되고 연속적인 결합조직인 근막과 함께, 모든 복잡성을 가진 적응적인 인간과 기계적 관점을 우리가 이해할 수 있도록 돕는다(상자 1.1). 뼈에서부터 인대, 신경, 근육, 내장기 및 림프기관에 이르는 골반 구조물은 일반 사람들뿐만 아니라, 운동치료사, 바디워커 및 건강관리전문가에게도 신비스런 부위이다. 골반 구조물은 전문적 관리 분야가 아니라면, 의학 교육이나 재활 분야에서도 거의 다루어지지 않고 있으며, 신체 중 가장 은밀한 부위에 해당한다.

상자 1.1 우리는 하나의 근막 구조물이다. 🦋

우리가 배우는 정적인 해부학 사진이 신체의 방대한 상호 연결을 보여주기 보다는, 오히려 분리시킨다는 생각이 든다.

우리의 골반은 다른 모든 신체부위와
연결되어 있는 일련의 구조물이다.
(Niall Galloway 2021)

운동의 유동성(Fluidity of motion)

운동의 유동성은 골반과 그 연결을 통해 일어날 수 있다. 골반의 골성 구조는 나비처럼 생겼다; 천골과 하부 요추는 나비의 몸통에 해당되고, 장골, 좌골 및 치골은 나비의 날개에 해당한다.

나비가 어느 방향으로 움직일 수 있듯이, 골반이 신체 정중앙에 위치한 인체도 모든 방향으로 움직일 수 있다. 움직임과 비행, 도약과 착지, 그리고 자세 유지 등 골반 기능의 스펙트럼은 댄서, 체조선수, 그리고 완전히 자유롭게 움직일 수 있는 사람(일반적으로 젊은층과 중년층)도 수행할 수 있는 기능이다. 골반의 안정성과 가동성은 체간, 척추, 둔부 및 하지와 이상적으로 동기화된다. 둔부(엉덩이)는 다리의 운동을 골반 중심의 안팎으로 가져오는 확장된 날개로 간주될 수 있고, 척추는 골반이 움직이기 전에 움직임을 시작할 수 있는 배의 돛으로 간주될 수 있다.

생체역학적 관점(A biomechanical view)

골성 골반 영역의 생체역학적 관점은 골성 골반을 바퀴(엉덩이)의 스트러트(strut)로 작용하는 차축(axle)으로 간주할 수 있다. 엉덩이와 골반이 회전하면, 우리의 방향도 변한다. 이런 차축은 앞쪽 중심(치골)과 뒤쪽 중심(천골과 미골)을 가지고 있다. 우리가 척추와 엉덩이를 구부리거나, 아치를 만들거나, 회전을 할 때, 우리는 골반 안으로 즉, 외부에서 내부 구조물로 다양한 하중을 전달한다. 일이나 놀이로 생체역학적 하중이 증가된 힘든 작업을 추가하면, 근막 구조물뿐만 아니라, 천골, 미골 그리고 기타 관절도 충격 흡수와 안정성을 위한 범위 내에서 움직인다. 여기에서 안정성은 골반 구조물의 어느 정도 독립된 좌 · 우 운동을 포함한다.

장기를 보관하는 장소(Housing the organs)

이런 골성 골반은 주요 장기를 수용하고 보호한다; 방광, 직장 및 생식기관 등. 장기들은 제자리에 고정되어 있지만, 서로에 대해 움직이고 활주할 수 있는 가동성도 가진다. 골반 장기 가동성의 소실은 골반, 복부, 척추 및 하지의 다른 영역으로 전이되지 않을 뿐만 아니라, 국소적인 증상을 유발할 수 있다. 골반 장기의 가동성와 안정성은 다음의 장에서 다루어질 도수치료/내장기 가동술 개념에서 자세히 설명될 것이다.

3개의 횡격막(More than one diaphragm)

'골반 횡격막'은 좌우, 앞뒤로 이어지고 골반 장기를 지탱하는 골반의 근육과 근막에 대한 일반적인 용어이다(그림 1.1). 독자들은 케겔(Kegel) 근육에 대해 들어봤을 것이다; 이들 근육은 지지성 결합조직과 함께, 골반 횡격막 영역 안에 들어 있는 근육이다(Donmez와 Kavlak, 2015). 골반 횡격막의 기능은 골반내의 근막, 신경, 혈관 및 림프의 기능뿐만 아니라, 멀리 떨어져 있는 근막, 신경 혈관 및 림프의 기능(피스톤형 기압계나 펌프형 기압계)에 따라 좌우된다. 골반 횡격막은 위쪽에 위치한 두 영역(호흡 횡격막과 경부 횡격막〔또는 성대〕)과 협응하여 작동한다(상자 1.2).

횡격막간 협응의 한 예는 노래 부르기이다: 들이쉬기가 폐 안으로 공기를 가져갈 때, 호흡 횡격막과 늑곽은 폐용량을 증가시키기 위해 확장된다. 들이쉴 때, 호흡 횡격막은 아래로 하강한다. 그런 다음, 내쉴 때는 골반 횡격막과 호흡 횡격막이 수축하여 위로 올라간다. 호흡 횡격막은 성대에 공기 흐름을 제공하기 위해 상승하고, 골반 횡격막은 방광과 직장의 배설 억제 능력을 지지할 뿐만 아니라 체간에 안정성을 제공하기 위해(다열근과 복횡근과의 연결을 통해) 상승한다. 노래 부르기를 위한 들이쉴 때, 경부에 있는 성대는 운동제어를 통해 수축하여 원하는 음질을 위한 안정된 압력 해제를 이룬다(상자 1.3).

3개의 횡격막에 대한 상반된 설명은 편안한 복식 호흡 동안에 일어나는 최적의 동시성이다. 인후 기관(throat)은 기관(trachea)을 통한 편안한 들이쉬기를 할 수 있도록 이완되고, 내쉴 때 복부 근육과 체간 근육이 이완하고, 또 복부 장기와 골반 장기의 하강을 허용하기 위해 골반 횡격막이 약간 아래쪽으로 하강한다.

상자 1.2 3개의 횡격막

놀랍게도, "횡격막"간의 상호관계는 의학 분야에서 아직 주류가 아니라고 생각된다. 그러나 운동치료사와 바디워커는 통합치료(integrative treatment)를 통해 이들 영역의 만성 질환을 완화하는 데 도움을 줄 수 있다. 이들 3개의 횡격막은 안정성과 가동성을 위해 서로에게 영향을 미친다.

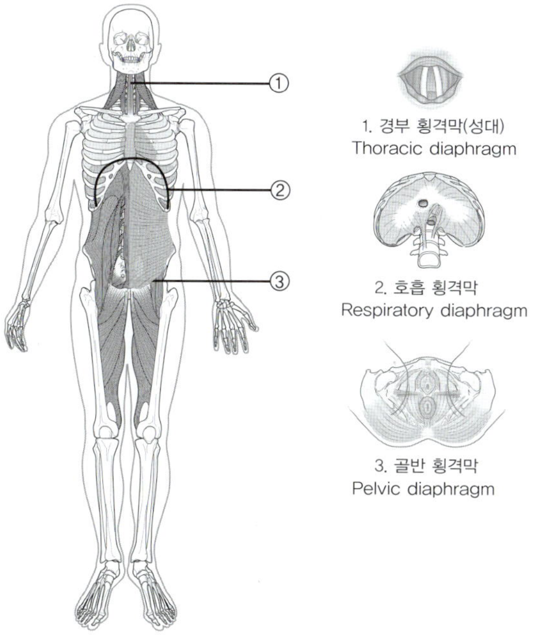

그림 1.1 허밍을 통한 횡격막들 사이의 감각 연결(상자 1.3 참고).

출처: *Garner, G. (2016) Medical Therapeutic Yoga. Three diaphragms and fascial interrelationships, Figure 3.16. Edinburgh: Handspring Publishing.*

상자 1.3 3개의 횡격막: 허밍(humming)

여러분이 소리를 낼 때 여러분 몸 속의 감각에 귀를 기울여 보자. 그 이유는 소리를 내는 것이 3개 횡격막 모두와 관련이 있기 때문이다.
숨을 들이 쉰 후, 입술을 다문 채 어떤 음이라도 좋으니 허밍을 해 보자. 허밍(콧노래)을 할 때, 여러분의 골반 횡격막(골반저 근육을 포함)은 수축하고, 호흡 횡격막은 들이쉬기와 소리 생성을 돕기 위해 수축한다. 들이쉬기(호흡 횡격막 수축 동안)는 경부 횡격막과 성대를 압박하는 압력을 생성하고, 성대는 다양한 피치(음의 높이를 조절하는)를 생성하기 위해 함께 작용한다. 들이쉬기의 길이와 소리의 질은 함께 작용하는 횡격막의 능력을 반영한다. 낮은 음에서 높은 음까지 다양한 피치를 시도해 보면, 여러 신체 부위의 감각을 느낄 수 있다.

골반 근막 기능(Pelvic myofascial functions)

골반저 근육과 근막은 다양한 기능을 가지고 있고, 이 기능은 괄약 작용, 지지 작용, 성적 기능, 피스톤/펌프, 그리고 안정화 등으로 간주될 수 있다. 골반저 근육의 기능은 자동적인 자세조절이나 습관처럼, 거의 무의식적으로 일어난다.

골반저 근육의 기능은 방광과 직장의 배설 억제 능력을 위한 괄약 작용, 임신과 장기 위치 등의 유지를 위한 지지 작용, 흥분과 오르가슴을 위한 성적 작용, 소동맥-소정맥의 흐름, 림프 흐름을 위한 피스톤/펌프 작용, 그리고 모든 골반 관절을 위한 안정화 작용 등이다(Gabelsberg와 Tanner 2014; Raizada와 Mittal 2008).

근막(Fascia)

모든 골반 구조물은 근막(fascia)에 의해 지지되고 고정되며, 이들 근막은 피부와 피하지방에서부터 장기, 근육, 인대, 힘줄 및 뼈의 표면까지 둘러싸서 지지한다(상자 1.4). 주변의 인접한 구조물을 지지하고 압력을 가하는 커다란 시트형의 근막은 지대(지지띠, retinaculum)로 불린다. 신경, 혈관 및 림프계는 근막 속에서 지지되고 묻혀있다(Netter 2011, Bordoni와 Zanier 2014).

상자 1.4 근막(Fascia)

결합조직인 근막은 탄성과 형태를 제공하는 스프의 구성 성분으로 간주될 수 있다. 근막은 우리가 육안으로 볼 수 있는 구조물이다.
근막은 발생학적으로 간엽(mesenchyme)에서 나온 특수 섬유아세포로부터 생성되고, 콜라겐, 무코다당(mucopolysaccharides), 그리고 위치 및 기능과 관련된 다양한 세포들을 함유한 기질로 구성되고, 다양한 밀도를 가진다.
근막은 역사적으로 신경계의 영향을 받지 않는 구조적 성분으로 간주되지만, 새로운 연구에 따르면, 근막의 근섬유아세포 뿐만 아니라 강직성(stiffness)을 변화시키고 신체 영역의 안정성을 돕는 수축성 성질을 가진 것으로 확인되었다(Schleip 등, 2019). 근막의 전체적 관점에서 보면, "건강한 신체는 탄성 가동성과 텐서그리티와 같은 높은 수준의 생체역학을 가지고 있다. 근막의 하중 부하 성분은 단독 스페이서(벽돌과 같은 건축 블록이 아닌)가 되는 경향이 있고, 반면 장력성 성분은 하중 요구를 더 잘 전달할 수 있도록 서로 간에 상호 연결을 이루는 경향이 있다" (Schleip 등, 2019).

근막의 층(The layers of fascia)

가동성이 좋은 피부밑에 존재하는 표층 근막은 지방층인 Camper 근막으로 불리고, 더 치밀하고 강한 성분의 표층 근막은 Scarpa 근막이다. 연구에 의하면, 복부 근막, 골반 근막 및 요추 근막 사이에 표층과 심층을 연결하는 연속성의 존재가 확인되었다(Ramin 등, 2015).

복부의 Scarpa 근막은 외복사근의 표층에 위치하고, 백선의 정중선, 치골결합, 정삭(spermatic cord), 그리고 dartos 근막 처럼 음낭(scrotum)과 결합된다. 음낭 영역의 경우, 그것은 표층에서 심층으로 회음부 안으로 이어진다. 여성의 경우, Scarpa 근막은 복부에서 대음순의 회음부까지 이어질 수 있다(Joshi와 Duong 2020).

남성의 경우, Scarpa의 근막과 Camper의 근막이 하복부에서 음낭과 고환까지 감싸고 있고, 위쪽 지점은 배아기 영역이고 발달과정에서 고환이 형성된 후 함입된 영역이며 복벽으로부터 하강된 영역이다.

여성의 경우, 자궁에서 뻗어나온 자궁원삭(round ligament)은 문어의 팔처럼 상치골 영역 안으로 내려간 다음, 치구(mons)까지 이른다. 일부 해부학자들은 이것을 중앙의 질 고리 근육인 구해면체근(bulbospongiosus)을 감싸는 것으로 묘사하고 있다. 독자들이 이들 심층 근막 연결을 알면, 압박, 단축, 경련 또는 어느 한 영역의 반흔조직이 멀리 떨어진 곳에서 증상이 어떻게 일어나는지를 이해하는데 도움이 된다.

도수치료사와 운동교육자들은 기능장애의 평가와 치료에 있어서 국소적 근막망과 멀리 떨어진 영역의 근막망을 이상적으로 이용한다. 근막 구조를 상호관련된 연결로 인식하는 것은 최적의 장기 정렬, 괄약 및 지지 시스템, 압박 시스템, 안정성, 가동성, 기능장애 및 통증 등을 이해하는 데 중요하다(Chaitow와 Lovegrove Jones 2012; Joshi와 Duong 2020; Killens 2018; Myers 2011).

근막 연결의 광범위한 범위는 신체의 넓은 범위에 걸쳐 발생하는 통증과 기능장애에 대한 기본이다. 바디워커(Bodyworker)는 스킬의 광대한 도구 키트로 근막 기능을 평가하고, Tom Myers' *Anatomy Trains*(Myers 2011)에 묘사된 것과 같은 광범위하고 계층화된 근막망(myofascial network)을 고려할 수 있다.

기초: 골반 구조

뼈(Bones)

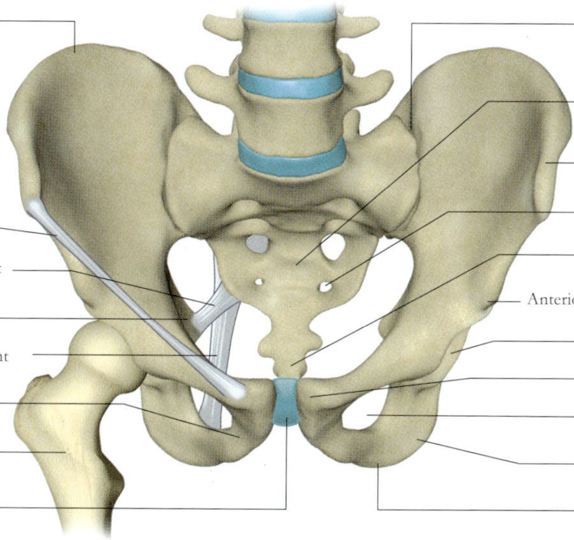

그림 1.2 골반뼈의 앞면

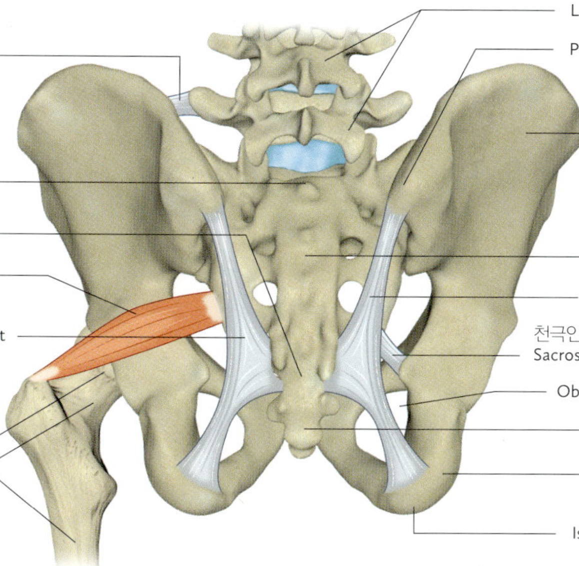

그림 1.3 골반뼈의 뒷면

골반의 골성 구조는 쌍으로 된 무명골(innominate bone)과 천골로 구성되어 있다(그림 1.2와 그림 1.3). 무명골은 발생학적으로 3개 뼈에 의해 형성되며, 유아기 때 장골, 좌골, 치골로 융합된다. 삼각형의 천골과 천골에 끝에 위치한 미골이 양쪽 장골 사이에 끼워져 있는 형태이고, 이들이 이루는 불규칙한 잠김형 관절은 천장관절로 불린다. 뼈 해부학뿐만 아니라, 인대, 힘줄, 근막 구조물이 골반과 체간 및 하지에 걸쳐 엮여 있어 골반에 구조적 지지를 제공한다. 골반의 뼈는 비뇨계와 소화계, 그리고 생식 장기들을 둘러싸고 있다.

뼈의 표식점은 다음과 같다: 장골릉, ASIS, AIIS, 치골, 치골결합, 치골결절 및 치골지, 관골구(비구), 좌골, 좌골극, 좌골결절, 요천이음부, 5번 요추의 횡돌기와 극돌기, 천골저, 천장관절, PSIS, 천미관절, 그리고 미골 등(상자 1.5).

상자 1.5 골반 부위를 자유롭게 만들기: 골반 시계

의자 위에 똑바로 앉는다: 여러분은 시계 위에 앉아 있다고 상상해보자. 12시는 앞쪽의 치골로 향하고, 6시는 뒤쪽의 미골을 향한다(그림 2.3 – 2.7 참고). 3시는 우측 좌골이나 좌골결절이고, 9시는 좌측 좌골이나 좌골결절이다. 시계의 중심에 편안하게 똑바로 앉은 자세를 취한 후, 체중 압박을 균등하게 가하고 있다고 생각해 보자. 중력과 골반의 피부, 근육 및 뼈의 감각을 느끼고, 또 여러분의 체중을 지지하는데 도움을 주는 좌골에 집중해 보자. 호흡을 하면서 중심을 잡아보자. 그런 다음, 창밖의 행복한 군중을 자랑스럽게 바라보는 왕이나 여왕처럼 흉골을 약간 들어올리고 허리를 편 후, 사발을 앞쪽으로 기울이듯이 골반을 12시 방향으로 움직여 보자; 이것이 어떻게 느껴지는지에 집중하고, 척추가 편안하게 곧바로 쌓이도록 골반을 원래 위치로 다시 움직여 보자. 그 다음, 마치 피곤하듯이 척추를 구부리고, 미골(꼬리뼈)을 6시 방향으로 압박해 보자. 이것이 어떻게 느껴지는지에 집중하고, 꼬리뼈에 압박을 가하면서 등을 둥글게 만들어보자. 다시 천천히 중심(원래 위치) 쪽으로 움직여 보자. 그 다음, 좌측 좌골이나 우측 좌골 쪽으로 골반을 움직여 보자. 좌우로 움직일 때 마치 자동차를 타고 한 바퀴 돌 때처럼, 들어올려진 늑골을 그대로 유지해 보자. 좌측과 우측으로 각각 움직일 때 편안한지 아니면 어떤 제약이 있는가? 마지막으로, 시계방향이나 반시계방향으로 작은 원의 움직임을 먼저 해 보고, 그 다음 여러분이 원하는 만큼의 큰 원 움직임을 시도해 보자. 그런 다음 원래 자세로 돌아간다. 그리고 약간의 호흡을 하면서 운동을 마무리한다. 그리고 여러분이 세상을 돌아다니는데 도움을 준 여러분의 골반에 감사해 보자(이런 골반 시계 운동은 골반뼈, 압박 느낌, 신장 느낌, 또는 골반 근육의 느낌을 위해 말안장과 같은 큰 받침대, 둘둘 말린 수건 등의 물품 위에서도 행해질 수 있다).

장기: 골반 장기

골반 장기는 방광, 장, 생식기 등을 포함하고 있다. 방광은 오줌을 저장하기 위한 저장소일 뿐만 아니라, 오줌을 비우는 근육 시스템이다. 방광은 치골 뒤에 위치하지만, 오줌이 충분히 차면, 복강 위로 올라간다. 요관방광연접부(ureterovesical junction)에 있는 요관을 통해 오줌을 받고, 오줌이 적당히 차면, 평활근인 방광 배뇨근이 수축하여 오줌을 비운다. 이때 골반 근육들은 이완된다(Shemadou, Rahman과 Leslie, 2020).

요도는 방광에서 요도구(또는 외부 골반저근의 출구)까지 오줌 통로를 허용한다. 요도는 해부학적으로 4개의 별개 영역과 관련 있다:

1) 방광벽에 위치한 기시점,
2) 요도(urethra)의 중간 지점,
3) 앞쪽 골반 근육(요생식 횡격막)의 깊은 부위에 있는 요도,
4) 표층 요생식 횡격막에 위치한 가장 먼쪽 부위(DeLancey, 1986).

각 부위는 오줌 억제 능력에 대한 지지를 제공하고, 어느 한 부위의 이완이나 결손은 다른 부위의 지지 능력을 어렵게 만들 수 있다.

결장은 복부에 있는 위장계통의 일부로 간주되며, 결장은 소화와 제거에 관여하는 최종 계통이고, 장, 직장, 항문처럼 원위 골반에서 종지한다. 결장은 우하측 사분면에서 시작하여 차례대로 상행결장, 횡결장, 그리고 좌 · 하측 사분면에 있는 하행결장을 형성하고, 그리고 다시 S자 결장, 직장, 항문관, 내괄약근과 외괄약근이 된다. 원위 결장, 직장, 항문관은 고형 폐기물을 위한 소화계통의 최종 구조물이다. 여성의 경우, 직장은 질관 바로 뒤에 위치하고, 남성의 경우에는 방광 하부의 뒤쪽에 위치한다.

여성의 생식기 계통은 질, 나팔관, 자궁, 난소를 포함하고(그림 1.4), 남성의 생식기 계통은 음경, 고환, 부고환, 정관, 정삭, 정낭 및 전립선을 포함한다(그림 1.5). 이들 장기는 내분비계, 심혈관계, 신경계, 림프계 등에 의해 조절된다(O' Rahilly와 Muller 2008; Shermadou 2020).

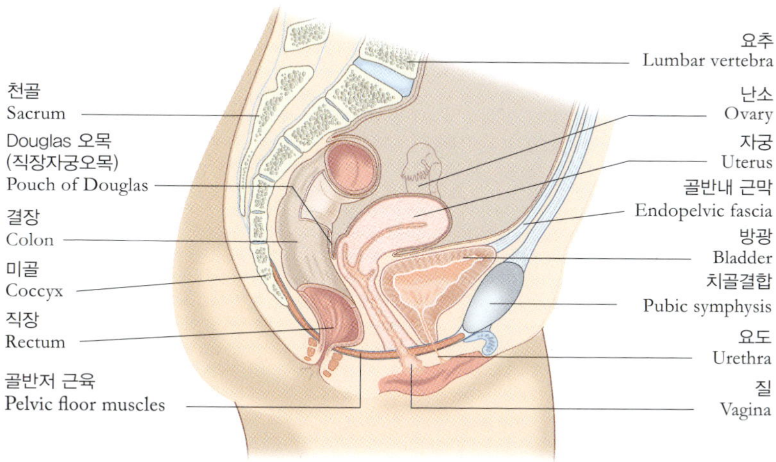

그림 1.4 여성 골반의 외측면과 장기

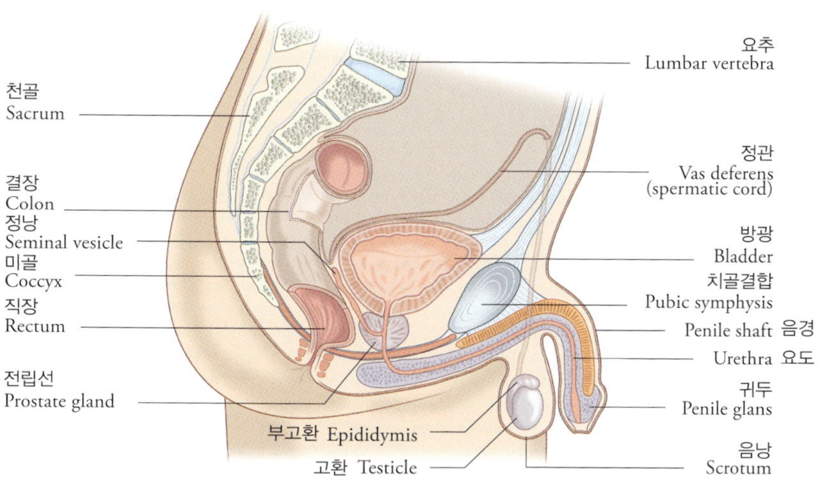

그림 1.5 남성 골반의 외측면과 장기

골반 장기들은 서로 맞닿아 있으며, 장기들 사이와 뼈대 안에서 근육 부착점과 근막 부착점을 가지고 있다(Petros, 2011). 골반 장기, 그리고 직장에서 항문괄약근까지, 방광에서 요도까지, 생식기에 외생식기까지의 관련된 출구는 일련의 평활근과 횡문근을 가지고 있다. 평활근 섬유는 자율신경 기능의 일부이며, 심혈관 및 장기의 기능을 위한 자율신경 조절장치이다. 횡문근 섬유는 눈을 윙크하거나 원형 항문 근육을 조이는 것과 같은 의식적 조절을 담당한다(유머는 골반 교육에 도움이 된다!). 골반 장기와 평활근과 횡문근은 휴식기나 운동을 할 때 이상적으로 동기화하면서 작용한다(상자 1.6).

상자 1.6 앉은 자세에서 일어서기

앉은 자세에서 일어서는 것을 관찰할 때, 골반 장기는 가동성뿐만 아니라 지지를 필요로 한다. 골반 장기들은 그들의 생리적 기능을 위해 서로에 대해 활주해야 하고, 골반의 근육과 인대는 모든 신체 동작 동안 닫힘(closure)과 온전성을 이상적으로 유지해야 하지만, 지지를 잃어버린 사람들은 불편, 긴장, 통증, 압박을 경험할 수 있고, 심지어 몸을 숙이거나 다른 운동을 할 때 요실금, 가스 방출 또는 변실금을 겪을 수 있다. 앉은 자세에서 일어서는 동작을 고려해 보자; 가능하면 지금 그 동작을 수행해 보고, 만약 그 동작을 힘들지 않고 수행할 수 있다면, 여러분은 일어서기를 할 때 몸을 많이 숙이지 않아도 될 것이다. 그러나 일어서기를 하기 전에 몸을 많이 숙이고 양 팔을 위로 들어 올려야 하고, 또 숨을 참거나 심지어 용을 쓸 때(Valsalva), 엉덩이, 척추 및 모든 횡격막에서 무슨 일이 일어나고 있는지를 고려해 보자. 골반 장기는 약화된 일어서기 동작과 최대 하향 압력에 의해 어떤 영향을 받는가? 방광이 꽉 차도, 자동 배설 억제 능력이 그대로 유지되는가? 전신 근력, 장기 가동성 및 골반저 근막 지지가 증상 없이 삶을 영위할 수 있는 골반 건강의 모든 성분이다.

인대

외부에서 촉진될 수 있는 골반 영역의 후방 인대 구조물들로는, 장요인대, 장배측인대, 천결인대, 천미인대 및 항문미골인대 등이 있다(그림 1.2과 그림 1.3 참고). 앞쪽에서 촉진될 수 있는 구조물로는, 서혜인대와 치골결합인대가 있다. 여기에서 치골결합인대는 위쪽, 앞쪽, 아래쪽에 위치한다.

천결인대는 긴 배측천장인대의 외측에 있는 후천장관절에서 시작한 후, 좌골결절 안에서 착지한다. 천결인대는 대퇴이두근과 반건양근의 착지점과 혼합된 원위 섬유를 가지고 있다(Bierry 등, 2013). 천미 영역인 천결인대의 앞쪽에는 천극인대가 존재한다. 이들 두 인대 사이에는 몇 밀리미터의 공간이 존재하는데, 이것은 이들 두 구조물 사이를 통과하는 음부신경이 있기 때문에 중요하다. 천골인대는 천골의 외측 원위 가장자리에 뻗어 있으며, 횡격막 척추까지 이어진다. 천극인대는 천골의 원위 외측 가장자리에서 시작해, 좌골극의 외측으로 주행한다. 천극인대는 많은 비뇨생식기 수술에서 고정을 위한 앵커 지점이다.
이것은 미골근과 일치한다.

전방에 위치한 서혜인대는 전장골극에서 시작해 치골지와 치골결절로 이어지고, 외복사근의 건막에 의해 형성된다. 서혜인대 밑으로 대퇴신경, 대퇴동맥, 대퇴정맥이 지나가고, 또 소요근, 장골근 및 치골근도 지나간다(Netter, 2011).

장기를 지지하는 구조물

골반의 내부 인대는 얇은 거미줄 모양의 근막 구조로서 장기와 장기를 이어주고, 골격 구조/복벽, 측면벽, 후방벽 안으로 이어진다. 이들 인대는 엘라스틴과 평활근 섬유를 포함하고 있다. 놀랍게도 해부학자들은 일부 인대 구조물의 정확한 기시점, 착지점 및 형태와 동의하지 않을 수 있고, 실제로 결합조직은 외과 해부학, 방사선 영상 및 사체 연구 등에 따르면 개인마다 다를 수 있다는 것이다(상자 1.7).

자궁을 지지해 주는 주요 인대로는 자궁원삭과 광인대, 그리고 외측으로 가지를 치는 횡경인대, 그리고 전후로 가지를 치는 치골방광인대(pubo-vesical ligament)와 자궁천골인대(uterosacral ligament) 등이 있다.

자궁원삭(Round ligament)

자궁원삭은 자궁의 위쪽 외측 모서리에서 시작한 후 복측 서혜 고리와 치구로 가지를 친다.

해부학자인 Gorniak와 Conrad(2015)는 자궁원삭이 자궁과 서혜관을 통해 뻗어나가 대음순에서 끝난다고 설명했다. 조직학적으로 볼 때 근육 섬유와 콜라겐 섬유가 자궁원삭에 존재한다(이들 소견이 월경통, 자궁내막증 및 임신에 따른 통증과 경련을 설명해 준다).

광인대(Broad ligament)

자궁원삭은 더 아래쪽 광인대에서 기시하여 자궁의 외측 벽을 따라 주행한다. 가장 아래쪽과 외측에 있는 광인대는 횡경인대[transverse cervical(cardinal) ligament]가 된다.

광인대는 날개를 펼친 새 모양의 넓은 구조물이고, 자궁과 방광, 나팔관, 난소, 난소인대를 둘러싸는 회음부의 주름이다. 넓은 인대는 날개가 열린 새처럼 넓은 구조로 자궁과 방광, 나팔관, 난소, 난소동맥과 자궁동맥, 난소 인대 등을 감싸는 주름 형태이다. 광인대는 신경, 혈관 및 림프 구조물을 가진 장막의 역할을 한다(Chaudhry와 Chaudhry, 2020; Craig와 Billow, 2018).

자궁천골인대(Uterosacral ligament)

자궁천골인대는 앞쪽 가장자리에서 기시하여 질의 전벽 상위 1/3 지점에서 배측 자궁경부에 이른다. 후방의 자궁천골인대는 천극인대, 좌골공과 좌골극, 전천골근막(S2–S4), 그리고 이상근 등을 포함한 여러 지점에 연결되어 있다. 자궁천골인대(USL)는 평활근 섬유, 혈관 및 신경 다발 등을 포함하는 장간막과 같은 구조이다. 횡경인대(기인대)는 자궁경부와 질 안에 착지하는 내장골동맥에서 기시하고, 결합조직 구조물이기 보다는 혈관이 더 많은 시트형 구조물로 간주된다(Pitt 등, 2003; Ramanah 등, 2012).

임상적으로 중요한 심층 내부 근막 지점은 해부학적으로 흰색 선으로 확인되는 힘줄성 근막궁(arcus tendinous fascia lata, ATFA)이다. 이것의 전방 단면을 보면, ATFA는 치골에 기시하여 폐쇄공과 폐쇄막으로 이어진다. 즉, 내측 연결은 항문거근으로 향하고 외측 연결은 내폐쇄근을 덮고 있는 폐쇄막으로 향한다. ATFA의 위쪽 부분은 골반의 힘줄성 근막궁(arcus tendinous fascia pelvis, ATFP)처럼 항문거근과 혼합된다(Pitt 등, 2003).

내부 인대는 장기를 둘러싸고 신체 벽과 골격 구조와 혼합되는 골반내 근막(endopelvic fascia)과 혼합된다. 골반내 근막의 접힌 부위나 장기들의 연접부에 주머니(pouch)가 존재한다. 이들 주머니는 골반 하강, 외과 해부학, 반흔조직 제한 등과 관련된 장기의 위치를 확인할 수 있는 표식점이 된다. 요도와 질을 지지하는 근막은 요도방근막과 질방근막이다(Yavagal 등, 2011).

상자 1.7 유연한 운동을 위한 인대 가동성

인대는 접촉, 압박 또는 신장을 할 때 통증이 발생할 수 있는 지점이고, 이런 통증은 근막과 장기 안으로 전이된다. 때때로 뻣뻣하거나 인접한 근육의 경련, 심지어 불안정이나 과가동과 관련되는 인대들은 신장을 견디지 못할 것이다. 통증은 과도한 이완이나 뻣뻣함과 가동성 소실로도 일어날 수 있다. 통증이 없는 근막 안정성과 가동성에 대한 필요성의 예는 필라테스와 요가에서 수행되는 "보트 자세" (그림 1.6) 뿐만 아니라, "롤 백"동작(그림 1.7)이다. 보트 자세에서 롤 백 자세로 움직일 때, 사람은 천미관절을 앞으로 숙여야 하고(안으로 집어넣어야 하고), 척추와 골반을 위해 복부와 체간을 조절해야 하고, 천미관절, 항문미골인대, 천극인대, 긴배측천결인대 등의 유연성이 있어야 한다(Kiapour 등, 2020). 이들 동작 시리즈를 수행할 때의 어려움은 동작 구성을 쪼갤 필요가 있고, 수행을 쪼개는 부위와 그 이유를 선별할 필요가 있는 것이다.

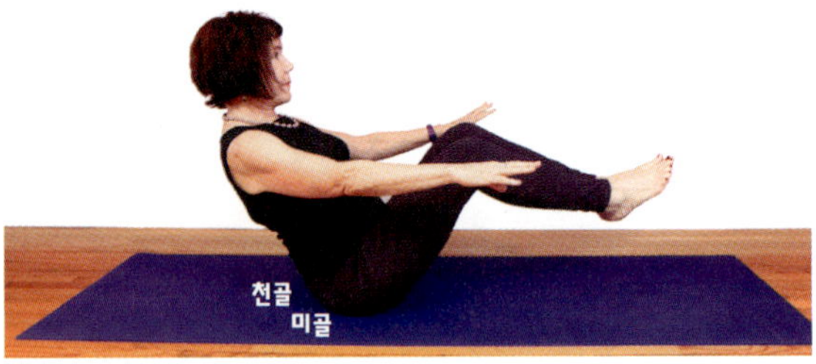

그림 1.6 보트 자세(Boat pose)

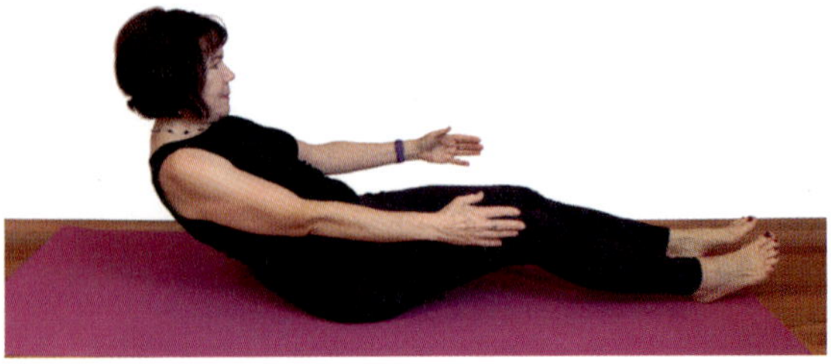

그림 1.7 롤 백(roll back)

근육

골반저 근육과 인대는 해먹(hammock)이나 현수선(a boat in suspension)으로 묘사되었다(Delancey, 1994; Lee와 Mureette, 2011).

골반저 근육은 둔부 근육, 고관절 내전근 및 고관절 굴곡근과 같은 큰 근육에 비해 상대적으로 얇은 편이다. 이들 근육은 좌골결절, 치골, 좌골극 및 좌골지, 그리고 천미 영역 사이에 슬링처럼 배치되어 있다. 골반저 근육은 골반 장기, 방광, 장, 자궁 및 난소, 전립선, 그리고 고환 등을 지지하는 근막 슬링과 인대 안으로 치밀하게 연결되어 있다(Barber, 2005).

골반저 근육을 해먹으로 보는 단순한 시각을 넘어서서, 우리는 임상적으로 3개의 층으로 이루어진 근육으로 인식한다. 이들 층은 임상 의학 평가(Gabelsberg와 Tanner, 2014)를 위해 표층에서 심층으로 이루어진 Ⅰ층, Ⅱ층, Ⅲ층으로 기술될 수도 있고, 또는 외과적 관점에서 보면, Ⅰ층이 가장 심층이고, 그 다음이 Ⅱ층이고, 가장 표층인 Ⅲ층 순으로 기술될 수도 있다(DeLancey, 2016)(상자 1.8 참고)(본 책은 수술적 용어보다는 재활 관리의 임상적 용어로 분류할 것이다).

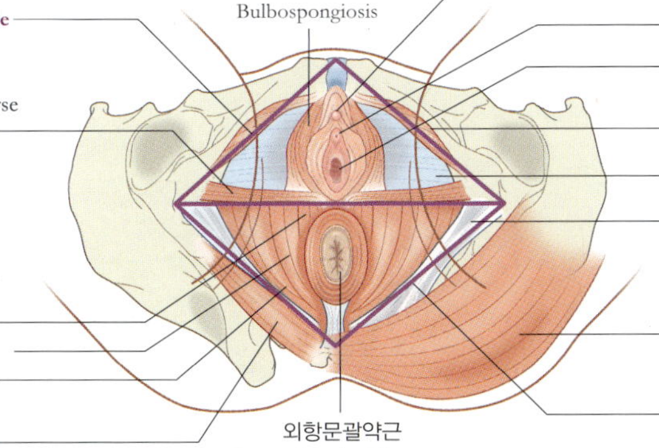

그림 1.8 여성의 비뇨생식 삼각과 항문 삼각

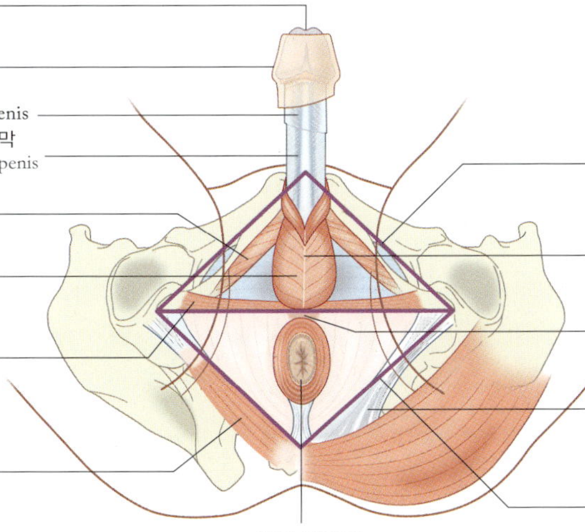

그림 1.9 남성의 비뇨생식 삼각과 항문 삼각

I 층

가장 표층 근육인 I 층은 외부에서 촉진이 가능하고, 비뇨생식 삼각과 항문 삼각으로 그려진다. 비뇨생식 삼각형(UGT; urogenital triangle)은 3개의 근육으로 구성되어 있다: 좌골해면체근, 표층 횡회음근, 구해면체근(Bulbospongiosus/여성, 그림 1.8) 또는 구해면체근(bulbocavernosis/남성, 그림 1.9)을 포함한다. 회음체(perineal body), 횡회음근 및 좌골결절은 뒤쪽의 항문 삼각과 전삼각을 나누는 표식점이다. 항문 삼각은 항문거근을 포함하고 있는 좌골직장근막과 외항문괄약근으로 구성된다. 회음체는 비뇨생식 삼각과 항문 삼각 사이에 있는 중심 앵커이다.

II 층

II 층인 비뇨생식 횡격막은 치밀한 근막 시트, 회음막과 근육으로 구성된다. 여성의 II 층은 외요도괄약근, 요도-질 괄약근, 요도압박괄약근, 심횡회음근, 회음체 그리고 회음막으로 구성된다(그림 1.10). II 층은 골반 장기를 지지하는 중요한 근막과 근육으로 구성된다. 남성의 비뇨생식 횡격막도 치밀한 근막 시트를 가진다.

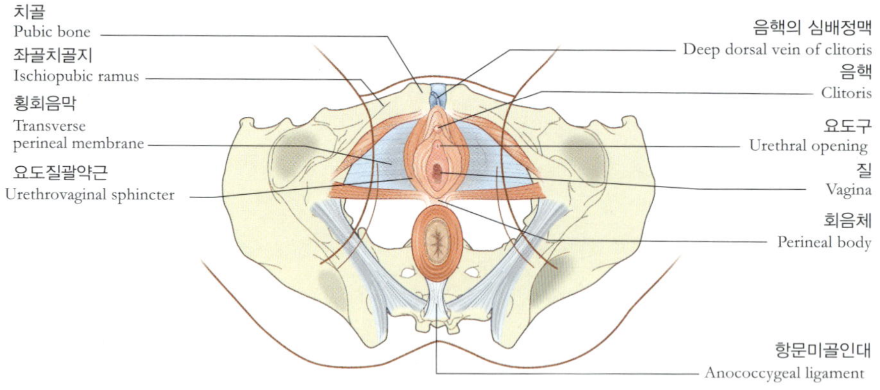

그림 1.10 여성의 비뇨생식 횡격막

Ⅲ 층

Ⅲ층인 가장 깊은 골반저 근육(PFM) 부분은 항문거근 그룹이며, 정중치골직장근, 치골미골근, 외측 장골미골근 및 좌골미골근 등을 포함한다(그림 1.11과 그림 1.12). 항문거근 그룹은 골반 장기를 위한 가장 심층에 있는 근육과 근막 지지 시스템이다(DeLancy, 1994; Gorniak과 Conrad, 2015; Ramanah 등, 2012).

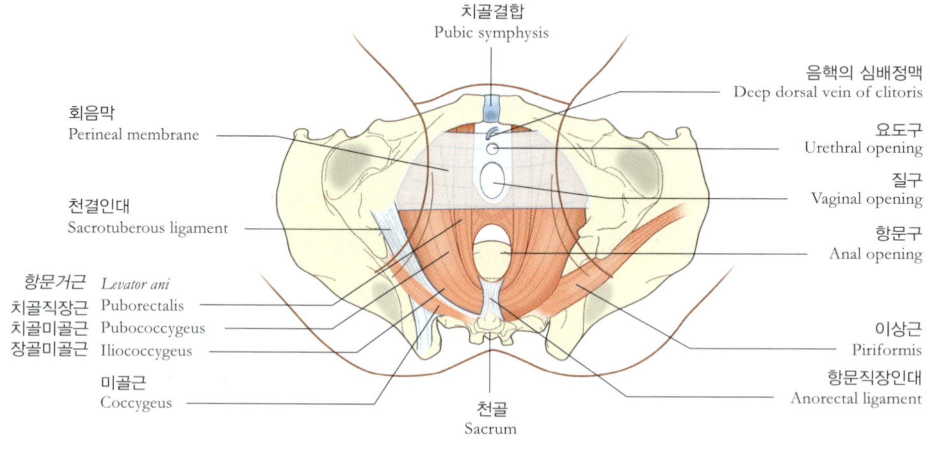

그림 1.11 여성의 항문거근

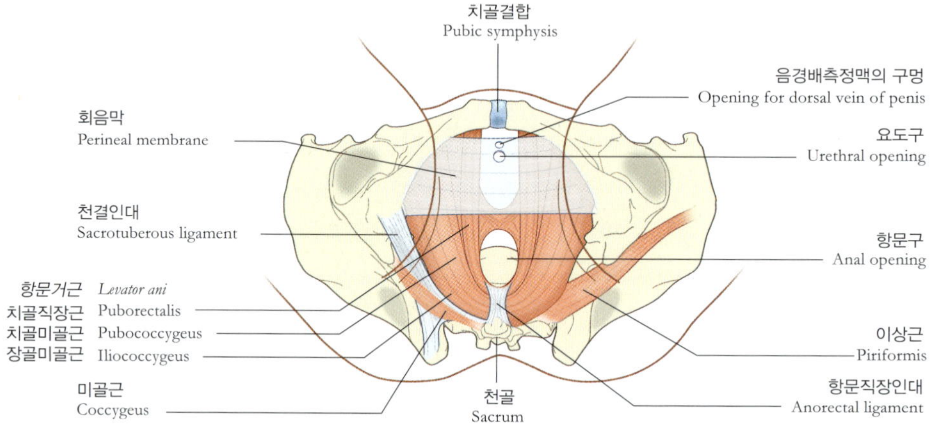

그림 1.12 남성의 항문거근

상자 1.8 골반저 근육의 가동성

신체 검사: 여러분은 "가동성" 골반저 근육(PFM) 그룹을 가지고 있는가? 골반저 근육(PFM)은 자율시스템과 수의 시스템이 혼합된 것이며, 그들은 항상 긴장을 어느 정도 유지하고 있지만, 위아래로 약간씩 움직여야 한다. 여러분이 원한다면, 옷을 입은 상태나 벗은 상태에서 자가 촉진을 이용해 골반저 근육의 가동성을 체크하는 것도 고려해 보자(그림 1.13과 그림 1.14). 앉은 자세에서, 손가락끝이 좌골결절의 안쪽 가장자리에 닿도록 손가락을 골반 밑에 배치한다(골반저 근육은 둔부 근육에 비해 정중선 쪽인 안쪽에 위치한다). 숨을 들이 쉰다; 골반 근육이 어떻게 움직이는지를 느낄 수 있는가(그림 1.13)? 그 다음, 옆으로 누운 자세에서, 여러분의 손을 좌골결절 위에 배치한다. 이때 손가락끝을 좌골결절의 안쪽 가장자리에 부드럽게 배치하고, 편안한 복식 호흡을 하면서, 들이쉴 때 손가락끝이 어떻게 움직이는지를 느껴보자(그림 1.14). 골반저 근육 그룹은 점진적으로 들이쉴 때 또는 "복식 호흡"을 할 때 이상적으로 이완되지만, 많은 사람들은 들이쉴 때 골반저 근육을 위쪽과 안쪽으로 당기게 된다. 호흡을 할 때, 여러분은 들이쉴 때 아래로 하강하여 열리는 꽃잎처럼 골반저 근육을 상상할 수 있다. 독자들은 여러분이 들이쉴 때 이 영역이 길어지고, 열리면서 풀어지는 느낌을 가질 수 있다. PFM의 이완은 다음의 장들에서 더욱 상세하게 다루어질 것이다.

골반의 깊은 곳에 위치한 근육(골반저 근육에는 포함되지 않는)으로는, 이상근, 내폐쇄근 및 외폐쇄근, 그리고 상쌍자근 및 하쌍자근 등이 있다. 둔부 근육, 슬괵근, 고관절 내전근, 고관절 굴곡근인 장골근과 요근, 그리고 요방형근 뿐만 아니라, 복부 근육과 척추 근육들이 모두 골반에 부착되어 있다.

골반저 근육, 복횡근, 다열근 등은 지지와 기능을 위한 내부 코어 근육으로 간주된다. 골반저 근육, 복횡근 및 다열근 등은 다음의 장들에서 설명되는 바와 같이, 기능을 위해 골반, 체간 및 사지의 외부 근육들과 함께 작용한다(그림 2.12 참고).

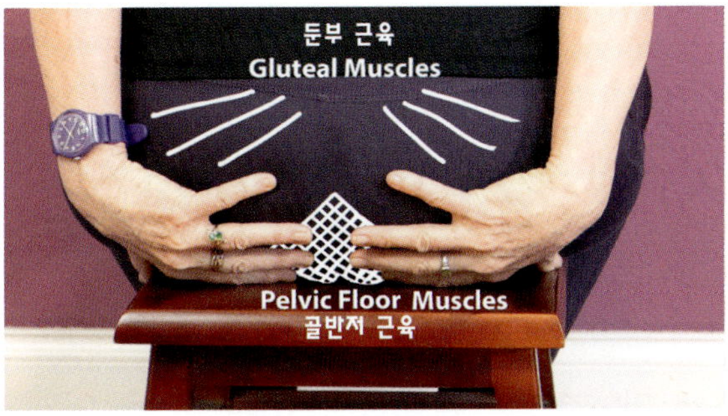

그림 1.13 앉은 자세에서 이루어지는 골반 근육(항문거근)의 촉진

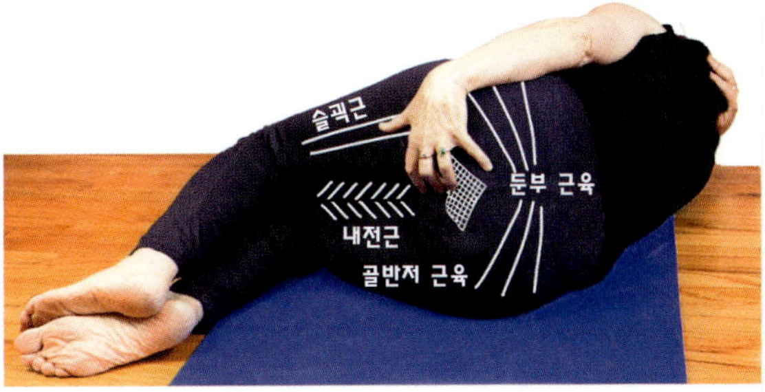

그림 1.14 옆으로 누운 자세에서 이루어지는 골반 근육(항문거근)의 촉진

외부 골반 해부학: 생식기와 회음부

회음부는 골반의 출구 부분으로서, 비뇨계, 위장계 및 생식계를 위한 통로를 가지고 있다. 여성의 외부 구조물로는 정중에 위치한 회음체와 함께, 음문에서 항문까지 이르고, 남성의 외부 구조물로는 회음체와 함께, 음경, 음낭 및 항문 등이 있다. 회음체는 비뇨생식 삼각과 항문 삼각 사이에

있는 근육과 근막(fascial)의 표식점이다(상자 1.9와 상자 1.10).

음핵은 하나의 목적을 갖는다: 성적 즐거움. 음핵은 쾌락을 위해 설계된 유일한 구조물이다.

(Jen Gunter 2019)

상자 1.9 부인과 해부학

발을 절석술 자세로 배치하고 검사할 때 관찰되는 외부 구조물로는, 치구, 대음순, 소음순, 음핵, 포피 또는 후드, 음핵구, 음낭 및 선, 요도구, 회음체, 육, 회음부, 음문 피부 및 외항문괄약근 등이다. 회음부의 깊은 구조물로는, 음핵구, Bartholin 선(좌우 아래쪽 질 출구에 있는), 요도 출구에 있는 작은 Skene 선 또는 요도방선(paraurethral gland) 등이 있다.

검사자가 촉진하거나 검경으로 볼 수 있는 내부 여성 성기로는, 질, 자궁 및 자궁 경부, 나팔관 및 난소, 근막 지지 구조물이 있다(Yavagal 등, 2011).

상자 1.10 남성의 성기와 생식기계

남성의 외부 성기로는, 음경(귀두 포함)과 음낭이 있다. 음경 조직은 치밀체(Corpus callosum)와 해면체(Corpus sponseponiosum)로 구성되고, 이들 둘 다 백낭(Tunica albuginea)이라는 견고한 조직에 의해 덮여 있고, Buck 근막과 음경현수인대에 의해 기저부에 연결되어 있다. 내부 구조물들로는, 고환, 부고환, 관자놀이, 정낭, 정관, 사정관 및 전립선 등이 포함된다(O' Rahilly와 Muller, 2008).

혈액 공급: 동맥과 정맥

골반으로 가는 산화된 혈액 공급은 대동맥에서 시작한 후, 내장골동맥과 그의 가지(앞쪽 줄기와 뒤쪽 줄기)로 간다. 내장골동맥의 앞쪽 분기점에서 나온 동맥은 하둔동맥, 내음부동맥, 질동맥, 직장동맥, 폐쇄동맥, 제동맥, 상방광동맥 및 하방광동맥, 그리고 자궁동맥으로 간다. 내장골동맥으로 나누어진 뒤쪽 가지 동맥은 장요동맥, 상외측천골동맥 및 하외측천골동맥, 그리고 상둔동맥으로 간다(O' Rahilly와 Muller, 2008).

대부분의 정맥은 동맥과 나란하게 주행하고, 정맥은 장기에서 대정맥으로 다시 회귀되는 탈산혈액을 공급한다. 주요 골반 정맥으로는 외장골정맥, 내장골정맥 그리고 총장골정맥이 있다. 내장골정맥은 골반 장기에서 나오는 정맥 배액의 핵심이다. 내장골정맥에서 난소정맥까지의 정맥은 차단되어 부종, 통증 및 골반 울혈을 일으킬 수 있는데, 이것은 수술을 필요로 한다(Rastogi, Kabutey와 Kim, 2012).

림프 공급

림프계는 순환계이면서 면역계이며, 종종 동맥-정맥 구조와 나란하게 주행하는 작은 림프관으로 구성된다.

골반의 림프계는 촘촘한 근막망 안에 위치하고, 림프절로 불리는 작은 얼기를 가진다. 림프계는 림프액의 수송 부위로서, 궁극적으로 흉관으로 배액을 운송한 후, 쇄골하정맥과 내목정맥을 통해 정맥으로 배출된다.

주요 림프절은 서혜 림프절, 천골 림프절, 내장골 림프절, 외장골 림프절, 그리고 총장골 림프절로 확인된다(O' Rahilly와 Muller, 2008). 골반의 림프절은 수술 중에 부분적 또는 전체적으로 제거될 수 있고, 또 이들 림프절은 외상 또는 종양 발생 과정으로 손상을 입을 수 있어 림프낭종이나 림프부종과 같은 후유증을 입을 수 있다(Naseli 등, 2010; Dunberger 등, 2013; Michael과 Kahn, 2020).

중추신경 공급과 말초신경 공급

골반 영역에 대한 신경 공급에는 골반 수준에서의 국소 신경지배를 포함하고, 중추신경(뇌와 척수) 공급과 말초신경의 공급을 포함한다(상자 1.11). 신경지배에는 2가지의 유형이 있다: 자율신경과 체신경.

자율신경계는 장기 기능과 근육긴장의 조절, 방광과 장의 저장, 충만, 비우기와 같은 반사 조절, 소화계의 연동 운동 등을 조절한다. 자율신경은 직접적인 수의 조절을 받지 않고, 골반 장기의 항상성을 조절한다(Browning과 Travagli, 2014; Thor와 de Groat, 2010).

상자 1.11 골반 기능을 제어하는 신경계

"수의적인" 체신경은 오줌을 누고 싶은 강한 욕구에도 불구하고, 오줌을 참는 것과 같은, 자율신경계의 특정 측면을 억제할 수 있는 근육의 기능을 제어할 수 있다.

방광이 꽉 차면, 사람들은 자율신경계를 통해 자발적인 방광 수축을 시작하여 방광을 비우기 시작한다. 이들은 "방광 절박 수축"으로 불린다. 체성적인 수의적 시스템은 소변 손실을 막기 위해 요도괄약근을 수축시키는 의식적인 운동 자극을 통해 방광 비우기를 지연시킬 수 있다. 최대 저장 능력에 도달하면, 방광이 반사적으로 비우는 기능을 수행하기 때문에 소변의 누출이 발생할 수 있다. 이것은 골반 자율 기능과 인간의 의지력, 주의력 및 의사결정의 상호 작용을 보여준다.

두 종류의 신경이 정보를 신경계에 전달하고 다시 외부로 정보를 보내는데 관여한다.
구심성 신경계는 촉각, 압각, 신장, 온도, 통증 등의 신호와 같은 감각 입력을 전달하는 신경으로 구성되어 있어서, 방광 충만, 장 충만, 촉각에 의한 성적 감각, 또는 치질 통증 등과 같은 감각을 전달한다. 구심성 감각신경은 척수 근처나 척수에서 다중 반사와 연접한 후, 고위 뇌중추로 전달된다.

구심성 감각신경의 제어를 담당하는 연접부는 척수에서 신호를 내보내는 원심성 신경과 연접한다. 원심성 신경은 소변을 멈추거나 장 비우기를 멈추기 위해 괄약근을 조이는 것과 같이, 근수축을 제어한다. 중추신경계와 말초신경계는 감각신호를 전달하는 구심성 신경과 항상성 유지를 위한 운동 신호인 원심성 신경을 위한 다중 중계를 가지고 있다. 최적의 건강 상태에서는, 방광과 장의 저장과 비우기와 같은, 골반의 기능이 쉽게 일어난다(Furness, 2012; Raizada와 Mittal, 2008).

신경지배

골반 장기, 근육, 생식기 및 피부 영역을 지배하는 신경은 교감신경, 부교감신경, 중추신경, 그리고 흉신경(T), 요신경(L), 천골신경(S) 및 미골신경으로부터 나온 가지신경들이다. 개별 신경근은 그들의 피절 영역을 지배하고, 말초신경과 자율신경은 중첩된 분포를 보인다(상자 1.12).

상자 1.12 증상의 다중 구동장치

몇몇 척추 레벨에서 시작된 신경들은 의료진이 증상의 "구동장치"를 찾을 때 여러 경로를 선별해야 하는 원위 시스템을 만들 수 있다. 장기와 근막계는 국소적인 증상 뿐만 아니라, 원위의 증상을 일으킬 수 있다. 예를 들어, 위 앞쪽 허벅지 통증은 고관절로부터 발생할 수 있고, 난소나 기타 장기로부터 전이될 수 있고, 대퇴신경, 장골하복신경, 또는 L2이나 L3 신경근의 압박으로부터 발생할 수 있고, 또는 단순히 고관절 굴곡근이나 대퇴직근의 단순한 경직으로부터 발생할 수 있다. 천결인대 밑의 후내측 둔부나 다른 지점에 있는 음부신경의 자극은 음핵과 외음부(귀두, 음경)와 함께 지속적인 생식기 자극과 고환 통증과 같은, 신체 앞쪽의 통증, 둔감, 저림 및 기타 감각을 일으킬 수 있다.

음부신경

상자 1.13 부끄러운 음부 영역

부끄러운 일이다! 음부는 남성과 여성의 생식기를 수용하는 안장 영역이다. 고대 라틴어로, pudenda는 "부끄럽다"를 의미한다. 부끄러움은 부도덕, 부적절, 당혹감, 굴욕과 관련된 복잡한 감정이며, 종종 불안과/또는 우울증을 동반한다. 음부신경과 그 지배 영역은 수백 년 동안 나쁜 반응을 보여왔다.

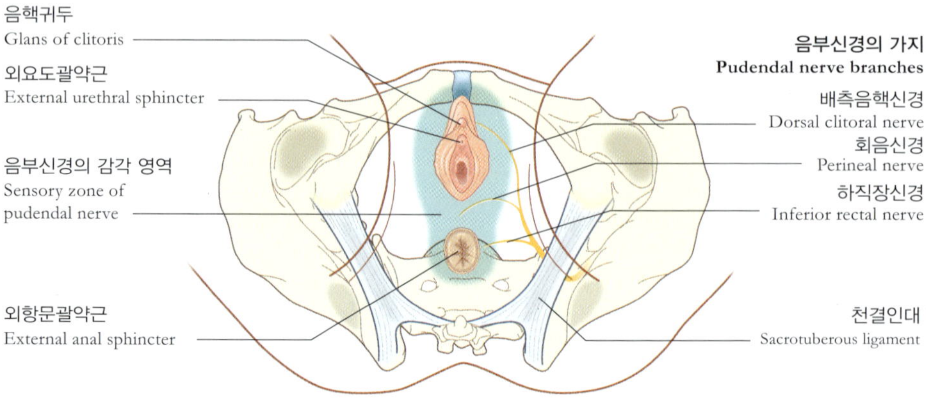

그림 1.15 여성의 음부신경

음부신경은 천골신경근, S2, S3 및 S4로부터 형성되며, 항문과 생식기 주변의 피부 감각을 담당하고, 외항문괄약근, 요도삼각근, 요도괄약근의 운동을 담당한다(상자 1.13과 그림 1.15).

또한 음부신경은 혈류와 성기능을 조절하는 자율신경섬유를 가지고 있다. 음부신경은 천골신경총에서 시작해 천결인대의 앞쪽과 천극인대의 뒤쪽을 감싸고 있어 압박과 감작(sensitization)에 취약한 편이다. 그런 다음, 음부신경은 아래쪽과 앞쪽으로 주행하여 Alcock 관 안으로 들어가고, 다시 직장신경, 회음신경 및 배측신경 등 3개의 가지를 낸다.

직장신경은 외음부괄약근의 피부와 근육을, 회음신경은 요도 삼각과 요도괄약근의 피부와 근육을, 그리고 마지막 배측신경은 음핵이나 음경의 피부와 발기조직을 담당한다. 음부신경은 임신과 출산, 장시간 자전거 타기, 과도한 신장, 특정 성행위 및 기타 요인 등으로 인해 자극을 받을 수 있다(Apte 등, 2011; Holis, Lemay와 DeBeradino, 2019).

항문거근을 지배하는 신경

가장 깊은 골반 근육군인 항문거근은 별도의 신경지배를 받고 있다. 해부학자들은 음부의 일부 기여, S4와 S5 신경근의 기여(가끔 S3 신경근의 기여), 및 미골신경총의 기여와 함께 척수 레벨의 변화를 발견한다(Barber 등, 2002).

이들 신경은 미골근을 통과하거나 앞쪽을 주행하여 장골미골근, 치골미골근 및 치골직장근을 지배한다. 항문거근을 지배하는 신경이 온전하다는 것은 보행 동안의 하중 분포나 체간과 사지의 움직임을 포함해, 골반저 근육의 괄약 기능과 지지 기능에 중요한 역할을 한다는 것이다(Gowda와 Bordoni, 2020)(상자 1.14).

몇몇 기타 신경들이 골반, 엉덩이, 허벅지 주변을 지배하고 있고, 이들 신경에 대해서는 골반 통증을 다룬 4장에서 논의될 것이다.

상자 1.14 골반 장기를 지배하는 신경, 숨겨진 자율신경 조절장치

장기를 지배하는 자율신경은 내장신경으로도 불리고, 골반의 이들 신경은 중추신경계로부터 시작된 교감신경과 부교감신경에서 기시한다. 그리고 이들 신경은 요추 영역의 신경 뿐만 아니라, 천골 영역과 미골 영역의 신경과 연접한다. 신경이 뭉쳐진 것을 신경총이라고 부른다. 교감신경과 부교감신경의 내장신경은 골반 장기의 자율신경 조절을 제공한다.

기능

신체를 전체적으로 볼 때, 본 장의 허밍 연습(상자 1.3)에서처럼, 우리가 "3개 횡격막" 사이의 연결에 주목하는 것은 분명해 보인다. 사실, 우리는 골반을 기반으로 했을 때 일반적으로 쉽게 발생하는 기능의 조합을 고려할 수 있다.

구조적 통합, 바디워크, 장기 가동술 및 움직임 치료 등에서 고려하듯이, 우리는 골반 영역과 복부 영역을 전신으로 연결하는 결합조직을 확인할 수 있다. 골반의 근막 구조물은 임신과 출산, 장애물 넘기, 춤, 그리고 건설 노동이나 크로스핏 훈련에서와 같이 무거운 무게를 들어올리고, 밀고, 당기고, 운반하는 것을 돕는 것과 같은, 까다로운 기능에 대한 지지와 신장을 위한 복원력과 적응력을 가질 수 있다. 일상생활에서, 골반저 근육(PFM)과 관련 계통은 이상적인 방법으로 협력하고 조화를 이룬다. 골반은 기반(기초)이다. 우리는 골반을 통해 모든 방향으로 쉽게 움직일 수 있고, 안정성, 가동성, 파워, 속도, 민첩성 및 유연성을 가질 수 있다.

근막, 장기, 동맥-정맥, 신경 및 림프의 해부학과 기능에 대한 지식은 골반 건강 상태의 관리를 제공하는데 필수적이다. 움직임 치료사, 바디워커, 건강관리 전문가들은 다음의 장들에서 다루어질 광범위한 치료 중재와 함께, 골반 건강의 개선에 도움을 줄 수 있다.

본 장의 이런 자료를 정성드려 완성한 것을 축하한다. 치유의 예술은 소명이다. 자세한 해부학/생리학의 연구는 강렬하고 까다로울 수 있지만, 여러분은 인간의 가장 깊은 곳에서 발생하는 손상과 기능장애에 대한 이해를 할 수 있고, 또 우리가 할 수 있는 새로운 관리 영역을 발견할 수 있을 것이다.

참고문헌

Apte, G., Nelson, P., Brismee, J. M., Dedrick, G., Justiz, R., and Sizer, P. (2011) "Tutorial, Chronic female pelvic pain—Part 1: Clinical pathoanatomy and examination of the pelvic region." *Pain Practice 12*, 2, 88–110.

Ashton-Miller, J. and DeLancey, J. (2007) "Functional anatomy of the female pelvic floor." *Annals of the New York Academy of Sciences 1101*, 266–296.

Barber, M. (2005) "Contemporary views on female pelvic anatomy." *Cleveland Clinic Journal of Medicine 72*, 4, S3–11.

Barber, M. D., Bremer, R. E., Thor, K. B., Dolber, P. C., Kuehl, T. J., and Coates, K. W. (2002) "Innervation of the female levator ani muscle." *American Journal of Obstetrics and Gynecology 187*, 1, 64–71.

Bierry, G., Simenoe, F. J., Borg-Stein, J. P., Clavert, P., and Palmer, W. E. (2013) "Sacrotuberous ligament; relationship to normal, torn, and retracted hamstring tendons on MR images." *Radiology 271*, 1.

Bordoni, B. and Zanier, E. (2014) "Clinical and symptomological reflections; the fascial system." *Journal of Multidisciplinary Healthcare 7*, 401–411.

Browning, K. N. and Travagli, R. A. (2014) "Central nervous system control of gastrointestinal motility and secretion and modulation of gastrointestinal functions." *Comprehensive Physiology 4*, 1339–1368.

Chaitow, L. and Lovegrove Jones, R. (2012) *Chronic Pelvic Pain and Dysfunction*. London: Elsevier.

Chaudhry, S. and Chaudhry, K. (2020) *Anatomy, Abdomen and Pelvis, Uterus Round Ligament*. Treasure Island, FL: StatPearls.

Craig, M. E. and Billow, M. (2018) *Anatomy, Abdomen and Pelvis, Broad Ligaments*. Treasure Island, FL: StatPearls.

DeLancey, J. (1986) "Correlative study of paraurethral anatomy." *Obstetrics and Gynecology 68*, 1, 91–97.

DeLancey, J. (1994) "Structural support of the urethra as it relates to stress urinary incontinence: The hammock hypothesis." *American Journal of Obstetrics and Gynecology 170*, 6, 1713–1720.

DeLancey, J. (2016) *Biomechanics of the Female Pelvic Floor*. London: Elsevier.

Donmez, S. and Kavlak, O. (2015) "Effects of prenatal perienal massage and kegel exercise on the integrity of postnatal perine." *Health 7*, 4.

Dunberger, G., Lindquist, H., Waldenstrom, A. C., Nyberg, T., Steineck, G., and Lundqvist, E. A. (2013) "Lower limb lymphedema in gynecologic cancer survivors—effect on daily functioning." *Support Care Cancer 21*, 3063–3070.

Furness, J. (2012) "The enteric nervous system and neurogastroenterology." *Nature Reviews Gastroenterology and Hepatology 9*, 286–294.

Gabelsberg, J. and Tanner, H. (2014) "Pelvic floor function, dysfunction, and treatment level I." Herman & Wallace Pelvic Rehabilitation Institute.

Garner, G. (2016) *Medical Therapeutic Yoga*. Three diaphragms and fascial interrelationships, Figure 3.16. Edinburgh: Handspring Publishing.

Gorniak, G. and Conrad, W. (2015) "An anatomical and functional perspective of the pelvic floor and urogenital support system." *Journal of Women's Health Physical Therapy 39*, 2, 65–82.

Gowda, S. N. and Bordoni, B. (2021) *Anatomy, Abdomen and Pelvis, Levato Ani Muscle*. Treasure Island, FL: StatPearls.

Hollis, M. H., Lemay, D. E., and DeBeradino, T. M. (2019) "Nerve entrapment syndromes of the lower extremity clinical presentation." *Orthopedic Surgery*. Medscape.com.

Joshi, R. and Duong, H. (2020) *Anatomy, Abdomen and Pelvis, Scarpa Fascia*. Treasure Island, FL: StatPearls.

Kiapour, A., Joukar, A., Elgafy, H., Erbulut, D. U., Agarwal, A. K., and Goel, V. (2020) "Biomechanics of the sacroiliac joint: Anatomy, function, biomechanics, sexual dimorphism, and causes of pain." *International Journal of Spine Surgery 14*, 1, 3–13.

Killens, D. (2018) *Mobilizing the Myofascial System*. Edinburgh: Handspring Publishing.

Lee, P. Y. H. and Meurette, G. (2011) *The ASCRS Textbook of Colon and Rectal Surgery*. Berlin/Heidelberg: Springer Science.

Mikhael, M. and Khan, Y. S. (2020) *Anatomy, Abdomen and Pelvic Lymphatic Drainage*. Treasure Island, FL: StatPearls.

Myers, T. W. (2011) *Anatomy Trains, Myofascial Meridians for Manual and Movement Therapists*. London: Elsevier.

Naselli, A., Andreatta, R., Introini, C., *et al.* (2010) "Predictors of symptomatic lymphocele after lymph node excision and radical prostatectomy." *Urology 75*, 3.

Netter, F. H. (2011) *Atlas of Human Anatomy*. London: Elsevier.

O'Rahilly, R. and Muller, F. (2008) "Blood Vessels, Nerves and Lymphatics of the Pelvis." *Carpenter and Swenson Basic Human Anatomy*. London: W. B. Saunders.

Petros, P. (2011) "The Integral System." *Central European Journal of Urology 64*, 3, 119.

Pitt, M. J., De Ruiter, M. C., Lycklama, A., Nijeholt, A. A., Marani, E. and Zwartendijk, J. (2003) "Anatomy of the arcus tendinous fasciae pelvis in females." *Clinical Anatomy 16*, 2, 131–137.

Raizada, V. and Mittal, R. (2008) "Pelvic floor anatomy and applied physiology." *Gastroenterology Clinics North America 37*, 3, 493–762.

Ramanah, R., Berger, M. B., Parratte, B. M., and DeLancey, J. O. L. (2012) "Anatomy and histology of apical support; a literature review concerning cardinal and uterosacral ligaments." *International Urogynecology Journal 23*, 11.

Ramin, A., Macchi, V., Porzionato, A., Caro, R. D. and Stecco, C. (2015) "Fascial continuity of the pelvic floor with the abdominal and lumbar region, review." *Pelviperineology 35*, 3–6.

Rastogi, N., Kabutey, N. K., and Kim, D. (2012) "Incapacitating pelvic congestion syndrome in a patient with a history of May-Thurner syndrome and left ovarian vein embolization." *Annals of Vascular Surgery 26*, 5, 732.e7–732.e11.

Schleip, R., Gabbiani, G., Wilke, J., Naylor, I., *et al.* (2019) "Fascia is able to actively contract and may thereby influence musculoskeletal dynamics: A histochemical and mechanographic investigation." *Frontiers in Physiology 2*, 10, 336.

Shemadou, E. S., Rahman, S., and Leslie, S. W. (2020) *Anatomy, Abdomen and Pelvis, Bladder*. Treasure Island, FL: StatPearls.

Thor, K. B. and de Groat, W. C. (2010) "Neural control of the female urethral and anal rhabadosphincters and pelvic floor muscles, review." *American Journal of Physiology 299*, 2, R416–R438.

Yavagal, S., de Farias, T. F., Medina, C. A., and Takas, P. (2011) "Normal vulvovaginal, perineal, and pelvic anatomy with reconstructive considerations." *Seminars in Plastic Surgery 25*, 2, 121–129.

Chapter 2

아동 골반 건강

기능의 난제와 최적화

많은 관점을 통한 소아의 통합적 관리

본 장에서는 유전적, 환경적 영향의 예와 함께, 소아의 골반 건강과 생심리사회적 모델에 의해 제공되는 전인적 관점을 소개하고 있다.

본 장은 골반 통증, 방광, 소화기 및 장의 문제를 정의하고 있고, 또 운동 전략과 소마틱/바디워크(somatic/bodywork) 치료를 통한 치료적 보존 관리를 제시하고 있다. 골반 영역의 의학적 관리 패러다임이 프로파일링되어 있기 때문에, 이들 문제를 다루는 모든 치료사들에게 도움을 줄 수 있다. 대체의학-전체론적 의학 전문가와 의학-기반 치료사들이 팀워크에 대한 필요성과 전후 관계, 그리고 클라이언트 관리의 적절성을 인지할 수 있는 장소에서 건강 관리의 관계 개선이 이상적으로 일어날 수 있다.

골반 건강 분야에서 일하는 사람들은 그들의 실천 기준, 지침, 그리고 법을 준수해야 한다. 운동치료사와 바디워커는 적응 가능한 프로그램과 형식을 사용하여 피트니스, 건강 및 치유를 돕는다. 의료 제공자는 특정 질환을 선별, 진단 및 치료하며, 의학 전문화로 인해 종종 장애와 질병을 치료할 때 좁은 식견(치밀한 전문성)을 가질 수 있다. 환자를 위한 이상적인 최적화 관리는 적절하고 영속적인 선별검사와 검사 뿐만 아니라 전인적인 웰니스 관리의 통합을 포함해야 한다.

운동치료는 치료적 운동, 발달 순서 스킬 구축, 요가 및 필라테스, 그리고 바디워크 등의 다양한 방법으로 달성될 수 있다. 바디워크는 많은 종류의 치료를 포괄하는 광범위한 용어이다. "대체의학의 측면에서, 바디워크(bodywork)는 교정치료, 호흡 운동, 또는 에너지 의학 등을 포함하는 하나의 형태로 인체를 다루는 치료적 또는 개인적 발달 기법이다(wikipedia.org 2021)(Thackery and Harris 2003). 카이로프랙틱과 마사지 요법, 소마틱 경험(somatic experiencing) 치료, 기공, 태극권, Feldenkrais 기법, 그리고 두개천골 치료도 바디워크의 종류이다.

이 책을 읽는 치료사나 건강 전문가를 개별 훈련과 스킬 세트(skill set)에 관해 상자 안에 넣지 않기 위해, 운동치료(movement therapy)와 바디워크 등의 용어는 광범위한 치료 방법과 직무 실습을 나타내는 용어로서 인식될 수 있고, 이들은 의학 인증을 포함하거나 포함하지 않을 수도 있다.

운동치료와 바디워크는 클라이언트에게 전반적인 자아 감각, 신체 인식과 제어, 그리고 기능의 용이함을 제공할 수 있다. 또한 이들은 골반 건강 상태에 수반될 수 있는 외상 및 행동양상 측면을 해결해 줄 수도 있다. 그리고 운동치료와 바디워크는 긴장하거나 이완된 근막 영역을 확인할 수 있다; 이들은 전신, 마음 및 영적 사항들이 서로 연결된 통합 시스템이다.

근막을 다루는 골반 재활의 기초가 본 장에서 설명될 것이다. 영아부터 노인에 이르기까지 골반 건강의 문제가 다양한 연령대에서 나타날 수 있기 때문에, 독자들은 골반 건강 질환, 골반 해부학 및 용어의 점진적 지식 기반을 달성하기 위해 본 책의 장들을 순차적으로 읽을 필요가 있다.

치료를 필요하는 유아나 어린 아동들의 골반 건강 문제

- 방광이나 장의 충만감을 감지하지 못하는 것을 포함한, 감각 처리 장애
- 표준 시간표에 따른 방광과 장의 조절 부족
- 불충분한 체액과 섬유 관리를 포함한, 영양 교육의 부족과 나쁜 식이 습관
- 체력 부족과 전반적인 낮은 가동성
- 싸움, 도주 및 얼어붙음; 언어적, 육체적 또는 성적 남용으로부터의 외상 관리
- 신경학적 장애: 나쁜 운동제어나 경직이나 강직과 같은 높은 톤과 함께, 근막계의 낮은 톤
- 골반 기능, 얕은 호흡, 횡격막과 늑골의 가동성 부족 및 호흡 정지(breath holding) 등에 영향을 주는 호흡 장애
- 일어서거나, 앉을 때 필요한 체간과 골반 근육의 약증과 체간과 요추골반의 코어 근육 문제, 그리고 소변이나 배변을 위한 능력 부족
- 내골반 근막과 장기 근막에 있는 근막 불균형과 손상이나 수술 이후의 반흔조직
- 근막이나 신경학적 원인으로부터 발생된 골반 통증
- 개인이나 가족의 고통, 폭넓은 심리 장애나 행동 장애를 가진 개인이나 그들의 간병인에 대한 지지와 통찰력의 필요성
- 잠재적 골반 근육의 긴장과 이완을 가진 골반 근육의 협력 장애, 그리고 골반 근육의 긴장은 방광/장의 조절에 문제를 일으킬 수 있다.

위의 목록은 골반 건강 문제와 우려, 그리고 관련된 요소들에 대한 샘플이다. 독자는 이 책의 전반에 걸쳐 이들 주제를 초기 프리젠테이션, 운동치료, 바디워크, 그리고 생애주기에 따른 의학적 관리의 측면을 설명하고 연결시키는 토픽의 예로 다양한 형태로 반복적으로 보게 될 것이다.

골반 건강을 위한 표준 시간표

출생에서 유년기로의 발달 과정에서, 방광과 장의 조절은 표준 시간대를 따라 발달하고, 배설 억제능력(방광과 장의 조절)은 3–5세 사이 때 가장 크게 달성된다. 골반 건강 문제는 출생때부터 나타날 수 있고, 유년기 때 발현하거나 노년기 때 발현하기도 한다. 일부 문제는 수술이 요구될 수 있다. 정상 신생아는 정상적인 생식기와 직장 및 요도구를 가지고 태어나며, 출생 후 24 시간 이내에 소변과 대변을 누기 시작한다(상자 2.1).

선천성 골반 이상

상자 2.1 예기치 못한 난제: 아동 골반 이상

여아나 남아의 생식기 구조가 출생 당시 모두 정상일 때, 부모나 출산을 돕는 의료진이 안도의 한숨을 내쉰다. 그러나 탈장이나 심지어 다중 장기 이상과 같은 기타 문제와 함께, 생식기, 요도 및 직장 등에도 이상이 나타날 수 있다. 가장 극단적인 경우에는, 병원의 지원이나 다중 수술이 요구될 수도 있다.

잠재적 골반 건강 문제로는, 수술이 요구되는 다음과 같은 문제들이 포함된다: 남아: 음낭수종(hydrocele), 복강내 고환, 요도하열(hypospadias)(Springer, van den Heijkant와 Baumann, 2016). 여아: 저위 기형(회음체 누관)(Wood와 Levitt, 2018). 남아와 여아: 항문폐쇄증(imperforate anus)과 같은 항문 기형(Brantberg 등, 2006), Hirschsprung 질환(Pini-Prato 등, 2010; Tjaden Butler와 Trainor, 2013; Solomon, 2011), 그리고 VACTERL/VATER Association(Solomon, 2011). 어떤 경우에는 수술이 생애주기에 걸쳐 필요할 수도 있다(Schultz-Lampel 등, 2011). 또한 척추이분증, 삼염색체 21(다운증후군), 뇌성마비(CP)와 같은 의학적 질환이 있는 아동들도 일반적인 골반 건강 문제를 겪을 수 있다. 위에 나열된 모든 문제들은 운동 조절 개선을 위한 운동치료와 화장실로 이동하는 "가야 할 필요"에 대한 감각 인식의 발달을 통해 좋아질 수 있다.

수술이 요구되는 아동 골반 건강 상태의 위험인자는 유전적 요인뿐만 아니라 자궁내의 환경 노출, 그리고 확인되지 않은 원인 인자 등이 있고, 돌연변이가 일어나는 원인을 명료하게 설명하기 위해 인구 조사가 계속 이루어지고 있다(상자 2.2와 상자 2.3).

상자 2.2 프탈레이트와 건강 위험

프탈레이트(phthalate)는 현대 환경에 있는 일반적인 화학 물질로서, DNA 구조와 생물적 과정의 잠재적인 변화와 함께 내분비계 교란 물질로 인식된다. 프탈레이트는 헤어 스프레이, 립스틱, 마스카라, 스킨 케어, 자외선 차단제, 향수, 양초, 의류, 그리고 많은 식품 포장재와 같은 미용 제품에 이르기까지 제품의 가소제(plasticizer)로 사용되고 있다. 그들의 화학 성분은 공기와 물에서도 발견된다(Wang과 Qian, 2021).

변화된 해부학적 발달, 대사 경로 신호장애, 그리고 주의력 결핍장애(ADD)와 자폐증과 같은 행동 양상 문제, 사춘기 시간대 변화, 갑상선 기능, 다출산 및 기타 건강 매개 변수 등이 노출량과 관련된다. 자궁내 노출은 노출과 관련하여 증가되는 음낭수종, 복강내 고환, 요도하열 등의 위험과 함께 남아 성기 발달에 영향을 줄 수 있다(Sathyanarayana 등, 2016). 첫 임신 삼분기 시, diethylhexel phthalate(DEHP)는 소변 검사로 검사될 수 있고, DEHP의 수준은 태아 생식기 기형의 확률 증가와 관련이 있다. 프탈레이트에 노출된 것으로 알려진 371 명의 영아를 대상으로 한 연구에서 가장 일반적인 발표는 음낭수종이 30건이고, 복강내 고환이 5건, 그리고 요도하열이 3건이었다.

상자 2.3 건강 위험과 더 건강한 선택

자금이 충분하면, 사람들은 건강에 해로운 것으로 인식되는 제품들을 손절할 수 있다.

임신, 가족 계획, 개인 건강 및 프탈레이트와 같은 화학 물질에 대한 전반적인 노출에 대한 우려에 대해서는 교육이 중요하다.

환경 워킹 그룹(environmental working group) (EWG.org)과 같은 사이트의 소비자 교육 지침을 통해 건강한 미용 제품, 식품과 음료, 그리고 포장 제품을 사용하도록 전환시킬 수 있다.

자폐증(autism)과 골반 건강

자폐증은 감각처리의 손상을 가진 신경발달성 뇌질환으로 사회화와 의사소통에 문제를 일으킨다. 반복 행동, 면역 기능 저하, 그리고 위장 문제 등이 종종 일어날 수 있다. 자폐 스펙트럼 장애(ASD)를 가진 아동들은 일반적으로 발달하는 아동에 비해 요실금과 변실금이 일어날 확률이 높아진다. 비전형적인 아동(ASD 환자)은 종종 골반 건강 문제로 어려움을 갖게 된다(상자 2.4).

상자 2.4 자폐증과 골반 건강

야뇨증은 동일한 연령대의 아동 대조군(0%)에 비해, 5세 이상 ASD 아동의 30%에서 나타나고, 주간 요실금(DUI)은 대조군(4.7%)에 비해 ASD에서 20.5%가 나타났다.

위장(GI) 증상도 ASD 환자에게 더 흔하게 나타나며, 복통, 위 역류, 변비 또는 설사 등이 위장 증상에 포함될 수 있다. ASD와 장내 미생물의 독특한 특징인, 장내 미생물 불균형(dysbiosis)이 골반 건강, 행동, 면역계 기능에 미치는 영향으로 그들의 역할이 연구되고 있다(Vuong과 Hsiao, 2017).

신체-정서적 / 행동적 문제

행동 장애는 요실금이 있는 아동의 40%에서 나타난다(Zink, Freitag와 von Gontard, 2018). 주의력 결핍 장애, 불안, 우울, 수면 장애, 언어 및 운동 능력의 지체가 요실금과 관련된 일반적인 공동 질환이다. 소아의 방광 문제와 장 문제는 종종 다중 원인을 가지며, 이들 원인으로는 유전적 요소나 선천적 요소, 건강 이력, 그리고 학습된 행동 패턴 등이 포함될 수 있고, 또 지연된 정서적 발달, 신체적 발달 및 인지적 발달을 포함할 수 있다(Chase 등, 2010; Franco, 2011). 신생아의 존재, 학교나 가정의 변화, 부모의 이혼과 같은 유년기 스트레스 요인도 모두 요실금이나 변실금과 관련이 있다. 지체에 대한 치료의 형태(언어치료, 작업치료 및 물리치료)에서의 의학적 관심이 제공될 수 있고, 바디워크와 운동치료도 근막 요소와 신체-정서적 요소를 다루는 전인적 관리 측면에서 제공될 수 있다(상자 2.5).

상자 2.5 소아 환자의 사례: Aaron

Aaron은 4세이며, 휴식이나 낮잠을 잘 수 없기 때문에 유치원에서 어려움을 겪고 있고, 이것 때문에 수업 일정을 방해하고, 지나치게 활동적이고 부주의한 행동을 보였다. Aaron의 부모는 그의 감정 상태와 안절부절하지 못하는 것에 대해 많은 걱정을 가지고 있다(그는 나중에 주의력 결핍 장애라는 진단을 받았다).

Aaron은 하루 동안 4–6번 배뇨하기 위해 화장실을 사용해야 할 뿐만 아니라 한달에 한번꼴로 옷을 갈아 입어야 하는 방광 사고가 발생했다. 그는 두개천골 기법에 초점을 맞춘 오스티오패틱 선별검사를 받았고, 하후두부를 포함한 두개골의 제한이 있는 것으로 밝혀졌으며, 아기가 태어날 때 긴 분만 시간과 겸자 분만이 이루어졌다. 또한, 그는 유아 놀이 중에 낙상하여 머리를 가구에 부딪히는 경험을 했고, 서투름이 나타났다. 오스티오패쓰가 근막, 두개골 및 척추 분야의 치료를 제공하기 위해 4번 치료 회기의 과정이 제공되었다. 오스티오패쓰 전문가는 집에서 이완 마사지를 할 수 있도록 부모를 교육했고, 네발기기, 구르기, 그리고 편안한 복식 호흡 등을 포함한 놀이 활동을 부모에게 가르쳐 주었다. 그리고 부모가 가족 놀이 시간으로서 1주일에 2–3번씩 참여할 수 있도록 조언했다. 4번의 치료와 몇 달의 가족 놀이 시간 이후, Aaron은 차분해졌고 낮잠을 잘 수 있었고, 절박성 방광과 빈뇨가 줄어들었다. 아동은 흉식 호흡 대신에 복식 호흡을 할 수 있게 되었다. 유치원 선생님이 학부모들에게 물었다: "요즘 Aaron이 훨씬 차분해 보였고, 지금은 낮잠을 잘 자고, 사고도 발생하지 않는다고 말했다; 집에서 무슨 일이 이루어지고 있는가?

Aaron의 이야기는 오스티오패쓰 소아 관리의 전문성을 보여 주고 있고, 상처를 입은 경우 신경계의 일반적인 상태(교감신경의 과활동)가 바디워크 치료에 어떤 영향을 받을 수 있는지, 균형을 향한 시스템의 진정이 휴식, 수면 및 방광 습관에 도움되는 것을 보여주고 있다. 오스티오패쓰(Osteopathy)는 1차 병변이나 불균형, 긴장이나 당김의 장소, 표층에서 장기 및 골격 구조에 이르는 조직의 가동성 제한을 살펴보면서, 근막의 기능장애 부위를 검사하고 판독할 수 있는 다양한 방법을 사용한다. 소아 오스티오패쓰는 두개골과 두개골저의 출구에 대한 도수 관리를 할 수 있고, 본 사례에서의 이 기법은 전반적인 이완을 도출할 수 있다(그림 2.1)(전두골, 측두골, 접형골, 두정골 및 후두골이 이상적으로 가동될 뿐만 아니라, 하후두골 부위도 가동될 수 있다. 일반적으로 건강한 사람의 이들 부위는 촉진시 압통이 없고, 두통과 같은 통증이 발생하지 않는다. 전인적 관리는 아동의 휴식과 낮잠의 개선과 횡격막 가동성의 향상 뿐만 아니라, 절박성 방광, 빈뇨 및 배설억제 능력 조절을 향상시켰다.

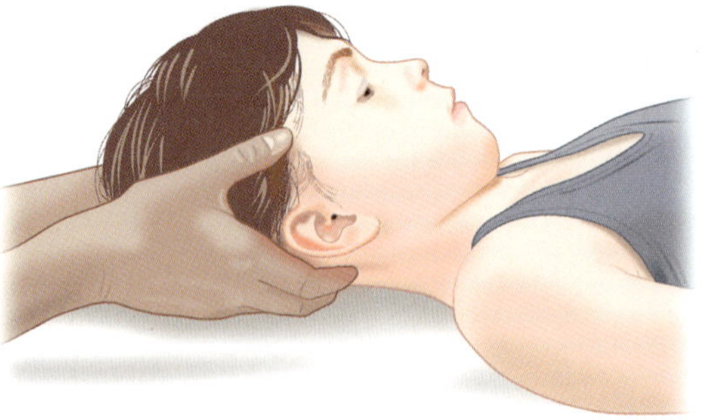

그림 2.1 아동이 두개저 이완술(cranial base release)을 받고 있다.

요실금이나 변실금/변비 등이 어떻게 발생하는가?

왜 이런 일이 일어나는가? 왜 아이들은 방광과 장을 조절하는 능력이 부족한가? 감각처리 장애와 발달 지체를 가진 아동들은 방광과 장의 충만을 감지하지 못하고, 처리하지 못하고 또 반응하지 못할 수도 있다. 유아의 경우, 중추신경계와 말초신경계, 그리고 장기들이 반응을 촉진할 수 있는 소통을 하지 못해 자발적인 비움이 발생할 수도 있다. 부가적으로, 불충분하거나/부적절한 비움과 함께, 오줌이나 대변의 정체가 일어날 수 있다.

선천성 질환이나 이상을 제외하고, 아이들은 방광이나 장의 충만과 같은 골반 장기로부터의 신호에 주의를 기울이지 못할 수 있다. 아이들은 가장 낮은 수준의 비디오 게임, 독서 또는 놀이와 같은 과제에 집중할 수 있다(그림 2.2). 그러나, 선천적 문제나 습관에 기반된 우려가 있는 경우라면, 치료를 통해 아이들이 방광이나 장의 압력 또는 충만감을 느껴 스스로 화장실에 가도록 도울 수 있다. 체성 시스템을 치료하고 신체의 신호와 감각을 자극하는 치료법이 요구된다(상자 2.6과 상자 2.7).

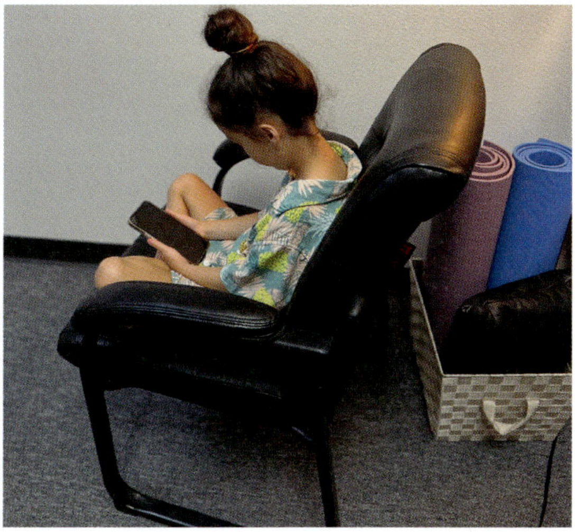

그림 2.2 아동이 양반다리를 하고 몸을 숙여 컴퓨터를 하고 있다.

상자 2.6 스트레스의 신체 징후와 골반 중심화

근막의 관점에서 본 골반 건강에는 많은 상호 연결이 있고, 대부분의 의학적 교육은 '문제 영역'에 큰 관심이 없는 편이다. 그러나 자세, 호흡 및 움직임에 대한 관찰이 치료의 단서를 제공할 수 있다. 일반적인 스트레스와 불안은 앉은 자세에서 팔이나 다리를 교차하고, 또 호흡을 얕게 하는 것으로 나타날 수 있다. "골반 시계"와 "골반 흔들기"의 경험은 아이들이 골반 부위를 조정하고 자연스러운 신체 스캐닝을 촉진하는 데 도움이 될 수 있다(그림 2.2–그림 2.7 참고). 골반을 똑바로 유지한 상태에서 "여러분이 어느 부위에 압박을 가하고 있는지를 확인해"보도록 하거나, "좌골의 어느 부위로 앉아 있는지를 확인해"보도록 큐잉을 제공할 수 있고, 또는 "시계바늘처럼 원운동을 하거나 별 모양의 꼭지점으로 움직이도록" 큐잉을 제공할 수도 있다. 골반 시계 운동은 골반 치료에 대한 소개에서, 아래에 제시된 Jaquelyn의 사례 경우에 유용했다.

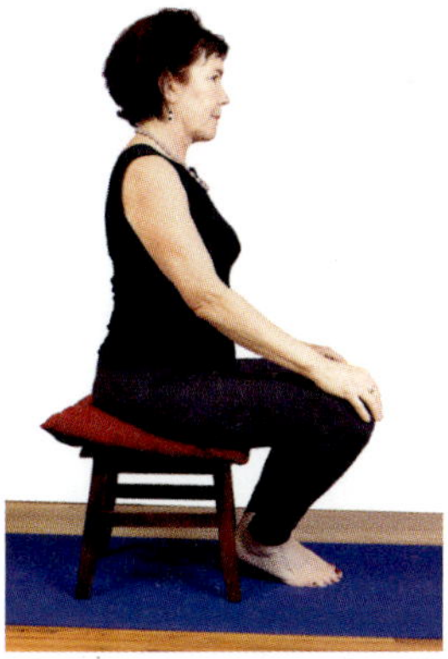

그림 2.3 척추를 중립위로 하고 방석 위에 앉아 있다. (Seated neutral spine on bolster)

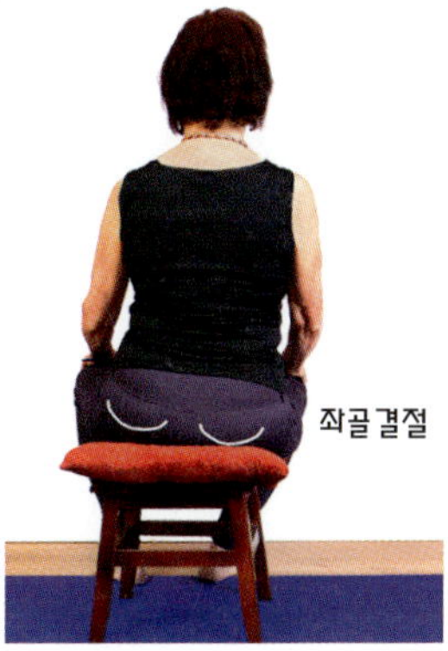

그림 2.4 오른쪽으로 몸을 기울인다. (Rocking right)

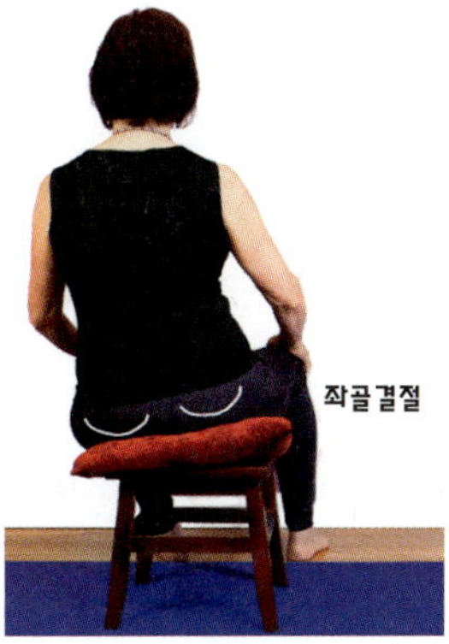

그림 2.5 왼쪽으로 몸을 기울인다. (Rocking left)

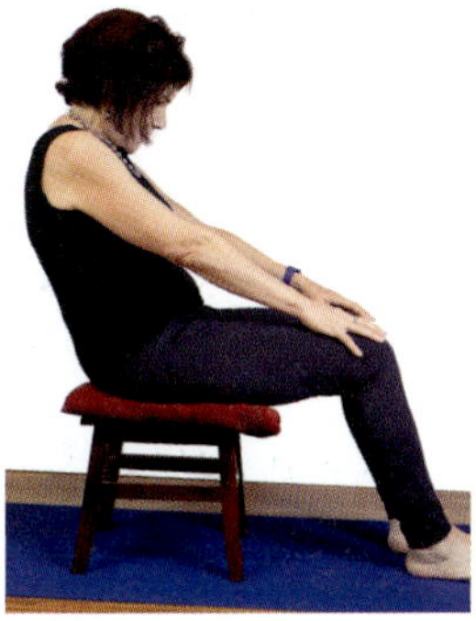

그림 2.6 몸을 구부리기 (Slump)

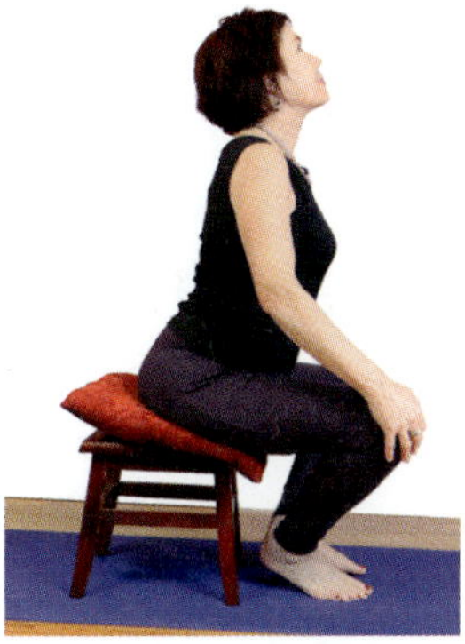

그림 2.7 몸을 활처럼 뒤로 펴기(Arch)

상자 2.7 소아 환자의 사례: Jaquelyn

Jaquelyn은 10살이며, 완하제에 저항하는 변비 때문에 물리치료(PT)로 의뢰되었다. 그녀는 복통, 팽만감, 그리고 학교와 집에서 패드와 옷을 갈아 입을 준비를 해야 할 만큼 무작위로 발생하는 장과 방광의 누출을 포함한 그녀의 문제로 인해 댄스 수업을 중단했다.

그녀의 엄마에 따르면, Jaquelyn은 유아처럼 때때로 좌약, 심지어 관장 좌약을 필요로 했고, 중학교 때 복통을 느끼기 시작했다는 것이다. 그녀의 부모는 그녀가 고통스러운 배변 때문에 화장실 사용을 피하고 있다는 것을 알지 못했고, 일주일에 한두 번의 대변만 보는 것을 몰랐다. 석 달 전 응급실을 방문했을 때의 X-선 결과로 매우 많은 변이 정체해 있음이 확인되었고, 고통스런 관장을 통해 많은 양의 대변을 제거할 수 있었다. Jaquelyn의 주치의는 하루에 2번 완하제 사용(polyethylene glycol)을 권장했고, 매 식사 후 15분 동안 화장실에 앉아 있도록 권고했다. 완하제 사용을 시작한 후, 그녀는 패드 사용의 필요성과 때때로 옷을 갈아입는 것을 포함하여 거의 매일 느슨한 대변을 보았다. Jaquelyn은 팔짱을 허리 부위에 끼고 대기실에 머리를 숙이고 앉아 있었다. 그녀는 PT를 외면하고 "난 여기에 있고 싶지 않다." 고 말했다. 그녀의 서류에는 그녀의 엄마가 '자폐증이고 식사가 까다롭다'고 작성했고, 요실금, 변실금 및 변비가 있었다. 그녀의 첫 번째 치료는 그녀에게 '골반 시계' 운동을 소개하는 것이었다(Jaquelyn의 골반 프로그램 개요는 본 장의 치료 단락에 자세히 수록되어 있다).

환자 / 간병인의 스트레스

부모는 '배변 훈련'을 빨리 배우고 욕실 사용에 대한 자율성을 개발하는 유아에게 커다란 기쁨을 갖는다. 그러나 자녀가 계속 목표를 달성하지 못할 경우, 부모는 엄청난 양의 스트레스를 경험하게 될 것이고, 사회적/정서적 지원을 포함하는 전문가의 중재를 필요로 할 것이다. 기저귀에 대한 장기간 의존성, 옷 갈아입기 및 위생 지원이 발생할 수 있다. 형제자매에서 다른 친척에 이르기까지 다른 가족구성원들이 배변 훈련을 도와야 한다. 때때로 야뇨증과 일상적으로 이뤄지는 요실금이나 변실금의 더 심각한 상태에 이르기까지, 부모들은 도움을 받기 위해 여러 전문가와 상의할 필요가 있다. 출근, 학교 및 놀이 시간의 방해가 소아의 배설 억제 문제와 골반 통증으로 발생한다.

절제하는 행동을 배우자

배변을 할 때 긴장과 통증이 발생하면, 아이들은 배변을 참고 화장실 사용을 피하고, 심지어 화장실 사용을 줄이기 위해 음식과 물의 섭취를 줄인다. 변비는 방광에 대한 압박을 증가시키기 때문에 방광 누출의 원인이 되고, 방광 누출은 변비의 첫 징후가 될 수 있다(이런 사실을 기억해야 한다: 클라이언트 관리에서 종종 놓치기 쉽기 때문에 이것은 반복되어야 한다).

통증에 대한 두려움으로 인한 배변 회피는 화장실에 대한 저항, 근육 긴장 및 거대결장으로 인한 심각한 질병을 가지는 만성 통증으로 발전할 수 있다. 이상적인 관리 중재는 영양과 소화를 최적화하고, 자율적으로 작동하도록 방광과 장의 기능을 촉진해야 하고, 또 그들 신체의 보스가 되도록 아동이 도구와 습관을 갖도록 해야 한다.

골반 / 장기 기능의 역학

소화관에 대한 이해: 배뇨 조절

중추신경과 말초신경, 그리고 방광과 골반 근육은 이상적으로 기능을 위해 동기화로 작동한다. 방광 충만, 저장이나 유지 및 비움 등 모두는 영아와 아동의 발달을 지연시키는 것과 관련한다.
결국, 이들 과정은 자동화된다.

행동 습관 훈련은 치료의 첫 단계이고, 교육과 주의집중을 다룬다. 유아(toddler)는 일반적으로 부모와 다른 치료 제공자들로부터 자극받는 법을 배우고, 반복적인 행동 패턴으로 칭찬에 반응한다.

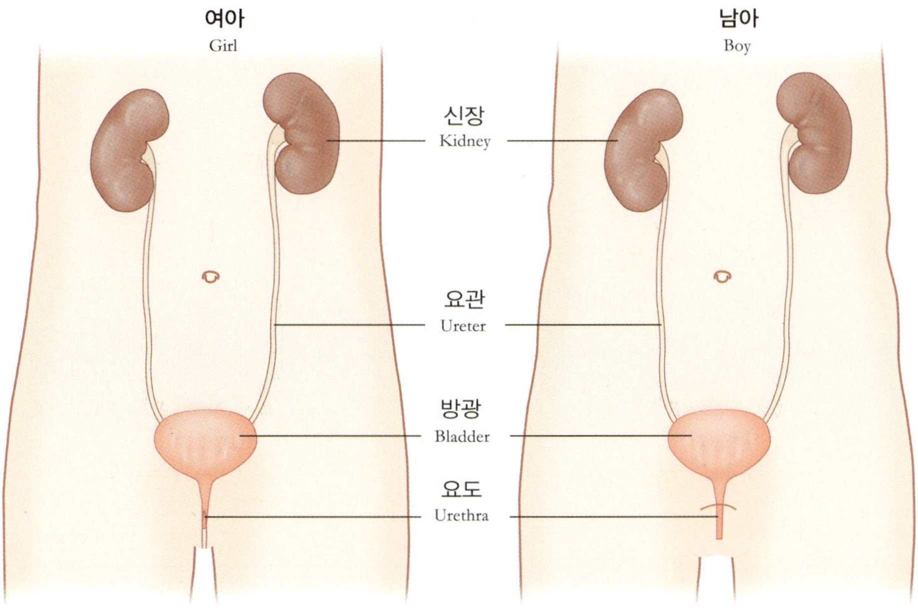

그림 2.8 신장과 방광의 그림

오줌 누기를 위해서는, 편안한 앉은 자세나 선 자세가 이상적으로 사용된다. 방광은 배뇨하기 위해 수축하고, 골반 근육은 배뇨를 쉽게 하기 위해 이완한다. 이것은 간단하게 들리겠지만, 의도하지 않은 긴장, 꽉 조임, 그리고 느린 속도의 배변이 종종 요실금의 원인이 된다(그림 2.8).

방광에 소변이 너무 많이 남아 있으면, 화장실을 나갈 때 갑작스런 오줌 누출이 발생할 수 있다.
이것을 '후 배뇨(post void micturition)'라고 한다.

소화와 배설에 대한 이해

소화는 입에서부터 위장관 전체를 통해 일어나는 놀라운 과정이며, 열리고 닫히는 여러 개의 괄약근(밸브 같은)과 여러 신경을 통해 일어난다. 많은 신경들이 승객을 태우기 위해 역으로 달려가는 기차와 같이, 필요한 작용을 준비하기 위해 다음 영역으로 신호를 보내면서 소화 과정에 관여한다. 미주신경은 소화 기능을 위한 최고의 조정자일 뿐만 아니라, 방광과 장의 비움을 위해 근육의 이완을 촉진한다(상자 2.8).

만약 아동이 높은 스트레스를 받고 있으면, 신체는 위장계로 가는 혈류를 감소시켜 소화의 기능을 떨어뜨리고, 위장의 연동 운동을 감소시킬 것이다.

상자 2.8 미주신경: 이완하고, 방출하고 놓아줌.

10번 뇌신경인 미주신경은 "안정과 소화"의 기능을 담당하는 것으로 인식된다. 미주신경은 연동운동, 즉 평활근 섬유의 파동과 같은 수축을 조절하기 위해 부교감신경의 입력을 제공한다. 평활근은 삼킴과 위장의 운동성 뿐만 아니라, 방광과 장의 비움과 같이 위장계를 따라 고체와 액체를 운반한다(교감신경은 일반적으로 분비와 혈류 억제를 통해 연동운동을 억제한다). 이상적인 골반 재활은 장신경계와 미주신경을 최적화된 기능으로 돕는 방법과 프로그램을 포함시킨다. 이들 방법은 다음 장들에서 자세히 설명될 것이다.

골반 건강 문제

요실금

소변의 불수의적 손실인, 요실금(UI)은 영아기때는 정상이고, 대부분의 경우 3–5세까지 이어진다. 야뇨증이라고도 하는 요실금(UI)은 낮이나 밤에도 일어날 수 있다. 야뇨증은 부모님과 아동 모두에게 난제이다(상자 2.9 참고). 야뇨증은 영아와 어린 아동기에는 일반적인 현상이고, 3–5세 때 드라이 나이트(dry nights)가 발생한다. 배설 억제 능력(staying dry)은 배변 훈련의 목표이다. 배설 억제 능력(continence)은 빠르면 3세 때 발달하지만, 4–5세 또는 그 이후에 일어나는 요실금으로 인해 기능의 후퇴가 일어나는데, 이것은 환경적 요소, 의학적 요소 및 행동양상적 요소와 관련이 있다.

상자 2.9 성숙 지연과 변비

야뇨증을 앓고 있는 어린이에 대한 캐나다 연구에 따르면, 29개월 아동의 62.4 %가 야뇨증인 반면, 41개월에는 야뇨증이 22.2 %로 감소했고, 53개월이 되었을 때는 야뇨증이 9.7 %였다고 한다(Touchette 등, 2005). 이 연구에 따르면, 배설 억제 능력의 지체를 가진 아동에게 있어서 조산, 운동 지체와 언어 지체, 과활동 및 집중 부족 등이 연관되었다. 요실금은 중추신경계 처리 지체의 징후일 수 있고, 다른 의학적 검사와 중재를 정당화한다. 그러나 배설 억제 능력(continence)의 자연스런 자발적 습득은 5–9세에서 일어나고, 매년 14 %의 개선이 가능하고, 15–19세 사이에서는 연간 16 %가 개선되었다(Forsythe와 Redmond, 1974).

아동의 오줌 문제로는 요실금, 배뇨지연, 약한 흐름, 요 절식 양상(urinary withholding behavior), 요 정체, 요도감염, 그리고 방광요관 역류(신장감염과 요관 감염) 등이 있다. 기능장애성 배뇨 증상은 요역학적 검사로 확인되고 시도된 배변 동안에 관찰된 외요도괄약근과 골반저 근육군의 불수의적 간헐성 근육 수축으로 인해 발생할 수 있다. 방광 충만, 유지 및 비움 동안의 검사는 스타카토 패턴을 나타낼 수 있으며, 배변전 용적과 배변후 용적은 높은 배변후 잔여 용적을 보여줄 수 있다. 기능장애성 배뇨 패턴은 행동 훈련, 의학적 관리, 그리고 협력장애(dyssynergia)의 교정을 포함한 재활 관리로 성공적으로 치료될 수 있다(Zivkovic 등, 2012).

변비(Constipation)

변비는 일주일에 3회 미만의 배변을 포함하는 문제이고, 배변 시 긴장이나 통증의 발생, 딱딱하거나 울퉁불퉁한 대변, 불완전한 대피 감각이나 비움에 대한 방해/막힘 감각을 포함한다(Rome Foundation, 2016)(상자 2.10).

> **상자 2.10 변비는 요실금을 촉진한다.**
>
> 변비는 요실금(UI)의 일반적인 원인 또는 악화 요인이기 때문에, 선별 심사는 사람이 한 가지 문제나 두 가지 모두로 고통을 당하는지를 판독해야 한다.

연구에 따르면, 아동의 변비 확인과 치료가 연구된 아동 중 63–89 %에서 요실금을 감소시켰고, 또 후속 개선을 이루었다고 한다(Loening–Baucke, 1997).

변실금

변실금(FI; Fecal incontinence)은 일반적으로 대변으로 불리는 불수의적인 변 손실이다. 변실금은 일반적으로 3–5세까지 발생하고, 그 이상까지 발생하면 우려되는 문제이다. FI는 대변 유형 1형에서 7형까지 식별하는 Bristol 대변 척도에 표시된 것처럼 작은 공에서 커다랗고 단단한 덩어리, 부드러운 물질 형태와 액체 형태에 이르기까지 다양하다(그림 2.9).

변비의 경우 딱딱한 대변이 존재하고, 그 주변에 누출되는 부드러운 변이 나타날 수 있다. 변비의 경우 중 느슨한 대변의 손실이 있는 것을 분변실금(encopresis)라고 한다. 아동의 변실금은 일반적으로 80%의 경우가 변비와 관련되어 있지만, 20%의 경우는 비보유성(non–retentive) 변실금은 발생하는데, 이것은 대변 유지/변비와 무관하다는 것을 의미한다(Koppen 등, 2016).

부모가 대변 배출을 용이하게 하고 증가시키기 위해 약물 투여하는 것을 고려하는 것이 혼란스러울 수 있지만, 약물은 대변을 너무 느슨하게 만들어 대변 누출을 증가시킬 수도 있다.

보유성 변실금의 경우, 결장은 대변을 이동시키는 수축 능력을 잃어버릴 수도 있는데, 이것은 가동성 문제일 뿐만 아니라, 배출 욕구에 대한 감각이 없다는 것을 의미한다.

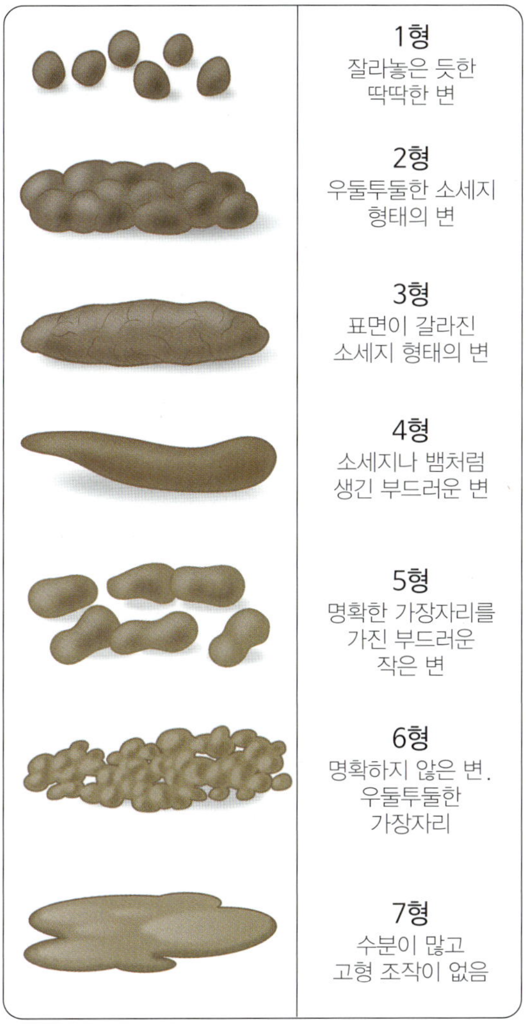

그림 2.9 Bristol 대변 척도(BSS).

거대 결장

장기간의 변비로 인해, 결장은 2–3㎝에서 5㎝ 이상, 직장이 커질 수 있다. 아동(또는 성인)은 거대 결장에 대한 인식이 없을 수 있다. 변비를 일으키는 건강 요인과 결장 훈련의 기법은 10장을 비롯하여 아래 부분에서 설명될 것이다(상자 2.11).

상자 2.11 거대 결장

심각한 변비는 거대 결장의 경우처럼, 수술이 요구될 수도 있다. 과민성 대장 질환을 앓고 있는 아동에 대한 연구에 따르면(Benchimol 등, 2008), 대장의 내강이 56 ㎜ 이상이 되면 독성 거대 결장으로 진단될 수 있고, 약 70 %의 아동이 결장 절제술을 받아야 한다는 것이다. 독성 거대 결장을 가진 아동들은 탈수, 빈맥, 발열, 전해질 불균형 및 장벽의 비후를 가질 수 있다. 소아 변비의 초기 단계에서 이루어지는 의학적 중재는 거대 결장의 예방에 필수적이다.

골반 통증, 배설 억제 문제와 외상

유아나 아동은 배설 억제 능력을 달성한 후 학교를 다니고, 주문형 화장실 사용을 허용하지 않거나 허용할 수 없는 교사를 만날 수 있다. 이것은 신체 징후(방광 또는 장의 충만)로부터의 해리 감각과 화장실 사용에 대한 정상 반응의 중단을 초래할 수 있다. 사생활 보호가 부족하고 변기 밑을 들여다보는 다른 아이들의 장난스러운 화장실 행동도 화장실 사용을 제한할 수 있다. 화장실 벽의 거미도 회피 또는 다른 스트레스 요인을 만들 수 있다. 학부모들은 그 문제들을 해결하기 위해 선생님과의 사적 면담을 요구할 수 있다. 아이는 "조율하고 억제하는 법"을 배울 수 있으며, 이것은 교사나 간병인의 언어적 학대나 신체적 학대와 관련될 수 있는 사건을 초래할 수 있다. 또한 외상은 수업 앞의 바지 젖기나 웃는 것과 같은, 공개적인 수치심으로 발생할 수 있으며, 이로 인해 미래의 방광 징후와 관련해 불안과 두려움이 설정될 수 있다. 절박성 방광과 빈뇨는 재발을 막는 시도에서 발생할 수 있다.

아동들은 사고에 대한 두려움과 배설 억제 패드의 잠재적 발견 때문에 사회화의 제한과 친구들과의 놀이 상실, 불안 등으로 고통을 받을 수 있다. 아동의 스포츠 참여도 골반 건강 문제로 인해 축소되거나 제한될 수 있다. 사회적 거부, 괴롭힘 및 낙인 찍힘이 발생할 수 있고, 결과적으로 아동은 사회 활동과 학교 참여로부터 움츠러들게 된다. 의학적 평가와 치료에서의 부정적 상호 작용은 의학적 중재에 대한 불안, 두려움 및 회피와 함께, "백색 외투 증후군(white coat syndrome)"으로 이어질 수 있으며, 후차적인 의학 공포증이 발생할 수 있다.

끝으로, 골반 건강에 대한 고려사항은 아동의 배설 억제 능력 문제가 성적 학대와 관련될 수 있다는 것이고, 만약 이것이 의심되면 이것의 제공자는 이것을 보고해야 할 의무가 있다(De Bellis, Woolley와 Hooper, 2013)(상자 2.12).

상자 2.12 외상 민감 치료 (Trauma sensitive therapy)

소마틱 경험 치료(somatic experiencing)는 골반 건강 문제와 관련된 경험으로 외상을 당한 아동에게는 변형된 형태로 적용될 수 있다. 외상으로부터 마음, 몸 및 영적 상태를 이완할 수 있는 아동의 능력을 촉진하기 위해, 외상 민감 치료의 방법으로서 바디 스캐닝, 진정, 치료적 운동 탐구 및 안내된 시각화 등이 사용될 수 있다. 아동은 골반의 감각과 기능을 포함한 신체 징후를 인식하고 반응할 수 있어야 한다. 감각 처리와 관련하여 "단절"과 외상의 존재가 확인되지 않았다면, 치료는 소마틱-정서적 보호 기전 때문에 활용될 수 없는 관리 도구를 적절하게 제공할 수 있다. 요가 운동과 스위스 볼 프로그램이 아동의 스트레스와 외상을 풀어줄 수 있을 뿐만 아니라, 신체 징후를 조정할 수 있다.

골반저 근육의 협력작용과 골반 코어의 기전

유아들은 변기에 앉아서 배변과 배뇨를 하기 위해 긴장 푸는 법을 배운다. 복벽과 골반저 근육(PFM) 사이의 협력작용(synergy)은 배변을 위해 골반저 근육의 이완과 복부 근육의 활성화 사이의 협응을 포함한다. 배변 동안이나 복내압을 발생하는 동안에는, 외항문괄약근과 항문거근이 이완한다. 직장을 제거하는데 도움이 되도록 골반강 안에서 압력이 발생한다. 배뇨의 경우에는, 방광 근육인 배뇨근이 수축하여 소변을 요도로 내려보내는 한편, 골반저 근육이 이완하여 오줌 배출을 허용한다. 복부 근육은 배뇨 동안 이완 상태를 유지한다(남성의 경우에는, 구해면체근의 수축이 오줌을 배출하는데 도움을 준다). 자세 지지를 위한 정상 체간 조절이 있는 사람의 경우에는, 변기에 앉아서 쉽게 배뇨할 수 있고, 또는 남성의 경우에는 선 자세에서도 쉽게 배뇨를 할 수 있다.

영양, 수분 및 섬유의 관리와 행동 훈련을 통한 보존적 관리는 시간이 경과함에 따라 긍정적인 결과를 가져올 수 있는 전략이지만, 건강한 일상이 되는 좋은 습관을 갖기 위해서는 교사, 부모, 그리고 아동의 참여가 필요하다.

협력장애(dyssynergia): 수축과 이완, 그리고 "긴장된 둔부"

골반저 근육의 협력장애(pelvic floor dyssynergia)는 배변이나 배뇨를 시도할 때 골반저 근육을 이완하지 못하는 것이다(Benninga 등, 2005)(상자 2.13). 사람들은 자신이 이완되어 있다고 생각할 때도 자신도 모르게 실제로 긴장하고 있다. 그리고 사람들은 골반저 근육을 수축하고 있다고 생각하지만, 골반저 근육이 이완된 상태일 수도 있다. 골반저 장애 환자에게서 나타나는 흔한 현상이 협력장애이다. 배뇨와 배변을 하기 위해서는 근육 그룹 사이의 협응이 필요하다.

상자 2.13 협력작용을 훈련시키는 물리치료

운동과 바이오피드백을 통한 아동 골반 물리치료는 배변의 협력장애에 도움이 되는 것으로 밝혀졌다.

의학적 관리를 받은 69명의 후향적 연구에 따르면, 76%가 개선된 것으로 나타났고, 이에 비해 약물치료만 받은 환자의 경우에는 25%만이 개선된 것으로 나타났다. 불안과 낮은 골반저 근육톤을 가진 환자는 가장 좋은 반응을 보였다(100%)(Zar–Kessler 등, 2019).

변기 안으로 떨어질지도 모른다는 두려움: 협력장애의 한 원인

발이 땅에 닿지 않는 높은 변기에서 배변 훈련을 시도하는 유아들은 변기 안으로 떨어지지 않기 위해 몸통, 골반 및 다리 등의 근육에 힘을 주게 되는데, 이것은 협력장애성 배변과 배뇨의 습관을 발달시킨다. 유아용 변기와 발판(footstool) 사용으로 이루어지는 배변 훈련이 신체를 안정화시켜 방광과 장의 비움에 도움을 줄 수 있다. 발판을 사용하는 "스쿼티 배변(squatty potty)"은 아동(또는 심지어 성인)의 이완을 돕는 인기있는 방법이다(그림 2.10과 그림 2.11). 그리고 변기를 이용할 수 없는 지역의 사람들은 배변을 잘 하기 위해 쪼그려 앉아서 균형을 잡고 골반 근육을 이완하는 것을 배워야 한다.

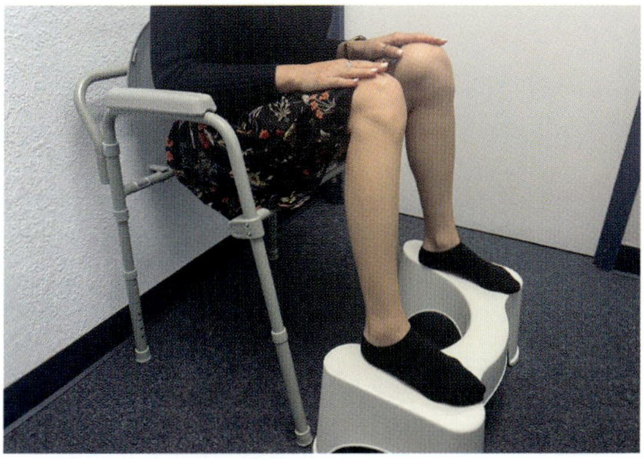

그림 2.10 스쿼티 배변 활동(squatty potty)

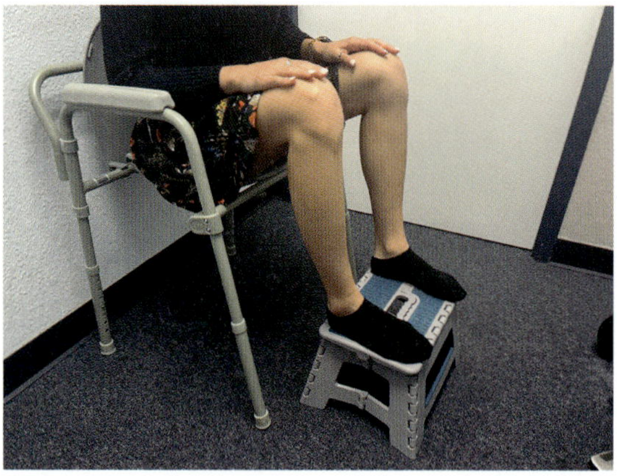

그림 2.11 발판 사용

방광과 장의 조절의 달성에 대한 기대

방광과 장의 조절 능력은 일반적으로 2세 후반기 (33개월)에서 일어나며, 5세까지도 일어날 수 있다. 신경계의 성숙, 인지, 감각, 운동 조절, 그리고 부모 훈련 전략 등이 화장실 훈련에서 모두 중요하다.

발달 이정표에 따르면, 생후 4개월이 되어도 앉은 자세에서 머리를 제어하지 못하면 적색 신호이고, 9개월이 되어도 앉은 자세를 취할 수 없으면 적색 신호이고, 또 18개월이 되어도 독립적 보행을 할 수 없으면 적색 신호로 간주되며, 운동 지체가 있음을 의미한다(Gerber, Wilks와 Erdie-Lalena, 2010). 수술이 요구되는 영아와 아동은 발달 이정표를 놓쳤을 수 있으며, 최적의 기능을 달성하기 위해 자세와 움직임 패턴을 가진 "발달 놀이"를 통한 전환이 필요하다.

방광과 장의 배설 억제 능력에 필요한 요구사항은 신장, 요관, 방광 및 요도의 기능과 소장과 결장, 직장을 통해 영양분의 흡수와 이동을 포함하는 위장계의 기능을 포함한다. 방광과 장은 저장 능력뿐만 아니라 비우는 능력도 필요하다. 골반 증상의 원인을 명확하게 알기 위해서는 의학적 검사가 필요할 수 있다; 상자 2.14 참고.

상자 2.14 골반 문제를 위한 의학적 선별 검사

초음파를 이용한 진단 검사, 비뇨기 검사(방광경 검사, 요류측정법) 및 소화기 검사(X선, 초음파 및 소화관을 따라 배치된 마커인 sitz markers 법, 배변 조영술)를 통해 의학적 주의와 치료가 요구되는 구조적 원인을 확인할 수 있다(Raizada와 Mittal, 2008). 그러나 요실금과 변실금의 대부분은 기능적 문제이고, 병리적 문제가 확인되지 않더라도 기능은 비정상이다(Dohil 등, 1994). 기능성 방광과 장의 장애는 행동적 중재에 가장 잘 반응하고, 여기에서 소개되는 것처럼 보존적 관리를 이용하고, 다음 장들에서 설명될 것이다.

장내 미생물

0–3세까지 영아의 장내 미생물(GM)이 성장하는 연구 관심 분야이다. 골반 건강과 관련한 장내 미생물은 물질 건강 요소, 분만 형태(제왕절개 또는 질 분만), 수유 패턴(모유 또는 분유), 항생제 노출 및 환경 영향 등에 따라 다양한 변종을 보여주고 있다.

전염증성 세균(Pro-inflammatory microbes)은 제왕절개로 태어나고, 분유를 먹는 아기에게서 많이 존재한다(Yang 등, 2016). 장내 미생물은 변 형태, 편식의 유무, 면역체계의 항상성, 신경전달물질의 생성, 그리고 많은 기타 요소에 영향을 준다. 수술/항생제 투여를 받은 영아와 아동들은 낮은 장내 미생물 종류와 관련하여 변비, 설사 및 기타 건강 문제의 후유증을 가질 수 있다. 그러나, 아동 골반 건강을 도울 수 있는 프로바이오틱스 유형에 대한 지침을 제공하는 무작위 대조군

시험이 존재하지 않는다; 더 많은 연구가 요구된다(van Mill, Koppen, Benninga 2019). 기능적 약물 제공자는 프리-프로바이오틱 보충제와 프로바이오틱 보충제를 이용하여 변 검사와 보충제 검사를 수행할 수 있다. 장내 미생물에 대해 더 많이 알고 싶으면, 10장과 14장을 참고하기 바란다.

발달 순서

발달 순서에 대한 선별검사와 치료 프로그래밍은 배설억제능력과 독립성에 대한 골반 건강 이정표를 충족하는 필요조건으로서 대단위 운동 스킬과 인지 스킬과 함께, 소아 치료의 기본 사항이다(소단위 운동 스킬, 언어, 그리고 일상활동동작도 필요하다면 전문가에 의해 다루어질 수 있다).

아기의 경우 처음에는 굴곡근의 톤이 우세하고, 3개월이 되면 손을 정중선으로 가져가기 시작하고, 팔을 옆으로 벌리고, 또 엎드린 자세에서 머리를 들기 시작한다. 구르기는 4–5개월경에 시작하고, 생후 6개월 쯤에는 앉기 시작한다.

5–6개월 쯤에는 엎드린 자세에서 척추의 신전근이 증가하고, 팔을 뻗은 채 프레스-업을 할 수 있다. 생후 6개월 경, 네발자세에서 체간을 조절하고 흔들기를 하고, 9개월 경 네발기기를 한다. 일반적인 패턴으로서, 팔을 사용해 쭈그려 앉기를 하고, 팔을 사용해 무릎꿇기를 하고(8개월), 팔을 사용해 서기를 하고(9개월), 그리고 팔로 지지하면서 걸음을 뗄 수 있다(9–12개월). 대단위 운동 시간표를 보면, 12개월 쯤에는 팔로 지지하면서 보행하고, 팔을 이용해 계단을 오르내릴 수 있고, 24개월 쯤에는 달리기를 할 수 있다.

골반저 근육과 코어

신경근 조절계와 수행 능력은 개인마다 다르며, 체간, 골반 및 고관절 영역의 호흡, 안정성 및 가동성 패턴은 골반의 검사와 중재에 있어서 중요한 요소이다. 골반 근육군은 안정성과 가동성을 위해 함께 작용하는 복횡근, 심부 다열근 및 호흡 횡격막과 함께, 신체의 "코어 근육"으로 간주된다(그림 2.12). 많은 연구들이 예상 활동에 반응하는 골반저 근육과 복횡근 사이의 자동 수축을 확인했다(Park과 Dongwook, 2015). 횡격막과 그의 상하 가동성 패턴은 건강, 자율신경계 균형, 소화 과정, 안정성과 가동성의 협응을 위한 펌프와 피스톤으로 간주된다(Bordoni 등, 2018).

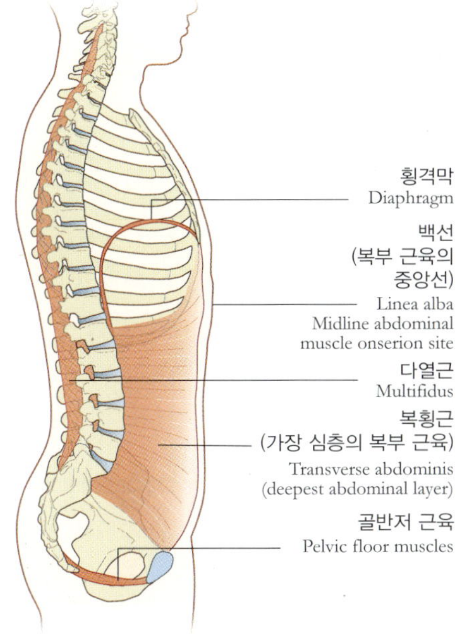

그림 2.12 요추골반 코어

아동 골반 건강을 위한 치료

각 아동과 그의 가족에 맞게 맞춤화되고, 재활의 장벽을 인식하는 다면적 치료 접근법이 요구된다. 출생 당시 아동의 골반 이상 이력, 항생제 사용(장내 미생물 파괴), 수술 및 인지 상태, 대단위 운동 스킬과 소단위 운동 스킬의 수준 및 소마틱-정서 상태 등 모두가 관리 계획 안에 고려되어야 한다. 최근의 이사, 가족 구성원의 상실, 학교 변경, 또는 부모님의 이혼 등과 같은 심리적 스트레스 요인도 아동의 건강 상태와 골반저 기능장애의 악화에 영향을 미칠 수 있다.

생물심리사회적 모델과 골반 건강

전인적 관점은 세계보건기구(WHO) 국제분류인 기능, 장애 및 건강에 의해 요약된 생물심리사회적 모델(BPS)로서 고려된다(Wade와 Halligan, 2017). BPS 모델은 전인적 관리에 유용할 수 있고, 건강 문제(예: 통증 또는 변비), 생물학적 요인(예: 신체 기능 및 구조/유전학), 개별 활동(예: 화장실에 대한 자기 촉진과 학생으로서의 삶), 그리고 참여 상태(예: 공동체 외출이나 친구와의 놀이)를 확인한다. 또한 BPS 모델은 환경적 요인(예: 화장실 칸, 높은 변기, 사생활 없음)과 개인적 요인(예: 심리적 요소와 인지적 요소; 불안, 자폐증, 강박장애)을 고려한다. BPS 모델을 사용하는 제공자는 모든 개별 속성과 과제를 인식하면서 동정적인 방식으로 근거 기반 의학을 포함할 수 있다(Rajindrajith 등, 2013; Scorza 등, 2013).

아동 골반 관리의 틀은 제일 먼저 아동의 심리사회적 상태를 다루는 것이고, 이들 심리사회적 상태는 신체 언어, 언어 및 눈 맞춤 뿐만 아니라, 섭취 이력에 의해 확인될 수 있다. 통증, 신체 제어력 부족, 그리고 의학적 중재(관장 요법과 같은)가 교감신경계의 상향 조절과 함께, 싸움, 도망 또는 동결 행동의 단계를 가질 것이다. 불안, 두려움, 건강제공자 회피 및 분노의 경우에는, 외상 민감 치료 프로그램이 신뢰를 촉진하는데 도움을 줄 수 있고, 환자와 부모 프로그램을 고착시키는데도 도움을 줄 수 있다. 골반 건강 치료는 아동이 신체의 편안함, 화장실 사용에 대한 자신감, 그리고 전인적 제공자와 의학적 관리와 함께 아동 중심의 의사소통 강화를 아동이 느끼는데 도움을 줄 수 있다.

아동 골반 프로그램의 개요

골반 치료는 교육, 운동치료, 수분과 섬유 관리, 영양 조절, 일상활동 권장, 식사 후 화장실 사용 장려, 그리고 자세와 근육 협력작용을 포함한 배변/배뇨 기전의 개선을 포함한다.

운동치료는 기능을 최적화하기 위해 바디워크/도수치료와 결합될 수 있다. 신체 영역과 인사를 나누도록 하는 아동의 교육이 도움이 될 수 있고 놀이의 요소를 더할 수 있다.

도수치료: 신체와 인사 나누기

골반 건강을 위한 도수치료를 적용할 때, 도수 관리가 척추, 복부, 골반, 엉덩이, 몸통 및 기타 영역에 제공될 수 있다(상자 2.15). 이상적인 치료는 만약 부모가 도수 관리를 할 수 있거나 관심이 있는 경우, 가정에서 도수 관리를 통해 후속 조치를 관찰하고 교육을 받는 부모나 간병인에 의해 수행되는 것이다. 아동은 방광의 위치 부위나, 왼쪽–아래쪽 골반 부위에 마지막 기차 선로를 갖는 결장에 "안녕하세요"라는 인사를 할 수 있게 되고, 다른 인사 큐잉을 보낼 수 있다. 웃음이 이런 교육에 동반될 수 있다!

치료사는 근골격계, 신경계, 내장계 및 림프 부위의 표층 근막계에서 심층 근막계까지 평가하기 위해, 그리고 제한 부위를 가동시키기 위해 수술로 인한 반흔조직을 촉진할 수 있다. 늑곽, 횡격막 및 복벽에 부드러운 도수치료를 적용하여 완전한 호흡을 촉진할 수 있다(그림 2.13 – 그림 2.15).

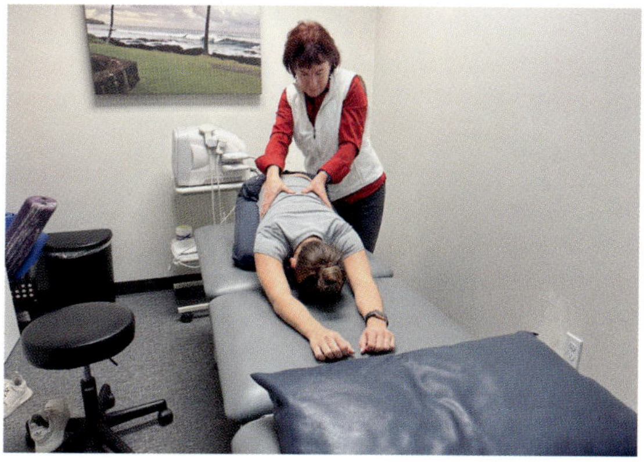

그림 2.13 아동 자세에서의 횡격막과 늑골 측면의 촉진

상자 2.15 클라이언트에게 자율권을 주는 클라이언트 중심 도수치료

도수치료의 단계는 다음과 같다:

1. 무엇을 수행할 것인지와 그의 근거에 대한 클라이언트와 그의 가족의 교육
2. 도수치료를 해도 되는지에 대해 환자에게 물어본다.
   "오늘 당신의 복부 상태가 어떠한지 만져봐도 될까요",
   "당신의 호흡을 돕기 위해 당신의 등에 손을 배치해도 될까요?",
   "엄마나 아빠에게 배 마사지하는 것을 보여드려도 될까요?
3. "안돼", "오늘은 안되요", 그리고 자기인식, 선택 및 통제를 강화하는 다른 말을 하도록 클라이언트에게 교육시킨다.
4. 치료사는 에너지적으로 균형을 유지하고 애쓰지 않고 도수치료를 수행하고, 또 충분한 시간을 갖고 도수치료에 임한다. 그리고, 클라이언트에게 집중한다.

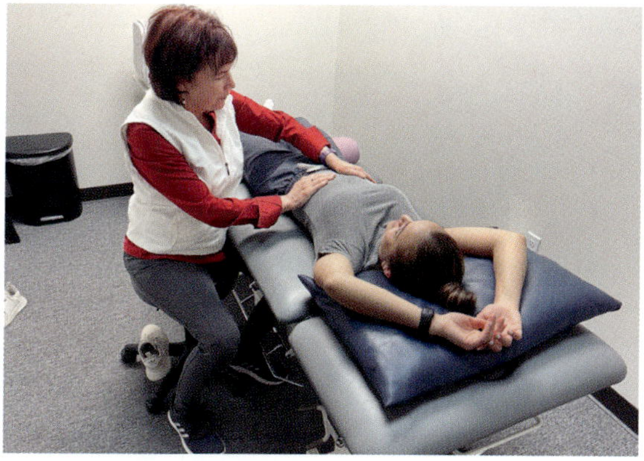

그림 2.14 볼스터(bolster) 위에 다리를 배치한 상태에서의 복벽/횡격막의 촉진

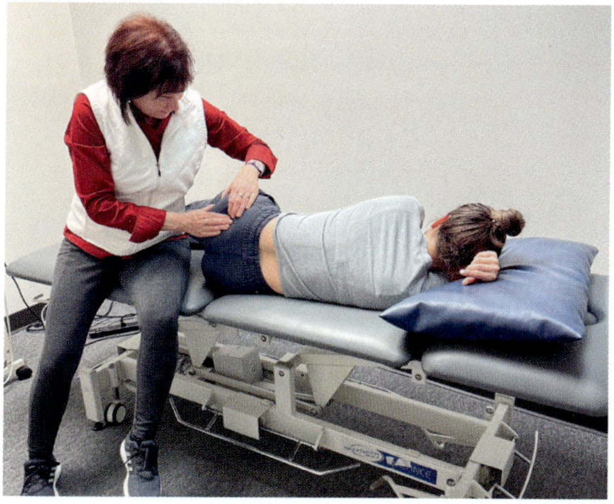

그림 2.15 옆으로 누운 자세에서의 둔부 마사지

대장(결장) 마사지는 신체 부위와 신체 '징후'에 대한 인식을 촉진시키고 대장의 가동성 기능을 회복하는데 큰 도움이 된다(그림 10.2 참고).

음식 민감성과 알레르기가 있을 수 있으므로 부모와 자녀에 대한 분석과 영양 교육이 요구된다(그러나, 경제와 사회적으로 낮은 그룹에 속하는 사람의 경우는 이런 관리 유형에 접근하기 쉽지 않다). 화장실 역학의 교육과 훈련은 표준이며, 아동 친화적 그림과 색칠 공부로 성취될 수 있다. 안정성을 위한 발판 사용의 부모와 아동 교육과 골반 근육 이완의 역할에 대한 교육이 방광과 장의 비우기에 요구된다. 양쪽 무릎을 벌린 앉은 자세와 편안한 횡격막 호흡이 훈련의 시작점이다.

배변을 돕는 편안한 자세의 연습은 복벽의 긴장과 골반 출구 근육의 이완을 필요로 한다. 배뇨를 위한 편안한 골반 상태도 소변을 배출하는 훈련과 함께 훈련되어야 한다. 이들 기능을 훈련시키는 의학 전문가는 초음파와 바이오피드백을 사용할 수 있다(상자 2.16).

상자 2.16 실시간 초음파 영상 (RUSI)

의료 서비스 제공자는 골반저 근육(PFM)의 이완, 배변 기전 뿐만 아니라, 골반저 근육의 수축/거상을 위해 검사하고 훈련할 수 있다. 이들 기전은 시진이나, 복벽과 외부 PFM의 손가락 촉진, 실시간 초음파(RUSI), 그리고 외항문괄약근의 측면에 적용되는 근전도 센서를 이용한 바이오 피드백(BFB)을 통해 검사될 수 있다. "방귀를 참고, 오줌을 참으시오"와 같이, 활동을 위한 근육 강화의 큐잉 뿐만 아니라, 이완 전략과 배변 기전의 큐잉을 포함해, RUSI와 BFB는 PFM의 정확한 훈련을 이끌어 낸다(BFB 장비는 컴퓨터 스크린에 그래프를 그리는 신경 흥분의 변화되는 생물학적 징후를 허용한다).

꽃, 프랙탈 또는 나선형 개폐와 같은 그래픽은 PFM BFB 훈련 동안 평화로운 느낌을 줄 수 있다.

부모님 지원을 통한 클라이언트 자가관리

환자가 사용하는 도구는 다음과 같다:

- 보충제, 수분 및 섬유의 매일 추적
- 브리스톨 대변 척도 추적(대변 차트) (#1–#7)
- 요실금이나 변실금의 경험
- 변비: 그 날 배출되는 것이 없음
- 식사후에 변기에 느긋하게 앉음
- 대장 마사지
- 운동

트랙커(tracker)인 감지 과정을 이용함으로써, 아동/또는 성인 관리 제공자는 프로그램의 준수와 문제 유발의 인식을 촉진할 수 있다. 수화와 영양의 최적화할 뿐만 아니라, 골반 조절과 자신감을 얻도록 건강한 습관 트랙커가 아동과 부모에게 사용될 수 있다.

어린 아동의 경우에는, 스티커, 장난감 상자, 구두 칭찬, 공원 나들이와 같은 부모의 "특권" 등과 같은 보상 시스템이 아동 골반 재활 순응의 동기부여에 도움이 될 수 있다.

만약 빈번하지 않는 비움의 시도로 누출이 일어난다면, 2시간마다 장이나 방광의 징후와 배변을 위한 신체 스캐닝에 신호를 보내기 위해, 아동은 컴퓨터의 차임벨 소리나 시계의 진동과 같이 선호하는 프롬프트(prompt)를 선택한다.

치료적 운동은 네발기기의 상호 패턴, 좋지 못한 체간 안정성, 그리고 변화된 호흡 기전 등과 같은 아동의 특정 한계를 해결하는 발달 순서의 측면을 포함할 수 있다. 치료사와 아동에게 재미를 줄 수 있는 놀이의 측면에서 안정화 볼 운동이 추가될 수 있다(그림 2.16–그림 2.21).

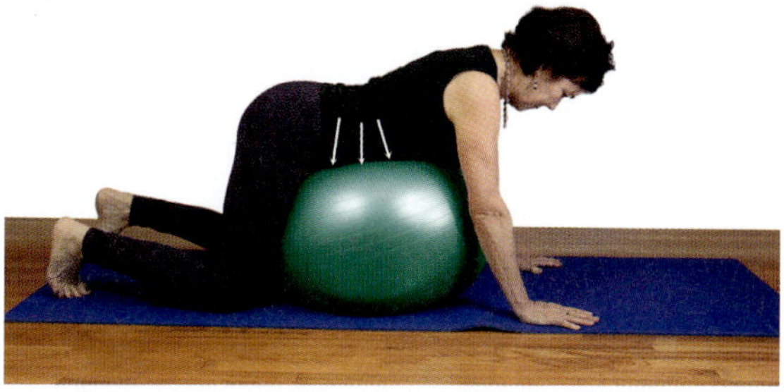

그림 2.16 공 위에 배를 대고 네발 자세 취하기(Quadruped on a ball)

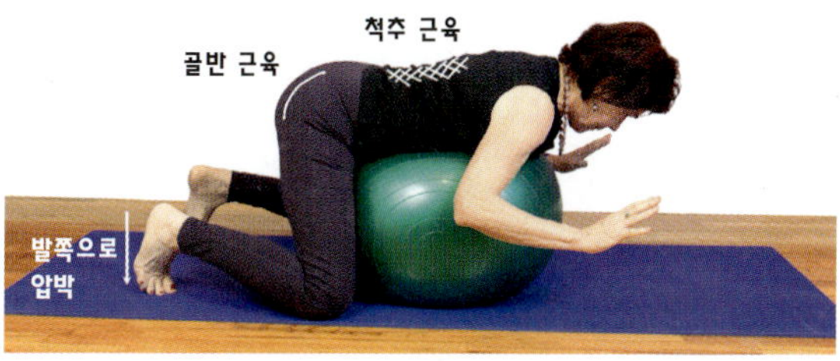

그림 2.17 후방 흔들기(Rocking back)

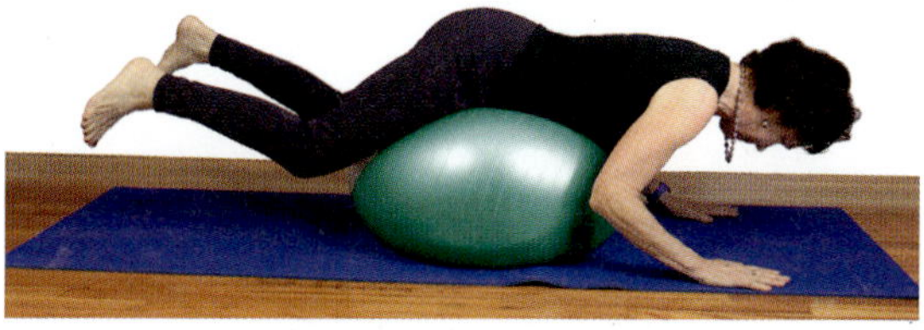

그림 2.18 전방으로 흔들기(Rocking front)

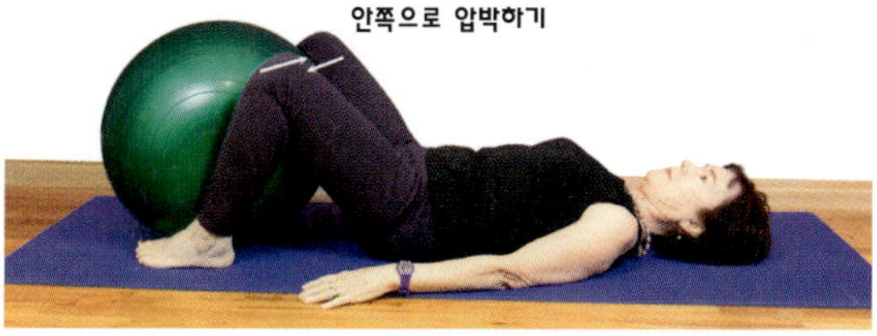

그림 2.19 공 압착하기(Ball squeeze)

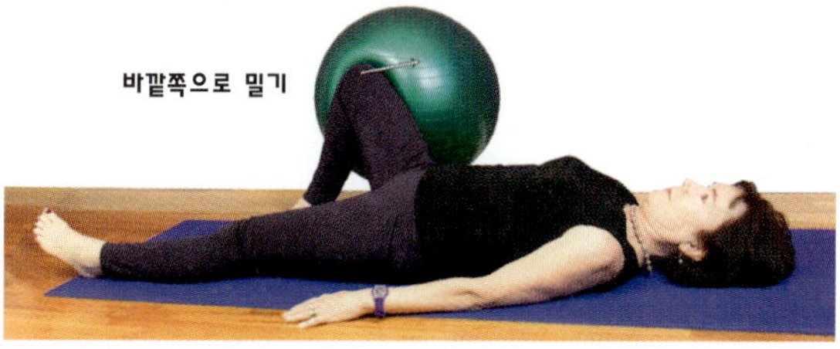

그림 2.20 공 밖으로 밀기(Ball push out)

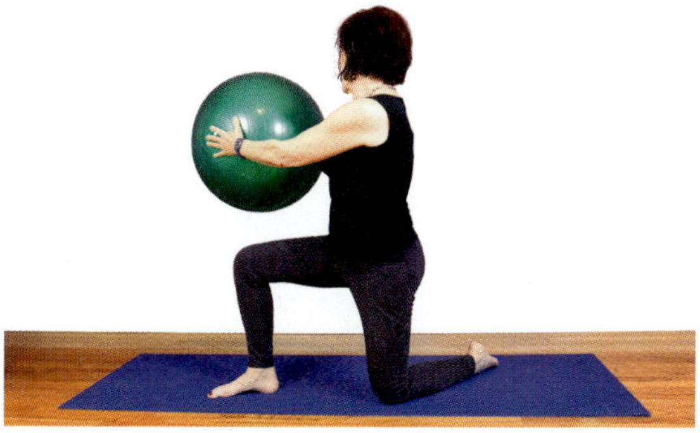

그림 2.21 공 잡은 채, 반무릎 자세 취하기(Half kneeling hold of ball)

호흡과 골반 근육 조절에 집중하는 핵심의 운동 전략에는, 전형적인 발달 운동 순서의 일부인 일차 운동 패턴이 포함된다. 아래에 나열된 이들 운동은 관절의 안정성과 가동성에 대한 기본적인 조절을 요구하고, 숙련된 수행이나 제한이 프로그래밍을 이끌 것이다. 아동들은 이들 운동을 즐기고, 그들이 진정시키는 일과임을 찾아낸다. 그리고 아동들은 가족의 이완, 휴식, 그리고 행복감과 놀이를 유발하기 위해 신장 그룹 운동의 일환으로 연습할 수 있다.

요가 아사나(자세)는 골반 부위에 주의를 기울일 뿐만 아니라, 전 세계적으로 호흡과 이완에 대한 인식을 촉진하는데 유용하다. 누운 자세에서 교육을 시작하고, 엉덩이에 집중하는 큐잉과 편안한 호흡을 이용해 횡격막 호흡, 무릎 좌우로 흔들기, 엉덩이 교각자세, 가슴쪽으로 한쪽 무릎 당기기, 그리고 가슴쪽으로 양쪽 무릎 당기기를 시도한다. 그 다음, 양쪽 무릎을 가슴으로 가져간 채, "바닥을 이완하도록 큐잉"을 하면서 양쪽 무릎을 벌리고, 안쪽 허벅지와 골반을 이완한다. 네발자세의 전방-후방의 흔들기는 고양이-낙타 자세, 아동 자세, 그리고 프레스-업 자세로 진행한다. 이것은 무릎꿇기, 스쿼트 자세, 그리고 선 자세로 진행할 수 있다. 네발기기, 곰 기기(bear crawls), 공 토스하기, 또는 양쪽 무릎으로 공 압박하기 등이 근육 협응의 큐잉을 위해 사용될 수 있다(상자 2.17과 상자 2.18).

상자 2.17 변비와 유분증을 위한 아동 골반 치료

Jaquelyn은 8개월에 걸쳐 12번의 물리치료(PT)를 받았고, 첫 6주 동안에는 매주 한 번씩 받았고, 나중에는 한달에 한번씩 줄었다. Jaquelyn은 추적 일지(tracking log)를 사용하여 브리스톨 대변 유형과 방광과 장의 누출을 기록했다. 아동의 프로그램은 완하제를 엄격하고 천천히 줄여가는 방법을 사용했고, Jaquelyn의 식단에 약간의 야채와 과일을 첨가하는 것을 포함했고, 하루에 수분을 25-30 온스로 증가시켰다. 조언에 따라, Jaquelyn은 바나나와 쌀의 "결합" 음식 먹기를 중단했고, 빵 먹기를 제한했다. 도수치료로 늑골, 횡격막, 복부, 둔부 및 대장 부위의 가동성 한계를 치료했고, 부모가 할 수 있고 관심을 가지면, 부모에게 마사지를 교육시켰다. 협력작용을 위한 골반저 훈련에 초음파와 바이오피드백을 사용했다. 편안함, 이완 및 유연함을 강조하면서 매트 운동과 안정화 볼 운동을 가르쳤고, 가벼운 PFM 긴장과 이완도 강조했다. Jaquelyn은 골반 건강을 위해 안정화 볼 사용하는 방법을 즐겁게 배웠고, 이것은 골반 건강 문제 이전에 Jaquelyn이 시작했던 체조와 약간 비슷한 느낌이 있었다. Jaquelyn은 골반 건강이 개선됨에 따라 향상된 감정을 보여주었고, 치료사와 이야기를 나누고, 매달 추적일지를 볼 때 Jaquelyn은 웃었고 눈맞춤도 좋아졌다. Jaquelyn은 치료가 완료되었을 쯤, 춤과 체조 수업에 다시 참여할 수 있었다.

상자 2.18 의학적 관리

의학적 관리를 위해서는, 위에 열거된 행동 중재를 준수해야 하고, 또 설사약과 각성제, 좌약이나 관장과 같은 보충제의 사용을 필요로 한다. 새로운 연구는 골반 건강에서 장내 미생물의 중요성을 지적하고 있지만, 아직 주류는 아니다. MOP 책(Hodges와 Schlosberg, 2018)은 수분과 섬유의 관리와 행동/영양적 관리에 의존하는 "톱-다운" 전략도 다루는 것 이외에, 관장 요법으로서 변비에 대한 "보텀-업" 접근법을 다루고 있다. 관장은 극단적인 조치처럼 보일 수 있지만, 만성적으로 과도하게 늘어난 대장의 경우에는, 몇 개월에서 최대 1년까지 대장의 크기가 줄어들 때까지 포만감이 일어나지 않는 신호를 보낸다. 관장은 외상을 줄 수도 있고, 심화 재활 훈련과 멘토링의 입문이 요구되는 제공자를 위한 아동 골반 건강을 위한 특별 세미나가 있다(Sandalcidi, 2018).

요약하면, 아동의 골반 건강 문제는 비교적 일반적이고, 보존적인 관리 치료는 건강한 습관을 만들어내는 단순한 요소로 구성될 수 있고, 아동이 가족 생활, 학교, 여가 활동 및 지역사회 활동에 참여할 수 있도록 허용한다.

프로그램은 재미와 자기 인식(self-awareness)과 자기 관리(self-care)를 하는 쪽으로 설계될 수 있다. 좌절과 반복되는 난제를 극복하기 위해서는 아동 프로그램의 협력과 인내, 그리고 부모, 교사 및 모든 제공자로부터의 부모, 교사, 모든 제공자들의 인내가 요구된다.

참고문헌

Benchimol, E., Turner, D., Mann, E. H., Thomas, K. E., *et al.* (2008) "Inflammatory bowel disease; clinical and radiographic characteristics." *The American Journal of Gastroenterology 103*, 6, 1524–1531.

Benninga, M., David, C., Catto-Smith, A. G., Clayden, G., *et al.* (2005) "The Paris consensus on childhood constipation terminology (PAACT) group." *Journal of Pediatric Gastroenterology and Nutrition 40*, 3, 273–275.

Bordoni, B., Purgol, S., Bizzarri, A., Modica, M., *et al.* (2018) "The influence of breathing on the central nervous system." *Cureus 10*, 6, e2724.

Brantberg, A., Blass, H.-G. K., Haugen, S. E., Isaken, C. V., and Elk-Nes, S. H. (2006) "Imperforate anus; a relatively common anomaly rarely diagnosed prenatally." *Ultrasound in Obstetrics and Gynecology 28*, 7, 904–910.

Chase, J., Austin, P., Hoebeke, P., and McKenna, P. (2010) "The management of dysfunctional voiding in children: A report from the standardization committee of the international children's continence society." *Journal of Urology 183*, 1296–1302.

De Bellis, M. D., Woolley, D. P., and Hooper, S. R. (2013) "Neuropsychological findings in pediatric maltreatment: Relationship of PTSD, dissociative symptoms, and abuse/neglect indices to neurocognitive outcomes." *Child Maltreatment 18*, 171.

Dohil, R., Roberts, E., Jones, K. V., and Jenkins, H. R. (1994) "Constipation and reversible urinary tract abnormalities." *Archives of Disease in Childhood 70*, 56.

Forsythe, W. I. and Redmond, A. (1974) "Enuresis and spontaneous cure rate: Study of 1129 enuretis." *Archives of Disease in Childhood 49*, 4, 259–263.

Franco, I. (2011) "New ideas in the cause of bladder dysfunction in children." *Current Opinion in Urology 21*, 4, 334–338.

Gerber, R. J., Wilks, T., and Erdie-Lalena, C. (2010) "Developmental milestones: Motor development." *Pediatrics in Review 31*, 267–277.

Hodges, S. and Schlosberg, S. (2018) *The MOP Book: A Guide to the Only Proven Way to Stop Bedwetting and Accidents.* Bend, OR, USA: O'Regan Press.

Koppen, I. J. N., von Gontard, A., Chase, J., *et al.* (2016) "Management on functional nonretentive fecal incontinence in children: Recommendations from the Children's Continence Society." *Journal of Pediatric Urology 12*, 1, 56–64.

Loening-Baucke, V. (1997) "Urinary incontinence and urinary tract infection and their resolution with treatment of chronic constipation of childhood." *Pediatrics 100*, 228.

Park, H. and Dongwook, H. (2015) "The effect of the correlation between the contraction of the pelvic floor muscles and diaphragmatic motion during breathing." *Journal of Physical Therapy Science 27*, 2113–2115.

Pini-Prato, A., Mattioli, G., Giunta, C., Avanzini, S., *et al.* (2010) "Redo surgery in Hirschsprung disease; what did we learn? Unicentric experience on 70 patients." *Journal of Pediatric Surgery 45*, 4, 747–754.

Raizada, V. and Mittal, R. (2008) "Pelvic floor anatomy and applied physiology." *Gastroenterology Clinics North America 37*, 3, 493–509.

Rajindrajith, S., Devanarayana, N. M., and Benninga, M. A. (2013) "Review article: Faecal Incontinence in Children: Epidemiology, Pathophysiology, Clinical Evaluation and Management." *Alimentary Pharmacology and Therapeutics 37*, 37–48.

Rome Foundation (2016) "Rome IV diagnostic criteria for functional gastrointestinal disorders." Accessed 6/2/2022 at www.theromefoundation.org.

Sandalcidi, D. (2018) "Paediatric incontinence and pelvic floor dysfunction." *Journal of Pelvic, Obstetric and Gynecological Physiotherapy 122*, 5–8.

Sathyanarayana, S., Grady, R., Barrett, E. S., Redmond, B., *et al.* (2016) "First trimester phthalate exposure and male newborn genital anomalies." *Environmental Research 151*, 777–782.

Schultz-Lampel, D., Steuber, C., Hoyer, P. F., Bachmann, C. J., *et al.* (2011) "Urinary incontinence in children." *Deutsches Ärzteblatt International 108*, 37, 613–620.

Scorza, P., Stevenson, A., and Canino, G. (2013) "Validation of the World Health Organization disability assessment schedules for children. WHODAS-Child, in Rwanda." *PLoS One 8*, 3, e57725.

Solomon, B. D. (2011) "VACTERL/VATER Association." *Orphanet Journal of Rare Diseases 6*, 56.

Springer, A., van den Heijkant, M., and Baumann, S. (2016) "Worldwide prevalence of hypospadias." *Journal of Pediatric Urology 12*, 152.e1–7.

Thackery, E. and Harris, M. (2003) *Gale Encyclopedia of Mental Disorders (1st ed.).* Detroit, MI: Gale.

Tjaden Butler, N. E. and Trainor, P. A. (2013) "The developmental etiology and pathogenesis of Hirschsprung disease." *Translational Research 162*, 1, 1–15.

Touchette, E., Petit, D., Paquet, J., Tremblay, R., *et al.* (2005) "Bed wetting and its association with developmental milestones in early childhood." *JAMA Pediatrics 159*, 12, 1129–1134.

TRAILS (2022) "5 Fs of Trauma Response." Accessed 10/10/22 at https://storage.trailstowellness.org/trails-2/resources/5-fs-of-trauma-response.pdf.

van Mill, M. J., Koppen, I. J. N., and Benninga, M. A. (2019) "Controversies in the management of functional constipation in children." *Current Gastroenterology Reports 21*, 6, 23.

von Gontard, A., Pirrung, M., Niemczyk, J., and Equit, M. (2015) "Incontinence in children with autism spectrum disorder." *Journal of Pediatric Urology 11*, 5, 264.e1–7.

Vuong, H. E. and Hsiao, E. Y. (2017) "Emerging roles for the gut microbiome in autism spectrum disorder." *Review, Society of Biological Society 81*, 411–423.

Wade, D. T. and Halligan, P. W. (2017) "The biopsychosocial model of illness; a model whose time has come." *Clinical Rehabilitation*, https://doi.org/10.1177/0269215517709890

Wang, Y. and Qian, H. (2021) "Phthalates and their impacts on human health." *Healthcare (Basel) 9*, 5, 603.

Wood, R. and Levitt, M. (2018) "Anorectal malformations." *Clinics in Colorectal Surgery 31*, 61–70.

Yang, I., Corwin, E. J., Brennan, P. A., Jordan, S., *et al.* (2016) "The infant gut microbiome; implications for infant health and neurocognitive development." *Nursing Research 65*, 1, 76–88.

Zar-Kessler, C., Kuo, B., Cole, E., Benedix, A., and Belkind-Gerso, J. (2019) "Benefit of pelvic floor physical therapy in pediatric patients with dyssynergic defecation constipation." *Digestive Disease 37*, 478–485.

Zink, S., Freitag, C. M., and von Gontard, A. (2018) "Behavioral comorbidity differs in subtypes of eneuresis and urinary incontinence." *Journal of Urology 179*, 295–298.

Zivkovic, V., Lazovic, M., Vlalkovic, M., Slavkovic, A., *et al.* (2012) "Diaphragmatic breathing exercises and pelvic floor retraining in children with dysfunctional voiding." *European Journal of Physical Medicine and Rehabilitation Medicine 48*, 413–421.

추가 자료

Bodywork definition, https://en.wikipedia.org/wiki/Bodywork_(alternative_medicine)

The Environmental Working Group, www.ewg.org/consumer-guides

Kids Bowel and Bladder, https://kidsbowelbladder.com

Chapter 3

10대와 젊은 성인의 골반 건강

본 장의 파트 1에서는 골반 건강 문제와 10대와 젊은 성인에게 발생할 수 있는 관련 근골격계 질환을 소개한다.

파트 2는 움직임과 부상을 선별하고, 건강과 치유를 위한 점진적 치료적 운동 전략을 제시하고 있다.

운동치료사와 바디워커는 10대들에 노출되는 최초의 전인적 건강 자원일 수 있으며, 이런 관리는 성인에게 생산적 발전을 위한 활기찬 탭 루트인 마음-신체-영적 건강을 지원할 수 있다. 일부 10대들은 그들의 손상과 관리에 대해 반응하여 치유의 예술과 과학 분야에서 경력을 추구할 수도 있다.

파트 1: 골반 건강 문제와 관련 근골격계 질환

10대부터 젊은 성인까지의 생애주기 동안에 골반 기능에 대한 많은 영향이 존재한다. 10대들은 안정성, 근력, 협응, 민첩성, 유연성, 그리고 보행과 달리기를 위한 이상적인 신경근 조절의 발달과 함께, 빠른 근골격계 성숙을 겪게 된다. 운동 참여는 하이킹, 춤, 또는 다른 유형의 운동 뿐만 아니라, 아동 스포츠를 시작하고 확장한다. 이들 운동은 성장기에 있는 뼈와 근육, 그리고 전반적인 신체 피트니스를 강화하는데 도움을 준다(상자 3.1). 10대의 신장이 성인의 신장으로 성장하기 때문에, 근골격계의 성장이 뚜렷하다. 그러나, 10대들의 급속한 성장은 뼈의 성장판과 같이 손상에 취약해질 수 있다.

내분비 변화, 유전적 영향과 환경적 영향이 결합하여 성의 특성 성숙과 체형을 만든다. 체형은 마른 체형, 둥근 내적 체형 및 근육형의 중간형 체형으로 나누어질 수 있지만, 대부분의 체형은 이들 체형의 조합이다.

상자 3.1 적절한 운동 강도

10대들은 최대 레벨의 저항으로 훈련해서는 안된다. 그 이유는 그들의 골격 "성장판"이 아직 성숙하지 않아 골절의 위험이 있기 때문이다. 요추, 골반 및 무명골의 성숙은 9-20년에 걸쳐 이루어지고, 남성보다 여성이 몇 년 더 일찍 성숙한다. 골반 부위에서는, 성숙한 골화를 하기 위해 연골세포가 골아세포로 전이하기 때문에, 2차 골화가 대퇴골, 비구, 장골, 좌골, 치골에서 일어난다(Verbruggen과 Nowlan, 2017).

10대의 발달 과정에서, 성 정체성이 발달한다: 논-바이너리(여성과 남성 중 어느 하나도 아닌 사람)와 LGBTQ(비이성, 레즈비언, 게이, 양성애자, 트랜스젠더, 퀴어). 아동기와 10대에서 발생하는 논-바이너리(non-binary)와 LGBTQ(성소수자)의 성 정체는 심리적, 사회적, 문화적 안녕에 대한 도전을 수반할 수 있고, 또 호르몬 및 수술 절차에 대한 의학적 중재를 수반할 수도 있다.

LGBTQ 집단을 치료하는 건강 제공자는 개인의 표현을 존중하고, 인식할 수 있어야 하며, 중재나 다른 건강 제공자에게 의뢰할 때, 건강과 웰빙에 대한 클라이언트 중심의 접근법을 제공할 수 있어야 한다.

여성

10대의 건강 상태는 월경전 증후군(PMS), 월경전 불쾌장애(PMDD), 자궁내막증, 갑상선 질환 및 다낭성 난소 증후군 등이 있다. 성적으로 활동적인 10대들은 성교 통증(dyspareunia), 질경련, 요로감염 및 성병(STD)을 경험할 수 있다. 이들 모든 문제는 골반저 근육(PFM) 경련, 변화된 호흡 패턴과 만성 골반 통증의 발전과 관련될 수 있다.

일반적으로 여성이 남성보다 더 많은 통증을 겪고, 연구에 따르면 "통증과 완화의 성별 차이는 성별에서 통증을 다르게 조절하는 유전적, 해부적, 생리적, 신경학적, 호르몬적, 심리적 및 사회적 요인의 상호작용으로부터 발생한다는 것이 매우 분명해지고 있다" (Pieretti 등, 2016).

월경전 증후군(PMS)은 붓기, 체중 증가, 기분 변화, 메스꺼움 및 기타 증상을 포함할 수 있다. 스트레스 관리와 체내 염증 완화에 도움이 되는 생활습관이 PMS에 도움이 되는 것으로 밝혀졌다. 명상, 운동, 영양 및 요가 수행도 PMS 증상의 감소와 관련이 있다(Hashim 등, 2018; Viswanthan과 Pinto, 2015; Wilson, 2022). PMS는 PMS 평가 양식으로 선별될 수 있는데, 이 양식은 연구에 대한 치료의 결과를 추적하는 데 사용된다(Guthrie, 2022).

PMS 증상의 심각도가 증가하면, 월경전 불쾌장애(PMDD)에서처럼, 더 심각한 증상이 나타날 수 있다(상자 3.2와 표 3.1 참고). 월경전 불쾌장애(PMDD)는 호르몬 수준의 변화, 신경전달물질의 변화, 생리적 과정에 기반된 상당한 기분 변화 등으로 인해 PMS의 표준 치료 이외에 의학적 검사와 약물 중재를 요구할 수 있다.

상자 3.2 PMS와 PMDD

PMS와 PMDD는 월경 전에 발생하는 주기적인 증상을 포함하고 있으며, 의학적 검사를 통해 이들 둘을 구별한다.

PMS는 여성의 80%에서 발생하며 심각성의 범위는 다양하고, PMDD는 여성의 5%에서만 발생하는 것으로 보고 되었다. 증상의 숫자와 심각도는 이들 질환을 구별하는 데 도움이 되며, 몇 달 동안 월경주기의 추적이 필요하다. 유용한 트랙커는 문제 심각도 일지 기록(DRSP) (Endicott, Nee와 Harrison, 2007).

PMS와 PMDD의 위험 인자는 다중 요인이며, 치료로는 행동 요법, 호르몬 및 항우울제 약물, 생활 방식 수정, 체이스터베리와 칼슘 보충제가 포함될 수 있다(Hofmeister와 Bodden, 2016; Lustyk 등, 2009; Pearlstein과 Steiner, 2012; Robinson과 Ismail, 2015).

표 3.1 PMS 증상과 PMDD 증상

증상 유형	PMS	PMDD
수면	가변적이다.	불면증이나 수면과다증
신체 증상	가슴부위 압통, 두통, 근육통과 관절통, 부종, 붓기, 체중 증가. 이들 증상 중 1개 또는 2개	이 증상들 중 몇몇이 있다.
감정 증상	불안, 우울, 과민, 압도감, 집중력 장애, 정서적 불안, 활동 참여에 대한 흥미 상실, 낮은 에너지 수준, 음식 갈망, 과식. 이들 증상중 단지 몇개만	여러 개의 이 증상들이 있다.
가정, 지역사회 및 직장에서의 기능적 레벨	월경 전 단계 동안, 가정, 지역사회 /직장 참여를 제한하거나 중단해야 하는 경도 손상에서 중등도 손상	월경 전 단계 동안, 가정, 지역사회 또는 직장의 참여를 제한할 만큼의 중등도 손상에서 심한 손상

(Endicott 등, 2006; Hofmeister와 Bodden, 2012; Pearlstein과 Steiner, 2012; Robinson과 Ismail, 2015)

월경장애

월경장애, 즉 통증성 월경(생리)은 다양한 연령대의 여성에게서 발생하고, 발생률은 16–91%이다(Ju, Jones와 Mishra, 2014).

월경장애에는 월경전 증상일뿐만 아니라 월경 동안의 증상도 포함할 수 있다. 일반적인 증상으로는, 통증, 경련, 메스꺼움, 두통, 설사 및 구토 등이 있다. 심각한 장애성 통증은 여성의 2–29%에서 발견되고, 침상 휴식과 학교 및 직장의 참여제한이 필요하고, 기타 기능적 역할을 하지 못하게 만든다(상자 3.3 참고).

월경장애의 위험 요소로는, 월경장애에 대한 양성 가족력, 젊은 연령, 불충분한 운동, 나쁜 식이습관 및 삶과 직장 스트레스의 노출 등이 있다. 일부 연구에 따르면, 비만도 관련 위험 요소이다. 규칙적인 신체 운동, 자가관리, 영양 인식, 출산, 그리고 경구용 피임약 복용 등으로 인한 보호 효과가 있다(Bavil 등, 2016). 월경장애는 프로스타글란딘 과분비에 반응하는 자궁 수축에 의해 발생한다. 월경장애는 단독 의학적 발생일 수도 있고, 2개의 질환인 자궁내막증과 자궁선근증과 관련하여 발생할 수도 있다(Bernardi 등, 2017).

상자 3.3 증상 추적, 관리가 필요한지의 여부

우리는 주기적인 통증 불만을 심각하게 받아들이고, 개인의 호르몬, 신경혈관, 내분비의 변동을 고려해 보고 있는가? 아니면 "정서적 불안정"으로 인한 통증을 잊고 있는가?
몇 달 동안 그들의 기분, 통증, 그리고 월경을 추적하도록 10대들에게 가르치는 것은 월경주기에 대한 패턴과 통찰력을 제공할 뿐만 아니라, 관리를 제공하여 치료사를 도울 수 있다. 증상을 확인하고 웰니스를 위한 프로그램을 제공하는 것은 증상의 부담을 줄이는 것이다.

전자 애플리케이션(앱) 형태의 월경주기 추적장치(트랙커)는 널리 사용되고 있고, 증상을 식별하고 월경과 관련된 오명을 줄이는 데 도움이 될 수 있다(증상 부담은 선별검사와 최적의 치료로 돕기 위해 그 환자의 건강관리 제공자와 공유될 수 있다). 전자 앱은 출산율을 추적하는 데 사용될 수 있고, 피임으로도 사용될 수 있지만, 항상 정확한 것은 아니고, 원치 않는 임신을 초래할 수 있다(Earle 등, 2019).

연구는 지압, 영양, 열치료 사용, 유산소 운동, 그리고 요가나 필라테스와 같은 부드럽고 지속가능한 운동을 포함해, 월경장애를 돕기 위해 사용되는 유익한 자가관리 스킬을 검증하고 있다(Armour 등, 2019). 운동은 월경장애의 부담을 덜어줄 수 있는 핵심 요소중의 하나이다. 아래에 샘플 운동을 제시하고 있다(그림 3.1–3.9).

PMS와 월경장애를 위한 가벼운 운동이 있다. 다음과 같다:

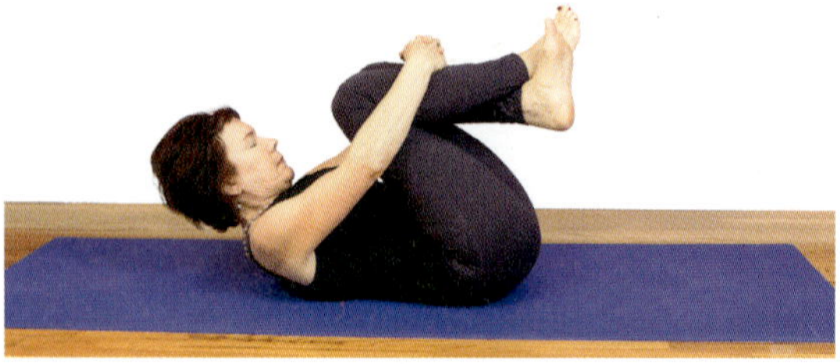

그림 3.1 누운 자세에서, 양쪽 무릎을 가슴으로 가져가기(Knees to chest, supine)

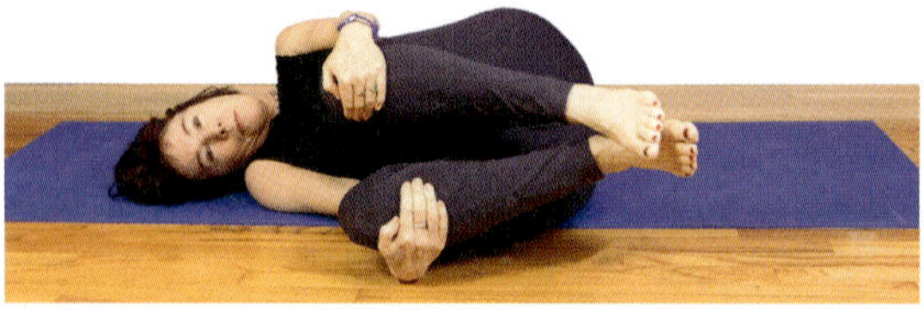

그림 3.2 누운 자세에서, 좌 · 우로 흔들기(Rocking supine, right and left)

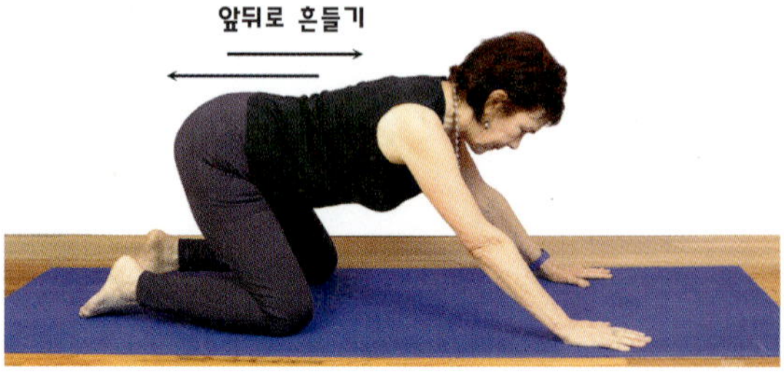

그림 3.3 네발자세에서 흔들기. 후방 활주 (Posterior glide, rocking in quadruped)

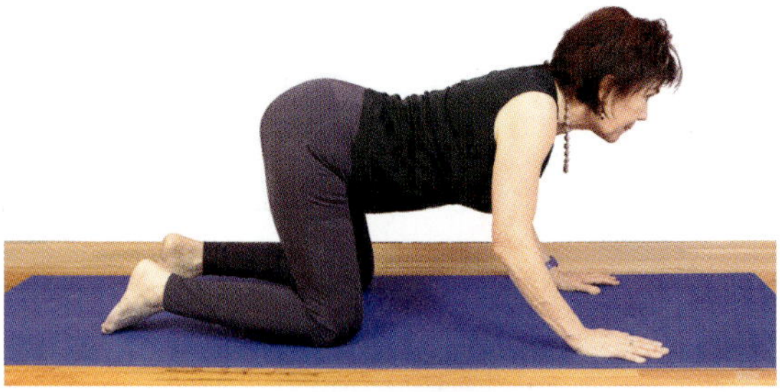

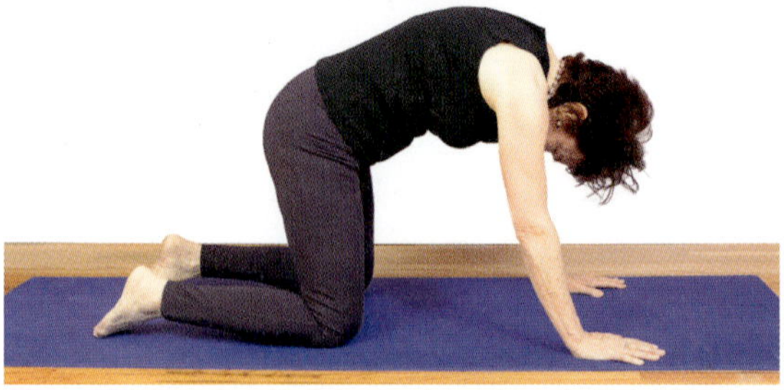

그림 3.4 고양이–낙타(Cat camel)

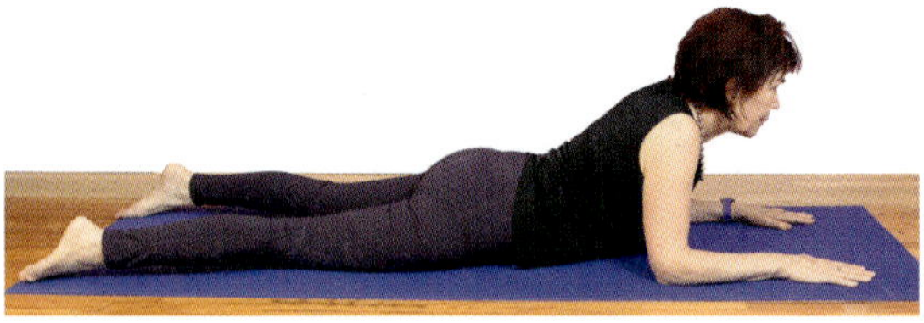

그림 3.5 스핑크스(부분 프레스–업). (Sphinx; partial press up)

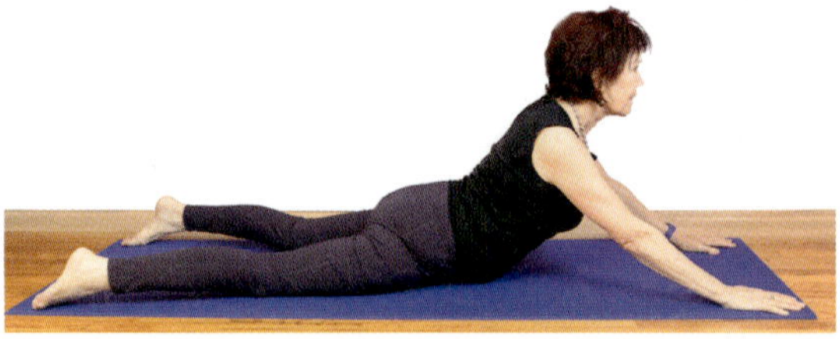

그림 3.6 프레스–업(Press up)

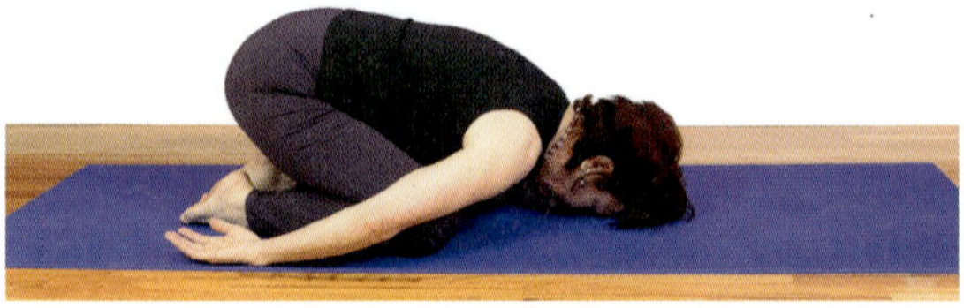

그림 3.7 아동 자세(Child's pose)

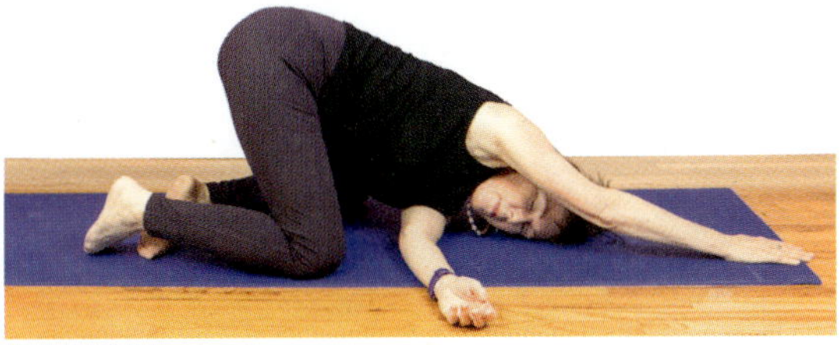

그림 3.8 쓰레드 더 니들(바늘에 실 끼우기 자세)(Thread the needle)

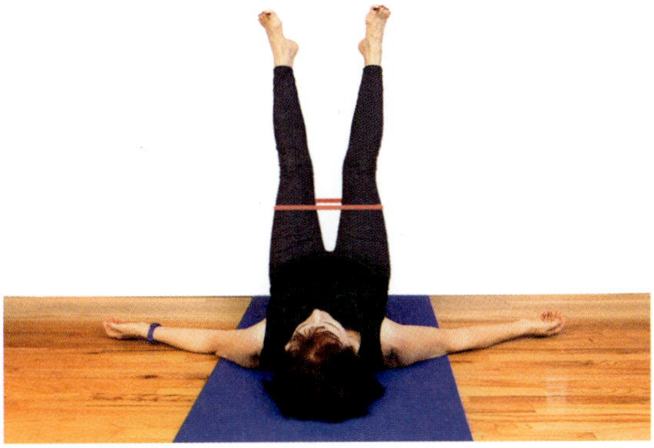

그림 3.9 벽 위로 다리 올리기(Legs up the wall)

운동은 PMS와 월경장애와 관련된 통증과 기타 증상의 완화와 건강 증진을 촉진시킬 수 있다(Office on Women's Health, 2021).

자궁내막증과 다낭성 난소 증후군 (Endometriosis and polycystic ovarian syndrome)

자궁내막증과 다낭성 난소 증후군(PCOS)은 일반적으로 수년간 고통을 겪어야 진단된다.

자궁내막증은 자궁 내벽 밖에서 발생하는 자궁내막(자궁) 조직을 포함하는 전신 염증성 건강 문제이고, 월경장애와 불임이 종종 발생한다(상자 3.4 참고). 이것은 가임 여성의 10–15%에서 발생한다(Agarwal 등, 2019; Asghari 등, 2018).

자궁내막증은 불임 여성의 30–45%에서 나타난다. 슬프게도, 자궁내막증을 가진 여성들은 진단을 받는 데 평균 12년이 걸리고, 통증 발생은 복부, 골반, 방광, 장, 심지어 다리로 가는 방사통으로 오인될 수 있다.

상자 3.4 자궁내막증

유전성, 후생유전성, 산화스트레스, 염증성 사이토카인, 그리고 호르몬의 영향은 모두 자궁내막증의 발병과 진행에 관여한다.

역사적으로 여성들은 피임, 진통제, 그리고 자궁내막증 수술을 받아왔다. 자궁내막증은 일반적으로 복강경 수술이나 자궁적출술으로 이루어지지만, 조직제거는 3.3–62%의 재발률로 증상을 완전히 근절시키지는 못한다(Rizk 등, 2013; Soliman 등, 2017). 단독 수술 치료의 실패는 염증을 유발하는 전신적 영향을 고려할 필요가 있음을 나타낸다.

항염증성 생활스타일에 대한 잠재력 뿐만 아니라, 산화 스트레스의 역할이 자궁내막증에서 연구되고 있다. 최근 연구에 따르면, "전반적으로, 이용 가능한 문헌은 자궁내막증 치료와 완화에서 항산화 요법의 효과에 초점을 맞추고 있다"(Vitale 등, 2018). 골반의 물리치료, 영양, 생활스타일 코칭, 마음챙기기(mindfulness), 요가, 신체 활동 증가, 그리고 자궁내막 절제술은 염증 과정을 줄이고 통증을 완화하고, 심지어 몇몇 경우에는 완전 완화를 제공할 수 있다(Orbuch와 Stein, 2019).

다낭성 난소 증후군(PCOS)은 가임기 여성에서 가장 흔한 내분비 질환으로, 여성의 8–13%에서 발생하며(Teeed 등, 2018), 최대 여성의 50%까지 진단을 받지 않았다(상자 3.5 참고). PCOS를 대상으로 한 다수의 연구(Harrison 등, 2011; Ibanez 등, 2017; Woodward 등, 2020)는 고인슐린혈증(고혈당)을 감소시키고 인슐린 민감도를 개선하는데 생활스타일 변경과 운동 이점을 확인했다. 그러나, 최근 연구의 리뷰에 따르면, "PCOS를 가진 여성의 45%는 생활스타일 관리에 대한 정보를 제공받은 적이 없다고 보고했다. 이것은 지식의 상당한 격차를 강조하고, 생활스타일 변경에 대한 근거중심 지침의 부족을 반영한다" (Aly와 Decherney, 2021).

상자 3.5 PCOS

PCOS에는 무배란, 고안드로겐증, 낭종으로 인한 거대 난소 및 불임 등의 4가지 표현형이 있다. PCOS의 증상으로는, 골반 통증, 체중 증가, 여드름, 남성형 모발 성장, 흑색 극세포증(피부 변화) 및 우울 등이 있다. 장기 후유증으로는 불임, 당뇨병, 고콜레스테롤, 심혈관계 질환 등이 있다.

남성

10대 남성은 고환에 부종이 있거나 어린 시절에 존재했던 붓기가 악화될 수 있고, 이것은 일반적으로 음낭수종으로 진단된다.

음낭수종(Hydrocele)은 서혜륜(inguinal ring)에서 질(배아) 조직이 닫히지 않아서 형성된다. 아동의 이런 질환은 수술을 통해 서혜륜에서 닫힐 것이지만, 10–12세 이상의 남성의 경우에는 음낭 접근법이 이용될 수 있다(Koutsumis, Patoulias와 Kaselas, 2014).

고환 부종은 고환을 배액하는 정맥의 확장으로부터 발생할 수 있고, 이는 정색정맥류(varicoceles)로 불린다(상자 3.6 참고).

정색정맥류는 왼쪽 고환에서 가장 많이 발생하며, 사춘기 이전에는 1% 미만으로 발생하며, 사춘기 남성의 5~30%에서 흔하게 발생한다. 정색정맥류는 무증상일 수 있지만, 향후 성기능 저하증, 불임, 골반통과 관련이 있을 수 있다(Chung과 Lee, 2018).

상자 3.6 정색정맥류 치료

청소년 정색정맥류의 수술 기법은 크기가 증가하고 초음파 상에서 혈류량 감소가 있는 경우에 예약될 수 있다.

수술 후에는 고환 대칭성이 개선되지만, 수술을 받지 않은 일부의 남성도 청소년 성장기(catch-up growth) 동안 자발적으로 크기가 정상화될 수 있다. 불임 치료를 추구하고 정색정맥류가 있는 사춘기 이후의 남성의 경우, 정액 분석(semen analysis)은 수술 전후에 사용되며, 정자 형성의 고환 기능이 향상되었음을 보여준다(Chung과 Lee, 2018).

여성과 남성

청소년기의 여성과 남성은 복부 통증과 골반 통증이 발생할 수 있으며, 이것은 본 장에서 앞에서 설명된 질환으로부터 발생할 수 있거나 관리를 필요로 하는 기타 의학적 질환으로부터 발생할 수 있다(상자 3.7 참고).

심한 월경장애를 가진 여성도 방광 통증과 장 통증, 그리고 만성 골반 통증에 대한 위험을 가진 자궁내막증을 가질 수 있다.

사춘기 남성은 복부 통증과 골반 통증, 통증성 배뇨와 사정, 그리고 만성 골반 통증으로의 발달 위험을 포함하는 증상과 함께, 전립선 통증을 가질 수 있다. 캐나다의 한 연구에 따르면, 사춘기 남성의 8.3%가 가벼운 골반 통증을 가지고 있고, 3%는 중등도에서 심한 통증을 가지고 있다고 보고되고, 그 상태는 우울증, 재앙, 삶의 질 저하와 관련이 있다는 것을 밝혀졌다(Tripp 등, 2009).

상자 3.7 의학적 검사, 항생제 및 내장 검사

골반 통증, 복부와 골반 부위의 부종, 피부 변화, 질 또는 음경 배출, 또는 방광이나 장의 기능장애는 의학적인 검사를 필요로 한다. 성병과 같은 감염, 암, 맹장염, 신체 학대/성적 학대, 그리고 기타 질환 등이 배제되어야 한다. 재발성 감염이나 감염이 의심되는 경우라면, 환자는 장내 미생물(GM)의 변화와 함께 항생제 단일 복용이나 반복 복용을 해야 할 것이다. 장내 미생물은 일반적으로 항생체 사용과 덜 관련되며, 종의 다양성이 낮은 편이다. 적은 종의 GM 다양성은 신경내분비 기능, 대사 징후, 기분, 면역계 기능, 질병 위험과 복원력 등에서 건강 위험을 초래할 수 있다(Jasarevic, Morrison과 Bale, 2016). 이들 학자에 따르면, “장내 미생물 집단이 호르몬에 의한 대사 표현형이나 표현형을 포함하는, 표현형 수준에서 개체를 변화시킬 수 있다”고 한다. 비록 건강 리터러시와 웰니스 관리의 가용성에서 사회경제적 차이가 있다 하더라도, 대변 바이오메에 대한 전문 검사/프로바이오틱스 보충제와 적절한 영양이 GM의 균형을 재조정하는 데 도움이 될 수 있다(14장 참고).

결합조직 변형

유전성은 결합조직의 유연성에 큰 영향을 미친다. 전신 관절 이완(GJL; Generalized joint laxity)은 결합조직의 일관성 때문에, 관절이 평균 가동범위보다 더 큰 가동범위를 갖는 상태이다.

전신 관절 이완(GJL)은 전신 관절 과가동성이라고도 불린다. GJL은 인구의 10–20%에서 발생하며, 항상 통증과 관련이 있는 것은 아니지만, 무릎의 전방십자인대(ACL) 파열과 같은 손상의 잠재적 위험을 증가시킨다(Steinberg 등, 2021; Tingle 등, 2018).

전신 관절 이완(GJL)의 선별검사는 Beighton 척도를 기반으로 하고, 이 척도는 특정 관절의 가동범위 끝지점을 기준으로 한다. 이 척도에서 5/9 이상의 점수는 과가동성으로 간주된다(Beighton, Solomon과 Soskolne, 1973; Graham, 1990)(표 3.2 참고).

더 복잡한 결합조직 질환은 Ehlers–Danlos 증후군과 같은, 관절 과가동성 증후군(JHS) 안에 속한다. JHS의 변형은 동맥–정맥 기능장애, 그리고 통증 인식 증가, 자율신경 기능장애 및 우울증 등의 관련 경향을 포함할 수 있다. JHS에는 근력 감소와 같은 근골격계 질환이나 탈구 손상, 스포츠 손상, 골반저 기능장애, 치질, 하지 정맥류 및 복부 탈장의 경향을 포함할 수 있다(Salnikova, Khadzieva와 Kolobkov, 2016).

정형외과적 고려사항

허리, 골반, 엉덩이와 다리를 포함하는 손상들은 10대와 젊은 성인의 일상 생활 속에서 발생할 수 있다. 등, 엉덩이 및 골반은 안정성과 가동성을 위한 통합된 시스템이며, 이 부위는 전체적으로 요추–골반–둔부(Lumbo–pelvic–hip, LPH) 복합체로 불린다. 또한 발가락, 발, 발목 및 무릎의 문제도 LPH의 보상적 변화를 일으킬 수 있다. 부모, 코치 및 운동치료사뿐만 아니라, 이들 집단과 접촉하는 건강 제공자들도 발에서 머리 꼭대기까지 연결된 "운동사슬"을 이상적으로 고려할 수 있다.

LPH와 하지의 손상은 손상 부위를 보호하는 신경계와 근막계의 누적 반응 때문에 골반 통증으로 발생하거나 또는 골반 통증을 악화시킬 수 있다. 신체는 손상을 입었을 때 보호하기 위해 근육 경련과 단축으로 손상 부위를 "포옹"하는 경향이 있다(상자 3.8 참고). 손상과 문제의 누적은 근막 구조와 기능을 변화시킬 수 있고, 이것은 오스티오패쓰 분야에서 체성 기능장애로 정의되어 왔다(Chaitow와 Lovegrove Jones, 2012; Freyer, 2016). 체성 기능장애(somatic dysfunction)는 근막 구조만을 포함할 수도 있고, 신경학적 문제와 내장기 문제와 관련될 수도 있다.

상자 3.8 육안적 검사, 그리고 치료를 통한 통찰력

운동치료사와 바디워커는 근막계 "느낌"의 촉진 가능한 변화뿐만 아니라, 신체 표면의 긴장이나 이완, 자세 비대칭 및 변화된 움직임 패턴의 가시적 징후를 잘 인식할 수 있다. 종종, 이전의 손상이 기억되지 않고 건강 제공자에게 보고되지 않을 수도 있지만, 치료사는 전인적 치료에서 구조물의 문제를 확인해야 한다.

젊은 성인과 노년기에 골반 치료를 받았던 사람들은 LPH 손상 이력과 골반 건강 문제를 가지고 있을 수 있다(상자 3.9 참고).

상자 3.9 파국적 사고와 마음, 몸 및 영적 지지

10대들은 이런 섬세하고 때로는 격동적인 삶의 단계에서 나타나는 정형외과적/골반 건강 문제와 관련하여 "파국적 사고"를 발달시킬 수 있다. 통증의 첫 경험, 그리고 만성적인 통증을 가질 수 있는 그들의 사회적 환경에서의 성인들은 걱정과 불안을 심화시키고, 절망과 우울증으로 이어질 수 있다. 운동과 사회적 참여를 제한하거나 중단시키는 통증 문제는 불에 휘발유를 붓는 것일 수도 있다. 동정심이 있는 관리 제공자들은 적응성, 성장, 자신감 및 자원성을 장려하기 위해 복원력 이야기를 포함한 스토리텔링을 사용할 수 있다. 통증이 없고 안전한 운동치료는 피트니스, 자신감, 자존감을 위한 새로운 길을 시작할 뿐만 아니라, 이 시기에 휴식일 수 있다.

특별한 정형외과적 문제

LPH와 하지를 포함해 일어날 수 있는 정형외과적 문제는 10대에게는 일반적이고, 상자 3.10–3.12에 수록된 바와 같이, 건염, 염좌, 좌상 뿐만 아니라 골절과 다른 심각한 정형외과적인 문제를 가진 과사용 증상을 포함한다. 제시된 문제들은 청소년의 정형외과적 문제에 초점을 맞추고 있지만, 20대 이후의 피트니스와 스포츠에 의해서도 발생할 수 있다.

상자 3.10 적신호!

지속되는 통증은 감염, 골절, 종양 또는 기타 심각한 상태가 있는지를 배제하기 위해 의사의 선별 검사로 확인되어야 한다.

상자 3.11 환자 관리

Lucy는 12세에서부터 27세까지 축구선수로 활동했고, 말년에는 엉덩이와 척추에 불편함, 통증, 그리고 타이트니스를 느꼈다. 23세 때 그녀는 축구 경기 도중 오른쪽 엄지발가락의 골절 부상을 당했고, 8주 동안 캐스트 부츠를 신고 걸었다. 골절은 치유되었지만, 그녀는 종종 보행을 할 때 발가락 통증을 느껴 절뚝거리면서 보행을 했다.

24세 때, 그녀는 다발성 방광염에 걸려 방광 통증 증후군으로 불리는 절박뇨와 빈뇨와 함께, 방광 통증을 경험하기 시작했다. 방광 통증 외에도, 그녀는 20대 후반에 몇 달간 레저용 로드 바이크를 탄 후, 골반 신경통이 생겼고, 이것은 음부신경통으로 진단되었다. 방광 증상과 음부신경통은 장시간 앉기 제한, 성교통증, 그리고 활동에 따른 통증 발생 등과 함께 20대 후반 이후 삶의 질에 영향을 미치기 시작했다.

30대 초반의 물리치료(PT), 정형외과적 골반 선별검사와 평가는 그녀의 몸통, 요추, 고관절, 천골, 발목, 발에서 제한된 움직임을 확인했다(그녀는 골반 통증을 위한 의사 의뢰를 받았다). Lucy는 복부 근육, 골반저 근육(PFM), 내전근 및 슬괵근의 압통과 통증을 가졌다. 특히 복벽의 타이트니스, 상흉부 호흡 패턴, 단축된 골반저 근육이 확인되었고, 또 촉진 시 골반 근육의 가동성이 없었다(PFM 타이트니스에 대한 4장 참고). 그녀의 보행은 짧은 보행길이, 추진력 및 체간 회전 등의 제한과 왼쪽 다리보다 오른쪽 다리의 짧은 보폭 등을 보였다.

1년 동안 받은 치료로는, 단축된 골반저 근육에 대한 표준 골반 치료, 산부인과 의사에 의한 음부신경 보톡스 치료, LPH와 하지의 치료 등이 있었다. 근막 치료와 운동치료가 그녀 회복의 주축이었다. 특히 관절과 연부조직의 가동술과 치료적 운동이 그녀의 부드럽고 긴 보폭의 걸음을 할 수 있도록 도왔다.

모든 횡격막(골반 횡격막, 호흡 횡격막 및 흉곽출구)과 흉추와 요추의 회전이 부드러운 움직임을 도왔다. 치료적 요가, 행동 치료, 마사지치료, 약물 관리, 하이킹, 서핑, 댄스, 요가(장시간 바이크 타기 중단)는 그녀를 통증으로부터 해방시켰다.

상자 3.12 스포츠와 손상 프로파일

유럽의 대규모 리뷰에 따르면, 청소년의 스포츠 손상 발생률은 축구(31.1%), 핸드볼(8.89%), 학교 운동(8.77%), 스키(5.95%), 자전거(5.71%) 순이었다.

하지의 경우에는, 슬관절과 족관절이 각각 29.79%, 24.02%의 손상률을 보였다. 남학생이 여학생보다 2배나 손상을 당했는데, 이것은 아마도 커다란 체질량 이외에도 과격한 놀이와 스포츠에 더 많이 접촉하기 때문일 것이다(Habelt 등, 2011).

댄스 손상은 흔한 일이며, 29년간의 무용 연구에 따르면, 발목/발의 손상은 14–54%, 슬관절 손상은 16.2%, 고관절 손상은 13.1%, 척추 손상은 7–62%으로 발생했다고 한다(Rinonapoli 등, 2020).

손상 프로파일에는 급성 손상, 외상성 손상뿐만 아니라 과사용, 미세 외상 손상이 포함되었다.

운동사슬

우리 모두는 근막, 관절 및 뼈 구조물들이 연결된 운동 사슬을 가지고 있다. 이들은 발가락, 발, 발목, 무릎, 엉덩이에서 골반, 척추, 그리고 몸통 및 상체까지 상호 연결된 구조물들이다. 좌상, 염좌 또는 골절 등과 같은 문제는 가깝거나 멀리 떨어진, 또는 위나 아래에 있는 구조물들과 그의 기능에도 영향을 미칠 수 있다. 바이오텐서그리티와 신체 전반에 걸쳐 발생하는 압박과 장력의 인지를 고려해 보면, 안정성과 가동성이 쉽게 일어나거나, 또는 골반 부위에 영향을 미치는 하지 "사슬"을 따라 기능장애가 쉽게 발생할 수도 있다(그림 3.10과 상자 3.13 참고).

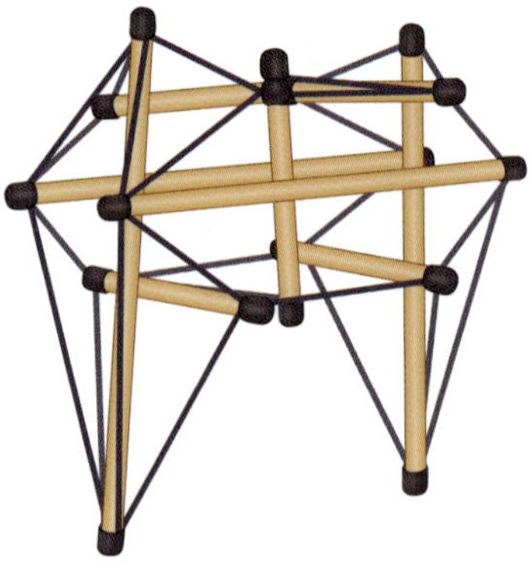

그림 3.10 인체의 바이오텐서그리티 모델

> **상자 3.13 바이오텐서그리티**
>
> 바이오텐서그리티는 운동 역학의 철저한 설명으로 점점 더 인식되어 가고 있다: 이것은 기하학을 통해 자연 형태의 기본 물리학을 검사하고, 가장 단순한 모델을 통해 가장 복잡한 유기체조차도 더 잘 이해할 수 있는 방법을 보여준다. 텐서그리티(tensegrity)는 자연스런 힘의 균형, 동적 장력 네트워크, 그리고 모든 생물체에 적용될 수 있는 통합된 운동계를 보여주고 있다. 텐스그리티라는 용어는 "장력"과 "온전성"이라는 단어의 합성어이며, 건축가인 Buckminster Fuller에 의해 만들어졌다.
>
> (Scarr 2014)

정형외과적 문제는 아래의 신체 부위별로 나열되어 있고, 독자들은 여러분의 관심 분야와 전문화 수준의 필요에 따라 참고문헌과 추가 자료로서 참고할 것을 권장한다. 손상의 심각성은 휴식 시의 통증을 포함하는 잠재적 통증뿐만 아니라, 변화된 보행과 수행에서도 분명하게 나타난다. 이들 문제에 대한 재활, 브레이싱, 치료적 모달리티, 수행의 제한과 중단, 또는 수술적 처치로 이루어지는 보존적 관리가 이들 문제에 필요할 수 있다(상자 3.14 참고).

발가락, 발 및 발목

- 염좌, 좌상, 전후방 충돌 증후군.
- Sever–Blanke 질환으로도 알려진 종골 골연골증(연골과 뼈의 붕괴)은 종골에 부착된 아킬레스건염과 관련되고, 점프를 할 때 통증이 주로 발생한다(Rinonapoli 등, 2020).

슬관절

- 슬개대퇴관절 통증은 다음과 같은 질환에 의해 일어날 수 있다: 슬개건염, 탈구, 점액낭염, 아탈구, 파열 및 경골결절의 골단증(대퇴사두근이 부착된 경골의 과도한 골성장) (Osgood–Schlatter 질환).
- 슬개대퇴관절의 통증은 39–50세 때 가장 흔하게 일어나지만, 10–19세 청소년의 13% 이상에서 발생한다(Glaviano 등, 2015).
- 반월판과 전십장인대와 후십자인대의 파열

고관절

- 장경인대 증후군, 발음성 고관절 증후군, 이상근 증후군, 대퇴–비구 충돌증후군(FAI) (Hart 등, 2009).
- **고관절 이형성증:** 대퇴골두와 비구의 일치성과 정렬에서의 선천성 변형
- 대퇴골두가 후방으로 밀리는 대퇴골두 골단분리증(SCFE)은 강직, 통증 및 불안정을 초래한다 (Peck, Voss와 Voss, 2017).
- 발레 댄서와 체조선수의 연구에서 프로파일된 것처럼, 이형성증과 SCFE는 수행을 계속하기 위해서는 수술이 요구되는 인대와 연골의 파열, 골성 변화를 초래한다(Weber 등, 2014).
- Legg–Calve–Perthes 질환: 대퇴골두와 이웃 구조물의 무혈성 괴사가 발생하는 것(Mazloumi, Ebrahimzadeh와 Kachooei, 2014). 이것은 수술적 고정을 필요로 한다.

상자 3.14 중요한 휴식과 회복

휴식(rest)은 "두 글자의 단어"가 아니라, 여러 가지 이유로 경멸, 두려움 또는 회피로 취급될 수 있다. Sever–Blanke 질환, 경골결절 골단증, 그리고 대퇴골두 골단 분리증 등이 압박과 장력의 온전성을 초과하는 힘의 예이다.
유전성, 과도한 훈련, 그리고 불완전 뼈 성숙 등이 이들 조건들의 기초가 될 수 있지만, 아마도 10대들은 스포츠에 대한 사랑, 부모의 격려, 부모나 동료의 압력, 또는 다른 요인들 때문에 계속 통증을 당할 수 있다. 치료사의 전문적인 조언은 10대와 부모의 목표와 일치하지 않을 수 있고, 이것은 즉각적인 성과 목표에 초점을 맞추어 클라이언트의 상태가 악화되고 다른 사람들이 장기적인 영향에 무관심한 상황에서 건강 제공자에게 도덕적, 윤리적 갈등을 야기할 수 있다.

골반

골반 통증은 치골결합, 고관절, 천장관절, 미골, 척추 및 다양한 근육군 등 다양한 부위에서 발생할 수 있다. 또한 골반 통증은 궤양성 대장염, 과활성 방광, PCOS, 종양 질환 및 신경 자극 등과 같은 복부/골반 장기 병리와 탈장 때문에 일어날 수 있다. 통증 발생장치는 뼈, 근육, 장기, 신경 또는 이들 요소의 결합이다(Phillip, 2016; 상자 3.15 참고).

상자 3.15 의학적 검사가 필요한 10대의 적신호

낙상, 자동차 사고, 또는 운동과 관련해 갑자기 발생하는 골반 부위의 통증은 검사 시 가동범위의 제한과 악화를 보여줄 것이고, 골절이나 뚜렷한 조직 좌상이 있을 때의 보행 제한을 보여줄 것이다. 청소년의 빠른 치유 때문에, 가벼운 손상은 빠르게 회복되지만, 지속적인

통증은 검사와 치료를 필요로 하는 손상을 초래할 수 있다. 역학적 검사를 통해 도출된 통증은 관절과 근육 자극을 식별하는 것으로 이어지는 반면, 생리주기, 소화 또는 성 기능과 관련된 주기적인 통증은 내장기로 인한 통증으로 이어진다.

척추

- 좌상과 염좌
- 추간판의 높이를 낮추고, 일반적으로 무증상인 척추분리증.
- 추골 분절의 전방 활주가 발생하는 척추전방분리증.

이런 문제는 무증상일 수도 있고, 허리통증을 발생시킬 수도 있어서, 치료가 필요하다(Forman 등, 2013).

연구에 따르면, 체조, 다이빙, 조정 및 역도 등에 참가하는 높은 수준의 참가자 중 48%까지 척추전방분리증의 비율을 가지고 있다는 것이다(Cavalier 등, 2006; Harvey 등, 1998).

15세 라크로스 선수와 스케이트 보드 선수를 프로파일한 사례처럼(Kolber와 Hanney, 2017), 만약 추골의 활주가 뚜렷하다면 추골 분절을 고정하는 수술이 필요할 것이지만, 많은 사람은 증상을 가지고 있지 않다.

10대들의 스포츠와 건강에 대한 고려사항

단일 스포츠 참가는 아동과 청소년에게 있어 인기가 증가하고 있지만, 건강 위험은 신체 손상이나 심리적 고통을 포함해 잘 문서화된다(Stop Sports Injuries, 2022).

Smucny 등(2015)에 따르면, 손상에 대한 취약성은 청소년의 빠른 성장, 뼈와 연골 성장판의 비닫힘, 높은 훈련량 및 부적절한 휴식 등의 측면에서 프로파일된다. 정서적 고통은 사회적 고립, 과도한 스케줄, 자율성 부족, 자존감, 그리고 스포츠 성과에만 관련된 정체성으로부터 발생할 수 있다. 전반적으로, 선수들은 크로스 트레이닝과 휴식이 예정되어 있을 때 더 잘 수행하고 스포츠 참여를 유지한다. 운동선수들은 그들의 연령보다 주당 더 많은 시간 동안 훈련을 해서는 안되고, 그들은 완전한 휴식을 위해 적어도 일주일에 한 번 이상 하루 휴식을 주어야 한다.

낮은 에너지 이용성과 야윈 신체

10대들은 부정적인 건강 결과의 후유증과 함께, 스포츠의 상대적인 에너지 수요와 관련하여 불충분한 칼로리 섭취를 발달시킬 것이다. 스포츠에서의 상대적인 에너지 부족(RED-S)은 역사적으로 여성의 3종 경기 운동처럼 취급되었다(상자 3.16 참고). 현재의 관점은 여성과 남성 운동선수 모두 칼로리 섭취가 불충분하고, 스트레스 골절의 위험이 있고, 무월경과 낮은 골밀도를 가지고 있는 것으로 인식되고 있다. 스포츠의 영양 요구 사항에 대한 운동선수의 교육 뿐만 아니라, 부모, 트레이너 및 코치 교육도 이런 문제를 예방하거나 중재하는데 좋다(Logue 등, 2020; Melin 등, 2015).

상자 3.16 RED-S

RED-S는 잠재적인 생식기 건강 질환이나 기타 문제와 함께, 손상 위험과 시상하부 뇌하수체 축의 기능 변화를 포함하기 때문에, RED-S에 대한 인식은 모든 운동선수에게 적절하게 고려된다. 강박적 행동 경향, 불안, 완벽주의, 높은 훈련 하중은 RED-S를 가진 일부 개인과 관련된다. 최근의 지침은 안정기 대사율을 검사하고, 낮은 에너지 이용성과 관련된 야윔과 증상에 대한 갈망을 검사하는 설문지를 제공할 것을 권고한다(Logue 등, 2020; Melin 등, 2015).

골반 건강에서 웰니스와 10대의 움직임 수행은 기능의 용이함으로 표현된다. 가벼운 골반 건강 문제는 여성 생식주기의 PMS나 LPH와 다리의 좌상과 염좌와 같이, 흔한 편이다. 그러나 자궁내막증이나 RED-S와 같은 일부 질환은 전신 효과를 갖는 신경내분비의 변화 뿐만 아니라, 관련된 심리적 고통과도 관련될 수 있다. 10대의 건강 문제와 도전에 대한 인식은 10대가 특별한 건강 관리를 필요로 하는지의 여부를 고려할 수 있는 "준비"를 하도록 건강 제공자를 도울 수 있다.

파트 2. 안정성, 가동성, 선별검사 및 치료

본 파트는 운동조절, 선별검사 방법과 치료 진전을 설명하고 있다. 이들 패러다임은 다른 장들에서 설명될 것이다.

다음 정보의 포함은 골반 건강 프로그램을 제공하는 초보자들이 종종 놓치는 "큰 그림"에 대해 독자들에게 제공할 것이다. 신체가 전체적으로 어떻게 움직이는지는 건강을 증진시킬 수 있을 뿐만 아니라, 골반 통증/PFD의 다른 증상을 초래할 수 있다.

골반 관절과 근육 기능의 개념

골반의 안정성과 가동성

최적의 골반 기능은 천골과 장골 사이의 파셋 관절과 같은 적절한 관절 경계면, 천장관절 주변의 치밀 인대, 요추천장관절, 그리고 고관절 부위를 필요로 한다. 또한 골반의 안정성도 코어 단위로 작용하는 복횡근, 골반저 근육 및 척추 다열근의 흥분과 동시에 일어나는 표층 근육의 활성화와 함께, 운동의 요구를 충족시키는 적절한 근육의 톤과 활성화를 필요로 한다. 복횡근, 골반저 근육과 심부 요추 다열근 등은 특정 과제가 요구될 때 흥분하지 않을 수도 있다. 보행과 부드러운 활동이나 더 크게 요구되는 피트니스를 위해, 이것은 통증이나 요실금과 같은 PFD를 초래할 수 있다.

장골 운동과 관련된 천골 운동은 뉴테이션이 있는데, 이것은 천골저(위쪽 부위)가 앞쪽으로 움직이고, 천골첨(아래쪽 부위)과 장골이 뒤쪽으로 움직이는 선 자세에서의 "잠김" 과정이고, 체중부하 시 SI 관절의 뼈 해부학과 인대가 이들 뼈(장골과 천골)를 제자리에서 맞물리도록 만든다.

서기 자세를 취할 때, 천골은 장골에 대해 뉴테이션한다. 비체중부하 상태에서는, 천골이 장골에 대해 뒤쪽으로 움직이는 카운터뉴테이션을 할 수 있다. 꼬리뼈에 압력을 가하는 굽힘된 앉기 자세는 카운터뉴테이션 자세이며, 이것은 천장관절이 "풀린" 자세이다. 인대의 지지를 파괴하여 과가동성 증후군을 일으키는 손상은 과도한 천장관절 운동을 허용하고, 근육과 근막 슬링의 "힘" 시스템은 안정성과 제어된 가동성을 지원하기 위해 더 강하게 작용해야 한다(상자 3.17 참고).

SI 관절의 동역학 이외에도, 골반저, 요추, 복부 및 체간이 안정성과 가동성을 위해 적절한 인대 지지와 근막 지지를 요구한다. 국소의 근막 슬링과 먼 곳의 근막 슬링은 광배근과 복횡근 안으로 이어지는 광배근의 연결이나 흉배근막과 요추와 골반의 영역 안으로 이어지는 흉배근막의 연결 등과 같이, 사람의 수행에 관여한다.

요추, 골반 및 고관절 영역이 불안정하거나 잠김되지 않았는지를 확인하기 위해서 능동운동, 수동 가동성 검사 그리고 근육군의 촉진들이 사용된다.

일상생활동작(ADL)

기본 기능적 운동 검사에는, 앉은 자세에서 일어서기, 보행, 굽힘 과제와 뻗기 과제, 쭈그려 앉기 및 계단 오르기 등과 같은 ADL이 포함된다. 기본 ADL은 적절한 안정성, 가동성, 균형 및 신경학적 제어를 필요로 한다. 방광, 장 또는 골반의 통증 증상은 휴식을 취하거나 동적 움직임 패턴을 할 때도 발생하지 않아야 한다.

상자 3.17 최적의 재활: 선별검사

극단적으로 단순화된 치료 중재의 형태는 통증이 왜 그곳에 있는지 고려하지 않고, 통증 부위를 "치료(예를 들어, 마사지, 연부조직 가동술, 신장)"하는 것이다. 건강 제공자들은 통증 지점을 진심으로 "고치고" 싶어 하지만, 통합적인 관점에서 기능장애 패턴의 연결을 확인할 수 있는 스킬을 가지고 있지 않다. 그러나, 치유 예술은 전문성을 개발하기 위해 수년간의 연구와 연습을 필요로 한다. 선별검사는 안정성이나 가동성의 제한을 확인할 수 있고, 운동조절의 문제가 무엇이고, 왜 일어나는지를 알 수 있다. 시간이 지남에 따라, 전문가들은 문제의 연결고리를 찾고 치유를 위한 치료 방법을 조정할 수 있다.

운동조절

운동조절을 평가하는 여러 가지 재활 형식이 존재한다. 전인적인 관점은 형태와 기능을 볼 때 바이오텐서그리티 모델을 고려하는 것이다. 운동조절과 관련된 문제를 적절하게 평가하고 치료하기 위한 기초 연구로는, 인체 해부학과 생리학, 운동학, 생체역학 및 병리학 등이 있다.

정렬, 안정성 및 가동성을 확인함으로서, 건강 제공자들은 통증과 기능상실을 일으키는 패턴을 찾을 수 있다. 모든 재활 양식은 건강 제공자의 선별검사와 치료 양식을 개선하기 위해 직접적인 실습이 필요한 실험 스킬을 갖춘 교육 세미나를 활용한다.

치료적 재활 프로그램

아래 부위에 교과서, 웹 세미나, 무료 온라인 입문과 심지어 상급 유튜브 비디오를 통해 학습될 수 있는 재활 프로그램의 목록이 제시되어 있다. 이들 숙련된 재활 프로그램의 장점은 구조와 기능을 분석하여 증상만 치료하기 보다는 통증과 기능상실에 대한 신경근육적 근거와 생체역학적 근거를 해독하는 것이다.

- 발달 신경근계(DNS) (Frank, Kobesova와 Kolar, 2013; Kobesova 등, 2020)
- 치료적 요가의 기능적 운동 평가(FMA)(Garner, 2016)
- 운동시스템 장애(MSI)(Sahrmann, 2002; Sahrmann, Azevedo와 Van Dillen, 2017)
- 통합 시스템 모델(ISM)(Lee, 2022; Lee와 Lee, 2020).

이들 프로그램은 LPH의 통증과 기능장애뿐만 아니라, 다른 질환을 치료하는 건강 제공자에 의해 이용된다. 이들 프로그램은 향상된 복내압과 체간 압력 시스템의 조절과 골반 근육 조절을 통해 방광, 장 또는 성적 건강 문제와 같은 감소된 PFD를 돕는다. 건강 제공자는 치료를 위해 하나의 시스템을 사용하거나 재활을 위해 이들 접근법의 조합을 사용할 수 있다. 구두 큐잉, 도수접촉과 도수가동술, 자세 취하기 및 치료적 운동이 위에 나열된 각 접근법에 의해 통합된 운동사슬의 기능을 개발하기 위해 사용된다.

Sahrmann 등(2017)은 증상 이전에 일어날 수 있는 "징후"를 논의했고, 이것은 관절 역학, 가동범위와 근력 제한, 자세 유지의 불가능, 또는 특정 자세의 특별한 통증 발생 변화 등을 변화시킬 수 있다. 고관절에서 일어나는 징후는 한발 서기를 할 수 없는 것이고, 대퇴골을 회전할 때 서혜부 통증이 증상으로 일어날 수 있다(상자 3.18).

상자 3.18 운동시스템 손상의 예

운동시스템 손상(MSI) 선별검사의 예로는, 한발 서기를 할 수 있는 능력(한발서기[SLS]의 검사이다. 검사자는 몸통, 척추, 골반, 고관절, 슬관절 및 족관절/발의 정렬을 살펴본다. 한발로 체중부하는 동안, 검사자는 자세 편위가 있는지, 통증 증감이 있는지, 또는 통증의 변화가 없는지를 관찰한다. SLS에서 가장 흔한 운동 패턴은 요추를 회전하고 신전하는 것이다. 이런 유형의 불안정을 가진 사람은 척추의 뼈와 연부조직에 가해지는 과도한 압박의 힘 때문에 요통/천장관절 통증을 겪을 수 있다. 대퇴골 전방 활주, 내회전 또는 외회전, 고관절 통증, 외반슬, 발목-발의 회내, 또는 기타 편위 등과 같은, 관련된 대퇴골-비구의 운동이 있을 수 있다. 기능을 최적화하고 통증을 감소시키는 점진적 재활 치료에 있어서, 큐잉, 도수치료 및 치료적 운동 등이 활용될 수 있다.

안정화 시리즈 운동 프로그램은 신체 부위와 "손상"을 표적으로 할 수 있다. 예를 들어, 한발 서기의 손상은 요가에서 "나무 자세"를 취할 때 발생하는 통증일 수 있고, 또는 보행보다는 한발 서기를 더 많이 요구하는 달리기를 할 때 발생하는 통증일 수 있다(상자 3.19 참고). 한발 서기와 이에 동반되는 요추의 신전과 회전과 같은 상태는 척추, 복벽, 흉곽, 골반저, 고관절, 슬관절, 족관절 및 발을 훈련시킬 가능성이 높다.

상자 3.19 점진적 안정화 운동

다음의 안정화 운동은 특히 초보 수준의 로봇처럼 보일 수 있지만, 이들은 발달 순서에서 반복 패턴처럼 유아와 아동이 보여주는 패턴들이다; 운동은 구르기, 기기, 오르기, 보행, 달리기 및 피봇하기 등을 하는 능력을 생산하는 난이도의 발판이다! 10대(또는 성인)들이 아동의 안정성-가동성 단계를 놓쳤거나, 또는 운동 프로그래밍과 근운동감각을 제한했음을 고려하여, 나열된 운동 시리즈를 통해 운동조절을 위한 그들의 기초를 향상시킬 수 있다고 생각한다.

다음의 운동 시리즈를 재활에 사용할 수 있다(그림 3.11–3.34). 이것은 어느 하나의 프로그램을 위한 요리책이 아니고, 사람의 안정성, 가동성 및 수행에 적용되는 발달 순서 모델을 사용한다. 지구력은 정적 자세를 유지하는 도전 과제의 증가와 선별검사로 수행 결함을 보여주는 특정 가동성 패턴으로 이루어지는 반복의 증가로 시간이 경과함에 따라 구축된다. 전문성을 갖춘 건강 제공자는 취약한 링크를 가진 클라이언트를 점진적인 방법으로 훈련시킨다. 신경근 재교육을 통해 전체 시스템은 원하는 치료 목표를 위해 더 나은 수행을 할 수 있다.

안정성/발달 시리즈 운동 프로그램

안정성과 가동성을 위한 기초

사진 순서, 레벨 1:

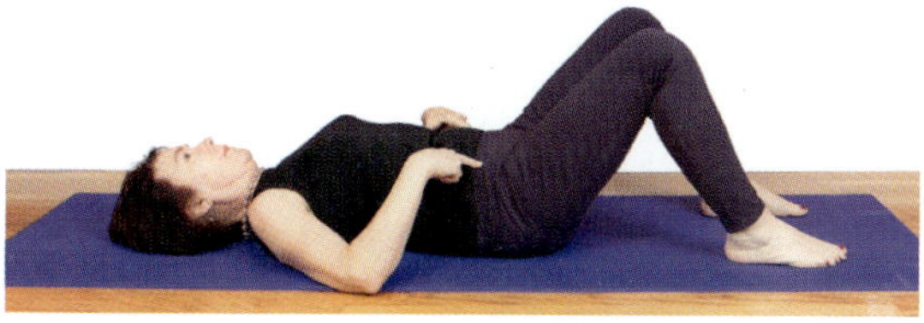

그림 3.11 자연스런 누운 자세(Neutral spine, supine)

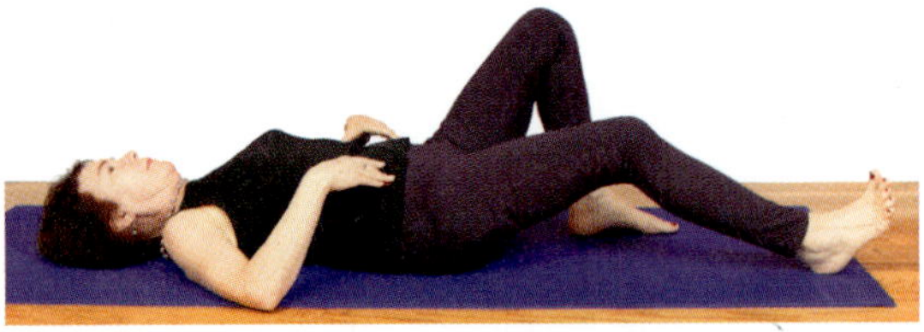

그림 3.12 발꿈치 활주하기(Heel slide)

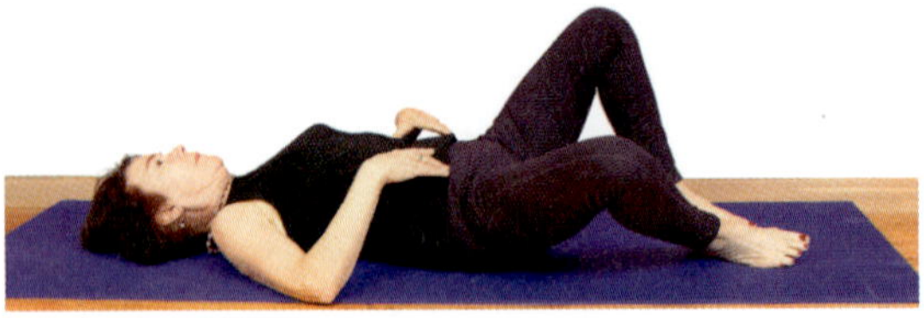

그림 3.13 무릎 밖으로 떨어뜨리기(Knee drop out)

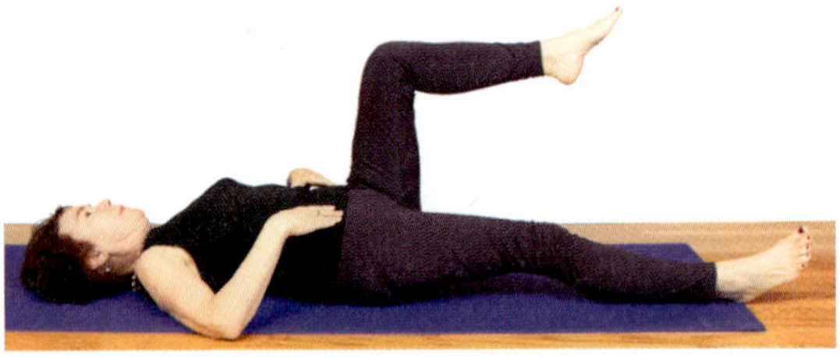

그림 3.14 한쪽 무릎을 90/90 만들기(Single knee to 90/90)

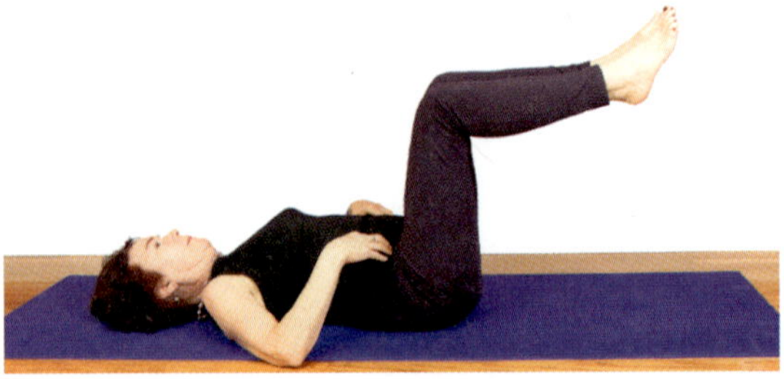

그림 3.15 양쪽 무릎을 90/90 만들기(LE 90/90 tabletop)

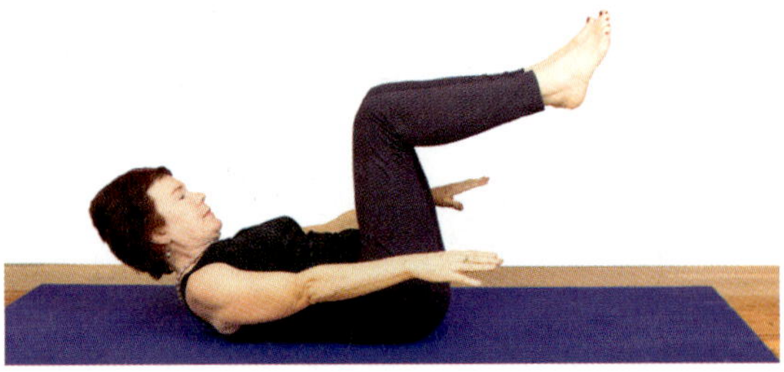

그림 3.16 90/90 자세에서 머리 들기와 양팔 굴곡하기(Head lift and tabletop and arms flexed)

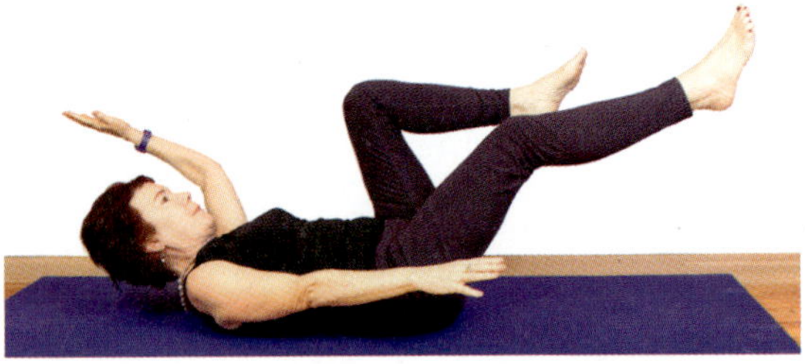

그림 3.17 팔과 다리를 교대로 굴곡하고 신전하기(Alternate upper extremity and lower extremity flexion and extension)

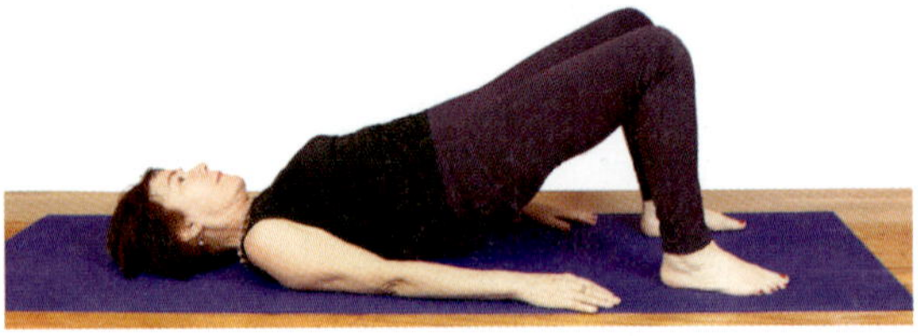

그림 3.18 교각 자세 취하기(Hip bridge)

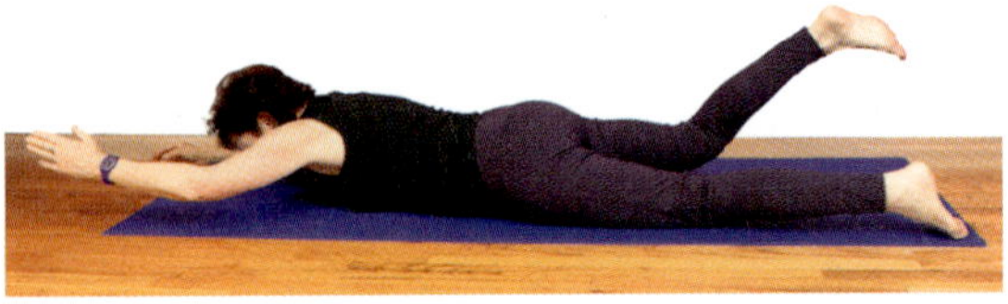

그림 3.19 엎드린 자세에서 팔과 다리 들기(Prone arm and leg up)

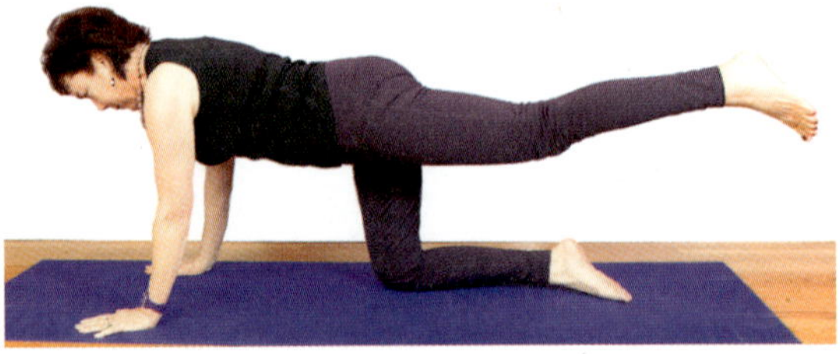

그림 3.20 네발자세에서 한쪽 다리 뻗기(Quadruped single limb extension)

레벨 2:

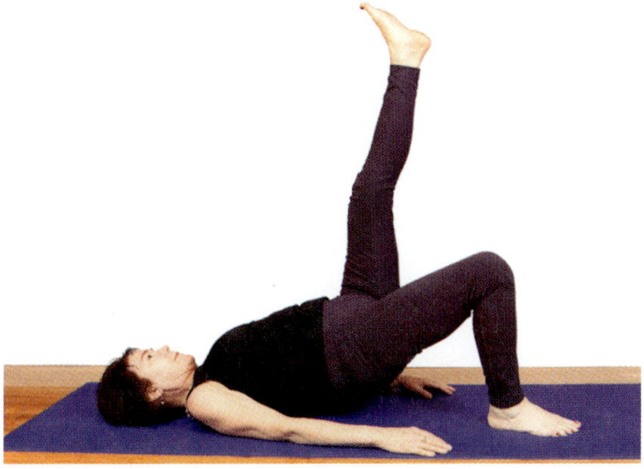

그림 3.21 한발로 교각자세 취하기 (Single limb bridge)

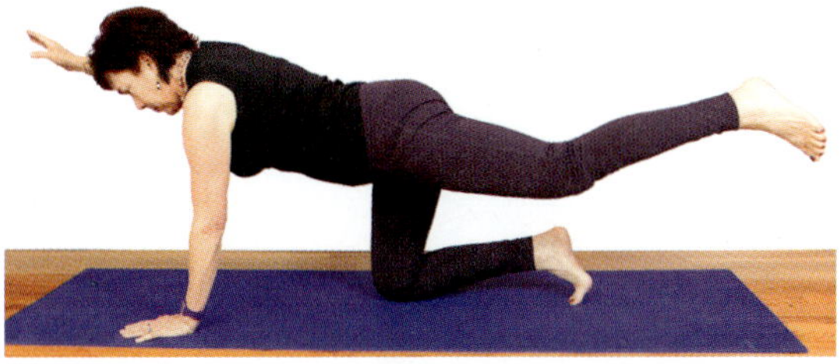

그림 3.22 네발자세에서 교대로 팔다리 들어올리기 (Quadruped alternate extremity raise)

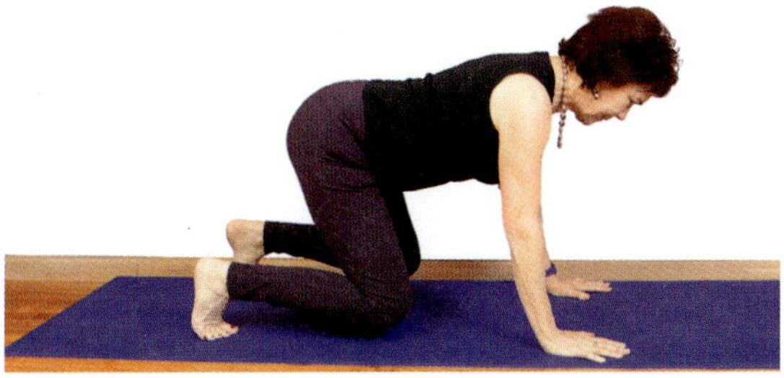

그림 3.23 다운 독(down dog) 준비하기

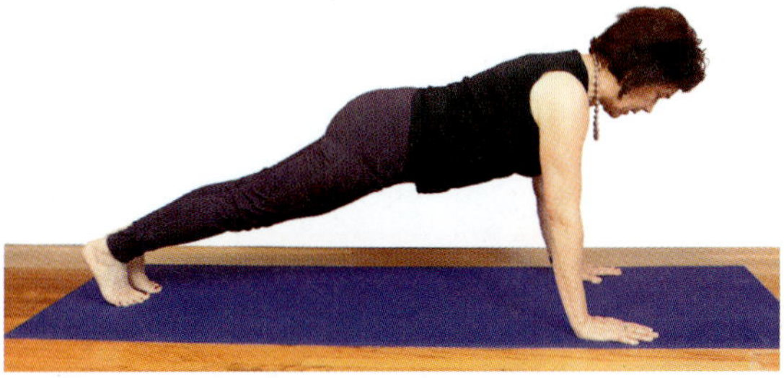

그림 3.24 무릎 꿇은 플랭크 자세에서 완전 플랭크로 전환하기(Plank on knees to full plank)

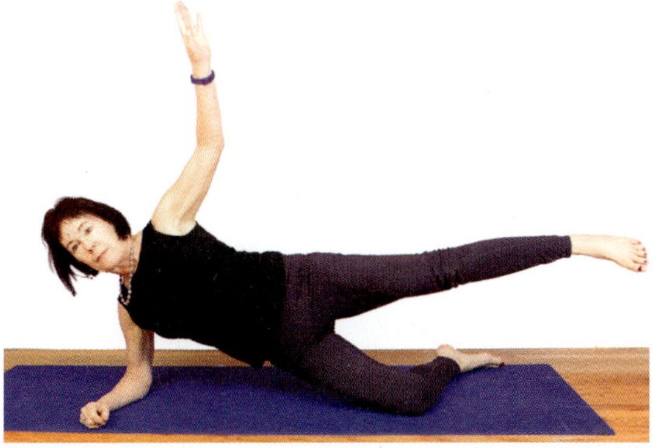

그림 3.25 변형된 측방 플랭크(Modified side plank)

레벨 3:

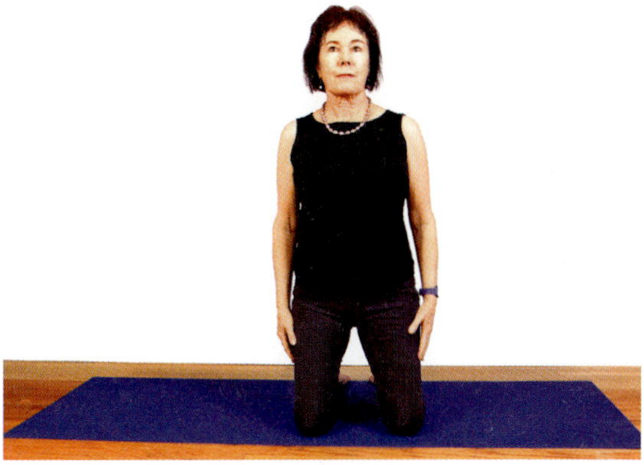

그림 3.26 무릎꿇기(Kneel)

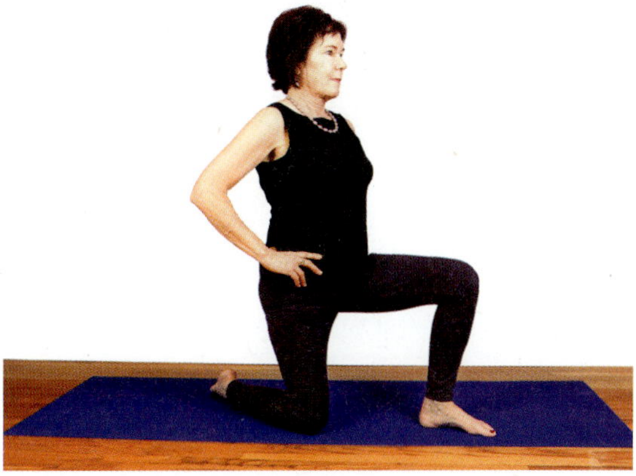

그림 3.27 반무릎자세(Half kneel)

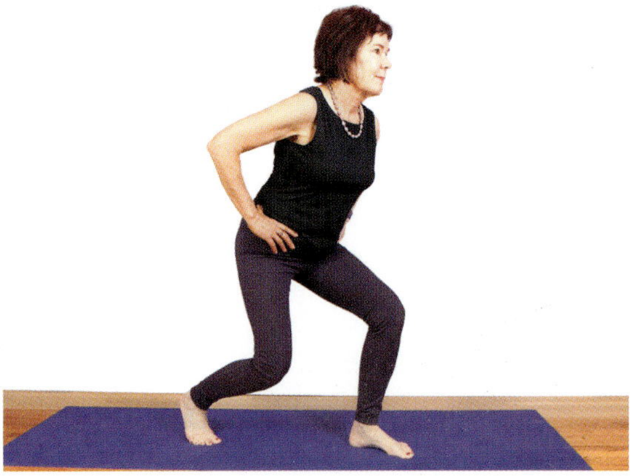

그림 3.28 무릎꿇기에서 일어서기(Kneel to stand)

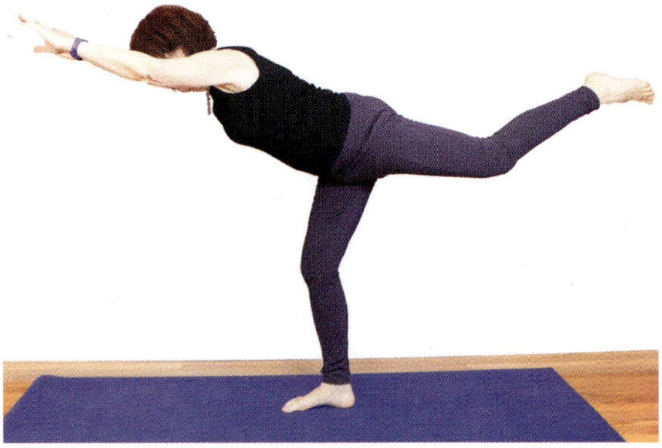

그림 3.31 전사 자세(Warrior 3)

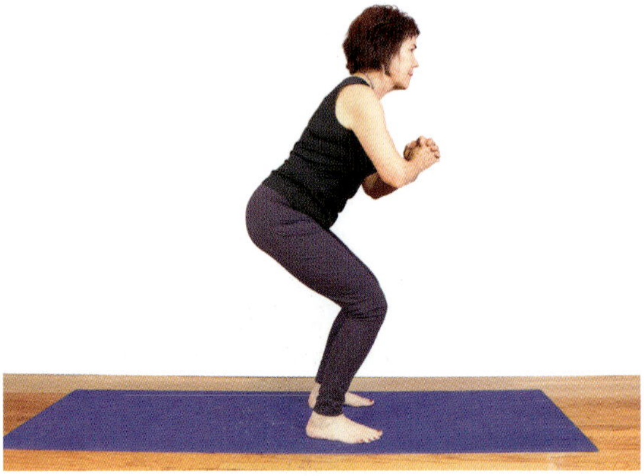

그림 3.29 스쿼트(Squat)

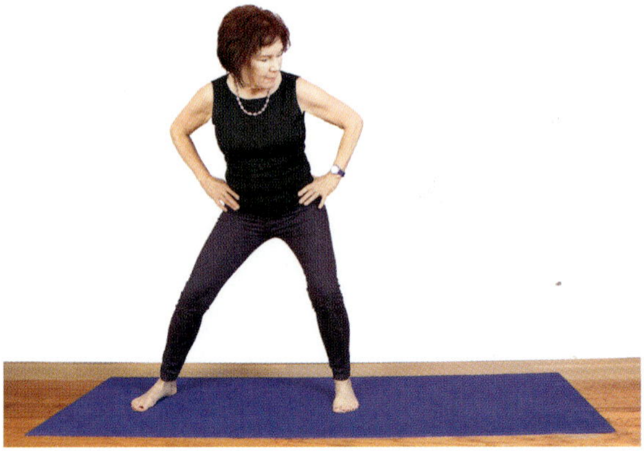

그림 3.32 측방 스텝(Lateral steps)

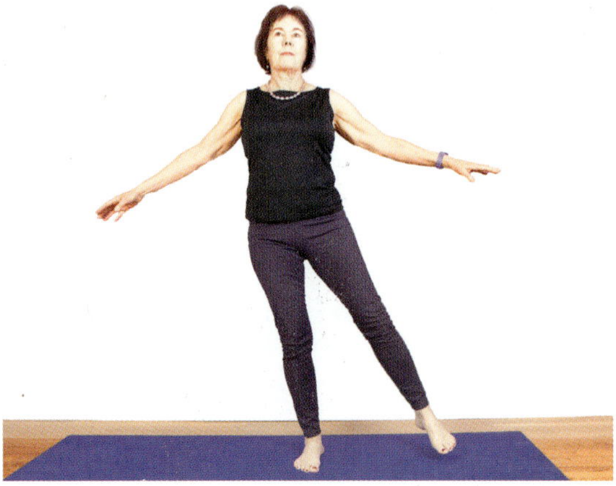

그림 3.30 한발 서기 균형(Single limb balance)

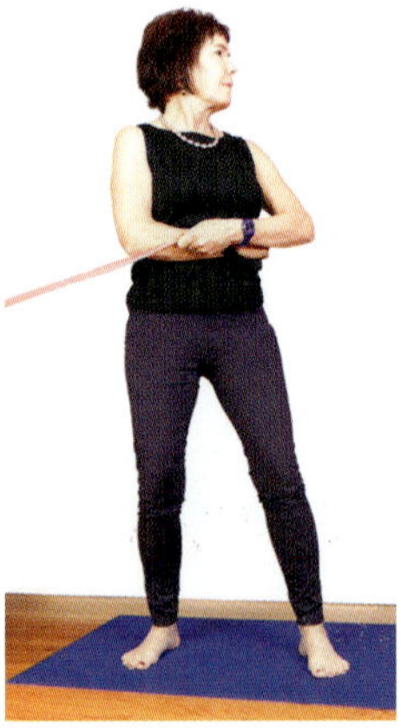

그림 3.33
회전 저항운동
(Resisted rotations)

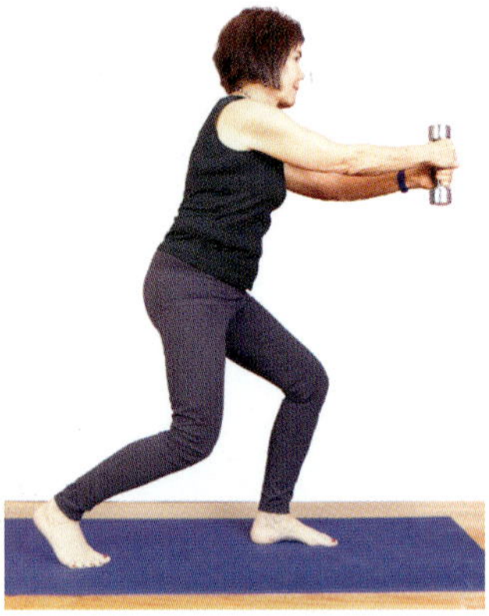

그림 3.34 매트리스 시리즈
(드라이버를 가지고)
(Matrix series, with drivers)

움직임 선별검사: 빠른 검사

Beighton 척도

간단한 결합조직 선별검사는 Beighton 과가동성 척도로 수행될 수 있다. 만약 과가동성이 존재하면, 손상은 지지의 부족과 관절의 안정성 부족 때문에 일어나고, 그 다음 부목 적용, 안정화 증가 훈련, 그리고 피트니스 활동 변화가 적용될 수 있다.

표 3.2 Beighton 척도

관절	과가동성	오른쪽/왼쪽	점수
5번 손가락 폄	90° 이상	++	1+1
엄지의 벌림과 맞섬	엄지가 전완에 닿음	++	1+1
주관절의 과신전	10° 이상	++	1+1
슬관절의 과신전	10° 이상	++	1+1
척추 굴곡	손바닥이 바닥에 닿음	+	1
			총: 9

(Beighton, Solomon과 Soskolne, 1973)

보행과 다른 움직임의 관찰은 바디워크와 운동치료로 도움을 받을 수 있는 문제를 확인할 수 있다. 관절 이완, 자세 유지 및 운동 패턴을 검사할 때, 건강 제공자는 근막계가 어떻게 작동하는지, 그리고 무엇이 통증이나 수행 저하를 일으키는지를 확인한다(상자 3.20 참고).

선별검사 시 고려사항:

- 안정성과 조절이 있는가?
- 균형 조절이 있는가?
- 흔들림(wobble) 지점이나 피벗(pivot) 지점이 있는가?
- 특정 부분이 너무 많이 움직이는가? 다른 부분은 타이트하고 강직되어 있는가?
- 검사 동안 통증이 발생하는가?
- 통증이 발생한다면, 근막 신장이나 관절 압박으로부터 발생하는가, 아니면 둘 다에 의해 발생하는가?
- 선별 검사는 치료적 운동 프로그램을 제공하기 위한 출발점이고, 운동 프로그램은 검사받는 대상자의 필요성에 따라 단순해질 수도 있고 또는 복잡해질 수도 있다.

상자 3.20 허리, 골반 및 고관절의 약증과 통증

Janelle은 고등학교 때부터 앞쪽 고관절 부위의 통증과 가벼운 요통을 가지고 있었다. 그녀는 레크리에이션 댄스 그룹에 참여했고, 또 달리기와 기구와 프리 웨이트를 이용하는 운동을 했다. 대학교 때, 그녀는 LPH 기능 검사를 받았고, 안정화 검사에서 결함이 발견되었다. 그녀는 비지지쪽 골반이 아래로 떨어지지 않고는 한발 서기(SLS)를 유지할 수 없었다. 그녀는 한발 서기 때 요추의 신전과 회전을 보였다. 도수근력검사 때, 그녀는 대둔근, 중둔근 및 고관절 외회전 등의 약증을 보였다. 그녀는 전만의 증가 없이는 플랭크 자세를 유지할 수 없었고, 한쪽 다리의 교각 자세를 취할 때 비지지쪽 골반이 아래로 떨어졌다. 그녀가 고관절의 굴곡, 내전과 내회전을 할 때, 고관절의 앞쪽 부위에서 통증이 발생했다.

그녀는 대둔근, 중둔근 및 고관절 외전근군에 초점을 맞춘 LPH 안정화 프로그램과 기능적 자세 유지를 위한 다열근과 복횡근의 훈련을 처방받았다. 그녀는 LPH와 코어 근육의 촉진을 강조하는 도수치료를 5회 치료받았다. 주당 4–5회씩 10주간의 LPH 안정화 프로그램 이후, 그녀를 운동 검사했을 때, SLS를 포함한 자세의 안정성이 일어났고, 고관절과 척추에서도 통증이 발생하지 않았다.

요가와 필라테스

요가와 필라테스는 근력강화, 신장, 호흡 집중을 포함하는 심신 운동 형식을 보여주고, 평생의 피트니스와 웰니스를 위한 강력한 플랫폼이다(독자는 안정화 운동 시리즈에서 제시된 요가와 필라테스의 자세를 인식할 수 있다).

요가와 필라테스의 프로그램은 10대들을 위한 훌륭한 적응력 있는 피트니스 형태이다. 이들 프로그램의 안정성과 움직임 흐름은 스트레스를 완화하고 웰빙을 강화할 수 있고, 10대를 위한 피트니스 기반을 제공한다.

요약

10대들의 삶은 정신, 신체 및 영적 성숙이 이루어지는 단계로 간주되고, 나이가 더 들기 전까지는 진단되지 않을 수도 있는 성별에 따른 골반 건강 문제의 잠재적 발병으로 간주된다. 이상적인 청소년의 피트니스와 스포츠 참여는 LPH 부위의 영구적인 손상이나 운동사슬을 포함하지 않는다. 손상은 생애주기 전반에 걸쳐 지속되는 도전에 기여하는 손상을 일으킬 수 있다.

10대들은 스포츠 활동과 여가 활동의 역량과 스킬 습득 뿐만 아니라, 자가관리의 권한 부여에서 큰 기쁨을 경험할 수 있다. 치료사는 골반 건강 문제를 가진 클라이언트의 안정성, 가동성, 보행 및 기타 기능적 과제를 이상적으로 선별검사할 수 있고, 모든 생애주기의 운동 유연성을 고려하여 치료를 최적화할 수 있다.

참고문헌

Agarwal, S. K., Chapron, C., Giudice, L. C., Laufer, M. R., *et al.* (2019) "Clinical diagnosis of endometriosis: A call to action." *American Journal of Obstetrics and Gynecology 220*, 4, 354.e1–354.e12.

Aly, J. M. and Decherney, A. H. (2021) "Lifestyle modifications in PCOS." *Clinical Obstetrics and Gynecology 64*, 1, 83–89.

Armour, M., Smith, C., Steel, K., and Macmillan, F. (2019) "The effectiveness of self-care and lifestyle interventions in primary dysmenorrhea; a systematic review." *BMC Complementary and Alternative Medicine 19*, 1, 22.

Asghari, S., Valizadeh, A., Aghebati-Maleki, L., Nouri, M., and Yousefi, M. (2018) "Endometriosis: Perspective, lights, and shadows of etiology. Review." *Biome Pharmacotherapy 106*, 163–174.

Bavil, D. A., Dolation, M., Mahmoodi, Z., and Baghban, A. A. (2016) "Comparison of lifestyles of young women with and without primary dysmenorrhea." *Electronic Physician 8*, 3, 2107–2114.

Beighton, P., Solomon, L., and Soskolne, C. L. (1973) "Articular mobility in an African population." *Annals of Rheumatic Diseases 32*, 413.

Bernardi, M., Lazzeri, L., Perelli, F., Reis, F. M., and Petraglia, F. (2017) "Dysmenorrhea and related disorders." *Europe PMC 6*, 1645.

Cavalier, R., Herman, M. J., Cheung, E. V., and Pizzutillo, P. D. (2006) "Spondylosis and spondylolisthesis in children and adolescents: Diagnosis, natural history and management." *Journal of the American Academy of Orthopedic Surgeons 14*, 7, 417–424.

Chaitow, L. and Lovegrove-Jones, R. (2012) *Chronic Pelvic Pain and Dysfunction.* Edinburgh: Churchill Livingstone.

Chung, J. M. and Lee, S. D. (2018) "Current issues in adolescent varicocele: Pediatric urological perspectives." *The World Journal of Men's Health 36*, 2, 123–131.

Earle, S., Marston, H., Hadley, R., and Banks, D. (2019) "Use of menstruation and fertility app trackers: A scoping review of the evidence." *British Medical Journal Sexual and Reproductive Health 47*, 2.

Endicott, J., Nee, J., and Harrison, W. (2006) "Daily record of severity of problems (DRSP): Reliability and validity." *Archives of Women's Mental Health 9*, 1, 41–49.

Foreman, P., Griessenauer, C. J., Watanabe, K., Conklin, M., *et al.* (2013) "L5 spondylolysis/spondylolisthesis: A comprehensive review with an anatomic focus." *Child's Nervous System 29*, 209–216.

Frank, C., Kobesova, A., and Kolar, P. (2013) "Clinical commentary, dynamic neuromuscular stabilization and sports rehabilitation." *International Journal of Sports Physical Therapy 8*, 1, 62–73.

Freyer, G. (2016) "Somatic dysfunction;an osteopathic conundrum." *International Journal of Osteopathic Medicine 22*, 52–63.

Garner, G. (2016) *Medical Therapeutic Yoga*. London: Handspring Publishing.

Glaviano, N. R., Kew, M., Hart, J. M., and Saliba, S. (2015) "Demographic and epidemiological trends in patellofemoral pain." *International Journal of Sports Physical Therapy 10*, 3.

Grahame, R. (1990) "The hypermobility syndrome." *Annals of Rheumatological Disease 49*, 3, 199–200.

Guthrie, A. (2022) *Premenstrual assessment form.* Accessed 2/9/2022 at https://wholehealthtoronto.com/wp-content/uploads/2014/05/PremenstrualAssessment-Form.pdf.

Habelt, S., Hasler, C. C., Steinbruck, K., and Majewski, M. (2011) "Sports injuries in adolescents." *Orthopedic Reviews 3*, 2, 18.

Harrison, C. L., Lombard, C. B., Moran, L. J., and Teede, H. J. (2011) "Exercise therapy in polycystic ovary syndrome: A systematic review." *Human Reproduction Update 17*, 2, 171–183.

Hart, E. S., Metkar, U. S., Rebello, G. N., and Grottkau, B. E. (2009) "Femoral acetabular impingement in adolescents and young adults." *Orthopedic Nursing 28*, 3, 117–124.

Harvey, C. J., Richenberg, J. L., Saifuddin, A., and Wolman, R. L. (1998) "The radiological investigation of lumbar spondylolysis." *Clinical Radiology 53*, 723–728.

Hashim, M. S., Obaideen, A. A., Jahrami, H. A., *et al.* (2018) "Premenstrual syndrome is associated with dietary and lifestyle behaviors among university students: A cross-sectional study from Sharjah, UAE." *Nutrients 11*, 8, 1939.

Hofmeister, S. and Bodden, S. (2016) "Premenstrual syndrome and premenstrual dysphoric disorder." *American Family Physician 94*, 3, 236–240.

Ibanez, L., Oberfeld, S. E., Witchel, S. F., Auchus, R. J., *et al.* (2017) "An international consortium update: Pathophysiology, diagnosis, and treatment of polycystic ovarian syndrome in adolescence." *Hormone Research in Pediatrics 88*, 6, 371–395.

Jasarevic, E., Morrison, K. E., and Bale, T. L. (2016) "Sex differences in the gut microbiome-brain axis across the lifespan." *Philosophical Transactions of the Royal Society B 371*, 1688, 20150122.

Ju, H., Jones, M., and Mishra, G. (2014) "The prevalence and risk factors for dysmenorrhea." *Epidemiological Reviews 36*, 104–113.

Kobesova, A., Davidek, P., Morris, C., Andel, R., *et al.* (2020) "Functional postural-stabilization tests according to dynamic neuromuscular stabilization approach: Proposal of novel examination protocol." *Journal of Bodywork and Movement Therapies 24*, 84–95.

Kolber, M. J. and Hanney, W. J. (2017) "A grade iv isthmic spondylolisthesis." *Journal of Orthopedic and Sports Physical Therapy 47*, 12, 971.

Koutsoumis, G., Patoulias, I., and Kaselas, C. (2014) "Primary new onset hydroceles presenting in late childhood and pre-adolescent patients resemble the adult type hydrocele pathology." *Journal of Pediatric Surgery 49*, 1656–1658.

Lee, D. (2022) The Integrated Systems Model (ISM). Accessed 1/24/2022 at https://learnwithdianelee.com/the-integrated-systems-model.

Lee, D. and Lee, L. J. (2020) *The Pelvic Girdle: An Integration of Clinical Expertise and Research*. Edinburgh: Churchill Livingstone.

Logue, D. M., Madigan, S. M., Melin, A., Delahunt, E., *et al.* (2020) "Low energy availability in athletes 2020: An updated narrative review of prevalence, risk, within-day energy balance, knowledge, and impact on sports performance. Review." *Nutrition 12*, 3, 835.

Lustyk, M. K., Gerrish, W. G., Shaver, S., and Keys, S. L. (2009) "Cognitive behavioral therapy for premenstrual syndrome and premenstrual dysphoric disorder: A systematic review." *Archives of Women's Mental Health 12*, 2, 85–96.

Mazloumi, S., Ebrahimzadeh, M., and Kachooei, A. (2014) "Evolution in diagnosis and treatment of Legg-Calve-Perthes disease." *Archives of Bone Joint Surgery 2*, 22, 86–92.

Melin, A., Tornberg, A. B., Skouby, S., Moller, S. S., *et al.* (2015) "Energy availability and the female athletic triad in elite endurance athletes." *Scandinavian Medicine and Science in Sports 25*, 610–622.

Office on Women's Health (OASH) (2021) "Premenstual syndrome (PMS)." Accessed 9/21/2022 at www.womenshealth.gov/menstrual-cycle/premenstrual-syndrome.

Orbuch, I. K. and Stein, A. (2019) *Beating Endo: How to Reclaim Your Life From Endometriosis.* New York: Harper Wave.

Pearlstein, T. and Steiner, M. (2012) "Premenstrual dysphoric disorder, burden of illness and treatment update." *Focus: The Journal of Lifelong Learning in Psychiatry 10*, 1.

Peck, D. M., Voss, L. M., and Voss, T. T. (2017) "Slipped capital femoral epiphysis; diagnosis and management." *American Family Physician 15*, 95, 12.

Pieretti, S., Di Giannuario, A., Di Giovannandrea, R., Marzoli, F., *et al.* (2016) "Gender differences in pain and its relief." *Annali dell'Istituto superiore di sanità 52*, 2, 184–189.

Phillip, P. A. (2016) *Pelvic Pain and Dysfunction*. New York: Thieme.

Rinonapoli, G., Graziani, M., Ceccarini, P., Razanno, C., *et al.* (2020) "Dance, epidemiology of injuries connected with dance; a critical review on epidemiology." *Medicinski glasnik (Zenica) 17*, 2, 256–264.

Rizk, B., Fischer, A. S., Lofty, H. A., Turki, R., *et al.* (2013) "Recurrence of endometriosis after hysterectomy: Facts, views, and visions." *Obgyn 6*, 4, 219–227.

Robinson, L. L. and Ismail, K. M. (2015) "Clinical epidemiology of premenstrual disorder: Informing optimized patient outcomes." *International Journal of Women's Health 7*, 811–818.

Sahrmann, S. (2002) *Diagnosis and Treatment of Movement Impairment Syndromes*. St Louis, MO: Mosby.

Sahrmann, S., Azevedo, D. C., and Van Dillen, L. (2017) "Diagnosis and treatment of movement impairment syndromes, masterclass." *Brazilian Journal of Physical Therapy 21*, 6, 391–399.

Salnikova, L. E., Khadzhieva, M. B., and Kolobkov, D. S. (2016) "Biological findings from the PheWas catalog: Focus on connective tissue related disorders (pelvic floor dysfunction, abdominal hernia, varicose veins, and hemorrhoids)." *Human Genetics 135*, 7, 779–795.

Scarr, G. (2014) *Biotensegrity: The Structural Basis of Life*. Edinburgh: Handspring Publishing.

Smucny, M., Parikh, S. N., and Pandya, N. K. (2015) "Consequences of single sport participation in the pediatric and adolescent athlete." *Orthopedic Clinics of North America 46*, 249–258.

Soliman, A. M., Du, E. X., Yang, H., Wu, E. Q., and Haley, J. C. (2017) "Retreatment rates among endometriosis patients undergoing hysterectomy or laparoscopy." *Journal of Women's Health 26*, 6.

Steinberg, N., Tenenbaum, S., Zeev, A., Pantanowitz, M., *et al.* (2021) "Generalized joint hypermobility, scoliosis, patellofemoral pain, and physical abilities in young dancers." *BMC Musculoskeletal Disorders 22*, 1, 1–11.

Stop Sports Injuries (2022) *Best Practices in Youth Sports Injury Reduction and Prevention.* Accessed 6/7/2022 at https://www.ncys.org/safety/stop-sports-injuries.

Teede, H. J., Misso, M. L., Costello, M. F., Dokras, A., *et al.* (2018) "Recommendations from the international evidence-based guideline for the assessment and management of polycystic ovarian syndrome." *Human Reproduction 33*, 9, 1602–1618.

Tingle, A., Bennett, O., Wallis, A., and Palmer, S. (2018) *Physical Therapy Reviews*. Abingdon: Taylor and Francis.

Tripp, D. A., Nickel, C., Ross, S., Mullins, C., and Stechyson, N. (2009) "Prevalence, symptom impact and predictors of chronic prostatitis-like symptoms in Canadian males age 16–19." *BJUI International 103*, 8, 1080–1084.

Verbruggen, S. W. and Nowlan, N. C. (2017) "Ontogeny of the human pelvis." *The Anatomical Record 300*, 4, 643–652.

Viswanthan, P. and Pinto, N. (2015) "The effects of classical music based chakra meditation on the symptoms of premenstrual syndrome." *International Journal of Indian Psychology 2*, 3, 133–141

Vitale, S. G., Capriglione, S., Peterlunger, I., La Rosa, V. L., *et al.* (2018) "The role of oxidative stress and membrane transport systems during endometriosis: A fresh look at a busy corner." *Hindawi Oxidative Medicine and Cellular Longevity 7924021.*

Weber, A. E., Bedi, A., Larson, C. M., *et al.* (2014) "The hyperflexible hip: Managing hip pain in the dancer and gymnast." *Sage Journals 7*, 4.

Wilson, D. (2022) *St. John's Wort*. Accessed 2/9/2022 at https://www.healthline.com/health/pms-supplements#st.-john's-wort.

Woodward, A., Broom, D., Dalton, C., Metwally, M., and Klonizakis, M. (2020) "Supervised exercise training and increased physical activity to reduce cardiovascular disease risk in women with polycystic ovarian syndrome: Study protocol for a randomized controlled feasibility trial." *Trials 20*, 1, 1–8.

Chapter 4

골반 통증(Pelvic Pain)

본 장은 흔하게 발생하는 골반 통증의 다양한 질환, 이것이 개인의 체성 경험에서 어떻게 느껴지는지, 그리고 통증 관리를 위한 치료적 선택에 대한 통찰력을 다룰 것이다. 단순한 문제에서 보다 복잡한 문제까지 재활 전략을 보여주는 클라이언트의 사례와 함께, 도수 근막기법과 내장기 치료기법, 그리고 운동치료가 설명될 것이다.

골반 통증의 재활 시 고려해야 할 사항은 다음과 같다:

- 통증의 근본 원인은 무엇인가 또는 여러 가지 원인이나 동인이 있는가?
- 의학적 선별검사와 중재가 필요한가(아래의 적신호 참고) 또는 증상이 가벼운가, 생활스타일 교육, 도수치료 및 운동 등과 같은 보존적 관리에 잘 반응할 것 같은가?
- 기대에 대한 클라이언트의 사고방식은 무엇이며, 클라이언트들이 신중하게 달성하기를 바라는 그들의 목표는 무엇인가?
- 클라이언트는 잠을 자고, 앉고, 걷고, 또 기본적인 삶을 수행할 수 있는가, 아니면 그들의 문제로 인해 집에서만 머무르고 있는가?
- 불안, 우울증, 불면증 또는 분노와 같이, 심리적인 심신 지원이 나타나는가?
- 감정적, 신체적, 성적 외상의 징후가 있는가? 그리고 외상-민감 관리가 적용될 수 있는가?
- 건강 제공자는 관리를 제공할 수 있다고 자신하는가, 아니면 침술, 마사지, 카이로프랙틱, 영양, 장내 미생물, 수면 치료, 피트니스 트레이너 또는 다른 전문가들과 팀워을 추가할 수 있는가?

골반 통증은 환자가 의학적 관리를 받도록 재촉한다. 골반 통증은 일시적 경험으로 발생하는 현상이거나, 만성적 건강 상태를 수반하는 현상이다. 골반 통증은 움직임, 호흡 및 기능을 제한할 수 있고, 각 사람은 통증에 대해 고유한 반응을 보인다(상자 4.1). 통증에 대한 치료는 호흡, 기능, 이동성, 심지어 관리로부터 최상의 결과를 얻어 생명력을 회복하는 데도 도움을 줄 수 있다.

상자 4.1 클라이언트의 바디 랭귀지와 치료 옵션

관리 시 환자의 바디 랭귀지를 살펴보자. 편안하게 움직이고, 편안하게 치료사를 만나고, 심지어 치료사에게 의지하는 자신감 있는 환자들은 일반적으로 치료의 참여에 잘 준비가 되어 있다. 관찰된 몸의 움직임은 개인의 전반적인 "게스탈트(Gestalt)"와 그들의 소마(soma)에 대한 단서를 제공할 수 있다.

팔과 다리를 교차한 채 몸을 돌려 치료사를 보지 않는 사람들은 부드러움과 인내를 필요로 할 것이다. 우세한 상부 흉식호흡과 잦은 한숨과 같은 요소들은 팔을 측방으로 벌려 완전한 호흡을 할 때 도움이 될 수 있다.

집중적이고, 빠르게 움직이고, 스스로 움직임 속으로 자신을 밀어넣는 신경이 과민한 사람들은 그라운딩(grounding), 플로우잉(flowing), 클로징(closing), 벤딩(bending) 및 센터링(centering) 프로그램으로부터 이익을 얻을 수 있다. 클라이언트를 위해 최적의 시간에 적절한 양의 움직임을 제공하는 것은 민감성과 인내심을 요구한다.

골반 통증은 의사의 의학적 검사를 필요로 한다. 환자가 상자 4.2와 표 4.1에 나열된 "적신호"를 가지면, 의학적 검사로 의뢰되어야 한다.

상자 4.2 골반 통증의 적신호

복부 통증과 골반 통증은 맹장염, 감염, 골반 염증성 질환과 같은 감염, 게실염, 탈장, 난소 낭종 파열, 자궁외 임신, 태반 박리, 방광염, 신우신염, 요석증, 난소정맥혈전증, 자궁내막증, 또는 혈관이나 암 관련 질환과 같은 기타 질환 등에 의해 발생할 수 있다.

의학적 선별검사는 완전한 의학적 이력, 복부와 골반의 평가, 그리고 건강 제공자에 의해 수행되는 초음파, 방사선 및 병리검사를 필요로 한다(Kruszka와 Kruszka, 2010).

표 4.1 적신호

통증 강도	통증 위치	부종	기타 증상	의학적 이력	감각 변화/운동 변화
시간이 지남에 따라 통증이 중등도, 또는 심각한 정도로 진행한다. 안정을 취하거나 자세를 변화시켜도 통증이 좋아지지 않는다.	국소 또는 전파. 복부의 압통. 복부로부터의 방사통, 복부와 척추로부터의 방사통, 골반에서 고관절과 허벅지로의 방사통	복부, 서혜부 및 다리의 가벼운 부종에서 중등도의 부종. 팽윤된 복부와 회음부	발한, 오한, 경련, 메스꺼움, 구토, 고열, 식욕상실, 변비, 설사, 체중소실, 피로 증가. 방광: 절박뇨, 빈뇨, 요 소실 또는 요정체. 혈뇨. 자극성 장 증상. 혈변.	암과 외상의 이력, 또는 최근의 감염, 면역 약화	안장형(회음부) 둔감. 점진적인 다리의 감각과 운동의 소실

(Funston 등, 2018; Gerwin과 Kruszka, 2010; Leerar 등, 2007; Motamed 등, 2012)

중재의 숫자를 제한하는 것이 복잡하지 않는 간단한 골반 통증 문제를 재활하는데 도움이 될 수 있다. 예를 들어, 스노보드, 아이스 스케이팅, 또는 여행과 낙상 동안 반복 낙상으로 꼬리뼈에 국한된 골반 통증은 단지 몇 번의 골반 근막 치료에 의해 좋아질 수 있다(상자 4.3과 상자 4.4 참고). 골반 통증을 가진 많은 사람들은 과도한 골반저 근육 활성을 가지고 있으며, 보존적 관리를 통해 좋아질 수 있다(Morrison, 2016).

상자 4.3 미골통

Andre는 22세의 초보 스노보드 선수로, 처음 며칠 연습 동안 꼬리뼈 위로 여러 번 넘어졌다.

그는 연습을 더 많이 할수록 넘어지는 횟수는 줄었지만, 앉은 자세를 취하는 것이 점점 더 힘들어지고, 꼬리뼈에 통증이 있음을 알게 되었다. 그는 통증이 발생한 후 2개월만에 물리치료를 받았다.

그는 시각적 아날로그 척도(VAS)로 자신의 통증을 4/10 수준으로 평가했는데, 여기서 10 = 최대 통증을 의미한다(Gallagher 등, 2002). 그의 주요 문제들은 앉는 시간이 30-45분으로 제한이 되었고, 앉은 자세에서 일어설 때 통증이 발생하고, 계단을 오를 때와 달리기를 할 때도 통증이 발생하는 것이다. 그의 평가의 주요 소견은 얕은 호흡, 횡격막, 늑골 및 복벽의 저가동성, 그리고 근막통증이다. 그의 허리, 장요근, 둔부근, 슬괵근 및 골반저 근육이 제한된 근막 가동성을 가졌고, 압통점과 통증유발점이 광범위하게 퍼져 있다. 그의 꼬리뼈와 항문미골인대를 촉진했을 때 압통이 발생했다.
외적 가동성 검사시 통증이 발생했고, 꼬리뼈는 굽힘 자세에서 편안하게 신전할 수 없었다.
Andre는 횡격막, 늑골, 골반저, 장요근, 둔부근, 슬괵근 등의 근막 치료와 호흡운동, 그리고 요가를 포함한 유연성 운동을 받았다(Andre는 상자 4.13과 상자 4.17 참고).

상자 4.4 미골통의 원인

꼬리뼈의 정렬이 과도하게 굽힘되거나 곧게 배열될 수 있지만, 정렬의 변이가 반드시 증상을 유발하는 것은 아니다. 다른 요인들도 항문거근의 경련이나 항문미골인대의 좌상과 같은 미골 부위의 통증이나, 질 분만에 의한 신장을 일으킬 수 있다. 과도한 스쿼트 운동도 미골통을 유발할 수 있다.

만성 골반 통증

만약 3개월 이상 골반 통증이 지속되면, 통증 문제는 만성으로 분류될 수 있다. 만성 골반 통증(CPP)의 경우에는,. 통증이 24시간 이상 또는 밤과 낮 동안 나타날 수 있다. 또는 CPP는 월경장애나 성교 통증(dyspareunia)이 있는 여성에서 발생하는 것과 같이 주기적인 증상을 보일 수도 있다(상자 4.5와 상자 4.6 참고).

상자 4.5 CPP의 유병률

CPP의 체계적 검토(Latthe 등, 2006)에 따르면, 월경장애 시 유병률이 16.8–81% 였고, 성교통증 시 8–21.8% 이었고, 비주기적 통증이 2.1–24% 이었다고 한다. 남성의 경우, 만성 골반 통증은 전립선이나 방광과 관련되고, 전문가 합의에 따르면 유병률은 2–16%였다(Krieger, Nyberg와 Nickel, 1999).

상자 4.6 만성 통증에 대한 정서적 반응과 감각적 반응

사생활 보호, 두려움, "힘들고 계속되는 것"은 골반 통증, 신체 증상을 부인하고 묵살하고, 신체–정서적으로 그 해당 영역을 "차단"한다.

그러므로, 전신의 긴장에서 볼 수 있는 "양파층"이다. 종종 촉각 방어, 자가 격리, 방어 작용 및 근막의 갑옷화(armoring up)가 존재한다. 움직임 훈련을 제공하는 사람에게는 큰 부담이 안될 수도 있지만, 터치, 촉진 및 도수치료를 사용하는 치료사들은 통증을 감싸고 있는 층을 열어서 그 환자와 함께 통증이 들어 있는 곳으로 가야 할 것이다.

건강 제공자는 치료 회기 동안에 발생하는 감정의 깊이를 확인하고, 증상을 확인하는 방법을 알 수 없지만, 복원과 치유를 향해 부드럽게 클라이언트가 다가갈 수 있도록 조정할 수는 있다. 일부 클라이언트는 근막 긴장을 쉽게 풀 수 있다. 사람은 그들의 건강 이력에 심오한 상호연결을 느낄 수 있고, 또 통증의 신체–감정적 측면을 깨달을 수 있다. 각 여정은 간병인과 간병 대상자에 따라 달라진다.

시스템간의 크로스 토크(혼선)

만성 골반 통증(CPP)은 복합 증후군이다. CPP는 중추신경계와 말초신경계 처리의 병리적 변화, 골반 장기의 기능장애, 그리고 관련 근육과 근막계의 기능장애 등을 포함할 수 있다.

요로감염으로 인한 방광과 요도의 통증과 같은, 장기의 기능장애는 장/골반 근육과 같은 관련 구조물이 촉진된 신경 경로를 통해 통증 신호를 전달하기 시작하는 장기의 "크로스 토크"로 이어질 수 있다(Woolf, 2014). CPP는 근막, 장기 및 신경계 사이의 중계와 같은, 다중 신체 시스템을 포함할 수 있다(상자 4.7).

상자 4.7 만성 일차 골반 통증 증후군(CPPPS)

유럽 비뇨기 과학회(EAU)는 만성 일차 골반 통증 증후군(CPPPS)이라는 용어를 사용하여, 감염이나 기타 통증의 원인이 알 수 없는 증후군이라고 설명한다. CPPPS와 관련된 건강 상태로는, 만성 피로 증후군, 섬유 근육통 증후군, Sjögren 증후군, 또는 기타 복잡한 건강 문제 등이 있다. 환자의 삶에서 부정적인 인지적, 감정적, 행동적 및 기능적 측면과 같은, 추가적인 측면을 인식해야 한다. 통증 외에도, 요로 기능장애, 성 기능장애, 장 기능장애 또는 부인과적 기능 장애 등의 증상이 존재할 수 있다(Engeler 등, 2012).

골반 통증이 있는 동반 질환은 심혈관계, 위장계, 부인과, 내분비계, 비뇨기과, 림프계, 대사계, 근막계, 신경계 및 정형외과계 기능장애와 같은, 신체 시스템의 생리적 문제를 포함할 수 있다. 비만 사람은 전신 염증뿐만 아니라 수면 장애, 우울증, 고관절과 슬관절의 관절염을 가질 수 있다(상자 4.8). 지방 조직은 전-염증을 유발하는 대사 활성 시스템으로 간주된다(Okifuji와 Hare, 2015).

골반 통증은 클라이언트의 감정적, 사회적, 신체적 역할을 수행하는 능력을 방해할 수 있다. 가족 구성원으로서의 참여 상실과 직장 생활, 취미, 지역사회 활동과 여가 활동의 제한은 CPP를 가졌을 흔한 일이다. CPP를 가진 613명의 여성을 대상으로 한 대규모 연구에 따르면, 부정적인 감정(기분), 피로, 심한 통증, 사회적 기능 제한 등과 같은 요인들이 환자의 전반적인 기능장애 수준과 관련이 있는 것으로 밝혀졌다(Fenton 등, 2015).

상자 4.8 염증과 비만

비만은 체질량 지수가 30kg/m² 이상인 것으로 정의된다. 비만 사람들은 C 반응성 단백질(CRP), 인터류킨-6, 대식세포의 축적 등과 같은 염증성 물질의 혈청 지수 상승을 보여준다. 또한 수술 이후에 염증 지표가 증가할 뿐만 아니라, 퇴행성 추간판 질환, 요통, 골관절염의 경향도 더 크다(Okifuji와 Hare, 2015).

신경가소성(Neuroplasticity)

우울증은 통증을 악화시킬 수 있고, 통증은 우울 상태로 이어질 수 있다; 만성 통증 상태와 우울증이 함께 있으면, 중추신경계인 뇌에서 유사한 구조적 변화가 관찰된다. 해부학적 구조의 변화는 신경가소성의 원리를 실증한다. 만성 통증은 통증을 처리하는 신경 중추를 확장시키고, 또 통증 억제와 다중 감각 및 운동 처리와 관련된 신경 구조의 위축을 일으킨다(Doan, Manders와 Wag, 2015). 신경 처리의 긍정적인 변화는 치유 요법으로 발생할 수 있다(Brumange 등, 2019; Zeidan 등, 2012).

통증과 "위험"

통증은 일반적으로 우리에게 위험을 알려주고, 한 부위에 대한 집중의 필요성과 이것을 보호할 필요성을 알려준다. 그러나 통증 신호, 신체 내에서의 통증 처리, 그리고 통증에 대한 인식은 하나의 신경 조직이나 신경 그룹에 국한되지 않는다. 일반적으로 통증 경험에는 위협이나 위험의 수준뿐만 아니라, 신체-감정적 처리가 존재한다.

통증 인식은 개인의 삶에서 통증 맥락을 고려해야 이해될 수 있다(상자 4.9).

재활은 *'Explain Pain'* (Mosely와 Butler, 2015)과 같은, 환자 자료집과 스토리텔링을 사용할 수 있다. 통증에 대한 생각을 고려한 훈련은 "나는 아프지만 안전하다, 나는 강해지고 있다, 나는 불편을 완화시키고 있다"와 같은, 악화되지 않는 진술로 인식을 전환하는데 도움이 될 수 있다(Butler와 Moseley, 2014).

상자 4.9 통증, 괴로움, 복원력

통증은 예민할 수 있고, 짜증을 낼 수 있고, 괴로움을 줄 수 있고, 정신적 충격을 줄 수 있고, 또 통증은 우리를 가두어 고립시킬 수도 있다. 그러나 통증은 우리에게 놓아주고, 손을 뻗고, 연결하고, 취약성을 보여주고, 도움을 구하고 받아들이도록 가르칠 수 있다.

희망

치유에 대한 가장 큰 열쇠 중의 하나는 희망에 대한 클라이언트의 능력, 복원력에 대한 능력, 그리고 미래의 긍정적인 건강 상태를 생각할 수 있는 능력이다. 섬유근육통 환자에 대한 연구는 "최상의 자아"를 시각화하고, 이미지를 연습하고, 상당한 향상을 보여주는 곳의 치료를 받았다(Molinari 등, 2018). 이것과 다른 연구를 고려할 때, 건강 제공자는 마음을 도울 수 있고, 통증에 대한 인식과 사고를 치유의 핵심 원천으로 삼을 수 있다(상자 4.10과 상자 4.11 참고).

상자 4.10 가르침을 위한 스토리텔링

건강 제공자에 의한 스토리텔링은 통증의 참호 진흙 속에 갇혀 있는 사람을 위한 대체 시나리오를 제공할 수 있다. 유사한 클라이언트 사례를 설명하고 개선된 기능의 예를 설명함으로써, 희망에 대한 감정을 불러일으킨다. 건강 제공자의 팀과 관리를 위한 선택을 제공함으로써 의사 결정 기술을 강화할 수 있다.

상자 4.11 생물심리사회적 모델

적절한 CPP의 중재는 기능과 건강의 전인적인 관점을 포함하고 있다. 생물심리사회적(BPS) 모델에서의 건강 상태는 생물학적, 사회적 또는 심리적 문제로 간주되며, 기능에서의 관련된 변화를 "손상(impairment)"이라고 한다.
손상은 가정, 직장, 지역사회 및 레크리에이션 참여 등에서의 기능 제한을 포함할 수 있다.
유전성, 건강 이력, 물리적 환경 및 생물학적 기능이 단독 진단과 비교하여 고려된다. 가족과 지역사회로부터 안전하고 사랑을 받고, 육성되고, 보살핌을 받다는 느낌은 건강한 경계와 자기관리뿐만 아니라, 안정감과 소속감을 발달시키는데 도움이 된다. BPS를 통해 건강 제공자는 통증의 여러 원인 뿐만 아니라, 치유를 향한 잠재적 자산을 확인할 수 있다(Fenton 등, 2015).

어린 시절의 나쁜 경험: ACE 스코어

어린 시절의 사회적, 심리적, 그리고 물리적 환경은 미래의 건강이나 질병의 요인으로 확인되었다. 스트레스와 트라우마에 노출된 초기 아동기의 경험은 통증의 경험을 증가시키는 경향을 포함해, 그들 삶의 전반에 걸쳐 개인의 건강 문제를 설정할 수 있다. ACE는 0–10점까지 이루어진 척도이고, 건강 상태와 평생의 질병 위험과 상관관계를 가질 수 있다(Hughes 등, 2017; Metzler 등, 2017; Ramiro, Madrid와 Brown, 2010; Zarse 등, 2019).

클라이언트는 ACE 점수를 포함해 시간의 경과에 따라 그들의 건강 악화에 기여하는 경험과 패턴을 인식하는 데 도움되는 치료법을 안내받을 수 있다(상자 4.12).

지속적인 자기 관리, 심지어 자기 사랑과 권한 부여를 위한 선택과 함께, 치료에서 평화, 센터링(centering) 및 그라운딩(grounding)을 제공하는 것은 이전의 부정적 영향을 씻어내고 치유를 촉진할 수 있다.

Maureen Mason

상자 4.12 ACE

전체 용어를 위해, ACE 설문지를 참조한다 (Felitti 등, 1998).

18세 이전:

1. 폭언이나 협박(혹평, 모욕, 굴욕, 유해로 협박)에 대한 노출
2. 신체 학대 (밀기, 잡기, 때리기 및 물건 던지기)
3. 성적 학대(만지기, 애무, 성기 삽입)
4. 사랑받지 못한다고 느끼고, 가족 간의 유대감 부족
5. 부족한 음식, 위생 및 의학적 관리, 또는 알코올 또는 약물 남용으로 여러분을 돌볼 수 없는 부모
6. 이혼, 유기, 그 밖의 사유로 친부모를 잃음
7. 신체 학대를 자주 받는 어머니나 계모의 모습 관찰
8. 음주나 알코올 중독에 문제가 있거나 길거리 마약을 사용하는 가족이 있는 경우
9. 가족 구성원이 우울증이나 정신질환을 앓고 있거나 자살을 시도한 경우
10. 가족 구성원이 감옥에 간 경우

대부분의 성인은 ACE 척도에서 1점 이상의 점수를 획득하지만, 4점 이상의 점수는 장기적 건강 결과와 사회적, 심리적, 신체적 기능을 수반할 수 있는 문제와 관련이 있다. ACE 점수가 높은 사람들은 잘못된 자기 관리, 알코올, 담배 및 불법 약물 등의 사용, 통증, 건강 위험 행동, 그리고 질병 등의 가능성 증가를 보인다(Metzler 등, 2017; Zarse 등, 2019)(상자 4.13).

상자 4.13 환자 사례: Andre, ACE 점수

스노보드 선수인 Andre의 ACE 점수는 10분의 1로 매우 낮았다. 그의 부모는 그가 16살 때 이혼했고, 그는 아버지를 거의 보지 못했지만, 어머니와 형제들과 친하게 지냈다. 그는 자신감이 넘쳤고, 여유가 있었으며, 끈끈한 가족 관계를 가지고 있었다. 그는 몇 번의 바디워크와 운동치료를 통해 회복되었다.

인식되지 않거나 해결되지 않은 감정적 · 신체적 또는 성적 외상은 만성 건강 상태에 나쁜 영향을 줄 수 있고 골반저 기능장애를 악화시킬 수 있다.

외상 민감 관리(trauma-sensitive care)와 복원력 훈련을 제공하는 치료사는 외상이 "몸 속에서 살고 있는 방법"을 해결할 수 있다(Levine와 Phillips, 2012)(상자 4.14).

상자 4.14 감각을 진정시켜 통증을 완화한다.

치료사들은 클라이언트들의 웰니스를 증진시키는 삶의 모든 측면을 고려하고 지원할 수 있다. 자연 속을 걷고, 콧노래를 부르고, 춤을 추고, 노래를 하고, 또 예술을 창조하는 것은 신경계를 진정시키고 삶의 편안함과 기쁨을 증진시켜 풍부한 긍정적 감각 경험을 할 수 있도록 만든다. 시각, 청각, 후각, 촉각, 미각 등을 이용해 긍정적인 감각 경험을 많이 쌓으면 쌓을수록, 신경계는 더욱 고양된 신체 경험 속에 놓이게 된다. 클라이언트에게 부정적인 자기 이야기와 스트레스 요인에서 편안함과 즐거운 감각 경험으로 자신을 달래는 "전환"을 선택하도록 가르치는 것은 만성 통증을 치료하는 돌파구를 제공하는 것일 수 있다.

골반저 기능장애(PFD)

골반저 기능장애는 골반 건강 문제를 총칭하는 용어로서, 골반 통증을 포함할 뿐만 아니라, 방광, 장, 골반 장기 탈출(POP)/또는 성 활동과 관련된 기능과 증상의 제한을 포함할 수 있다.

통증 선별검사

통증 선별검사에는 통증의 정확한 위치, 통증의 지속시간(일정하거나 간헐적), 통증의 특성(예: 날카로운, 무딘, 쑤시는, 화끈거린, 따끔거린, 저린, 방사되는), 및 통증을 악화시키거나 완화시키는 방법(휴식, 운동, 보충제, 약물, 특정 자세나 신장) 등과 관련된 특별한 질문을 포함한다. 이들 질문에 대한 답은 건강 제공자가 24시간 내내 겪는 통증의 경험과 삶의 영향을 파악하는 데 도움을 준다.

근막성 골반 통증

골반 통증을 가진 사람들은 다발성 압통점과 통증유발점이 있는 근막계 문제를 가질 수 있다(상자 4.15). 통증은 압통 지점(민감한 지점)에 국한될 수도 있고, 또는 통증유발점의 사례에서처럼 한 지점에서 다른 지점으로 전이될 수도 있다.

구조적으로, 골반 근막은 외층의 피부와 근육에서 내층의 장기 구조물, 신경, 혈관 및 림프계로 형성된다. 조직의 긴장(tautness)은 근막, 신경 혈관, 림프 구조를 압박하여 다양한 통증과 부종을 유발할 수 있다. 이와 반대로, 특정 부위의 약화와 이완(무릎인대의 열상과 같은)은 안정성을 제공하는데 도움을 주기 위해 슬괵근, 고관절 굴곡근, 골반저 근육, 또는 허리와 같은 다른 부위의 통증, 경련 및 근방호와 타이트니스를 초래할 수 있다.

상자 4.15 통증 용어

압통점: 촉진 압박(<4 kg)에 민감한 연부조직의 부위이지만, 다른 조직과 구분이 잘 되지 않을 수도 있다(Gerwin, 2001; Wolfe 등, 2013);

통증유발점(Trigger point): 팽팽하거나 과도하게 예민한 결절이 있는 영역이고, 이 지점은 통증이 있고, 과민할 수도 있으며, 근육 약증, 제한된 움직임, 그리고 자율신경성 변화와 영향 변화가 나타날 수 있다(Gautschi, 2012; Killens, 2018).

근막 통증 증후군(MPS): 근막성 통증유발점에서 발생하는 국소 통증이고, 골격근에서 발견되고, 과민성 결절이나 지점에서 일어난다. MPS는 국소적으로 발생하거나, 위성 통증유발점과 관련되어 발생할 수도 있다(Desai, Saini와 Saini, 2013; Saxena 등, 2015, Simons, Travell과 Simons, 1999).

골반에서 "일어나는" 싸움이나 도주, 그리고 "둔감"의 가능성

싸움, 도주, 또는 얼어붙음 시에 고조되는 신경계 활동이 골반에서도 종종 나타난다; 이것은 종종 근육의 꽉 쥠(clenching)으로 나타난다. 신경계 각성의 지속적인 고조 상태는 감염 후, 손상 또는 트라우마 노출된 후에 지속할 수 있고, 정서적, 신체적, 성적 또는 그들의 조합 상태로 나타날 수 있다.

비복원성 수면, ACE 점수가 높은 사람, 그리고 사별과 같이 비인식된 손실로 고통받는 사람들은 인지적이고 감정적인 장벽으로 인해 치료에 잘 참여하지 못할 수도 있다. 교감신경 과잉/외상은 신체 감각을 인식하지 못하거나 둔감할 수 있고, 치료의 참여 제한을 포함한 좋지 못한 자가관리로 나타날 수 있다.

통증 관련 영역

통증은 근막 촉진, 신장 또는 압박으로 국소 부위에서 발생하거나, "연관통 패턴"에서처럼 멀리 떨어진 부위로 전이될 수 있다. 예민한 신경은 MPS에 존재할 수 있으며, 통증 증상을 악화시키고 신경 분포에 국한된 국소 통증이나 방사통(전이통)을 일으킬 수 있다.

그림 4.1에서, 우리는 특정 영역을 지배하는 개별 척수신경 레벨을 보고 있다. 또한 우리는 몇 개의 신경근이 조합된 것을 의미하는 말초신경으로부터 중첩된 신경지배를 가진 동일 영역도 볼 수 있다.

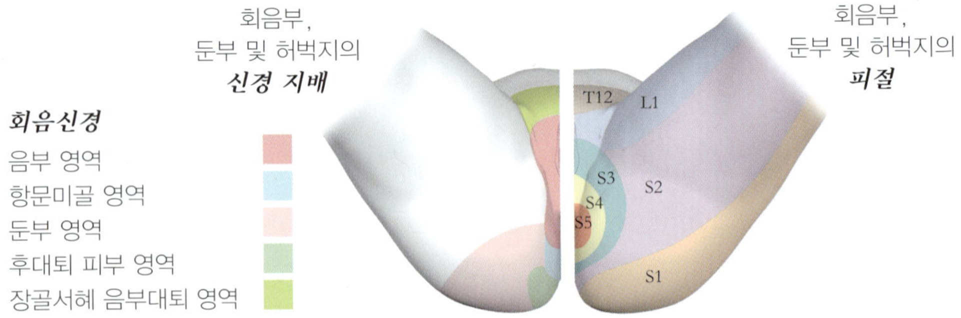

그림 4.1 회음부, 둔부 및 허벅지를 지배하는 신경

장골하복부신경, 장골서혜신경, 음부대퇴신경은 하부 복부, 상부 골반, 음부 영역 및 고관절로 가는 감각신경과 운동신경을 제공한다. 장골하복부신경은 T12–L1에서 나오고, 장골서혜신경은 L1에서, 그리고 음부대퇴신경은 L1–L2에서 나온다. 이들 신경의 잠재적인 압박과 손상 부위는 스포츠나 외상에 의한 타박상, 복강성형술과 같은 수술, 및 탈장 수복 등을 포함해, 다양하다.

외측대퇴피부신경은 외측대퇴부와 상부 둔부의 피부에 감각을 제공한다. 외측대퇴피부신경은 L2–L3에서 나오고, 타이트한 벨트나 다른 요소에 의해 압박될 수 있고, "대퇴감각이상증(meralgia paresthetica)"으로 불리는 허벅지의 가쪽에 둔감을 일으킨다.

폐쇄신경은 감각신경과 운동신경이며, L2–L4에서 나오고, 대퇴부의 전방과 내측의 피부와 고관절 내전근들을 지배한다. 폐쇄신경은 폐쇄동맥과 폐쇄정맥과 함께 주행하여 폐쇄공을 통과한다.

둔부신경과 천골신경은 음부신경이 지배하는 영역의 가쪽에 위치한 둔부의 피부와 골반 부위를 지배한다. 부가적인 감각이 요천신경총(L1–S5)의 분절가지를 통해 제공된다.

요추와 천골에서 나오는 신경가지들은 내폐쇄근으로 가는 L5–S1, 이상근으로 가는 L5–S2, 및 항문거근으로 가는 S2–S5를 포함해, 가장 깊은 골반 구조물을 지배한다. 음부신경은 S2–S4에서 나와 골반저의 감각과 운동을 지배한다(그림 1.15 참고).

과민 신경과 신경통

신경계가 신장되거나 연관 증상이 그 신경의 분포를 따라 발생하면, 이것을 "과민 신경" (상자 4.16)이라 부른다. 커다란 염증이 있으면, 날카롭고 찌르는 듯한 통증이 발생할 수 있다.

신경에 염증이 있으면, 움직임 제한, 과도한 근방호, 그리고 신장시 강한 통증이 발생하는데, 이것은 신경통 또는 신경근 병변과 같은 국소 신경근 통증이 있음을 의미할 수 있다. 약증, 둔감 및 보호성 국소 근경련이 신경통과 함께 발생할 수 있고, 이런 형태의 통증은 일반적으로 도수치료나 운동치료로 좋아지지 않고, 운동치료나 바디워크에 의해 악화될 수도 있다.

상자 4.16 음부신경

음부신경은 장시간의 앉기, 자전거 타기, 고강도 스쿼트 훈련뿐만 아니라, 근막 긴장을 가진 사람의 개인적 성향에 의해 자극을 받을 수 있다(그림 1.15 참고).

음부신경은 감각, 운동 및 자율신경이고, 요생식 삼각과 외항문 삼각을 지배한다. 만약 음부신경이 예민하거나 과민해지면, 음핵 부위, 귀두 및 음경에서 증상이 발현할 수 있고, 또 회음부와 외항문 삼각에서 통증이 발생할 수도 있다. 증상이 경미할 수도 있지만, 심하면 앉기 자세를 취하거나 성교에도 어려움이 발생할 수도 있다. 그리고 요로와 장의 기능에 통증을 유발할 수 있으며, 또 휴식을 취하는 데도 제한이 발생할 수 있다. 드문 경우에는, 주사요법이나 수술이 필요할 수도 있지만, 일반적으로 영구적 요소를 차단하고 근막 가동성을 회복하는 것이 치료에 도움이 될 수 있다 (Hibner 등, 2010).

호흡

호흡 기능은 얕은 호흡과 제한된 늑골, 흉골 및 횡격막의 가동성과 함께, CPP에서 종종 손상된다. 횡격막과 근육, 장기, 혈관 및 림프 구조물과의 횡격막 연결이 가장 중요하다. 운동 습관뿐만 아니라, 만성 스트레스나 손상도 몸통과 복부의 근막 단축, 횡격막 손상(후측방), 그리고 늑골 기저부 손상 등을 초래할 수 있다.

손으로 이용한 치유 기법: 도수치료

기초로서, 자기 관리에 대한 좋은 인식을 가진 건강 제공자는 스스로 기반을 다지면서, 호기심과 발견의 감각을 가지고 도수치료의 평가와 치료에 임할 것이다. 수동 치료 평가와 치료를 할 것이다 (상자 4.17). 도수 관리는 모든 소마(soma)와 특정 영역으로의 당김이나 긴장 감각을 "경청함으로서" 시작할 수 있다. 배꼽 부위에 손을 댄 후, 당김이 탈장 흉터 쪽으로, 골반 장기 안으로, 또는 위쪽 방향 횡격막 쪽으로 일어나는지를 느낄 수 있다.

근막 평가와 통증 감소를 위한 도수 기법은 무수히 많고, 다음을 포함할 수 있다:

- 손가락끝, 한 손이나 두 손으로 피부를 부드럽게 촉진한다. 그런 다음,
- 근막계 안으로 깊은 촉진을 가한다.

근막 제한이나, 대각선이나 더 깊은 곳으로 당김이 일어나는 것을 느끼고자 할 때나, 또는 다른 무엇을 발견하고자 할 때, 시계 패턴이나 별모양 패턴에서 제한이 있는 쪽이나 그 주위로 이동할 때처럼 추가적인 근막 가동성 검사의 사용이 도움이 될 수 있다(Killens, 2018). 근막 가동성 치료는 다음과 같은 여러 기법을 수반할 수 있다:

- 한 손이나 두 손으로 유지하기(holding), 활주하기(gliding), 그리고 제한된 쪽으로 쉽게 이동하기(moving) 등을 사용한다.
- 측방 굴곡이나 회전 요소로 관련된 층을 쌓거나 가이드한다.

그런 다음, 시간이 적절하다고 느낄 때, 도수치료를 수행할 수 있다:

- 근막 영역을 늘이고, 가동시키고, 또 신장시킬 쪽으로 가이드하기 위해 신장기법, 견인기법, 언와인딩 기법, 또는 기타 기법으로 지속적인 유지를 일으킨다.
- 에플루라지(effleurage)에서 페트리사지(petrissage)와 같은 깊은 문지르기(kneading)까지 근막의 넓은 부위를 문지른다.
- 근막 구조물이 몇 센티미터에 걸쳐 롤링 웨이브처럼 들어올려지고 쓰다듬는 "피부 롤링"
- 몇 ㎝에 걸쳐 롤링 웨이브처럼 근막 구조물을 들어올리고 문지르는 스트러밍(strumming), 리프팅(lifting) 및 피부 롤링(skin rolling) 기법
- 가동성을 강조하는 그 부위의 진동 기법이나 흔들기(jiggle) 기법
- 치료 도중 뚜렷한 해부학적 층을 통한 스트로킹과 클라이언트의 근 수축과 이완–신장을 적용하는 능동 이완 치료 (Spina, 2007).

골반 통증에 대한 도수치료와 기타 중재의 효과에 대한 연구는 나열된 것처럼, 클라이언트의 향상과 관련된 건강 제공자의 태도와 상호작용을 확인해 준다(Bishop, Bialosky와 Alappatu, 2020) (상자 4.18–상자 4.20):

- 관리를 필요로 하는 클라이언트와 "심리적 동맹"을 형성한다
- 심화된 연구와 경험의 전문성을 갖춘 건강 제공자의 스킬
- 건강 제공자의 자신감과 자기 만족감
- 관리의 잠재적 이점에 대한 긍정적인 언어 사용
- 관리 유형에 대한 선호도를 고려한 공유된 의사 결정

상자 4.17 환자 사례: Andre 치료

미골통을 가진 스노보더인 Andre는 다음으로부터 혜택을 받았다:

- 압통점과 통증유발점에 적용된 지속적인 압박, 피부 롤링 및 페트리사지를 포함하여 압통점, 통증유발점, 통증 부위에 적용된 근막 이완술
- 여러 운동면으로 다리, 엉덩이, 몸통 및 척추에 적용된 신장 기법과 슬괵근, 둔부근, 내전근, 장요근 및 복부 근에 적용된 언와인딩 기법
- PFM 이완 기법과 협응된 호흡 훈련
- 그림 4.2에서 그림 4.13까지 요가 아사나는 초기에 작은 가동범위로 시작한 후, 그가 편안해지고, 안정되고, 통증이 없을 때 결국에는 가동범위를 증가시킨다.

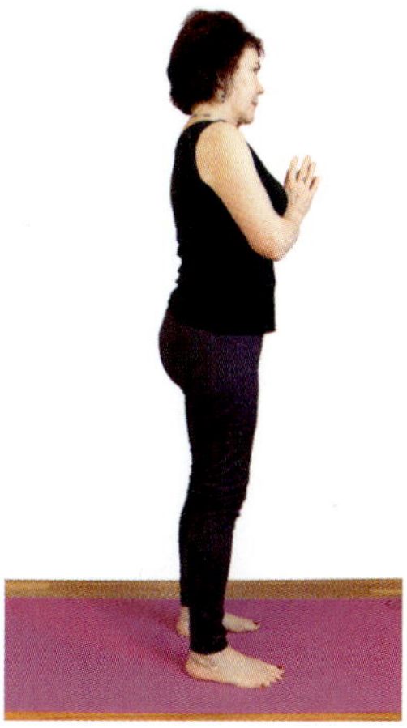

그림 4.2 산 자세 (Mountain)

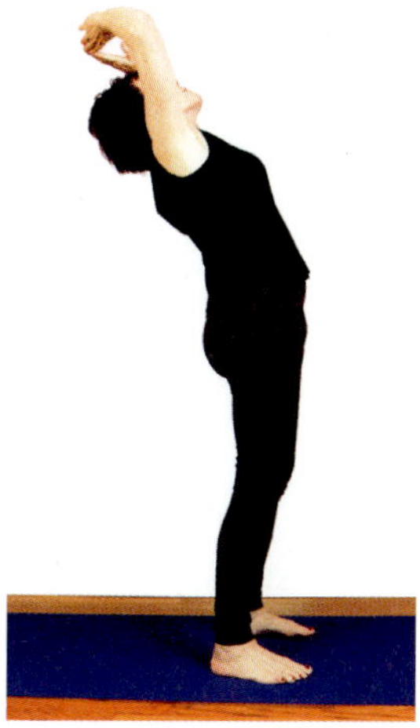

그림 4.3 몸을 뒤로 젖힌 자세(back bow)

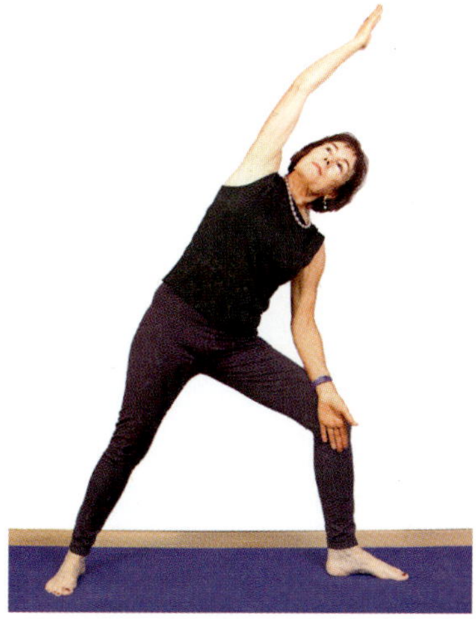

그림 4.6 삼각 자세(Triangle pose)

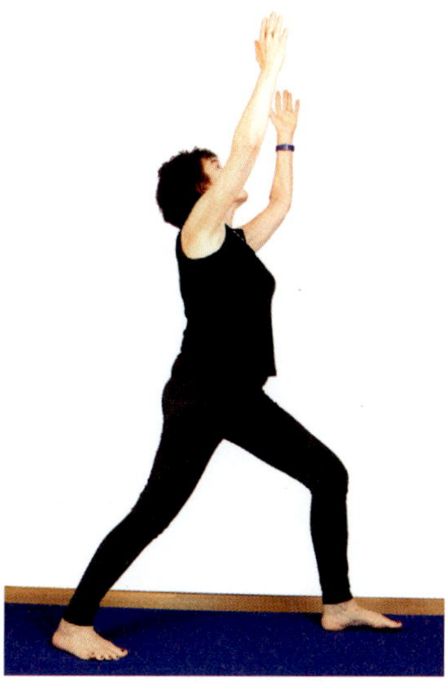

그림 4.4 전사 자세 I (Warrior I)

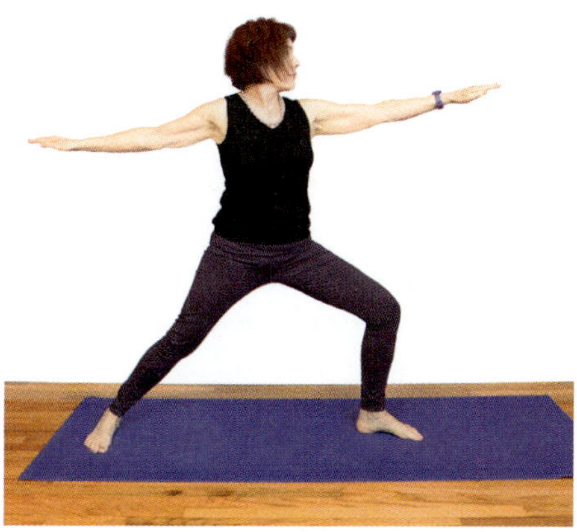

그림 4.5 전사 자세 II (Warrior II)

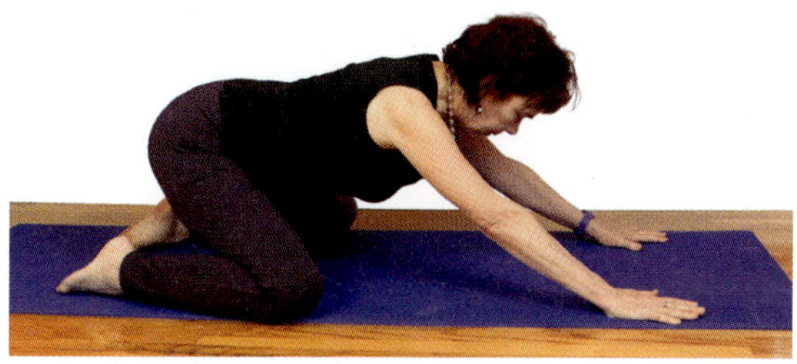

그림 4.7 네발자세에서의 흔들기와 PFM 이완 (Quadruped rocking with PFM relaxation)

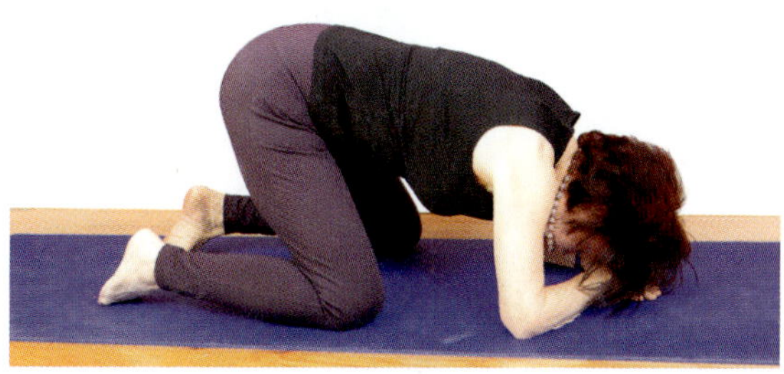

그림 4.8 수정된 아동 자세 (Modified child's pose or puppy pose)

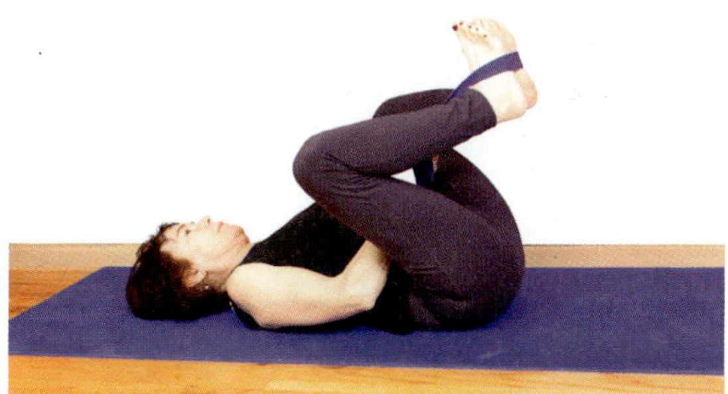

그림 4.9 스트랩을 이용한 행복한 아기 자세 (Happy baby supported with strap)

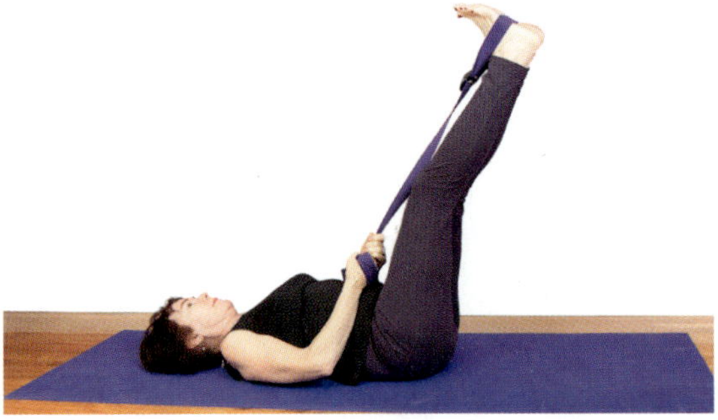

그림 4.10 스트랩을 이용한 슬괵근 신장 (Hamstring stretching supported with strap)

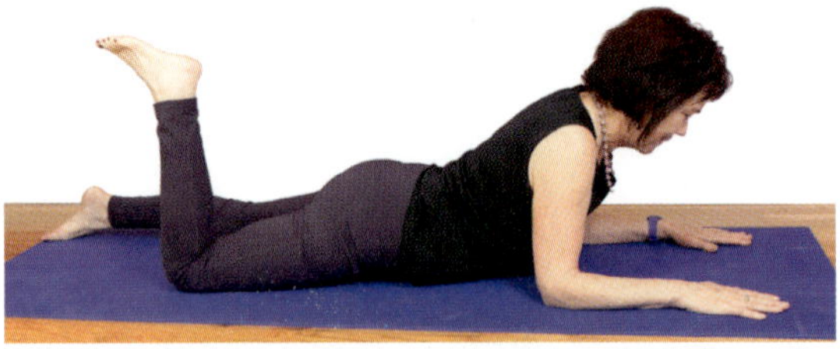

그림 4.11 무릎을 굴곡한 자세에서의 부분 프레스-업(스핑크스 자세) (Partial press up [sphinx] and knee flexion)

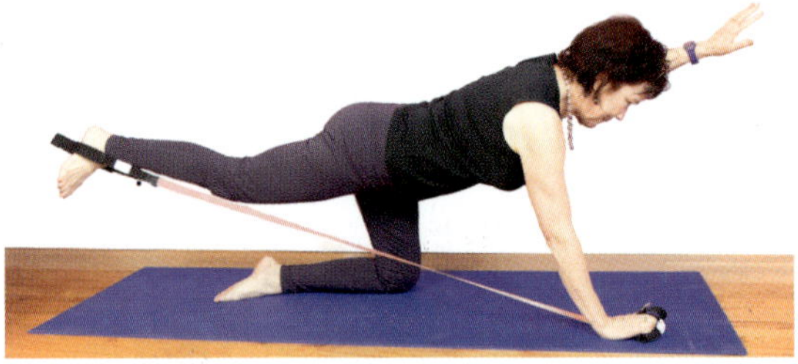

그림 4.12 핸디밴드를 이용한 슈퍼맨 자세 (Superman facilitated with handibands) (Hauptmann, 2022)

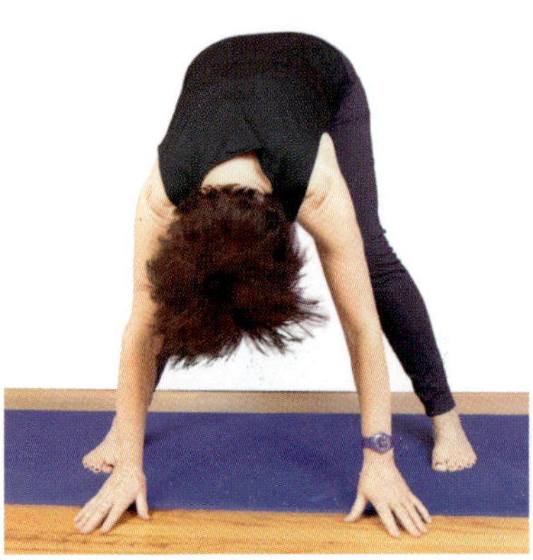

그림 4.13 다리를 넓게 벌리고 앞으로 숙이기 (Wide forward bend)

이들 포즈는 몸의 가벼워짐과 흐름을 위한 마음챙김과 의도 설정을 통합하여 포즈당 최소 3번의 호흡으로 유지되었다. 그는 일주일에 4–5번 이 프로그램을 수행했다.

상자 4.18 통증 완화를 위한 도수치료

시스템 리뷰(Wasserman 등, 2018)는 수술 이후의 시간 프레임내에서 이루어진 복부 도수치료로 통증이 감소되었음을 확인했고, 또 수술에 의한 복부 유착을 위한 연부조직 가동술도 통증을 감소시키고 기능을 증가시켰음을 확인했다. 연부조직 가동술(STM)은 만성 복부 증상을 치료하는데 도움이 되는 것으로 확인되었다.

복합 통증

상자 4.19 근막 통증과 신경 통증

26세의 Suzanna는 오른쪽 천장관절, 고관절 및 골반 등의 통증 때문에 물리치료를 받았다. 그녀는 회계사로 일했고 하루에 10시간 이상 앉아 있었다. 그녀는 차렷 자세를 취할 때 둔부, 허리 근육, 슬괵근 및 장경인대의 뻣뻣함을 느꼈다. 그녀의 척추와 고관절의 운동은 타이트한 고관절 굴곡근과 함께 제한되었고, 오른쪽 다리를 쭉 뻗어 들어올릴 때(SLR) 50°까지 제한되었다. 그녀의 양측 장요근이 타이트해져 있어 고관절의 신전이 5° 정도까지 제한되었다.

도수치료 평가에 따르면, 허리, 천장관절, 고관절의 대전자에서 많은 압통점과 통증유발점이 있다는 것이다. 그녀는 모든 통증 영역에서 근막 가동성의 소실을 가졌고, 슬괵근, 대퇴이두근 및 반힘줄양근의 뚜렷한 타이트니스를 가졌다.

부가적으로, 음부신경(특히 회음부신경가지)은 좌골극 부위에서 나오는 지점을 촉진할 때 신경 과민을 보여주었고, 음순과 음핵 영역으로 통증이 전이되는 관련통을 보여준다. 내적으로 촉진되는 내폐쇄근은 그녀의 오른쪽 고관절 통증을 재현하는 것으로 밝혀졌다(그림 4.18 참고).

그녀는 복부, 척추, 고관절, 골반저 근육, 그리고 슬괵근 등을 위한 근막 가동술을 강조하는 도수치료를 여러 번 받은 후 좋아졌다. 그녀는 늑골가동술과 호흡 신장과 요추골반 고관절 신장을 받았고, 그녀의 일과에 요가 신장과 간헐적인 걷기가 추가되었다.

스탠딩 데스크(standing desk)로 전환하고 하루 종일 골반저 이완을 연습하면, 음부 통증을 줄이는데 도움이 된다.

상자 4.20 신체 균형잡기

도수치료와 운동 연습이 신체의 대칭성, 균형, 흐름을 회복하는 데 도움이 될 수 있다.

내장기 도수치료

가장 깊은 수준의 도수치료는 내장기 도수치료처럼, 내장기의 특수 평가와 치료를 다루는 것이다(Barral, 2006; Horton, 2015; Wetzler, 2009). 이 치료법은 해부학의 모든 측면을 연구하는 것과, 동시에 전신 선별검사를 위한 플랫폼을 제공하는 촉진 기술 뿐만 아니라 국소 영역의 평가 발달에 좌우된다(상자 4.23).

장기의 기능은 골격에 대한 장의 최적 활주 뿐만 아니라, 장기와 장기 사이의 가동성(장기의 "생리적" 가동범위)에 좌우된다. 이것은 또한 장기 가동성이나 전반적인 기능에 대한 치료적 접근법을 포함한다. 평가와 치료에서의 조사작업은 골반 안에 있는 자궁의 정렬과 가동성 등과 같은, 어느 한 부위의 가동성 제한이나 강직된 부위를 발견할 수 있다. 통증 생성에서 내장기 역할에 대한 예는 아래에 있다(상자 4.21).

상자 4.21 산후통: Sheila

- 산후 6개월 : 골반 통증은 월경과 굽힘기, 서기 및 영아 들어올리기 등의 신체 활동으로 악화된다.
- 제왕절개술 흉터와 우측 천장관절로 인한 국소 통증
- 촉진으로 민감하고, 강직되고 통증이 있는 제왕절개 흉터를 확인한다.
- 장기 특이적 가동성 검사 시 측굴되고 오른쪽으로 향해 아래에 위치한 자궁
- 방광과 자궁의 제한적인 위쪽 활주, 측굴 및 회전 가동성
- 전방 근막 장기 검사 시 발생되는 천장관절 부위의 통증
- 근막성 제왕절개 흉터와 장기 치료는 대칭성과 가동성 쪽으로 향한다.
- 도수치료와 치료적 운동 프로그램으로 통증이 해결된다.

장기 특이적 근막 가동술은 이런 특성의 산후 통증을 완화하는 데 탁월할 수 있다.

세상은 고통으로 가득하지만,
세상은 고통의 극복으로 가득 차 있다.
(Helen Keller)

상자 4.22 치유를 위한 운동

도수치료 이후의 운동 교육은 환자에게 자기 관리와 체성 경험(somatic experiencing)에 대한 기회를 부여할 수 있다.
움직임은 신체 내에서의 발견과 자유 감각을 허용하고, 스트레스를 해소하는 데 도움을 줄 수 있다. 치유를 위한 운동 전략은 환자를 아래의 것으로 초래한다:

- 어느 방향이든 편한 방향으로 움직인다.
- 얼마나 움직일 것인지를 결정하기 위해 그들의 직관력을 이용한다.
- 자신에게 편의함, 안이함, 편안함 및 비폭력성을 실천해 본다.
- 그들의 호흡을 확인하고, 편안하게 호흡을 한다.
- 중력, 압력, 신장, 노출된 피부에 대한 공기의 감각 등과 같은, 신체 감각을 탐구한다.
- 기분이 좋은 일상 루틴을 사용한다.
- 근육이 활동량을 증가시킬 때 발생하는 온감을 확인한다.
- 피로와 노력에 따른 근육 활성화의 변화를 확인한다.
- 스테미나, 지구력, 파워를 기르기 위해 피로를 일으키는 활동을 선택한다.

골반 근육과 장기에 대한 직접적인 도수치료는 전문적인 기법이고, 골반 구조물의 의학적 모형(그림 4.14–그림 4.20)과 골반 도수치료 장비(그림 4.21–그림 4.24)에 대한 사진과 함께, 다음과 같은 간단한 프로세스로 묘사된다.

상자 4.23 직접적인 골반 치료

면허, 전문성 훈련, 임상 실습 조항, 차후 이력과 골반 기능 선별검사에 따라, 검진과 검사가 진행될 수 있다. 이것은 감각, 운동, 근막, 외적 반사 검사, 내적 반사 검사, 골반저 구조물의 평가이다(Van Delft, Thakar와 Sultan, 2015).

단축되고 타이트 한 골반저

골반저의 근막 평가는 팽팽하고, 저가동적이고, 강직된 조직을 확인할 수 있다. 일반 사람의 경우, "단축된 골반저"가 존재하고, 이런 경우 PFM은 수축하거나 상승할 수 없고, 또 이완, 팽창 및 하강할 수 없다.

단축된 골반저(pelvic floor)는 원래 Fitzgerald와 Kotarinos(2003)에 의해 설명되었고, 그들은 이런 문제의 복잡한 특성 때문에, 다중 모드의 중재 접근법을 조언했다. 앞에 기술된 것처럼, 다양한 기법의 도수치료가 단축된 골반저 그룹이 유연해지는데 도움을 줄 수 있고, 이것은 관련된 PFD를 감소시킬 수 있다.

PFM 맵핑: 손가락 검사 지점 또는 근막 이완술 지점

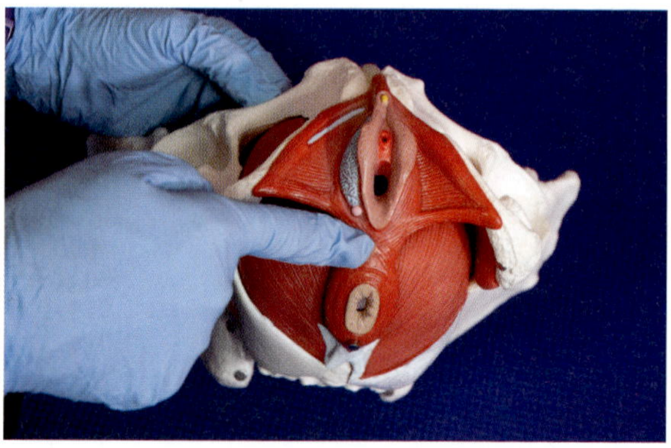

그림 4.14 외측에서 본, 요생식 삼각, 항문 삼각 그리고 회음체(여성 골반 해부학의 아래쪽 면)

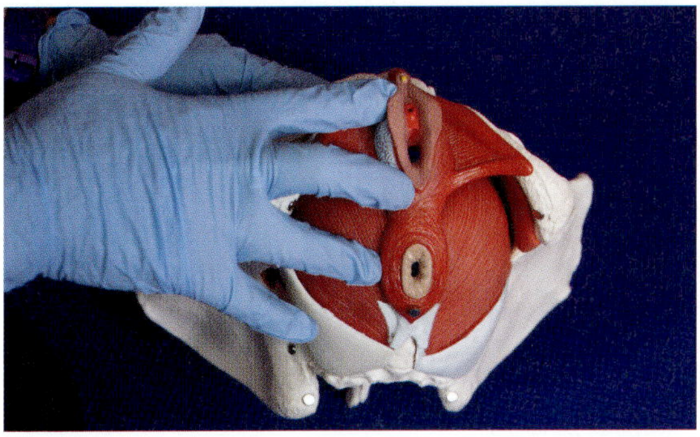

그림 4.15 음부신경이 지배하는 영역.

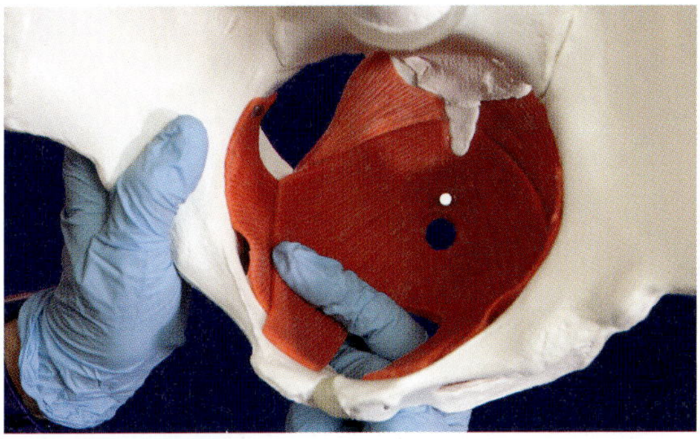

그림 4.18 안쪽에서 촉진된 내폐쇄근

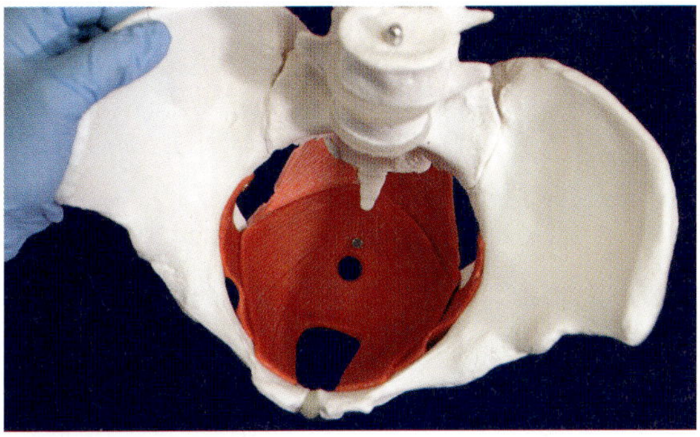

그림 4.16 위에서 본 항문거근

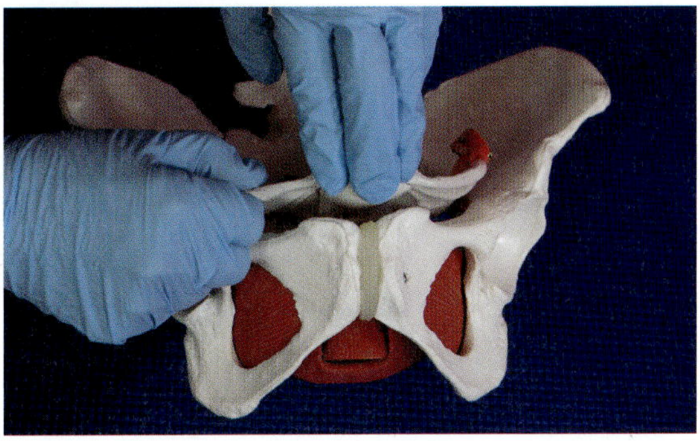

그림 4.19 치골 위에 있는 자궁 위치

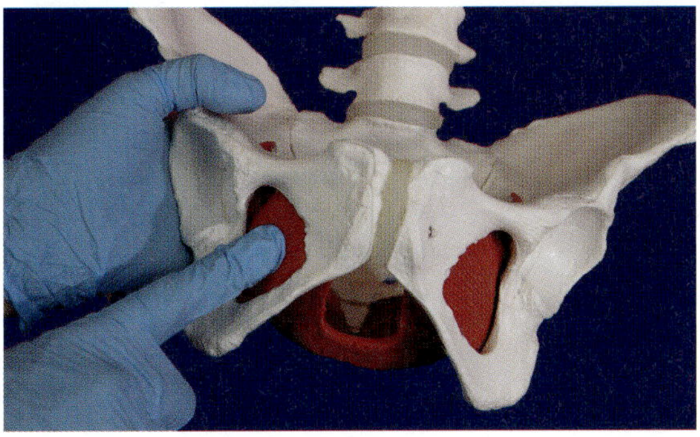

그림 4.17 외측면에서 본 내폐쇄근

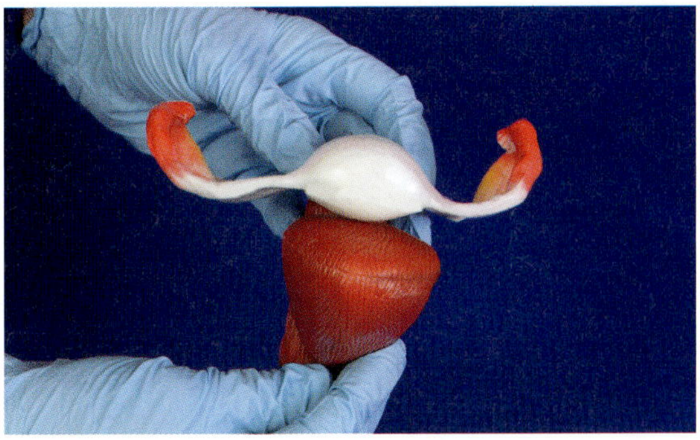

그림 4.20 방광 위에 있는 자궁 위치

골반 부위의 근막 통증을 설명하는데 이용되는 용어들은 많이 있고, 시간이 지남에 따라 의학적 진단의 경향은 특정 "진단"을 선호한다.

예:

- 긴장성 골반저 근육통
- 이완되지 않는 골반저 근육
- 항문거근 증후군
- 질 경련(vaginismus)
- 골반 통증과 회음부 통증

사람이 자신의 PFM에 대해 배우고, 자신의 상태를 악화시키는 통증유발 요소나 습관을 일단 확인하면, 그 사람은 증상을 예방하는 방식으로 향할 수 있고, 또 직접적인 운동과 도수치료뿐만 아니라 자가 관리 방식으로도 이완 효과를 찾을 수 있다(상자 4.22–4.24).

상자 4.24 Suzanna의 치료: 근막과 신경 통증치료

앞에서 제시된 Suzanna는 복부, 척추, 엉덩이, 골반저 근육, 슬괵근을 위한 근막 가동술을 받고 좋은 결과를 얻었다. 그녀는 늑골 가동술과 호흡 및 요추골반-고관절 신장을 받았고, 간헐적인 보행을 실시했다.

그녀는 음부신경 해부학 교육을 받았을 뿐만 아니라, 자전거타기, 딱딱한 표면 위에 앉기, 과도한 쭈그려 앉기 등과 같은 악화 요소에 대해서도 교육을 받았다. 음부신경의 감압을 위한 베개의 사용과 외출용 접이식 재킷으로 패딩 시트를 만드는 옵션이 제공되었다.

외부 맵핑과 내부 맵핑, 자가 관리와 근막이완 도구로서 특수한 골반 건강 장비가 이용될 수 있다(그림 4.21-4.24). 골반 건강 장비나 도구는 골반저의 올바른 수축인 상승과 하강인 이완의 수행에 대한 압박, 신장 및 움직임을 통해 피드백을 사용할 수 있고, 이 모든 것은 인식, 구현 및 근막 통증의 감소에 도움이 될 수 있다(상자 4.25).

상자 4.25 장비 사용시 주의사항

많은 사람들은 사진의 아이템을 "섹스 장난감"으로 단순히 생각할 수 있지만, 골반 통증의 경우 그들은 사용하기에 고통스러울 수 있고 외상 이력을 가진 사람들에게 위협을 주거나 위험할 수도 있다. "장난감"이라는 용어는 아동의 행동과 낙인(stigma)과 관련될 수 있고, 종교적 훈련과 문화적 훈련에 따라 수용되지 않을 수도 있다. 관점의 다른 쪽 끝에서 볼 때, 이 장비는 성 건강 훈련과 즐거움을 위해 사용될 수 있다(13장 참고).

부정확하게 골반 장비를 사용할 때 통증을 증가시키거나, 통증을 그대로 유지하거나, 피부를 찢거나 구멍을 낼 수 있는 좋지 않은 결과가 일어날 수 있기 때문에, 사람들은 필요에 따라 골반 전문가에게 통증 관리와 훈련, 그리고 안전 지침 등을 문의해야 한다.

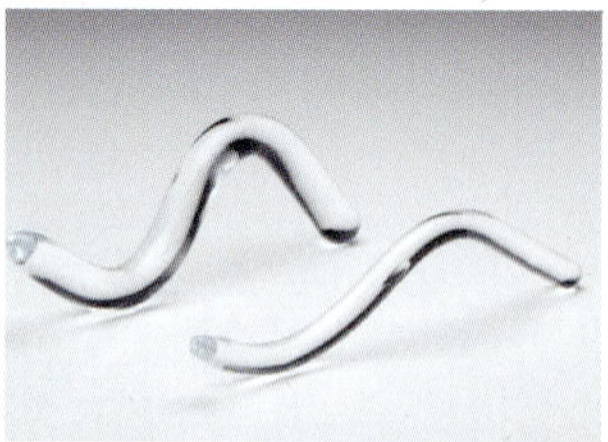

그림 4.21 투명한 세레니티 완드(Clear serenity Wand)

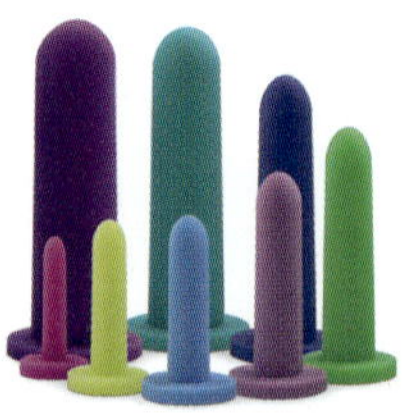

그림 4.22 인티메이트 로즈 확장기 세트(Intimate Rose dilator set)

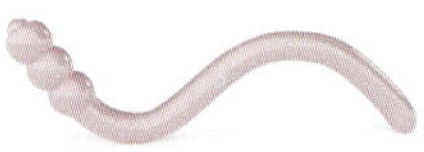

그림 4.23 뒤쪽에서 본 쎄라완드(TheraWand)

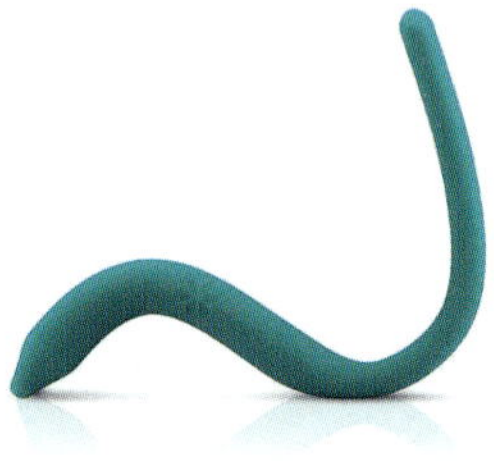

그림 4.24 인티메이트 로즈 진동 완드(Intimate Rose vibrating Wand)

근막의 평가와 치료

근막 치료는 통증을 가진 클라이언트에게 가장 안전한 중재 중의 하나이다. 그러나, 중요한 것은 비도수 관리의 필요성을 나타내는 바디 랭귀지와 징후를 인지하는 것이다. 신체 중에서 가장 은밀하고 사적인 부분은 골반이어서, 이 부위를 새롭게 치료할 때 불안감은 물론, 촉진에 따른 공포-회피와 촉각 방어 반응이 증가할 수 있다. 피해를 방지하고 클라이언트에게 권한을 부여하기 위해서는 건강 제공자가 민감하게 접근해야 한다.

신경계 저하 훈련

습관적인 호흡 패턴에 대한 선별검사는 관리를 위해 몸 안으로 접근하는 방식이 될 것이고, 교감성 기능을 떨어뜨려 부교감성 기능을 향상시키는 교구(teachable tool)가 될 수 있다. 횡격막과 골반 코어 사이의 동기화가 부족하거나 골반저 가동성이 부재할 때, 운동과 도수치료는 좋지 못한 결과를 가져올 수 있다.

체성 경험(somatic experiencing), 댄스, 요가, 필라테스, 기공, 태극권, 개인 훈련 및 유산소 운동 등이 신경계를 재설정하는데 도움을 줄 수 있다.

요가와 필라테스

요가와 필라테스는 심신 운동(몸과 마음을 좋게 하는)의 한 형태이고, 통증 재활에 도움이 된다 (상자 4.26). Patanjali의 글은 요가의 8개 사지(팔다리)를 의미하는 8개의 길에 대해 설명하고 있다(Miller, 1995).

첫 4개의 사지는 야마(yama), 니야마(niyama), 아사나(asana), 프라나야마(pranayama)이고, 이들은 "우리의 개성을 정립하는데 집중하고, 몸에 대한 지배력을 얻고, 또 우리 자신에 대한 에너지 넘치는 인식을 발달시키는 데 집중한다" (Carrico, 2021). 나머지 4개의 사지는 프라티야하라(pratyahara), 다라나(dharana), 디야나(dhyana), 사마디(samadhi)이며, 깊은 명상적-영적 실천을 담당한다.

상자 4.26 요가의 장점과 주의사항

요가는 건강의 이점에 대한 큰 잠재력을 가지고 있다. 연구는 통계학적으로 골반 통증의 감소에 대한 건강 상의 이점과 불안과 우울증을 감소시키는 장점을 검증했고(Cramer 등, 2018; Nag와 Kodali, 2013; Saxena 등, 2017), 이것은 중재의 가치가 있는 심신 운동 방법이다. 그러나, 대규모 검토에 따르면, 평생 손상 유병률은 21.3-61.8%로 나타났으며, 일반적으로 비영구적인 염좌와 좌상이 발생하는 것으로 확인되었다(Cramer, Ostermann과 Dobos, 2018). 안전과 손상 예방에 대한 강사 훈련이 중요하다.

치료적 요가(MTY)는 마음-몸-영적 프로그램을 제공하는 자원이다(Garner, 2016). 수정된 치료적 요가는 척추전방전위증, 치골이나 골반대 통증, 대퇴비구충돌 증후군, 음부신경 과민, 또는 기타 질환 등과 같은 상태에 이용된다. 프라나야마와 명상 지침은 MTY의 중요한 측면이다.

다음과 같은 아사나는 회복의 요가를 보여준다. 자세는 30초에서 수 분 또는 그 이상으로 유지될 수 있으며, 베개, 볼스터, 블록 및 스트랩을 사용하여 자세를 유지할 수도 있다.

프라나야마는 호흡에 대한 인식과 호흡의 속도와 깊이를 조절하는 것을 포함한다. 휴식과 진정, 충전과 에너지 공급 등 개인의 요구에 따라 달라지겠지만, 지시사항은 다음과 같은 아래의 것을 변화시킬 수 있다(Garner, 2016).

- 깊은 이완의 "횡격막" 호흡
- 횡격막 호흡과 외측 늑골 호흡 동안, 안정성과 자세조절을 위한 복횡근 참여
- 우지이(Ujaii) 호흡, 승리한 전사의 호흡
- 교대로 이루어지는 코를 통한 호흡 (그림 4.25와 그림 4.26)

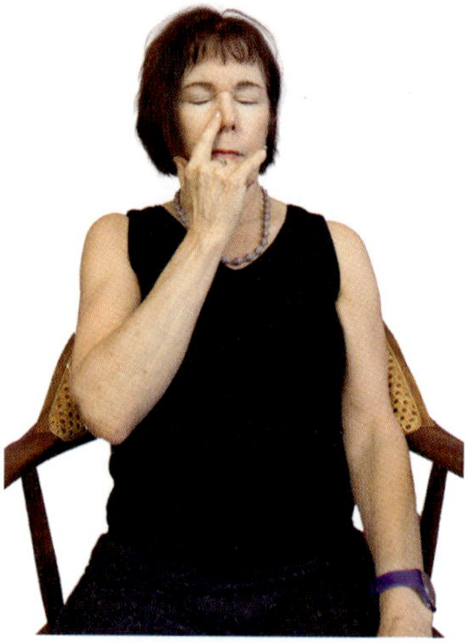

그림 4.25 왼쪽 코로 내쉬기와 들이쉬기

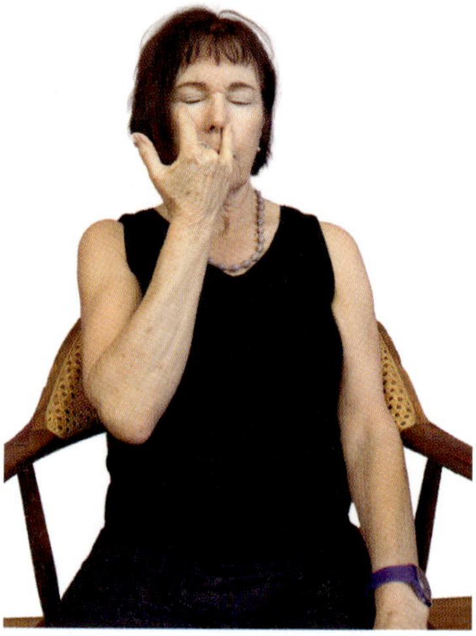

그림 4.26 오른쪽 코로 내쉬기와 들이쉬기

명상(MEDITATION) (12장 참고)

필라테스는 인기 있는 심신 운동 방법이고, 리포머, 운다체어 및 기타 장비를 사용하거나 매트 위에서 수행되는 운동이다(Pilates와 Miller, 1998; Wood, 2018).

호흡(breathing), 집중, 조절(control), 중심화(centering), 정밀, 유동성, 스테미나 및 이완 등의 필라테스 개념은 연구에 기초된 건강의 향상과 함께, 심신 경험을 만들기 위해 조합된다(Fleming과 Herring, 2018; Lin 등, 2016).

필라테스 운동은 낮은 영향력을 가지고, 사람이 웰니스를 위한 즐거운 수업뿐만 아니라 자기관리 형식(Hauptmann, 2022)을 찾는 데 도움을 줄 수 있다(그림 4.27–그림 4.33 참고).

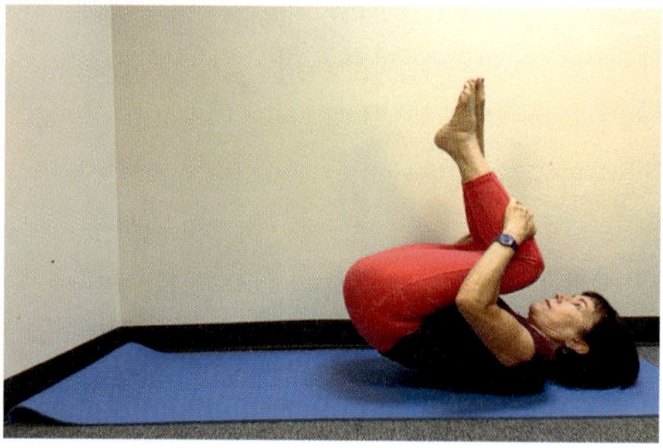

그림 4.27 공처럼 구르기(Rolling like a ball)

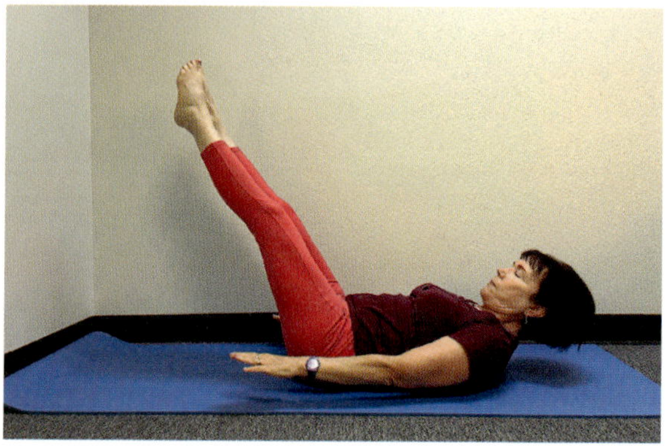

그림 4.28 헌드레드(The hundred)

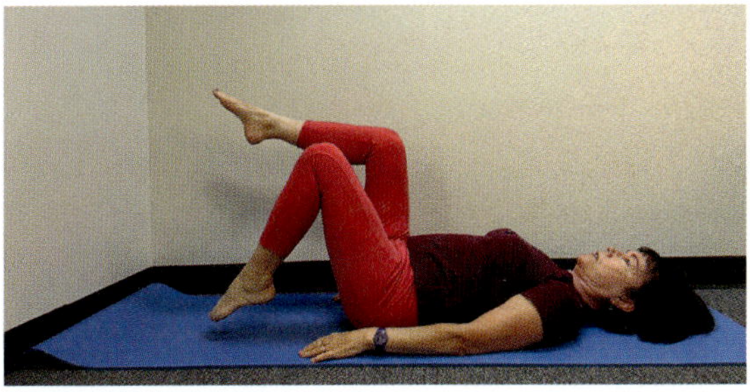

그림 4.29 토우 탭(toe taps)

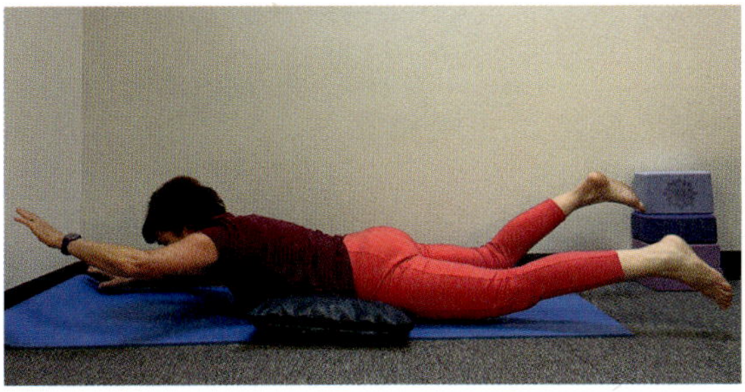

그림 4.30 스위머(Swimmer)

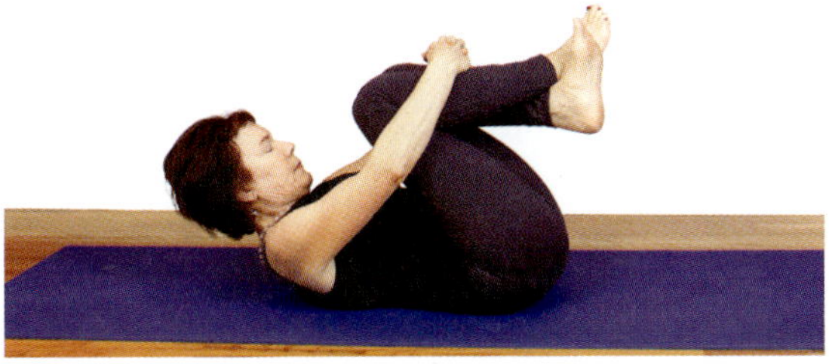

그림 4.31 양쪽 무릎을 가슴으로 가져가기 (Double knee to chest)

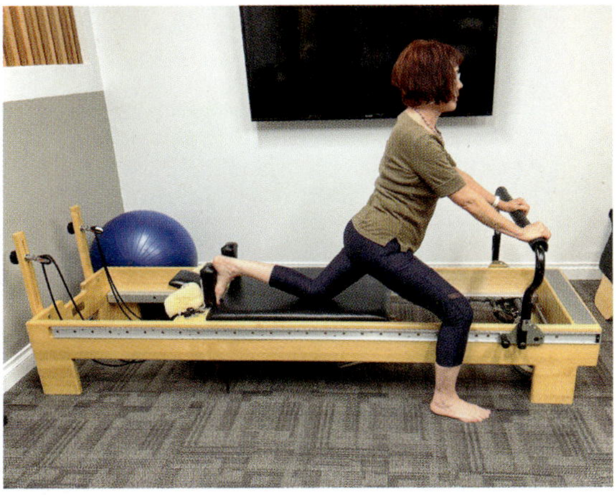

그림 4.32 리포머를 이용한 고관절 굴곡근 신장하기 (Reformer hip flexor stretch)

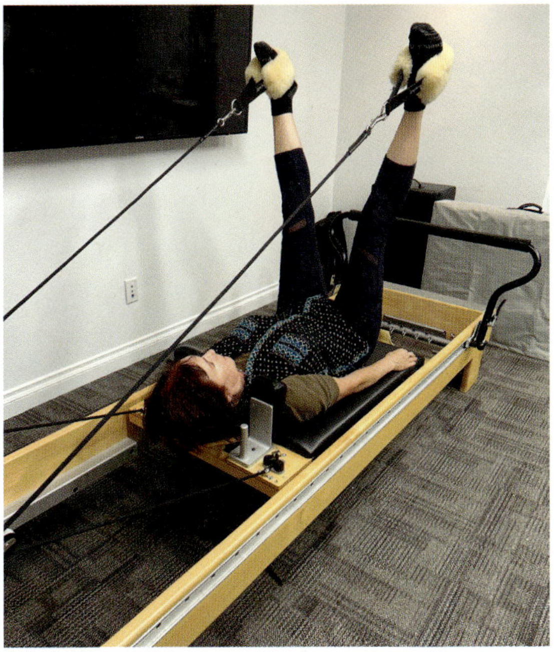

그림 4.33 리포머를 이용해 양쪽 발에 스트랩 배치하기(Reformer legs in straps)

요가(Sweta 등, 2021)나 필라테스의 강사들은 골반 부위의 긴장이나 골반 이완을 지시할 수 있다. "물라 반다(Mula bandha)"는 전방 PFM의 수축을 지시하고, "아시니 물라(ashwini mudra)"는 후방 근육을 지시한다(상자 4.27). 그러나, PFM의 반복적인 타이트니스는 비기능적이고, 골반을 꽉 쥐는 경향을 가진 사람들은 음부신경통과 같은 골반 영역에서의 신경 과민을 발달시킬 수 있다(Yildirim과 Goksenoglu, 2019).

상자 4.27 물라 반다(Mula bandha): 참여(engage)와 해방(release)

인식과 조절을 위한 가벼운 수축과 그 이후의 PFM 이완은 물라와 아시니(ashwini) 큐잉의 가장 좋은 적용이 될 것이다.

요약

통증은 인간이 경험하는 일부분이며, 골반 통증은 각 사람마다 다양한 여정으로 많은 원인과 많은 증상을 가지고 있다. 신경 가소성의 새로운 모델과 심신 접근법의 광범위한 잠재적 이점을 이해하면, 복원력은 만성 통증의 치유에 관한 이야기에서 기념될 수 있다. 놀랍게도, 시간이 지남에 따라, 변환(transformations)은 일부 사람에게서 일어날 수 있지만, 모든 사람에게 일어나는 것은 아니다. 이것은 복잡한 통증의 수수께끼이다.

관리 제공자는 팀을 구성하고 팀으로 일을 한다. 통증 부담을 줄이거나 유연하게 만드는 것은 동정을 가진 관리와 스킬의 행위이다. 전인적인 접근법은 정신, 신체 및 영적으로 치료에 임하여 긍정적인 감각 입력을 촉진시키고, 이것은 감사, 웰니스, 건강 강화 및 통증 감소를 촉진할 수 있다.

참고문헌

Barral, J. P. (2006) *Urogenital Manipulation*. Seattle, WA: Eastland Press.

Bishop, M. D., Bialosky, J. E., and Alappatu, M. J. (2020) “Riding a tiger; maximizing effects of manual therapies for pelvic pain.” *Journal of Women’s Health Physical Therapy 44*, 1, 32–38.

Brumange, S., Diers, M., Dannels, L., Moseley, G. L., *et al.* (2019) “Neuroplasticity of sensorimotor control in low back pain.” *Journal of Orthopedic and Sports Physical Therapy 49*, 6, 402–414.

Butler, D. S. and Moseley, G. L. (2014) *Explain Pain* preconference seminar at the combined sections meeting. American Physical Therapy Association, Las Vegas, NV, USA, 2014.

Carrico, M. (2021) “Get to Know the 8 Limbs of Yoga.” *Yoga Journal Online*. Accessed 6/7/2022 at https://www.yogajournal.com/yoga-101/philosophy/8-limbs-of-yoga/eight-limbs-of-yoga.

Cramer, H., Lauche, R., Anheyer, D., Pilkington, K., *et al.* (2018) “Yoga for anxiety; a systematic review and meta-analysis of randomized controlled trials.” *Depression and Anxiety 35*, 9, 830–843.

Cramer, H., Ostermann, T., and Dobos, G. (2018) “Injuries and other adverse events associated with yoga practice: A systematic review of epidemiological studies.” *Journal of Science and Medicine in Sport 21*, 2, 147–154.

Desai, M. J., Saini, V., and Saini, S. (2013) “Myofascial pain syndrome: A treatment review.” *Pain Therapy 2*, 1, 21–36.

Doan, L., Manders, T., and Wag, J. (2015) “Neuroplasticity underlying the comorbidities of pain and depression.” *Neural Plasticity*, APA PsychNet article 504691, https://doi.org/10.1155/2015/504691.

Engeler, D., Baranowski, A. P., Elneil, S., Hughes, J., *et al.* (2012) “Guidelines on chronic pelvic pain.” *European Association of Urology 57*, 1, 35–48.

Felitti, V. J., Anda, R. F., Nordenberg, D., Williamson, D. F., *et al.* (1998) “Relationship of childhood abuse and household dysfunction to many of the leading causes of death in adults. The adverse childhood experiences (ACE) study.” *American Journal of Preventative Medicine 14*, 4, 245–258.

Fenton, B. W., Grey, S. F., Tossone, K., McCarrol, M., and Von Gruenigen, E. V. (2015) “Classifying patients with chronic pelvic pain into levels of biopsychosocial dysfunction using latent class modeling of patient reported outcomes.” *Pain Research and Treatments*, Article ID 940675.

Fitzgerald, M. P. and Kotarinos, R. (2003) “Rehabilitation of the short pelvic floor.” *International Urogynecological Journal 14*, 261–268.

Fleming, K. M. and Herring, M. P. (2018) “The effects of Pilates on mental health outcomes: A meta-analysis of controlled trials.” *Complementary Therapies in Medicine 37*, 80–95.

Funston, G., O’Flynn, H., Ryan, N. A. J., Hamilton, W., and Crosbie, E. J. (2018) “Recognizing gynecological cancer in primary care: Risk factors, red flags, and referrals.” *Advances in Therapy 35*, 590.

Gallagher, E., Bijur, P. E., Latimer, C., and Silver, W. (2002) “Reliability and validity of a visual analog scale for acute abdominal pain in the ED.” *American Journal of Emergency Medicine 20*, 4, 287–290.

Garner, G. (2016) *Medical Therapeutic Yoga*. Edinburgh: Handspring Publishing.

Gautschi, R. U. (2012) “Trigger points as a fascia-related disorder.” In R. Schleip, T. W. Findley, L. Chaitow, and P. A. Huijing (eds) *Fascia, The Tensional Network of the Human Body*. Edinburgh: Churchill Livingstone.

Gerwin, P. S. and Kruszka, S. J. (2010) “Evaluation of acute pelvic pain in women.” *American Family Physician 82*, 2, 141–147.

Gerwin, R. D. (2021) “Classification, epidemiology, and natural history of myofascial pain syndrome.” *Current Pain Headache Reports 5*, 5, 412–420.

Hauptmann, M. (2022) Hooked On Pilates®. Accessed 9/21/22 at hookedonpilates.com.

Hibner, M., Desai, N., Robertson, L. J. and Nour, M. (2010) "Pudendal neuralgia." *Journal of Minimally Invasive Gynecology 17*, 2, 148–153.

Horton, R. (2015) "Clinical review: The anatomy, biological plausibility and efficacy of visceral mobilization in the treatment of pelvic floor dysfunction." *Journal of Pelvic, Obstetric and Gynaecological Physiotherapy 117*, 5–18.

Hughes, K., Bellis, M., Hardcastle, K. A., Sethi, D., *et al.* (2017) "The effect of multiple adverse childhood experiences on health: A systematic review and meta-analysis." *The Lancet Public Health 2*, 8, e356–e366.

Killens, D. (2018) *Mobilizing the Myofascial System*. Edinburgh: Handspring Publishing.

Krieger, J. N., Nyberg, L., and Nickel, J. C. Jr. (1999) NIH consensus definition and classification of prostatitis. *Journal of the American Medical Association 282*, 3, 236–237.

Kruszka, P. S. and Kruszka, S. J. (2010) "Evaluation of acute pelvic pain in women." *American Family Physician 82*, 2, 141–147.

Latthe, P., Latthe, M., Say, L., Gulmezoglu, M., and Kahn, K. S. (2006) "WHO systematic review of prevalence of chronic pelvic pain: A neglected reproductive health morbidity." *BMC 6*, 177.

Leerar, P., Boissonnault, W., Domholdt, E., and Roddey, T. (2007) "Documentation of red flags by physical therapists for patients with low back pain." *Journal of Manual and Manipulative Therapy 15*, 1, 42–49.

Levine, P. A. and Phillips, M. (2012) *Freedom from Pain: Discover Your Body's Power to Overcome Physical Pain*. Boulder, CO: Sounds True Inc.

Lin, H. T., Hung, W. C., Hung, J. L., Wu, P. S., *et al.* (2016) "Effects of Pilates on patients with chronic non-specific low back pain: A systematic review." *Journal of Physical Therapy Science 28*, 10, 2961–2969.

Metzler, M., Merrick, M. T., Klevens, J., Ports, K. A., and Ford, D. C. (2017) "Adverse childhood experiences and life opportunities: Shifting the narrative." *Children and Youth Services Review 72*, 141–149.

Miller, B. S. (1995) *Yoga, Discipline of Freedom: The Yoga Sutras Attributed to Patanjali*. New York: Bantam Books.

Molinari, G., Garcia-Palacios, A., Enrique, A., *et al.* (2018) "The power of visualization: Back to the future for pain management in fibromyalgia syndrome." *Pain Med 19*, 7, 1451–1468.

Morrison, P. (2016) "Musculoskeletal conditions related to pelvic floor muscle overactivity." In Padoa, A. and Rosenbaum, T. Y. *The Overactive Pelvic Floor*. New York: Springer.

Moseley, G. L. and Butler, D. S. (2015) "Fifteen years of explaining pain: The past, present and future." *Journal of Pain 16*, 9, 807–813.

Motamed, F., Mohsenipour, R., Seifirad, S., Yusefi, A., *et al.* (2012) "Red flags of recurrent abdominal pain in children: Study on 100 subjects." *Iran Journal of Pediatrics 22*, 4, 457–462.

Nag, U. and Kodali, M. (2013) "Meditation and yoga as alternative therapy for primary dysmenorrhea." *International Journal of Medical & Pharmaceutical Sciences 3*, 7, 39–44.

Okifuji, A. and Hare, B. D. (2015) "The association between chronic pain and obesity." *Journal of Pain Research 8*, 399–408.

Pilates, J. H. and Miller, W. J. (1998) *Pilates' Return to Life Through Contrology*. Idaho: Presentation Dynamics.

Ramiro, L. S., Madrid, B. J., and Brown, D. W. (2010) "Adverse childhood experiences (ACE) and health-risk behaviors among adults in a developing country setting." *Child Abuse and Neglect 34*, 842–855.

Saxena, A., Chansoria, M., Tomar, G., and Kumar, A. (2015) "Myofascial pain syndrome: An overview." *Journal of Pain and Palliative Care Pharmacotherapy 29*, 16–21.

Saxena, R., Gupta, M., Shankar, N., Jain, S., and Saxena, A. (2017) "Effects of yogic intervention on pain scores and quality of life in females with chronic pelvic pain." *International Journal of Yoga 10*, 1, 9–15.

Simons, J., Travell, D., and Simons, L. (1999) *Myofascial Pain and Dysfunction: The Trigger Point Manual*. Philadelphia: Lippincott Williams & Wilkins.

Spina, A. A. (2007) "External coxA saltans (snapping hip) treated with active release techniques®: A case report." *Journal of Canadian Chiropractic Association 51*, 1, 23–29.

Sweta, K. M., Godbole, A., Prajapati, S., and Awasthi, H. H. (2021) "Assessment of the effect of mulabandha yoga therapy in healthy women, stigmatized for pelvic floor dysfunctions: A randomized controlled trial." *Journal of Ayurvedic and Integrative Medicine 12*, 3, 514–520.

Van Delft, K., Thakar, R., and Sultan, A. H. (2015) "Pelvic floor muscle contractility: Digital assessment versus transperineal ultrasound." *Ultrasound in Obstetrics and Gynecology 45*, 2, 217–222.

Wasserman, J. B., Copeland, M., Upp, M., and Abraham, K. (2018) "The effect of soft tissue mobilization techniques on adhesion-related pain in the abdomen: A systematic review." *Journal of Bodywork and Movement Therapies 23*, 2, 262–269.

Wetzler, G. (2009) Gynecologic Visceral Manipulation Seminar, 10.8.2009–10.11.2009, sponsored by the Section on Women's Health of the American Physical Therapy Association. Pomona, CA.

Wolfe, F., Brähler, E., Hinz, A., and Häuser, W. (2013) "Fibromyalgia prevalence, somatic symptom reporting, and the dimensionality of polysymptomatic distress; results from a survey of the general population, randomized controlled trial." *Arthritis Care Research 65*, 5, 777–785.

Wood, S. (2018) *Pilates for Rehabilitation: Recover from Injury and Optimize Function*. Windsor, ON, Canada: Human Kinetics.

Woolf, C. J. (2014) "What to call the amplification of nociceptive signals in the central nervous system that contribute to widespread pain?" *Pain 155*, 1911–1912.

Yildirim, M. A. and Goksenoglu, G. (2019) "A rare and late presentation of pudendal neuralgia in a patient with fibromyalgia after Pilates exercises." *Turkish Journal of Physical Medicine and Rehabilitation 65*, 1, 80–83.

Zarse, E. M., Neff, M. R., Yoder, R., Hulvershorn, L., *et al.* (2019) "The adverse childhood experiences questionnaire: Two decades of research on childhood trauma as a primary cause of adult mental illness, addiction, and medical diseases." *Cogent Medicine 6*, 1, 1581447.

Zeidan, E., Grant, J. A., Brown, C. A., McHaffie, J. G., and Coghill, R. C. (2012) "Mindfulness meditation-related pain relief: Evidence for unique brain mechanisms in the regulation of pain." *Neuroscience Letters 520*, 2, 165–173.

단원 II

골반 건강의 분만기 변화, 도전 및 복원력

PERINATAL CHANGES, CHALLENGES, AND RESILIENCE IN PELVIC HEALTH

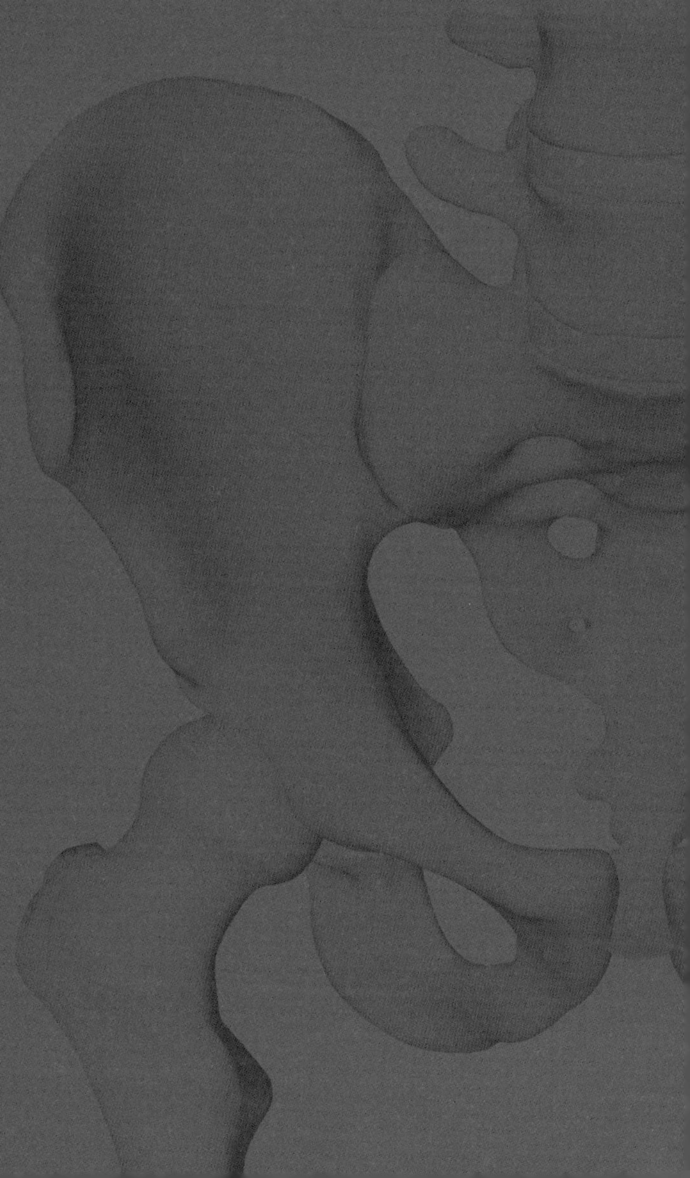

Chapter 5

임신, 출산 및 산후 초기: 복원력 프로파일

J. Michelle Martin과 Maureen Mason

임신은 멋진 여행이다. 임신은 새로운 인간을 창조하는 과정이다. 영적으로, 임신은 수천 년 전 미토콘드리아 DNA(23andMe 2021)까지 거슬러 올라가는 수 세대에 걸친 조상들의 유전적 혼합으로 어머니의 친밀한 부분이지만, 완전히 분리된 새로운 생명을 창조하는 데 심오하다(상자 5.1).

상자 5.1 부모: 사랑의 여행

친부모는 난자와 정자로 별개의 존재인 영아를 만드는 것을 경험하지만, 독립적으로 성장할 완전히 분리된 존재는 부모와 자식의 관계로 이어지는 기쁨이다. 부모와 자식의 관계는 시험관 수정, 대리모, 입양을 통해서도 생성될 수 있고, 그들 모두는 사랑의 여행이며, 양육, 보호, 의존, 독립 사이의 기쁨을 필요로 한다.

임신은 10개월 동안 많은 변화를 가진다.

본 장은 임신, 출산 및 산후라는 3 가지의 뚜렷한 여정을 따라 내용을 설명할 것이다. 본 장은 각 단계에 속하는 독특한 골반 건강의 특징을 자세히 설명할 것이고, 각 단계에 도움을 줄 수 있는 운동치료와 바디워크에 대해서도 설명할 것이다. 또한 본 장은 현대의 분만 전후 관리와 문제를 이해하는 데 도움이 되는 사회경제적 프로파일과 역사적 프로파일을 제시할 것이고, 독자들이 분만 전후 관리를 개선하도록 유도할 것이다.

임신(PREGNANCY)

임신은 마지막 월경 주기의 첫 날짜로부터 계산되거나 시작된다. 일반적으로 임신은 3개월 즉, 13주 간격으로 나누어지고, 각 간격은 자체 증상, 변화 및 잠재적인 우려를 제시한다.

임신이라는 여정은 개인마다, 그리고 임신마다 다르다(상자 5.2): 쉽고, 복잡하지 않고, 새로운 삶의 기쁨으로 가득 차 있거나, 약간의 고통과 심지어 예상치 못한 도전으로 가득 차 있을 수도 있다.

상자 5.2 출산 예정일과 실제 출산일

여성의 4%만이 280일에 분만하고, 70%만이 출산 예정일로부터 10일 이내에 분만한다(Mongelli, Wilcox와 Gardosi, 1996).

Jukic 등(2013)의 연구에 따르면, "조산은 임신 245일 이전에 출산하는 것이고, 지연분만은 배란예정 기반의 280일 임신 이후에 이루어지는 출산을 의미한다"는 것이다.

첫 번째 삼분기(First trimester)

이 시기는 일반적으로 대부분의 사람들이 임신 중이라는 사실을 인지하지 못하는 시기이다(상자 5.3). 이 시기 때 나타나는 대표적인 증상은 다음과 같다:

- 인간 chorionic gonadotropin(hCG)의 수치 증가를 포함한, 호르몬 수치 변화로 인한 메스꺼움과 구토
- 메스꺼움으로 인한 잠재적인 식욕 감소
- 냄새에 대한 민감성 증가: 이것은 생물학적 보호 기능일 수 있다.
- 피로: 이것은, progesterone 수치의 증가로 일어날 수 있다.
- 크고 예민해진 가슴
- 기분의 변화/감정의 변화

상자 5.3 임신: 개인의 결정

배아가 착상되면, 자궁으로 가는 혈류량이 크게 증가하는데, 이것은 강한 월경 주기가 시작될 것 같지만, 월경이 일어나지 않는다. 여성들은 그들이 임신한 사실을 발표할 것인지 아니면 이것을 비공개로 해야 하는지를 결정한다. 임신은 사적인 사건이면서, 축하받을 공적인 사건이다. 특히, 초음파 검사를 하는 사람으로부터 축하를 받는다.

두 번째 삼분기(Second trimester)

두 번째 삼분기는 여러 가지 이유 때문에 특별하다. 태아의 움직임이 처음으로 느껴지는 시기이다. 초음파 검사가 가능할 경우, 태아의 성별을 알 수 있는 시기이다. 임신부들은 복부 팽창을 느끼고 주변의 사람들도 임신했다는 사실을 알 수 있기 때문에, 마침내 임신부들도 자신이 임신했다는 것을 느끼기 시작하는 시기이기도 하다. 그러나 이 시기는 더 많은 어려움으로 채워질 수도 있다(상자 5.4). 몸이 성장하는 태아에 계속 적응하기 때문에, 임신부는 아래에 열거된 증상 중 일부를 경험할 수 있지만, 각 임신은 독특한 특징을 갖는다.

1. 프로게스테론(progesterone) 때문에 소화가 잘 안될 수 있다. 이것은 변비, 치질 및 골반 장애의 원인이 될 수 있다.
2. 몸통 "캐니스터(canister)"의 모든 근육(횡격막, 복부 근육, 요방형근, 척추 근육, 골반저 근육)의 신장으로 인한 근골격계의 변화. 높은 무게중심과 체중 증가로 인해 균형이 어려움에 처한다. 이들은 요통, 고관절 통증, 자궁원삭 통증뿐만 아니라, 골반대 통증(주로 천장관절 통증과 치골결합의 기능장애)의 시작을 초래할 수 있다.
3. 신경학적 증상이 발생할 수 있다; 많은 임신부들은 둔부/허벅지와 종아리의 뒤쪽, 또는 허벅지의 전외측 부위에서 좌골신경을 따라 방사되는 통증을 호소하고 있는데, 이것은 외측 대퇴피부신경의 병변(대퇴감각이상증)과 일치한다.
4. 체중의 증가나 하복부와 회음부의 압박 증가는 체중 증가가 지속하고 태아의 발달이 계속됨에 따라, 일어날 수 있다.

5. 자궁이 방광 위에 앉아 방광을 감싸기 때문에, 체중 증가와 직접 압박에 의해 절박성 방광이 일어난다.
6. 골반 압박이 순환을 방해할 수 있기 때문에 사지에 부종이 발생하지만, 태아의 성장을 지지하고 완충하기 위해 전체 혈액량이 증가한다.
7. 신장 마크, 흑선(복부의 중심 띠) 및 피부 건조와 같은 피부 변화가 일어난다.
8. 증가된 대사율과 호르몬 변화와 관련하여 피부 홍조와 발한 증가가 일어난다.

상자 5.4 바디워크와 둘라(doula)

임신 중간 삼분기 때 바디워크를 받은 사람들에 따르면, 둘라로 하여금 체간과 골반의 근막에 작은 진동을 수행하게 했을 때, 몸이 진정되고 이완되어 임신을 했을 때도 편안함을 느낄 수 있었다.

임산부는 옆으로 누운 자세를 취했고, 둘라는 스피닝 베이비의 소개 워크샵에서 치료사들을 이끌었고(spinningbabies.com 2022), 스카프를 하부 골반 주위에 느슨하게 고리 모양으로 감겼고, 매우 작은 범위의 움직임으로 체간 주변에 진동을 제공하는 것을 도왔다.

스피닝 베이비 제공자는 지지 온라인 뿐만 아니라, 사람 관리를 제공하는 둘라, 조산사 또는 간호 제공자가 될 수 있다. 일상의 일과, 운동치료, 다양한 자세에서 중력 사용, 그리고 편안함과 용이함의 고려는 주산기 시간을 통한 최적의 여정을 위해 지지된다.

세 번째 삼분기(Third trimester)

임신 세 번째 삼분기에 이르면, 복부의 팽창이 더욱 뚜렷해지고, 일부 임신부는 체중 증가와 피로감이 증가하여 '속도가 느려지는' 경향을 띤다.

두 번째 삼분기에서 설명된 모든 증상은 임신 마지막 3개월 동안 증상이 더욱 증가할 수 있다. 복부 둘레 때문에 허리를 굽혀 양말을 신고 신발을 묶는 것이 어려워진다. 산모들은 종종 숨이 차는 것을 느낄 수 있고, 횡격막의 낮은 진폭 능력으로 인해 호흡의 비율이 증가할 수 있다.

Braxton Hicks 수축이 일어난다; 자궁은 질 출산 동안 분만의 준비로서 무의식적으로 수축한다; 이들 수축은 쉽게 용인되거나 불편함을 느낄 수 있다(상자 5.6). 통증은 Cleyet 인대와 같은 구조물의 신장으로 일어날 수 있다. Cleyet 인대는 맹장과 충수돌기에서 나팔관과 자궁까지 이어진다(Burch, 2003; Wetzler, 2010; 그림 5.1과 상자 5.5).

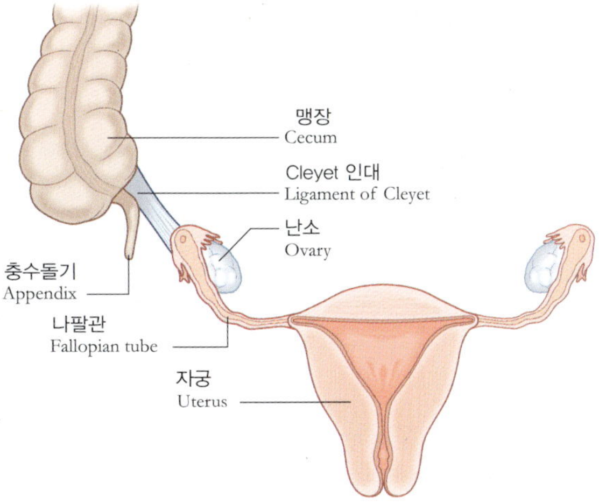

그림 5.1 두 번째 삼분기 때의 맹장, Cleyet 인대 및 자궁

상자 5.5 도수치료 중재

근막 관리와 내장기 가동술은 자궁원삭, Cleyet 인대 및 기타 구조물로부터 오는 신장 관련 통증을 위해 통증 완화를 제공할 수 있다. 도수치료는 여러 클라이언트를 위해 건강 제공자에 의해 제공되는 선별검사, 평가 및 치료적 중재를 요구한다.

여기에서 언급되는 것처럼, 이 단계 때 산모를 편안하게 만드는 자세들이 있고, 이들 자세는 영아를 관리하는 준비로서 휴식을 제공한다 (그림 5.2와 그림 5.3).

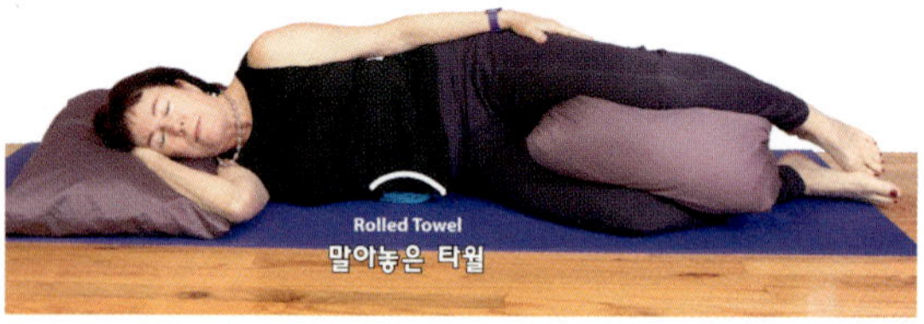

그림 5.2 세 번째 삼분기의 회복 요가를 누운 자세에서 실시하고, 베개로 머리, 허리 및 하지를 지지하고 있다.

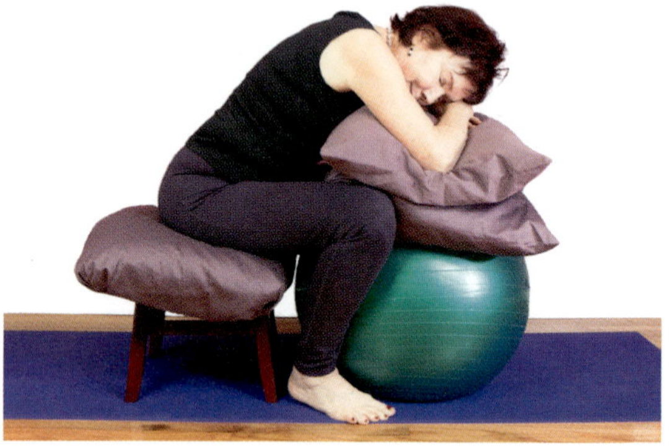

그림 5.3 세 번째 삼분기 때 이루어진 수정된 아동 자세: 임신부는 스툴에 앉아서 공 위에 몸을 기댄다(또한, 분만 자세).

상자 5.6 조산아: 조산아와 부모는 도움을 필요로 한다.

일단 태아가 임신 27주에 이르면, 그들은 "생존 가능성"이라고 불리는데, 이것은 그들이 미성숙하게 태어날 상황이라 하더라도, 그들이 살아남을 가능성이 충분히 있다는 것을 의미한다. 조산은 지역 사회의 큰 지지에 의해 도움을 받을 수 있지만, 조산아가 신생아 집중 치료를 받는 동안 그의 부모들은 불안, 스트레스, 수면 부족의 시간을 갖게 될 것이다.

이것은 퇴원 후 특별한 관리를 필요로 하는 신생아의 관리에 세금이 부과된 부모에게는 트라우마가 될 수 있다.

임신의 생물심리사회적 측면에 대한 이해

건강 제공자는 신체적, 생리적 요인을 뛰어넘는 요소들을 고려하는 생물심리사회적 모델을 통해 임신부를 볼 수 있다. 불안 수준과 대처 능력과 같은 심리적 요인은 임신의 건강에 영향을 미친다 (Rizzardo 등, 1985).

임신부의 정서적 수준은 불안, 분위기, 식욕, 그리고 심지어 신체 활동이나 어떤 활동에 대한 참여 욕구에도 영향을 미칠 수 있다. 생활 상태와 재정적 수단이 임신뿐만 아니라 그 이상의 관리, 산모 건강 교육과 기타 자원에 대한 개인의 접근을 좌우할 수 있기 때문에, 사회경제적 지위도 산모 건강에 중요한 역할을 한다.

인종과 임신의 교차점

현재 미국 내에는 소수민족과 기타 소외된 인구집단에 대한 건강 관리에 관련하여 상당한 불균형이 존재해 왔다. 이런 현상은 전 세계적 현상이다. 많은 임신부는 임산부 서비스, 산모 태아 의학 전문가를 포함한 관리에 접근하기 어렵거나, 또는 근접성에 따라 제한을 받을 수 있다. 게다가, 의학적 요소나 건강 관련된 요소 등과 같은 환경 밖에서의 스트레스가 손상에 모욕감을 더할 수 있다.

Margaret Buhrer(Buhrer, 2016)의 연구에 따르면, "적절한 성교육의 부족, 그리고 적절한 가족계획의 부족이나 무가족계획이 그들의 사회경제적 지위를 향상시키는 것을 직접적으로 막는 사건들의 순환의 일부이다." 이와 같이, 이들 사건은 사람이 임신하기 훨씬 전에 모성의 결과에 어떤 역할을 하게 된다. 부가적으로, 이들 동일 문제는 임신부뿐만 아니라 조산아의 사망률에서 산모의 사망률에 이르기까지 일반적으로 가족에게도 영향을 미치며, 이런 사망률은 백인 산모보다 흑인 산모가 3–5배 더 높은 편이다. 이들 동일 문제의 지속은 출산의 결과에 대한 특정 지역사회내의 세대적 우려로 이어진다.

Howell 등(2016)에 따르면, 분만 장소도 출산 격차에 중요한 역할을 한다는 것이다: "흑인-백인 산모 사망률의 격차는 모든 전통적인 임산부 건강 척도 중 가장 큰 격차이다." 그리고 저자들은 "모든 산모 사망에 대해 100명의 산모들이 심각한 산모 이환율, 즉 생명을 위협하는 진단을 경험하거나, 분만 입원 동안 생명을 구하는 절차를 경험했다. 산모 사망률과 마찬가지로, 심각한 산모 이환율이 백인 여성보다 흑인에게서 발생 일어났다"고 보고했다. 이 연구는 백인 산모들이 흑인 산모보다 좋은 시설에서 분만할 가능성이 더 높다는 것인데, 더 구체적으로 말하면 이환율이 더 낮은 병원(백인 분만의 65%와 흑인 분만의 23%)에서 출산한다는 것이다. 게다가, 이 연구는 분만 시설이나 분만 장소가 뉴욕시의 심각한 산모 사망률에서 인종적 차이의 47.7%만큼 기여할 수 있다고 지적했다(상자 5.7과 상자 5.8).

상자 5.7 의학적 선별검사: 자간전증(preeclampsia)과 자간증(eclampsia)

관리의 접근에 제한되고, 낮은 사회경제적 상태에 있는 여성들은 임신 자가전증이나 자간증으로 고생할 가능성이 더 높은 편이다. 자간전증은 고혈압 이력이 없던 임신부에게서 나타나는 갑작스런 고혈압이고, 이것은 임신 20주경에 대개 시작된다. 140/90 ㎜Hg 이상의 혈압 수치, 단백뇨, 부종 등이 자간전증의 징후이고, 임신 동안의 혈압 모니터링은 자간전증을 체크하는데 매우 중요하다. 만약 치료가 되지 않으면, 산모와 태아가 위험해지고, 자간증으로의 진행은 발작과 혼수상태, 그리고 태아와 산모의 사망으로 이르게 한다(Duley, 2009).

상자 5.8 의학 윤리, 역사적 이용과 남용

산부인과 분야는 수술 기술 개발 차원에서 실험 대상이 된 노예 여성들에게 빚을 지고 있다. 이 분야의 가장 선구적인 수술 기법은 치료되거나 죽을 때까지 실험 대상이 된 노예 여성의 몸을 통해 이루어졌다. Owens와 Fett(2019)는 노예와 수술의 유산에서 인종, 의학 실험, 불의에 관한 역사적 사실에 대해 다음과 같이 언급했다. "산모와 태아 건강의 이런 불균형 패턴의 깊은 뿌리는 노예 흑인 여성의 출산을 상품화하고 노예 소유주의 이익을 위해 봉사했던 의사의 투자에 있다." 노예를 소유한 외과 의사인 François Marie Prevost는 반복적인 실험을 통해 미국 노예 여성의 신체 부위를 절개하는 제왕절개술을 개척했다. 또 다른 유명한 19세기 산부인과 의사인 James Marion Sims는 알라바마 노예 여성 집단을 실험함으로써 산과누공(obstetrical fistula)을 수복하는 수술 기법을 개발했다(Owens와 Fett, 2019).

많은 산모의 죽음은 예방될 수 있다. 주산기 여성에게 제공되는 건강 관리는 건강과 건강 관리 서비스에 적절한 도움을 줄 수 있고, 오늘날 만연한 슬픈 사회경제적 불평등을 해결하는 데도 도움을 줄 수 있다(상자 5.9).

상자 5.9 성별과 임신의 교차점

우리가 알아야 할 중요한 고려 사항 중 하나는 트랜스 남성의 경우처럼, 모든 임신부가 여성으로 식별되는 것은 아니라는 사실이다. 가족을 확장하고 싶어하고 임신하기를 원하는 트레스 남성과 함께, 출산을 포기하는 논-바이너리 사람의 증가가 일어나고 있다.

불행하게도, 교육 부족으로 인해 건강 제공자의 편견과 관리 접근성 부족이 존재한다. "Transgender Men Who Experienced Pregnancy After Female-to-Male Gender Transitioning," 라는 연구에 따르면, 일부 트랜스젠더는 체중 증가, 유방 확대, 복부 팽윤 등 신체의 외모 변화로 인해 성별 불쾌감을 가지고 있다. 이들 사람이 건강과 행복한 생리정서적 임신, 출산 및 산후 기간을 보장하는 데 필요한 적절한 관리를 받을 수 있도록 주의를 기울여야 한다.

프로파일: 임신 동안의 근골격계 질환

임신의 생리학과 관련된 근골격계 변화는 복잡하고 주목할 만한 과정이다. 이상적인 임신부의 몸은 구조와 기능의 복원력을 보여준다. 건강과 웰니스 관리 제공자는 출산하는 사람이 근골격계 문제를 해결하고 무통증 산전 경험이 아니더라도 "더 쉽고 견딜 수 있는" 산전 경험을 촉진하는 데 도움을 줄 수 있다.

Cantu와 Grodin(2001)은 그들의 책인 *Myofascial Manipulation*에서 신체 전반에 걸쳐 있는 결합조직 연속성을 설명했다. 그들은 근육, 힘줄, 인대, 근막 전체의 상호 연결을 포함하는, 우리 몸 내에서 결합조직에 의해 나타나는 지속적인 긴장을 설명하고 있다. 정상적인 기능적 신체에는 긴장과 가동성이 균형을 이루면서 작동하고 있다. 우리는 모든 결합조직 구조물에 영향을 줄 광범위한 신체적 변화를 고려할 필요가 있다.

많은 임신부는 요통, 천장관절통, 경우에 따라 좌골신경통, 자궁원삭 통증, 치골결합 기능장애 그리고 고관절 통증을 겪게 될 것이다(상자 5.10). 골반강과 복강 안에 위치하는 성장하는 태아의 체중과 압박과 함께 임신부의 체중 증가도 자세 이동과 잠재적 생체역학적 보상에 영향을 주어 통증을 초래할 수 있다.

골반과 관련 불편 뿐만 아니라, 많은 임신부는 수근관 증후군(Bahrami 등, 2005), 복직근이개(Mota 등, 2018), 그리고 상지와 하지를 포함하는 신경학적 불만(Ferraz 등, 2017)을 경험할 수 있다.

상자 5.10 환자 사례: Sarah

Sarah는 29세 여성으로, 현재 임신 세 번째 삼분기에 있고, 다른 두 명을 임신했을 때와는 다르다고 말한다. 그녀는 상당히 심한 요통과 골반 전방 통증을 느끼기 시작했고, 이 통증은 날카롭지만 간헐적인 불편함을 초래한다고 설명했다. 그녀는 침대에서 몸을 돌리기가 어렵고, 특히 계단을 오를 때 힘들다고 보고했고, 그녀가 아기를 업고 있을 때 이것을 알아차렸다.

검사를 통해 그녀는 치골결합 기능장애뿐만 아니라 천장관절통도 가지고 있음이 확인되었다. 그녀의 치료로는, 활동 수정, SI 관절 벨트 사용, SI 관절의 정렬 교정을 위한 도수치료, 그리고 치료적 운동이 포함되었다. 그녀는 누운 상태에서 안정성을 추가하기 위한 SI 벨트 착용법을 배웠고, 대퇴감각이상증(외측대퇴피부신경의 과민)을 유발할 수 있는 과도한 고관절 압박을 피할 수 있는 자세 취하기를 배웠다. 활동 수정 교육은 하루 종일 더 많은 휴식을 취함으로써 일/휴식을 취하는 것, 비틀거리는 자세를 피하는 것, 장시간 서 있을 때 한쪽으로 체중을 이동하는 것, 가능하면 유모차를 이용하여 유아를 편안하게 이동하는 것, 척추와 골반의 대칭성을 가지고 침대에서 돌아 눕거나, 앉은 자세에서 선 자세로 이동하는 것을 배운다. 요통을 줄이기 위해 허리와 고관절을 안정화시키는 강화 운동이 제공되었다(그림 5.4와 그림 5.5). 전반적으로, 그녀는 첫 치료 이후 증상이 감소되었고, 6번 치료를 통해 증상이 완전히 해결되었음을 보고했다.

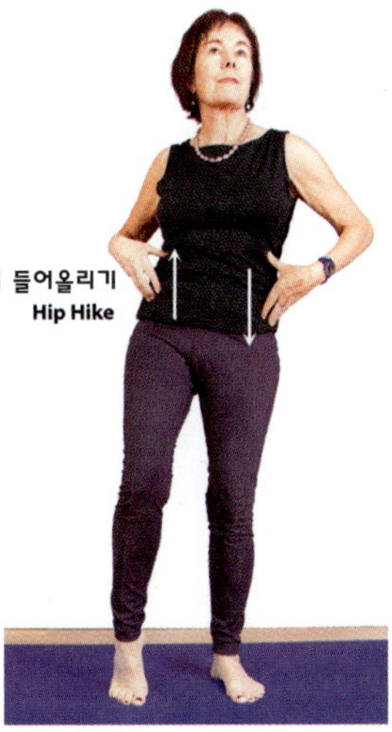

그림 5.4 요방형근을 위한 수축–이완(MoM) (Contract – relax for quadratus lumborum)

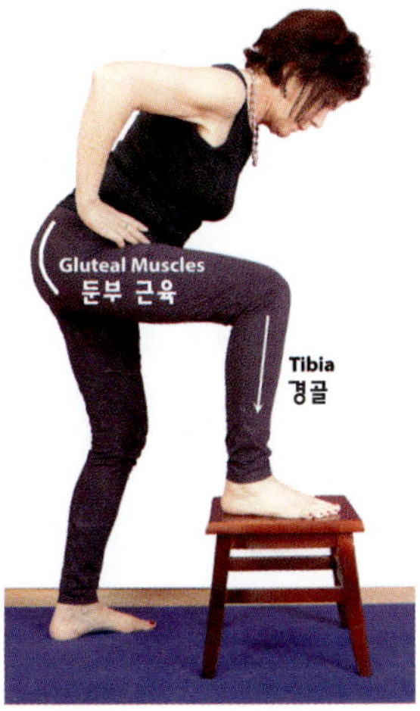

그림 5.5 전방 회전의 교정을 위한 수축–이완(MoM) (Contract – relax for correction of an anterior rotation)

임신 동안의 운동

임신 중에는 앞에서 설명했듯이 임신부가 경험할 수 있는 많은 생리적 변화들이 존재한다.

임신부를 위한 가장 추천할 만한 것 중의 하나는 운동이다. 옛날에는 임신 동안에 운동하는 것을 좋지 않는 것으로 인식되었다(Perales, Artal과 Lucia, 2017). 그러나, 최근 몇 년 동안에는, 심지어 운동이 추천되지 않았지만, 사람들은 임신 동안에 운동을 추천했다.

허리, 다리 및 골반의 불편을 가진 여성의 경우도, 만약 그들이 체중부하 피트니스 활동을 할 수 없다면, 아래의 사진처럼, 코어 훈련과 신장을 위해 옆으로 누운 자세에서 운동을 수행할 수 있다(그림 5.6–그림 5.14).

이들은 골반 불편을 가진 임신부를 위해 옆으로 누운 자세에서 이루어지는 운동인 MM 부드러운 시리즈(MM gentle series)의 예이다. 요추골반 코어의 강화운동 이후에 이완–신장 운동이 적용되어야 함을 명심한다.

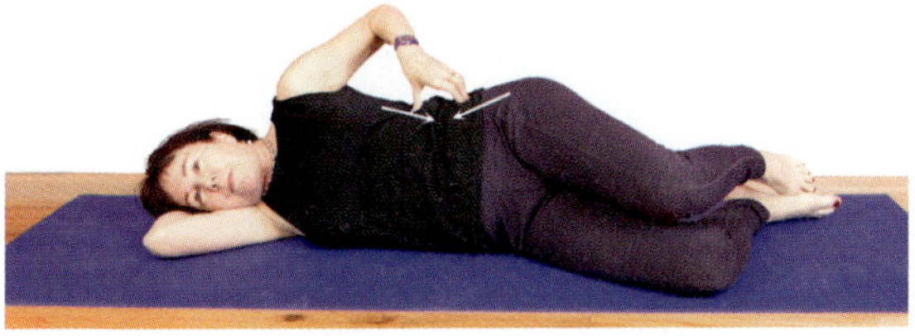

그림 5.6a 엉덩이 들어올리기, 요방형근 (Hip hike, quadratus lumborum)

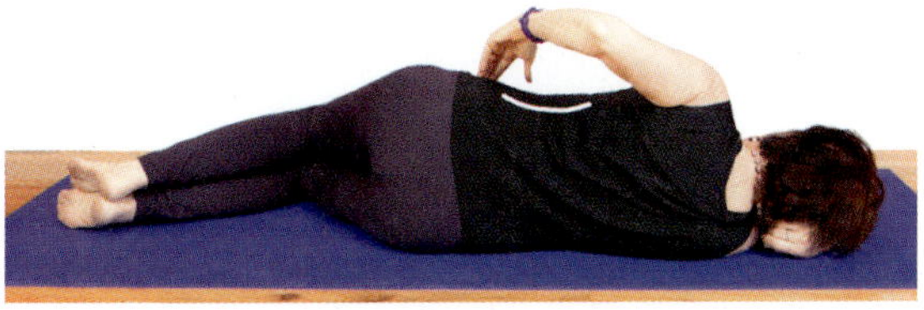

그림 5.6b 엉덩이 아래로 내리기, 요방형근 신장 (Hip depress downward, quadratus lumborum stretch)

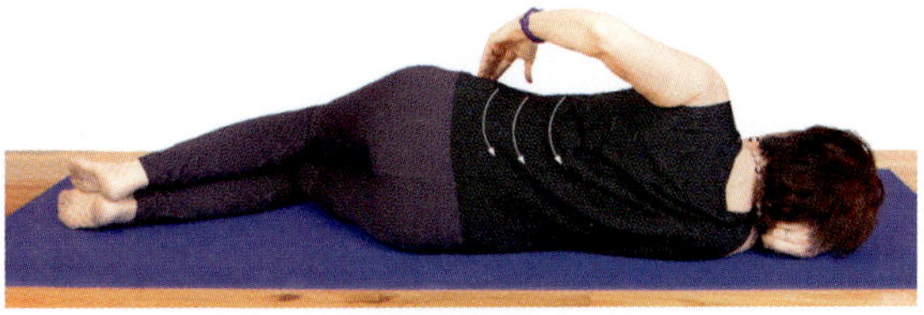

그림 5.7 요추 회전: 다열근 (Lumbar rotations: multifidus)

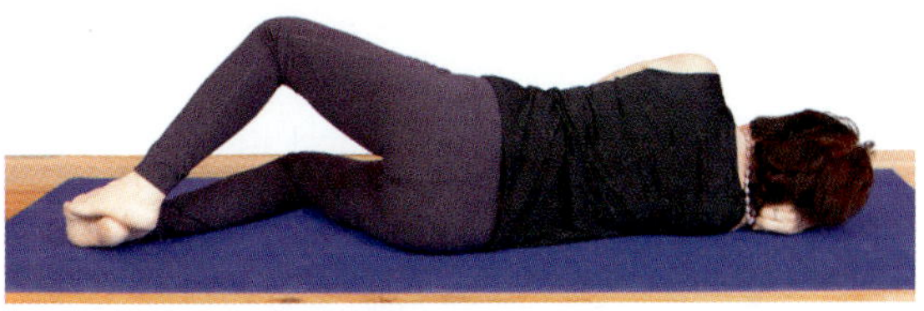

그림 5.8 조개 운동(clam)

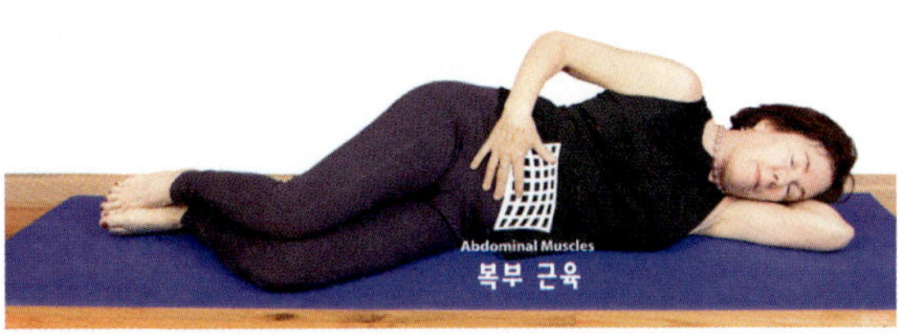

그림 5.9 복횡근(TRA) 수축(Transverse abdominis contract)

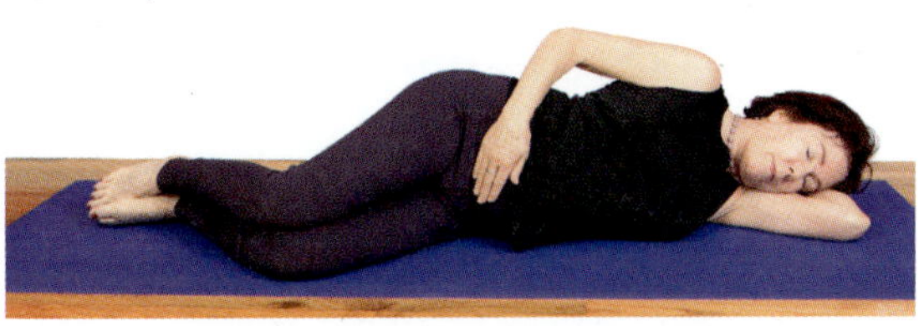

그림 5.10 횡격막 호흡(Diaphragm breathing)

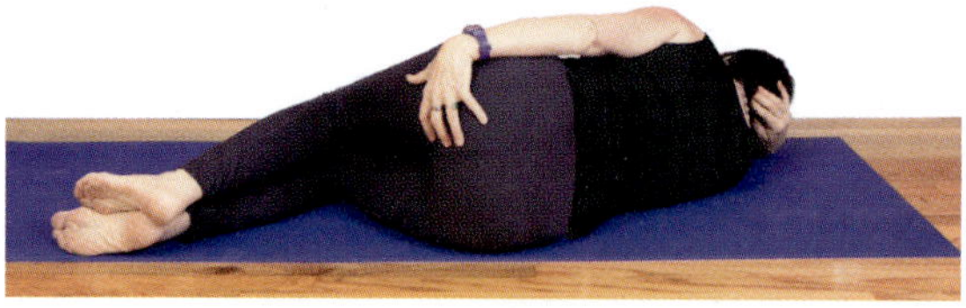

그림 5.11 골반저 근육 10% 수축/이완
[Pelvic floor muscles (PFM) contract 10%/relax]

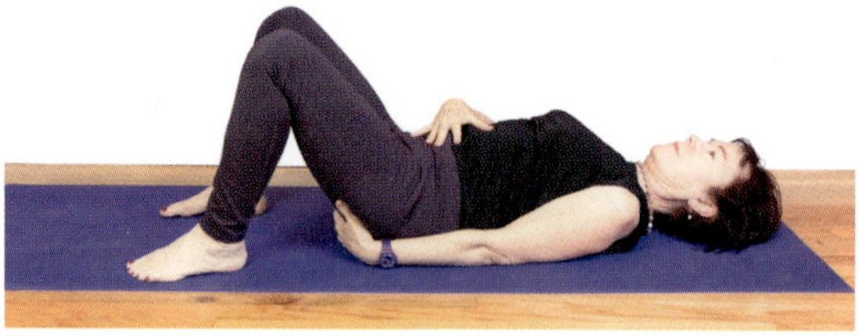

그림 5.12 복횡근(TRA)과 골반저 근육(PFM)
(Transverse abdominis and pelvic floor muscles)

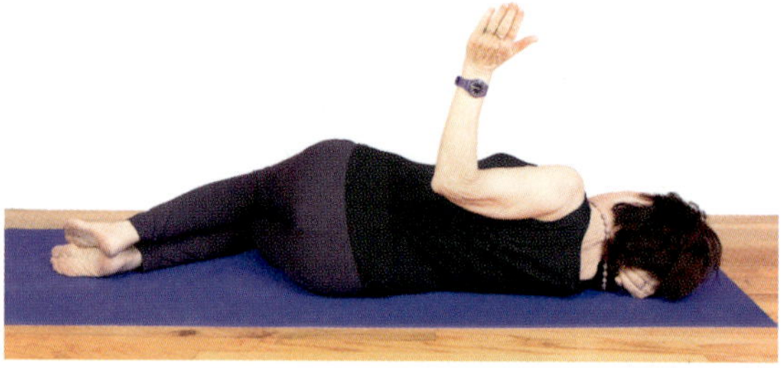

그림 5.13 견갑극 후인과 어깨 외회전
(Scapular spine retract and shoulder ER)

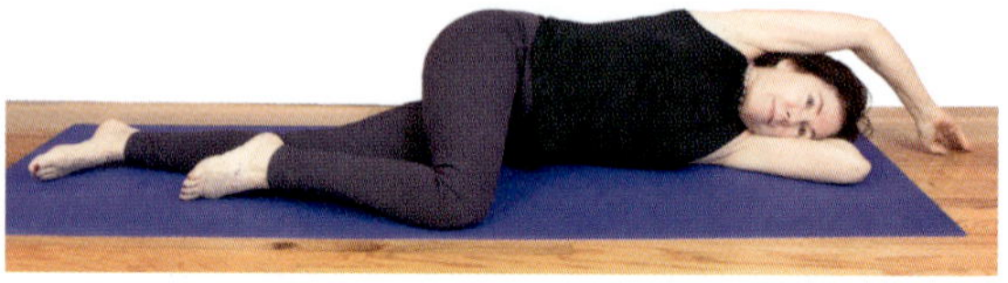

그림 5.14 이상근 신장과 외전으로 팔 뻗기; 외측 늑골 호흡(Piriformis stretch and arm reach into abduction; lateral costal respiration)

운동은 까다롭지 않는 분만의 기회를 증가시킬 뿐 아니라, 많은 이점을 가지고 있다(Poyatos-León 등, 2015). 미국 산부인과 대학(American College of Obstetricians and Gynecologists; ACOG)에 따르면, "정상 임신을 가진 건강한 여성은 규칙적인 운동을 계속하거나 새로운 프로그램을 시작할 수 있다"는 것이다.

피트니스 프로그램을 위한 임신부의 선별검사

임신 동안의 운동을 고려함으로써, 건강 제공자와 트레이너는 활동을 위해 임신부를 유능하게 평가하는 방법을 확인할 필요가 있다. "나가서 운동하라"고 말하는 것은 쉽지만, 건강 제공자는 특히 처음 이들 유형의 활동을 시작할 경우에는 안전한지를 확인해야 한다. 임신부를 적절히 평가하는데 사용되는 도구의 예는 다음과 같다:

1. The Physical Activity Readiness Questionnaire(PAR-Q). PAR-Q는 운동 준비 상태를 평가하기 위한 일련의 설문지이지만, 운동 전에 의학적 후속 조치가 필요한지의 여부를 결정하는 것이 더 중요하다.
2. The Physical Activity Readiness Medical Examination(PARmed-X), www.eparmedx.com. PARmed-X는 일반적으로 의학 전문가에 의해 수행되는 설문지이며, 감독/특별한 고려사항과 관리가 필요한 의학적 문제의 체크리스트를 포함한다. 임신부의 적절한 관리를 보장하기 위해서는 의학 전문가와 피트니스 전문가 간의 협력이 중요하다.

숙련된 피트니스 전문가에 의한 철저한 기능적 사정과 평가에는 물리치료사, 근력과 컨디셔닝 코치, 임신부와 산모를 관리하는 경험이 많은 개인 트레이너가 포함될 수 있다. 누운 자세에서 옆으로 누운 자세, 앉은 자세, 그리고 서기 자세로의 이동과 같은, 기능적 움직임이 어려울 수 있다. 밀고, 당기고, 손을 뻗고, 쭈그려 앉는 것은 일상생활의 중요한 부분이다. 임산부를 위한 관리 제공자는 열거된 기능적 과제 내에서 움직임의 질과 가동범위를 평가할 수 있어야 한다. 숙련된 전문가는 골반대 통증과 같은 안정성 운동이 필요한 시기를 알 수 있고, 임신 후기에서 복부의 팽윤을 수용할 수 있도록 수정되어야 할 때와 같이, 측정이 필요할 때를 알 수 있고, 또 임신 내내 피트니스 수준을 어떻게 유지해야 하는지를 알 수 있다.

스피닝 베이비와 같은 모빌리티 프로그램이 팀케어로 간주될 수 있다.

출산 준비

출산 과정은 놀라운 것이며, 산모를 위한 준비는 이상적이다. 출산 준비는 일반적인 출산 교육과 임신과 분만 도중에 발생하는 생리적 변화 뿐만 아니라, 호흡, 골반저 이완, 최면요법 및 불안과 두려움을 더 잘 관리하는 전략에서부터 출산을 위한 가족을 더 잘 준비하는 과정까지 다양한 형태를 취할 것이다(Odent, 2019). 골반저 물리치료사, 둘라, 조산사들도 정서적 지원과 함께, 임신과 출산을 위한 교육과 실제적인 전략을 갖추어야 한다.

모든 임신과 분만의 목표는 건강한 산모와 아기이며, 이를 위해 정상적인 출산 과정에 초점을 맞추는 것이 핵심이다. 간단히 말해, 그것은 분만이 중재 없이 자연스럽게 일어나도록 하고, 궁극적으로 아기를 낳게 될 "마법적인" 기쁨에 산모와 아기가 모두 참여하게 하는 과정이다.

건강한 임신을 보장하고, 스트레스를 최소화하고, 적절한 움직임을 허용하는 것은 산모가 신체적으로 준비되고 출산 과정을 핸들링하는 준비가 되도록 돕는 것들이다. 또한 적절한 지원과 낮은 스트레스를 포함한 건강한 태교 환경을 보장하고, 자궁내 지원이나 분만 지원을 보장하는 것이 중요하다. 직립 자세와 일반적인 가동성의 장려는 절반쯤 기댄 산모에 비해 분만의 노고와 중재의 요구를 감소시키고, 제왕절개의 비율을 감소시키고, 통증을 감소시키고, 환자의 전반적인 만족도를 증가시키고, 또 정상적인 출산의 가능성을 증가시키는 것으로 나타났다(Ondeck, 2019).

이 시기 동안의 유용한 자원은 출산을 돕는 둘라(dula)이다. 분만, 산후, 제왕절개 분만, 그리고 심지어 죽음에 대한 둘라를 포함한, 광범위한 둘라의 전문성이 필요하지만, 출산을 돕는 둘라는 일반적으로 일반인으로 임신 전반에 걸쳐 산모를 지원해 주는 사람이다. 그들은 가능한 한 정상적인 출산에 가깝게 달성하고, 특히 그들이 원하는 출산 경험에 가깝게 달성하도록 보장하는 조력자이다.

연구에 따르면, 일반적으로 둘라를 이용하는 사람들은 출산의 결과가 좋을 뿐만 아니라, 저체중아를 낳을 가능성이 4배 정도 낮고, 산모나 아기에 관련된 출산 합병증을 경험할 가능성을 2배 정도 낮추게 만든다(Gruber, Cupito와 Dobson, 2013). 전 세계의 가장 선도적인 둘라 교육자인 Doulas of North America (DONA) International의 기사에 따르면, 출산 동안의 돌라는 제왕절개 분만의 가능성을 28–56%으로 줄이는 것(www.dona.org)으로 나타났다.

부가적으로, 나쁜 출산 결과의 위험에 처해 있는 소외된 지역사회의 사람들은 둘라를 사용하는 것이 "임신과 출산 동안 건강에 대한 소인 요소로서 사회적 결정 요인의 광범위한 영향"을 방해하는 것으로 나타나 더 나은 결과를 보여주었다 (Kozhimannil 등, 2016).

출산 과정을 고려할 때, 임신부와 태아도 자세 위치를 가지고 있다. 태아는 자궁 안에서 다양한 자세로 움직이고, 이상적인 분만을 위해 태아가 적절한 자세를 취한다. 임신 32–36주가 되면, 태아는 머리 자세로 알려진 머리 숙인 자세를 취한다. 태아는 골반 안으로 들어가기 위해 척추를 바라보면서 턱을 당기고 머리를 아래로 숙인다. 이것은 이상적인 자세이며 후두부가 전방을 향한다. 다른 시기에서는, 태아가 머리를 아래로 향하게 되지만, 산모의 복부 쪽으로 향하게 할 수도 있는데, 이것을 후두부 후방 자세 또는 "햇볕이 드는 쪽으로 향하는 자세(sunny-side up)"라고 한다.

태아는 브리치(breech) 자세나 횡으로 누운 자세(transverse lie)를 취할 수 있고, 전자인 브리치 자세는 둔부가 골반쪽으로 향한 자세이고, 후자인 횡으로 누운 자세는 말 그대로 태아가 가로 누운 자세이다.

브리치 출산은 출산 비디오(Reitter, Halliday와 Walker, 2020)에 기록된 것처럼, 산모가 직립 자세를 취할 때 자발적으로 좋은 결과로 진행될 수 있지만, 종종 태아의 회전(역으로 위치하도록)을 도울 필요가 있고, 제왕절개 분만이 요구되기도 한다.

태아가 몸 밖으로 나갈 준비를 할 때, 몇 가지 동작이 일어나야 한다. 태아의 머리가 골반 안으로 들어가고, 태아는 더 아래로 내려가기 위해 머리를 조금 더 숙여 골반으로 집어넣기 시작한다.

그런 다음, 태아는 골반을 계속 가로지르면서 골반의 변화를 수용하면서 회전하기 시작한다. 일단 태아가 골반의 가장 먼 부분에 도달하면, 태아의 머리는 신전하고, 태아는 꼬리뼈에서 떨어지기 위해 얼굴을 아래로 약 90° 회전하기 시작하고, 그런 다음 아기가 골반으로부터 나온다. 아기가 이런 마라톤과 같은 과정을 수행하는 동안, 산모의 몸도 함께 작용한다. 골반은 아기의 움직임을 수용하면서 움직이고, 제일 먼저 천골 신전/골반 후방경사를 하여 태아의 머리가 골반 안으로 들어올 공간을 크게 증가시킨다. 그런 다음, 태아가 아래로 움직일 때, 천골은 굴곡하고 골반이 전방경사를 하여 미골이 바깥쪽으로 움직인다. 이것은 출산이 확실히 수동적인 행위가 아님을 분명히 보여주고 있고, 산모와 아기는 똑같이 그들의 역할을 수행해야 하는 것이다.

출산 준비에 관련하여 건강 제공자는 산모가 정보에 입각한 결정을 내릴 수 있는지 확인해야 한다. 즉, 산모는 자신과 가족을 위해 최선의 결정을 내릴 수 있는 모든 정보를 필요로 한다. 임신부가 교육을 받을 때, 그들은 정상적인 출산과 까다롭지 않는 출산 과정에 대해 알고 있을 뿐만 아니라, 고통을 관리하는 선택들에 대해서도 알고 있어야 한다. 산모들은 잠재적인 합병증과 제왕절개술이 필요할 때에 대해서도 교육을 받아야 한다. 또한 골반 기능의 산후 생리적 변화, 수면 장애, 기분 변화, 모유 수유 지원 등에 대한 교육도 이루어져야 한다.

우리 사회는 전경막외 분만(pro-epidural birth)이나 자연 출산(pro-natural birth)을 선호하는 경향이 있다. 그러나 많은 사람의 경우, 진통 기간, 통증 내성, 태아의 자세, 잠재적 진통 합병증은 진통제 사용을 보장할 수 있다. 통증 완화 옵션으로는, 경막외 진통제, 정맥 진통제, 심지어 아산화질소 가스 등이 포함될 수 있다. 중요한 것은 산모가 출산 시설에서 무엇을 이용할 수 있는지(예: 아산화질소가 모든 시설에서 사용할 수 있는 것은 아님)와 건강 제공자로부터 적절한 시기가 언제인지를 알아내는 것이 중요하다.

제왕절개 분만의 필요성과 관련하여, 이것은 진행이나 확장으로의 실패에서부터, 태아나 산모의 고통에 이르기까지 다양할 수 있다. 태반 이상(태반 함몰)이 발생한 상태 등 제왕절개술을 계획하는 경우가 있다. 그러나, 탯줄이 끊어졌을 때와 같은, 응급 제왕절개술이 필요하다는 것을 알 수 있을 때도 있다. 어느 경우이든, 출산 이전의 교육이 핵심이기 때문에, 이들 산모와 가족들이 정신적으로든 정서적으로든 준비되어 있어야 하고, 예상도 조기에 설정되어 있어야 한다.

골반저 손상: OASIS 손상

가끔 최선의 계획이 항상 순조롭게 진행되지 않을 수도 있고, 출산 과정의 결과로 손상이 일어날 수도 있다. 여기서 우리는 산과성 항문괄약근 손상(OASIS)과 같은 분만으로 인해 발생할 수 있는 골반저 손상의 측면을 다룰 것이다.

심층 골반저 근육은 총칭하여 항문거근으로 간주되고, 장시간의 진통으로 인한 팽창의 위험이나 결출/분리의 위험을 가진다(Caudwell-Hall 등, 2017).

이 연구에 따르면, 가장 심부 골반저 근육인 항문거근의 붕괴는 겸자 사용, 장기화된 2차 단계, 그리고 회음부 찢어짐 등으로부터 일어날 수 있다. OASIS 손상은 요실금, 변실금, 통증 및 탈출 등의 골반저 장애와 관련된다.

회음부 찢어짐은 회음부 열상이라고도 하며, 분만 과정에서 회음부가 찢어지는 것을 말한다. 열상의 등급이나 정도는 표 5.1에 나열된 것과 같이, 4가지 종류가 있다(Harvey 등, 2015).

표 5.1 질 분만시의 회음부 손상

손상 등급	분만시 골반저 손상의 해부학적 위치	의학적 관리	건강 영향
등급 1	회음부의 피부 이외에는 다른 구조물의 손상은 없음(근막과 근육은 온전함)	일반적으로 관리가 필요 없음. 자가-치유됨	없거나 최소의 PFD 증가 위험
등급 2	회음부 근육 (표층에서 요생식 삼각의 심층)	봉합	PFD의 최소에서 중등도의 위험 증가
등급 3a, 3b, 3c	외항문괄약근 복합체의 후방 구조물 열상, 그리고 내항문괄약근 뿐만 아니라, 회음부 근육, 근막 및 피부의 열상도 일어날 수 있음	수술적 회복	PFD의 중등도에서 심가한 위험 증가
등급 4	항문 상피조직, 외항문괄약근에서 직장 점막과 내항문괄약근 뿐만 아니라, 회음부 근육과 근막의 열상	수술적 회복	PFD의 뚜렷한 위험 증가

(Bidwell 등, 2018; Harvey 등, 2015; Meister 등, 2016)

후자의 두 종류 열상은 종종 산후 기간에서 장기간의 치료 과정을 초래하고, 또 수술의에 의한 수술적 수복의 가능성뿐만 아니라, 변실금을 초래합니다. 일부 의사들은 여전히 회음부 절개술의 사용을 연습하고 있는데, 회음부를 의도적으로 절개하는 것은 회음부 외상을 감소시킬 뿐만 아니라 더 쉽고 덜 까다로운 분만을 가능하게 한다고 생각하기 때문이다. 그러나 연구는 이전에 가정했던 것처럼, 회음부를 보호하지 않는다는 사실을 반박해 왔다(Vale de Castro Monteiro 등, 2016).

2017년에, 15,000명 이상의 참가자와 함께, 20편 이상의 임상 연구 논문의 데이터를 포함하는 회음부 외상(Aasheim 등, 2017)에 관한 코크란 리뷰는 다음을 제시하고 있다:

1. 따뜻한 압박은 회음부의 온전함에 대한 명확한 효과를 가지고 있지 않다; 이것을 이용했던 사람들은 3도와 4도의 열상 등급을 적게 일으켰다.
2. 회음부의 온전함은 회음부 마사지군에서 증가되었고, 3도와 4도의 열상이 적게 일어났다.

상기 기법이 3도와 4도의 열상을 감소시키는 것으로 나타났지만, 결과에 대한 불일치가 존재하고, 다른 기법이 결과를 향상시켰는지를 보여주는 증거는 불충분했다.

분만 외상과 복원력

분만 외상과 복원력은 매우 중요하다. 임신과 산후 동안에 발생한 59건의 PTSD에 대한 리뷰와 메타분석에 따르면, 여성의 4%가 출산 후 PTSD가 발생하는 것으로 나타났다(Dikmen–Yildiz, Ayers와 Phillips, 2017b). 또한 이 연구는 다음과 같은 것을 덧붙일 수 있다:

> 주요 취약한 요인은 임신 동안의 우울증, 출산에 대한 두려움, 임신 동안의 건강 악화나 합병증, PTSD 이력, 또는 임신과 출산 관련 요인에 대한 상담이다. 분만시 가장 강력한 위험 요인은 수술 출산(즉, 보조적인 질절단이나 제왕절개), 분만 중 지원 부족, 그리고 해리 등의 부정적인 주관적 출산 경험이었다(Dikmen–Yildiz, Ayers와 Phillips, 2017b).

출산의 결과는 임상 전문가의 관점이 아니라 산모의 관점에 의해 결정된다는 점에 유의해야 한다. 대부분의 의사들은 질 분만/비수술적 분만이 성공적인 분만이라고 생각할 수 있지만, 산모에게는 그들이 어떻게 느꼈는지, 그들이 어떻게 치료를 받았는지, 그들이 안정감을 느꼈는지, 그리고 그들이 의사 결정 과정에 관여하거나 포함되었다고 느꼈는지 등을 포함해 더 많이 고려되어야 한다. 산모와 함께 출산 과정을 준비할 때 신체적인 고려사항 뿐만 아니라, 정서적 안전성도 가장 중요한 사항이다(상자 5.11과 상자 5.12).

제대로 잘 회복되기 위해서는 지원 구조 체계나 지원 공동체가 요구된다. 많은 산모들은 각자의 위치로 이동하게 되는데, 이것은 산모들이 원래의 위치로 돌아가지 않고 직장, 개인적 선택 또는 심지어 가족 등의 이유로 그들의 위치로 찾아간다는 것을 의미한다. 모든 사람이 지원 네트워크를 가지고 있다는 것을 우리는 당연히 받아들일 수 없고, 또 우리는 임상가와 출산 전문가로서 그들의 네트워크를 조기에 구축하고 그들이 이용할 수 있는 자원을 인식하도록 권장하는 것이 필수적이다. 연구에 따르면, 복원력이 있다고 여겨지는 산모들은 더 많은 사회적 지지를 받고, 의학 전문가들에 대한 만족도가 증가하고, 우울증이 덜하며, 출산 경험에 대한 두려움이 덜하며, 산후 외상이 적다는 것이다(Dikmen–Yildiz, Ayers와 Phillips, 2017a).

상자 5.11 주산기 우울증

우울증은 주산기 때 여성의 25%가 우울증을 겪는다. 임상 평가에서는, 9가지 증상 중 5가지 증상이 나타나는 2주의 기간이 진단에 필요하다. 이들 증상으로는, 에너지의 손실, 흥미나 즐거움의 부족, 체중 감소, 우울한 기분, 수면 장애(불면증이나 과면증), 동요나 지체, 죽음이나 자살에 대한 빈번한 생각, 부가치나 죄책감, 집중력 감소나 우유부단함 등이 포함될 수 있다.

주산기 우울증의 위험 요인으로는, 미혼모로서의 지위, 원치 않거나 계획되지 않은 임신, 일반적인 삶에서 오는 스트레스 및 사회적 스트레스 뿐만 아니라, 가정폭력, 사회적 지지 부족, 낮은 사회경제적 지위 등이 있다. 유산이나 사산의 이전 이력도 주산기 우울증과 관련이 있다(Stuart–Parrigon과 Stuart, 2014).

산후 우울증은 여성의 10~15%에서 발생하며, 일시적이고 가벼운 불면증, 과민성, 불안, 무드 가변성 및 눈물 발생 등으로 분류되는 “베이비 블루”와는 구별된다. 산욕성 정신병(puerperal psychosis)으로 불리는 산모 정신병(Maternal psychosis)은 매우 드물며(1/500–1/1000 분만), 산모 자살과 영아 살해과 관련된다. 행동 변화의 빠른 시작이 산모 정신병에서 나타날 수 있다. 입원, 약물 관리 및 상담 지원이 매우 중요하다(Sharma와 Sharma, 2012).

건강 제공자는 주산기에 있는 임신부와 산모를 선별검사하기 위해 Edinburgh 우울증 척도를 사용할 수 있다. Edinburgh 우울증 척도는 우울 증상에 위험이 노출된 여성을 찾거나 주요 우울증을 감지할 수 있는 심리평가적 타당성을 검증해 왔다(Bergink 등, 2011).

상자 5.12 환자 사례: Martina의 우울 인식과 의학적 관리

Martina는 허리통증을 치료하기 위해 마사지 치료를 받는 동안 눈물을 흘렸다. 산후 3개월쯤, 바디워커인 Keith는 그의 클라이언트가 멀어지고 압도당한 것처럼 보인다고 말했다. 평소에는 수다스러웠지만, 그녀는 치료사에게 분만 과정이 매우 힘들었고, 아기가 잠을 자지 않았다고 말했다. Keith는 우울한 기분이 드는지 물었고, 그녀는 "아마도, 모든 것이 우울한 것 같다"라고 말했다. Keith는 우울증에 대해 그녀의 남편에게 말할 수 있는지 물었고, Martina는 동의했다.

그녀의 남편에게 전화를 걸었을 때, 남편은 아내의 우울증에 대해 우려를 표했고, 가능한 한 빨리 의사에게 진료를 받도록 강하게 권장했다. 그녀에게 보낸 Keith의 후속 전화에서, 그녀는 심각한 우울증으로부터 목숨을 구해 준 것에 대해 감사를 표했다. 그녀는 약물치료를 받고 있었고 그 후 몇 달 동안 새로운 산후 가족 지원을 받았다. Keith는 그 전화 이후, 자신의 본능을 믿어서 다행이라고 생각했다; 그녀는 우울증으로 심각한 곤경에 처해 있었다.

보완대체의학(Complementary and alternative medicine; CAM)은 주산기 우울증을 위한 보조 치료에 그 역할을 할 수 있다. 보충제, 운동, 마사지, 침술 및 광선 요법에 대한 리뷰는 몇몇 연구에서 항우울 효과를 발견했지만, 이런 CAM 접근법이 독립적인 치료법이라는 오늘날의 증거는 충분하지 않아 더 많은 연구가 요구된다(Deligiannidis와 Freeman, 2014). 약리적 지원, 의학적 지원, 심리적 지원 및 사회적 지원 모두가 우울증에 도움이 될 수 있다.

네 번째 삼분기의 고려사항

산모는 출산과 함께 "축하"를 받는다. 그러나 유명한 격언으로 사람의 몸은 임신 후 "뒤로 튕겨 이동"하거나 "뒤로 튕겨나가"도록 되어 있다는 것이다. 임신 10개월은 일반적으로 임신 전의 모습과 기능으로 되돌아가지 않는다. 건강 제공자는 산모에 영향을 주는 산후 문제에 대한 인식을 높여 잠재적인 우려와 골반 건강에 도움되는 내용을 산모에게 교육할 수 있어야 한다.

산후 직후의 기간은 매우 중요하다. 생후 첫 12주는 "네 번째 삼분기"라고 하는데, 이것은 산모가 출산 이후 정상 기능과 항상성을 달성할 수 있도록 노력해야 하기 때문이다.

산모의 통증 수준에서부터 근력, 기능, 골반 건강, 성 건강, 호르몬 균형에 이르기까지 모든 것이 이 시기 때 변한다. 불행하게도, 우리 사회는 일반적으로 산후 기간에 너무 많은 시간이나 생각을 제공하지 않는다. 이제 우리의 관심은 임신부에서 아기로 옮겨갔고, 누가 산모를 돌보는지에 대해서는 커다란 관심이 없었다. 누가 마음속으로 가장 큰 관심을 가지고 있는가? 적절한 치유가 이루어지고 있는지, 산모가 움직이고 자신이 하던 일로 돌아갈 수 있는지, 정상적인 일상 활동을 할 수 있는지, 성생활을 할 수 있는지, 그리고 부모가 될 수 있는지, 그리고 가장 중요한 것은 산모의 정신 건강과 안정성을 우선시할 수 있는지를 누가 보장하는가?

아래 내용은 산모들이 불행하게도 몇 달이나 몇 년 동안 모르고 지내지만, 일반적이고 산모에게 상당한 영향을 미칠 수 있다는 몇 가지 산후 고려사항에 대한 것이다.

1. **실금:** 실금은 소변이나 대변의 불수의적인 누출이다. 변실금은 덜 흔하지만, 일반적으로 OASIS 손상뿐만 아니라 심각한 항문거근 손상으로 일어날 수 있다. 요실금은 대부분의 여성들이 가지고 있는 것이고, 활동, 절박 개시, 야간(야뇨증 또는 소변불리증), 심지어 탈장이 있는 경우에도 발생할 수 있다. 제왕절개 분만을 한 산모는 골반저 기능장애를 어느 정도 피할 수 있다는 오해가 있다. 수의적 질 분만이 요실금과 골반 장기탈출과 관련이 있었지만 (Blomquist 등, 2018), 제왕절개 분만은 비록 요실금의 위험이 낮지만, 특히 제왕절개 분만 전에 질 분만을 시도한 경우에는 이런 요실금 문제를 배제할 수 없다.
2. **골반 장기 탈장(POP):** POP는 골반 장기의 하강이다. 실금과 마찬가지로, 이 질환도 항문거근 손상과 OASIS 손상으로 종종 발생한다. 일반적으로 산모는 다음 중 어느 하나를 갖는다: 회음부 또는 하복부의 무거움, 하루가 끝날 때의 증상 악화, 절박성 증가, 소변 보기의 어려움(심지어 배변) 뿐만 아니라, 장이나 방광의 불완전 비움, 통증성 성교, 그리고 골반 밖으로 무언가가 떨어지는 느낌 등.

   골반 장기 탈장에는 1–4 등급이 있다. 2 등급의 증상으로는 방광, 장 및 성의 기능에 문제가 있을 수 있고, 팽윤감이 존재한다; 3 등급과 4 등급의 경우에는 의학적 중재가 요구된다(POP에 대한 내용을 자세히 알고 싶으면, 8장을 참고).
3. **고통스러운 성교:** 산후 성교를 재개할 때, 일부 여성들은 침투성 성교가 재개되면서 고통을 겪는다(성교 장애). 그러나, 성교 장애(dyspareunia)는 골반 건강 전문가에 의해 치료되어야 할 문제이다. 많은 여성들은 회음부 외상이나 반흔조직과 관련된 증상, 피부와 근육을 포함한 조직의 제한, 윤활 감소를 경험한다. 만약 산모가 모유 수유를 한다면, 에스트로겐 수치가 모유 수유와 함께 감소하고, 이것은 질의 윤활에 영향을 미쳐 건조함과 불편함을 초래할 수 있다. 한 가지 간단한 해결책은 성교 자세, 전희 및 기타 요소 뿐만 아니라, 질 윤활제의 사용으로 문제를 해결하는 것이다(13장 참고).

   성 기능에 영향을 미치는 또 다른 문제는 회음부 외상, 회음부 열상, 외음절개술(episiotomies), 장시간의 분만 과정이나 "어설픈 봉합술(husband stitch)" 등이다. 이것은 회음부를 봉합할 때 한두 개의 추가 바느질로 질 입구가 "더 좁아져" 남편/파트너에게 더 많은 즐거움을 제공할 수 있다. 불행하게도, 이것은 그 부위의 반흔조직 증가, 회음부 통증, 성교에 따른 통증과 관련이 있으며, 이들 모두는 성관계를 갖는 남편/파트너에게 문제를 일으키지 않는다.

   고통스러운 성교 외에도, 많은 산모들(특히, 시스-젠더 여성)이 출산 후 음경-질 성교에 대해 거부감이 발생하는데, 이것은 임신에 대한 두려움 뿐만 아니라, 출산 후 신체와 관련된 불안감 때문이다. 많은 산모들은 자신의 산후 신체에 대한 자신감과 긍정적인 감정이 떨어지기 때문에 친밀감을 줄이거나 피한다. 부가적으로,

맥락의 개념과 새로운 가족과 관련된 피로, 수면 부족, 산후 정신 건강, 새로운 가족과 관련된 업무의 증가 때문에 부부가 성관계를 가질 시간이 충분하지 않다는 사실도 있다.

4. **복부 통증과 골반 통증:** 이것은 장시간의 진통이 동반된 분만에 의한 신체적 외상의 결과로서 조직 제한이나 반흔조직 때문에 발생할 수 있다. 골반 통증의 원인이 될 수 있는 문제 중 하나는 치질이다. 치질은 통증, 출혈, 가려움, 심지어 화끈거림의 특징을 갖는다. 치질은 사실 혈관의 염증이지만, 치질을 가진 사람의 입장에서는 엄청난 둔부 통증이다. 치질은 더 많은 압력과 짜증을 증가시킬 수 있는 변비와 긴장으로 인해 악화되기도 한다. 수분 섭취 향상과 섬유질 식단 뿐만 아니라, 긴장을 피하고, 스툴에 발을 올려놓는 방법을 포함해 적절한 화장실 위생이 치질에 도움이 된다.

5. **복직근이개(DRA):** 이것은 임신 동안에 발생하고, 산후에도 지속되는 복직근의 분리이다. 세 번째 삼분기의 후반부에서, 일부 산모는 복부의 분리를 주목할 것이고, 일부 산모들은 복직근이나 그 부위에 과도한 스트레스가 가해졌을 때 상복부의 이 근육이나 부위에 과도한 스트레스가 가해졌을 때 상복부에서 "둥근 천장"을 발견할 수 있다. 출산 이후에도 DRA이 지속될 수 있다. 배꼽의 위와 아래에 있는 복부의 분리가 손가락 2개의 폭보다 크다면, 그 산모는 복직근이개를 가진 것으로 간주될 수 있다(6장 참고).

위에 언급된 문제들은 가장 흔하게 보고되는 문제들이고, 많은 산모들이 해결책 없이 꽤 오랜 시간을 보낸다. 건강 제공자 팀은 산후의 건강을 지원할 수 있으며, 회음부 외상, 흉터 조직 및 골반저 기능장애에 대한 직접적이고 적절한 관리를 제공한다.

임신과 산후 동안의 운동

산후 운동은 많은 사람들에게 "핫 토픽"이지만, 운동의 초점은 안전한 활동 복귀에 맞춰져야 한다. 많은 사람들은 고통이나 증상 없이 기분이 좋아지지만, 운동을 시도할 때 실금, 탈장, 통증이 동반될 수도 있다.

가장 중요한 것은 임신 동안이나 산후의 신체를 이해하고, 많은 산후 클라이언트를 운동시킨 경험이 있고, 또 적절한 운동량을 측정하고 이를 통해 운동시킬 수 있는 피트니스 전문가와 함께 산후 운동이 이루어져야 한다는 것이다(표 5.2). 또 중요한 것은 클라이언트의 운동 이력, 손상 및 그들의 피트니스 목표 등도 알아야 한다(상자 5.13과 상자 5.14).

표 5.2 분만후 피트니스 고려사항

운동 항목	예	예
하중	체중과 무게	10 파운드의 덤벨을 가지고 하프 스쿼트하기
템포	운동 속도와 유지 시간	5초간 하강, 5초간 자세 유지, 5초간 상승
용적	반복 횟수와 세트 횟수	2세트 15번 스쿼트
시간	반복과 세트를 수행하는 시간	3분 동안 2세트 15번 스쿼트
범위	운동 범위	체어 스쿼트와 풀 스쿼트
안정성/가동성	복합 운동을 위한 안정성–가동성	한발 스쿼트 → 런지 → 점프 → 홉핑

(Lo 2020)

상자 5.13 환자 사례: Renee

Renee는 산후 9개월된 산모였다: 그녀는 달리기를 시도했지만 소변이 새는 것을 알아차리고 골반저 물리치료(PT)를 받았다. 그녀의 PT 평가로는 움직임 평가, 외부 골반 평가, 내부 근막 평가가 포함되었다. 그녀는 골반저 근육 약화, 협응 한계 뿐만 아니라, 전신적인 하지 약증을 발견했다.

운동 프로그램은 앉는 자세, 선 자세 및 기타 기능적 자세를 포함한 다양한 자세에서 이루어지는 골반저 자각과 근력강화 운동을 포함시켰다(요실근을 위한 자각/근력강화를 다룬 9장을 참고).

부가적으로, 그녀는 달리기로 진행하기 전에 운동의 속도와 시간을 변화시키는 점진적인 사전-달리기 훈련과 함께, 후방 사슬(둔부, 슬괵근 및 고관절) 강화를 훈련받았다. 이 프로그램은 요실금 없이 달리기하는 것을 달성했다. 그녀는 결국 자신의 가장 빠른 마일 타임을 뛰게 되었고, 치료를 마치고 한 달 만에 5킬로미터를 30분만에 달렸다.

산후 피트니스 웨이트리프팅 시범
(그림 5.15–그림 5.19):

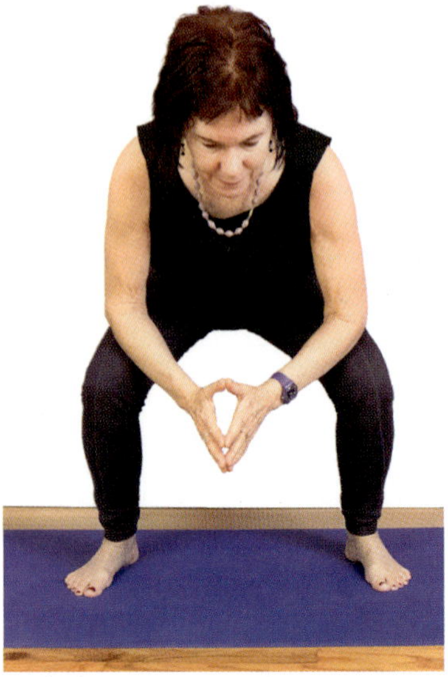

그림 5.15 스쿼트(Squat)

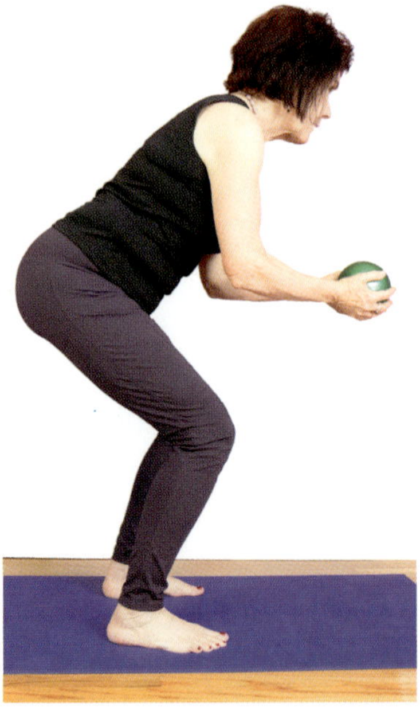

그림 5.16 열을 맞춘 고관절 경첩 스쿼트(Standing hip hinge squat with rows)

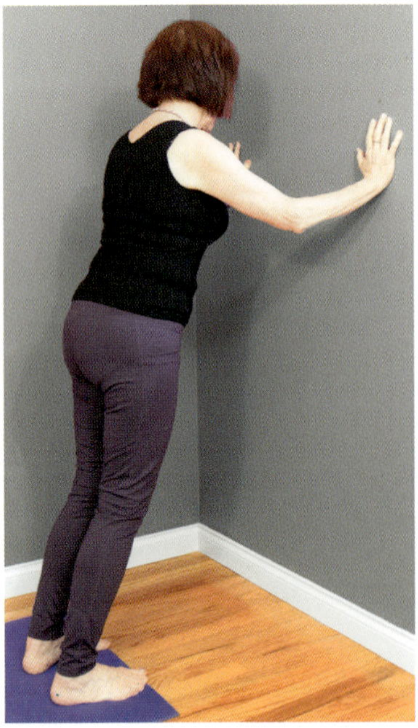

그림 5.17 벽 밀기(Wall push-up)

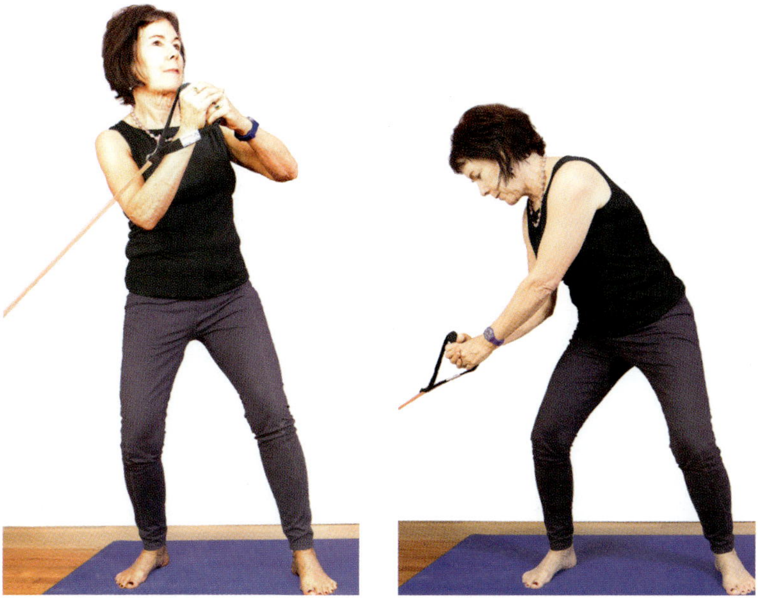

그림 5.18 몸통 회전 저항운동(Resisted trunk rotation)

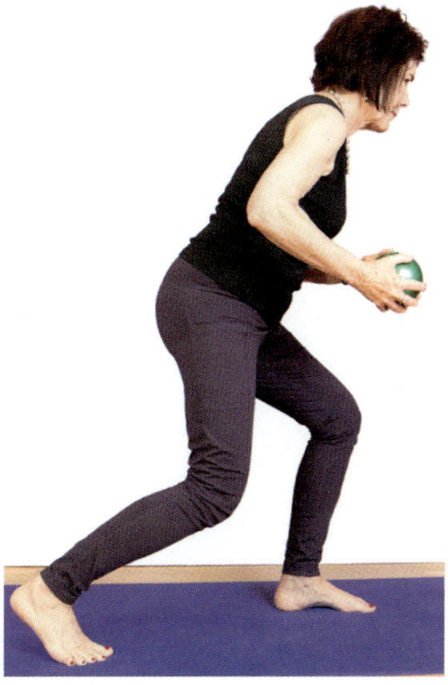

그림 5.19 런지(Lunge)

상자 5.14 운동 금기사항

체력 회복에 도움을 줄 때, 건강 제공자는 다음과 같은 불만 사항을 염두에 두어야 한다: 심한 출혈, 복부 압력 및 압박 악화.

활동으로 인한 통증에 대한 불만이나 질에서 빠져 나오는 것에 대한 불만, 그리고 눈에 보이는 돌출이나 요실금이나 변실금에 대한 불만은 건강관리제공자에 의해 선별검사되어야 한다.

임신, 분만 과정 및 산후 네 번째 삼분기 때의 경험은 산모들에 따라 다르다. 관리 제공자와 건강과 피트니스 전문가는 각 임신 단계의 필요에 따라 자원, 훈련 및 중재를 제공할 수 있다. 이상적인 산모는 임신 동안의 지원을 위해 건강한 사회 커뮤니티와 의학적 커뮤니티를 가지고 있다. 주산기 건강 문제에 대한 교육이 부족한 편이고, 많은 산모들은 예기치 못한 신체 변화에 의한 외상을 입고, 이것은 분만 후에도 지속된다. 영아와 산모의 이환률과 사망률과 함께, 관리 접근성에서 차이가 발생한다. 지역적 요구와 전체적 요구를 충족시키기 위해 관리 제공자와 정부가 협력하여 의학적 접근과 출산 및 산후 건강을 지원하기 위한 자원을 제공해야 한다. 둘라와 조산사는 임신 각 단계에 중요한 지원 역할을 할 수 있다.

복원력을 고려하고, 임신의 전체 체성-정서적 측면, 신체적 측면 및 영적 측면을 지원하는 복원력을 코칭하는 것은 그들의 임신, 출산, 산후를 지원할 수 있다. 운동치료와 바디워크는 놀라운 건강과 웰니스를 위한 보존적 관리와 전인적 선택이다.

참고문헌

23andme (2021) "Haplogroups Explained." Accessed 11/6/2021 at https://blog.23andme.com/ancestry-reports/haplogroups-explained.

Aasheim, V., Vika Nilsen, A. B., Reinar, L. M., and Lukasse, M. (2017) "Perineal techniques during the second stage of labour for reducing perineal trauma." *Cochrane Database System Review, 6* 6, CD006672.

Bahrami, M. H., Rayegani, S. M., Fereidouni, M., and Baghbani, M. (2005) "Prevalence and severity of carpal tunnel syndrome (CTS) during pregnancy." *Electromyography and Clinical Neurophysiology 45*, 2, 123–125.

Bergink, V., Kooistra, L., van den Berg, L., Wojnene, H., *et al.* (2011) "Validation of the Edinburgh depression scale during pregnancy." *Journal of Psychosomatic Research 70*, 385–389.

Bidwell, P., Thaker, R., Sevdalis, N., Silverton, L., *et al.* (2018) "A multi-centre quality improvement project to reduce the incidence of obstetric anal sphincter injury (OASI): Study protocol." *BMC Pregnancy and Childbirth 18*, 1, 331.

Blomquist, J. L., Munoz, A., Carroll, M., *et al.* (2018) "Association of delivery mode with pelvic floor disorders after childbirth." *JAMA Network 320*, 23, 2438–2447.

Buhrer, M. (2016) "The cycle of socioeconomic oppression of marginalized communities through poor access to reproductive health services." www.lonestar.edu.

Burch, J. (2003) "Visceral manipulation: A powerful new frontier in bodywork." *Massage Therapy Journal*.

Cantu, R. I. and Grodin, A. J. (2001) *Myofascial Manipulation*. Gaithersburg, MD: Aspen Publishers.

Caudwell-Hall, J., Atan, I. K., Martin, A., Rojas, R. G., *et al.* (2017) "Intrapartum predictors of maternal levator ani injury." *Acta Obstetricia Gynecologica Scandinavica 96*, 44, 426–443.

Deligiannidis, K. M. and Freeman, M. P. (2014) "Complementary and alternative therapies for perinatal depression." *Best Practice & Research Clinical Obstetrics & Gynaecology 28*, 1, 85–95.

Dikmen-Yildiz, P., Ayers, S., and Phillips, L. (2017a) "Depression, anxiety, PTSD, and comorbidity in perinatal women in Turkey: A longitudinal population-based study." *Midwifery 55*, 29–37.

Dikmen-Yildiz, P., Ayers, S., and Phillips, L. (2017b) "The prevalence of posttraumatic stress disorder in pregnancy and after birth: A systematic review and meta-analysis." *Journal of Affective Disorders 208*, 634–645.

Duley, L. (2009) "The global impact of pre-eclampsia and eclampsia." *Seminars in Perinatology 33*, 3, 130–137.

Ferraz, Z., Parra, J., Areia, A. L., Vasco, E., and Moura, P. (2017) "Acute onset neurological disorders during pregnancy: A literature review." *Revista Brasileira De Ginecologia E Obstetrícia 39*, 10, 560–568.

Gruber, K. J., Cupito, S. H., and Dobson, C. F. (2013) "Impact of doulas on healthy birth outcomes." *Journal of Perinatal Education 22*, 1, 49–58.

Harvey, M.-A., Pierce, M., Walter, J.-E., Chou, Q., *et al.* (2015) "Obstetrical anal sphincter injuries (OASIS) and repair." *Journal of Obstetrics and Gynaecology Canada 37*, 12, 1131–1148.

Howell, E. A., Egorova, N. N., Balbierz, A., Zeitlin, J., and Hebert, P. L. (2016) "Site of delivery contribution to Black-white severe maternal morbidity disparity." *American Journal of Obstetric Gynecology 215*, 2, 143–152.

Jukic, A. M., Baird, D. D., Weinberg, C. R., McConnaughey, D. R., and Wilcox, A. J. (2013) "Length of human pregnancy and contributors to its natural variation." *Human Reproduction 28*, 10, 2848–2855.

Kozhimannil, K. B., Vogelsang, C. A., Hardeman, R. R., and Prasad, S. (2016) "Disrupting the pathways of social determinants of health: Doula support during pregnancy and childbirth." *Journal of American Board of Family Medicine 29*, 3, 308–317.

Lo, A. (2020) "The female athlete seminar." Accessed 6/7/2022 at https://physiodetective.com/courses/female-athlete-tfa.

Meister, R. L., Cahill, A. G., Conner, S. N., Woolfolk, C. L., and Lowder, J. L. (2016) "Predicting obstetric anal sphincter injuries in a modern obstetric population." *American Journal of Obstetrics and Gynecology 215*, 3, P310.E1–310.E7.

Mongelli, M., Wilcox, M., and Gardosi, J. (1996) "Estimating the date of confinement: Ultrasonographic biometry versus certain menstrual dates." *American Journal of Obstetrics and Gynecology 174*, 1, 278–281.

Mota, P., Pascoal, A. G., Vaz João, C. F., Veloso, A., and Bø, K. (2018) "Diastasis recti during pregnancy and postpartum." In S. Brandão, T. Da Roza, I. Ramos, and T. Mascarenhas (eds) *Women's Health and Biomechanics: Where Medicine and Engineering Meet*. Cham: Springer International Publishing.

Odent, M. (2019) "Physiological birth preparation." *Journal of Prenatal and Perinatal Psychological Health 33*, 3, 183.

Ondeck, M. (2019) "Healthy birth practice #2: Walk, move around, and change positions throughout labor." *Journal of Perinatal Education 28*, 2, 81–87.

Owens, D. C. and Fett, S. M. (2019) "Black maternal and infant health: Historical legacies of slavery." *American Journal of Public Health 109*, 10, 1342–1345.

Perales, M., Artal, R., and Lucia, A. (2017) "Exercise during pregnancy." *Journal of the American Medical Association 317*, 11, 1113–1114.

Poyatos-León, R., Garcıa-Hermoso, A., Sanabria-Martınez, G., Alvarez-Bueno, C., *et al.* (2015) "Effects of exercise during pregnancy on mode of delivery: A meta-analysis." *Acta Obstetricia et Gynaecologica Scandinavica 94*, 10, 1039–1047.

Reitter, A., Halliday, A., and Walker, S. (2020) "Practical insight into upright breech birth from birth videos: A structured analysis." *Birth 47*, 2, 211–219.

Rizzardo, R., Magni, G., Andreoli, C., Merlin, G., *et al.* (1985) "Psychosocial aspects during pregnancy and obstetrical complications." *Journal of Psychosomatic Obstetrics & Gynecology 4*, 1, 11–22.

Sharma, V. and Sharma, P. (2012) "Postpartum depression: Diagnostic and treatment issues." *Journal of Obstetrics and Gynaecology Canada 34*, 5, 436–442.

Stuart-Parrigon, K. and Stuart, S. (2014) "Perinatal depression; an update and overview." *Current Psychiatry Reports 16*, 9, 468.

Vale de Castro Monteiro, M., Pereira, G. M. V., Aguiar, R. A. P., Azevedo, R. L., Correia-Junior, M. D., and Reis, Z. S. N. (2016) "Risk factors for severe obstetric perineal lacerations." *International Urogynecology Journal 27*, 1, 61–67.

Wetzler, G. (2010) "Visceral and obstetric physical therapy." Combined sections meeting, American Physical Therapy Association.

추가 자료

Centers for Disease Control and Prevention (2022) Healthy Pregnant or Postpartum Women. Accessed 6/17/2022 at www.cdc.gov/physicalactivity/basics/pregnancy/index.htm.

Edinburgh Postnatal Depression Scale (EPDS) (2022) Perinatal Services BC. Accessed 6/17/2022 at www.perinatalservicesbc.ca/health-professionals/professional-resources/health-promo/edinburgh-postnatal-depression-scale-(epds).

Hoyert, D. L. (2022) *Maternal Mortality Rates in the United States, 2020*. NCHS Health E-Stats. Accessed 6/17/2022 at www.cdc.gov/nchs/data/hestat/maternal-mortality/2020/maternal-mortality-rates-2020.htm.

Preeclampsia and Eclampsia (2022) National Institute of Child Health and Human Development. Accessed 6/17/2022 at www.nichd.nih.gov/health/topics/preeclampsia.

Spinning Babies: www.spinningbabies.com

Chapter 6

복직근이개(Diastasis Rectus Abdominis)

도와줘요. 내 복부에 무슨 일이 생겼어요?

본 장은 주산기 때 건강관리 제공자에 의해 종종 무시하는 복부 근막 질환인 복직근이개(DRA)에 대해 설명하고 있다. 해부학적 세부 사항, 위험 요소, 잠재적 동반 질환, 그리고 전문가 평가와 치료 기법이 설명될 것이다.

복직근이개(DRA)와 관련 코어 근육군(복횡근, 골반저 근육 및 척추 다열근)에 대한 전문가 시퀀싱 양식이 제시된다.

운동 제어의 통합된 코어 개념은 이전 장들에서 소개되었으며, 치료 프로그램 지침은 후속 장들로 이어진다. 골반대 통증, 골반 장기 탈장, 요실금, 변실금, 그리고 전반적인 안정성과 가동성이 코어 조절에 의해 밀접하게 영향을 받는다. 본 장의 주요 초점은 복횡근의 심층 복부 코어 근막 구조물이다.

복직근이개(DRA)

DRA는 모든 복부 근육의 착지점인 백선(정중 근막 구조물)의 얇아짐과 분리이다. DRA는 복벽의 돌출을 일으킬 수도 일으키지 못할 수도 있다.

발병률(Incidence)

복직근이개(DRA)는 많은 사람, 특히 임신부와 산모의 문제이고, 여성의 33–100%에서 발병한다(Axer, Keyserlingk와 Prescher, 2001; Boisannault와 Blaschak, 1988; Mota 등, 2015; Spersted 등, 2016)(상자 6.1).

일부 사람의 경우에는 산후 시간에 DRA가 자연스럽게 해결되고, 39%만이 산후 6개월까지 DRA가 나타난다(Mota 등, 2015).

주산기의 DRA에 초점을 맞추고 있지만, DRA는 남성과 출산 경험이 없는 여성에서도 발생할 수 있다. 남성의 경우는 복부 대동맥류의 위험 증가와 관련될 수 있다(De'Ath 등, 2010).

상자 6.1 임신 경험이 없는 여성(nulliparas)과 첫 출산 경험의 여성(primiparas)

150명의 임신 경험이 없는 여성을 대상으로 한 조사에서, Beer 등(2009)은 배꼽 위의 3 ㎝ 지점에서 측정된 백선의 분리가 22 ㎜ 미만이고, 배꼽의 아래쪽 2 ㎝ 지점에서 측정된 백선의 분리가 16 ㎜일 때 정상 소견이라고 결론을 내렸다. 그러므로 임신 경험이 없는 여성에서의 작은 분리는 정상으로 간주된다.

첫 출산 경험이 있는 여성(primiparas)의 경우, 100%가 마지막 삼분기 때 DRA를 가진다. 산후 6개월 때는, 오직 39%만이 DRA를 보였다(Mota 등, 2015).

해부학(Anatomy)

복벽(abdominal wall) 근육은 복직근, 내복사근과 외복사근, 복횡근(transverse abdominis; TRA) 등이 있다. 복횡근은 가장 심층의 근막 연결을 백선 안으로 형성한다. TRA는 몸통의 좌우 측면과 전방 근막 구조를 연결하는 백선과 광배근의 측방 띠에 의해 형성된다.

복횡근과 같은 가장 심층의 복부 근막 구조물은 위쪽으로는 횡격막, 측면으로는 요방형근과 광배근, 아래쪽으로 골반저, 그리고 척추에 연결된다. 복벽은 민첩성, 파워, 그리고 휴식시의 안정성을 위해 골반, 척추 근육 및 사지와 함께 동시에 작용할 필요가 있다.

백선은 검상돌기에서 치골결합까지 이어져 있고, 중앙에 위치한 지퍼처럼 생겼다. 대부분의 임신 동안 얇아짐과 분리가 종종 배꼽 근처에서 발생하지만, 검상돌기에서 치골결합까지 이어질 수 있다(Boissonault와 Blaschak, 1988). 백선에서 작은 분리에서 큰 분리가 일어날 수 있다: 즉, 분리의 폭이 1 ㎝ 미만에서 수 ㎝ 까지 일어날 수 있다(그림 6.1). DRA와 함께, 전체 늑곽이 90°에서 100° 이상, 심지어 120°까지 "흉골하각(infrasternal angle)"이 증가되어, 위쪽과 가쪽으로 벌어진다(그림 6.2).

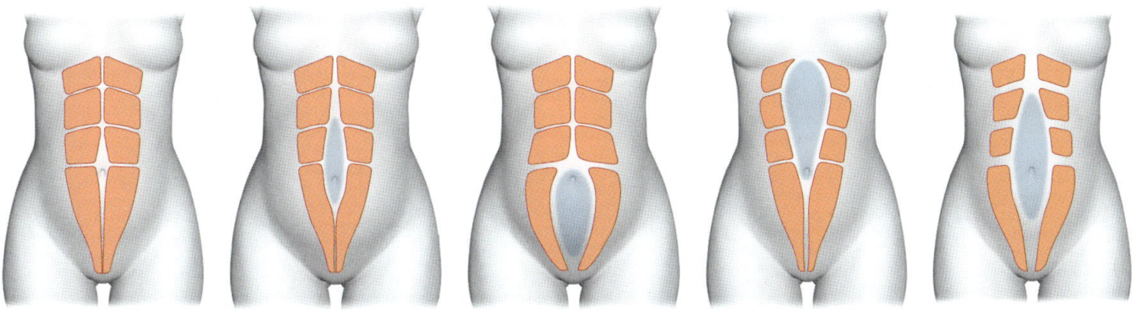

그림 6.1 DRA 변이: 정상, 2 ㎝. 작은 아래쪽 틈, 3 ㎝. 중간의 위쪽 틈, 4.5 ㎝ 검상돌기에서 배꼽까지. 큰 틈, 8 ㎝ 검상돌기에서 치골결합까지.

DRA와 함께, 전체 늑곽이 90°에서 100° 이상, 심지어 120°까지 "흉골하각"이 증가되어, 위쪽과 가쪽으로 벌어진다. 이것은 외복사근을 길게 만든다(Spitznagle, 2010)(상자 6.2–상자 6.4).

흉골하각은 내쉴 때 좁아져야 하고, 들이쉴 때 넓어져야 하지만, 힘을 쓰거나 휴식을 취할 때는 넓어진 상태로 머물러서는 안 된다.

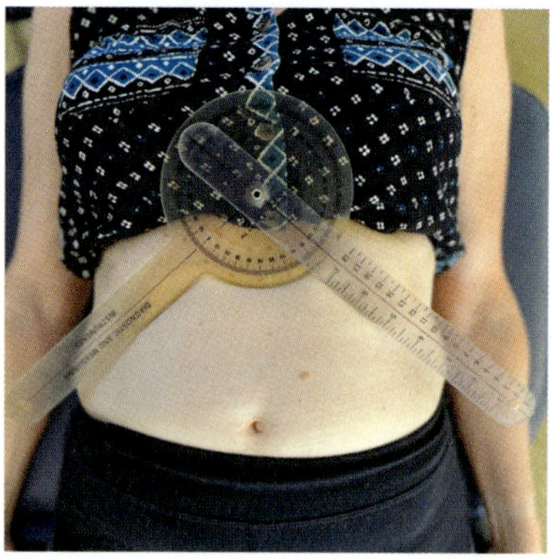 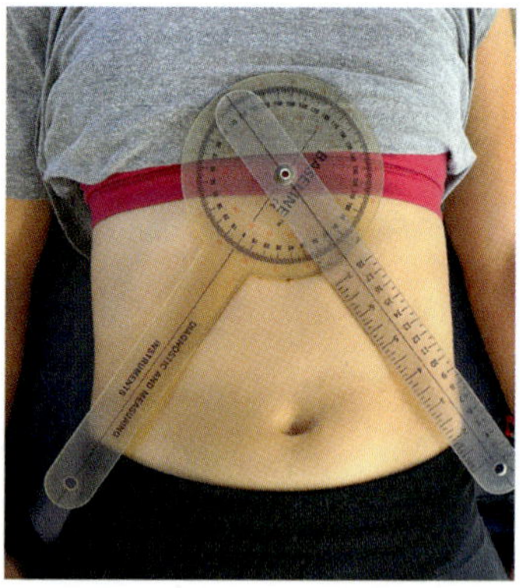

그림 6.2 흉골하각: 여러 임신 경험이 있는 여성의 작은 벌어짐은 100° (L); 임상 경험이 없는 여성의 좁은 각, 70° (R).

상자 6.2 정서적 상태를 인지하고 반응한다.

여성은 주산기 피트니스 제한과 관련된 상실감과 DRA로 발생할 수 있는 복부 형태 변화를 경험할 수 있다. 관리 제공자들은 다음과 같은 말로 두려움과 걱정을 가라앉힐 수 있다:

"여러분은 산후에 흔히 볼 수 있는 복부의 분리를 가질 것이고, 우리는 여러분의 복부가 더 강해지도록 돕기 위해 도수치료, 운동, 브레이싱이나 테이핑, 그리고 습관 훈련 등을 제공할 것이다." 이 진술은 그 질환이 흔한 것임을 확인해 줄 것이고, 안심할 수 있도록 치료에 대한 정보를 제공할 것이다.

상자 6.3 Jessica의 이야기: DRA를 가진 복부 팽윤

Jessica는 37세로 두 번째 아기를 출산한 지 몇 달이 지난 상태이며, 골반 통증뿐만 아니라 허리 통증을 가지고 있다. 그녀는 몸이 약하다고 느꼈고, 물리치료사의 검사를 받았고, 4개 손가락의 폭 크기인 DRA를 가진 것으로 밝혀졌다(자세한 정보는 다음과 같다). 물리치료사는 그녀의 배꼽 레벨 뿐만 아니라, 배꼽 위아래에 큰 틈이 있음을 발견했다. Jessica는 복부의 분리가 있음을 알고 충격에 빠졌다고 보고했다. 그녀는 자신의 복직근이 큰 틈을 가지고 있고 약해졌음을 느꼈다. 그녀는 물리치료사로부터 어떻게 운동해야 하는지에 대한 최소한의 교육을 받았는데, 그 이유는 그녀가 어떤 프로토콜이 가장 좋은지를 모른다고 물리치료사가 인정했기 때문이다. Jessica는 DRA의 진단과 최소한의 성공을 이룰 수 있는 프로토콜을 연구했다. 그녀는 머리 들기 운동으로 목 좌상을 입었고, 여전히 임신 상태인 것처럼 보였다. 그녀는 체육관에서 옷을 갈아입을 때 자신의 복부 윤곽 때문에 당혹감을 느꼈다. 그녀의 치료는 성공적이었다.

상자 6.4 동반 질환

DRA와 관련하여 여성 건강 전문가들이 보고한 동반질환의 발병률으로는, 요통이 80.7%, 골반 통증이 59.5%, 요실금이 59.4%이었다 (Keeler 등, 2012; Parker, Miller와 Dugan, 2009). Spitznagle, Leong과 Van Dillen(2007)은 요실금, 변실금, 골반 장기 탈장(POP)을 포함하는 골반저 기능장애의 징후로 비뇨생식기 클리닉에 방문한 고령 여성 중 52%에서 DRA가 동반질환으로 존재한다는 것을 발견했다. DRA와 함께 발생할 수 있는 다른 의학적 질환인 동반질환은 Bø 등(2015)의 연구 주제였고, 그들은 산후 6개월된 젊은 여성(평균 28.7세)은 DRA가 없는 여성에 비해 골반 장기 탈장, 요실금 또는 골반저 근육(PFM)의 근력에서 차이가 없었음을 확인했다. 다른 연구의 상반된 증거를 기반으로 했을 때, 분명한 것은 잠재적 동반 질환과 DRA에 관해 더 많은 연구가 필요하다는 것이다(Sperstad 등, 2016).

위험 요소

DRA의 1차 위험 요소는 임신이다. 다른 위험 요소는 다음과 같다:

- 고령의 산모
- 아시아 민족이나 유럽 민족
- 일관성 없는 운동
- 잘못된 복부 운동 프로그램/웨이트리프팅 프로그램
- 복부 수술
- 2회 이상의 출산 경험
- 비만.

(Beer 등, 2009; Chiarello, Zellers와 Sage-King, 2012; Liaw 등, 2011; Spitznagle, Leong과 Van Dillen, 2007)

DRA의 평가, 개요

아래의 내용은 표적 치료에 도움이 될 수 있는 고려사항이다.

- DRA가 있는가? 있다면, 얼마나 넓고, 얼마나 깊은가? 이것이 "틈"이다.
- 산모들이 머리를 들 때나 머리를 숙일 때 틈의 좌우에 긴장을 발생시킬 수 있는가?
- 이런 DRA가 움직임과 수행의 제한과 통증으로 전반적인 몸통 조절에 영향을 미치는가?
- 일상활동과 레크리에이션 기능으로 기능적 피트니스 파워를 잃었는가?
- 산모가 산후 외상을 가지고 있는 상태이며, 부러진 느낌이 있고 치유에 대한 지침이 없는가?
- DRA 호흡을 가진 사람은 어떠한가? 늑곽이 강직되어 있는지, 가동적인지? 늑골이 임신으로 인해 위쪽과 가쪽으로 벌어져 있는가?
- 요추골반 코어가 어떻게 작동하는가?

시각적 선별검사: 불거져 나왔는가? 아니면 반구형인가?

복벽을 평가하는 첫 번째 방법은 휴식 자세와 누운 자세에서 머리를 들어올린 자세에서 관찰되는 복부의 윤곽과 관련하여 시각적으로 DRA를 선별하는 기법이다.

움직임을 할 때, 배꼽 근처에서 불거져 나온 것이 관찰되거나, 또는 복부가 큰 원이나 타원형으로 팽윤된 것을 볼 수 있다.

손가락 촉진

손가락 촉진 검사는 누운 자세에서 백선의 분리를 체크하는 것이다.

손가락 촉진 선별검사는 누운 자세에서 시작하고, "검사자"는 손가락 두 개를 사용하여 백선의 분리를 촉진한다(그림 6.3). 산모가 견갑극을 매트로부터 들어올리기 위해 양 팔을 무릎쪽으로 뻗으면서 머리와 체간을 들어올릴 때, 배꼽 부위를 1/2 인치에서 1 인치 정도 안쪽으로 부드럽게 압박한다(그림 6.4). 검사자의 촉진 손가락은 백선의 양쪽 띠가 함께 중앙선에 위치하는지 아닌지를 느낄 것이다. 손가락끝 촉진만으로 선별 검사에 충분할 수 있다(Keeler 등, 2012)(상자 6.5).

2개, 3개, 4개 또는 그 이상의 손가락끝의 DRA 폭을 전체적으로 평가하기 위해서는 더 많은 손가락이 추가될 수 있다.

상자 6.5 DRA 측정

검사자는 배꼽 부위, 배꼽으로부터 4.5㎝ 위쪽 지점과 4.5 ㎝ 아래쪽 지점에서 양쪽 복직근간 거리(IRD) 분리를 평가하기 위해 백선의 촉진을 사용할 수 있다. 2.5 ㎝ 이상의 상당한 간격이 발견되면, 위와 아래의 추가 측정을 수행할 수 있다. 줄자나 실시간 초음파(RUSI) 측정이 사용될 수 있다(Bø 등, 2015; Lee, Lee와 McLaughin, 2008)(상자 6.6). 그러나 이들 측정이 전반적인 기능이나 수행의 잠재력을 의미하지 않는다.

상자 6.6 RUSI: 정확도

RUSI 검사는 간격을 측정하는데 있어 가장 정확한 임상 기준이며, 가장 높은 신뢰도는 배꼽 위에서 이루어지는 평가이다(Benjamen, Van de Water와 Peiris, 2016; Mota 등, 2015; Van de Water와 Benjamen, 2016)(그림 6.5). RUSI는 근육의 모양, 가동성 및 움직임의 타이밍을 모니터링하는 데도 사용된다. 그러나 장비의 가격이 비싼 편이어서 많은 클리닉이 이 장비를 사용하지 않기 때문에, 손가락끝 검사가 분리의 틈을 평가하는데 사용된다. 전문 의료 교육 세미나는 RUSI 장비의 활용을 훈련시킨다.

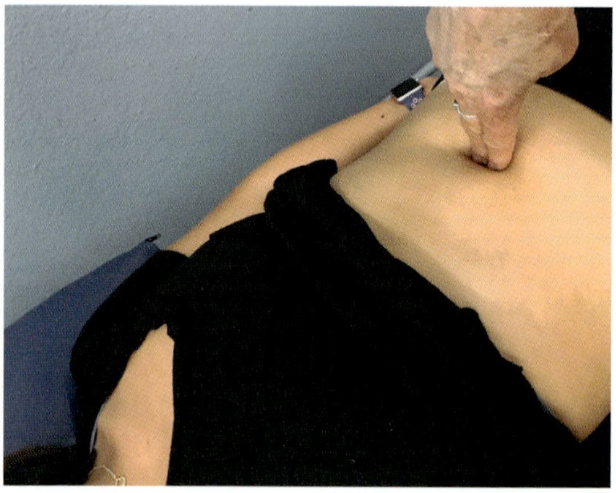

그림 6.3 휴식시의 백선 촉진. 2개의 손가락으로 배꼽 부위를 촉진한다.

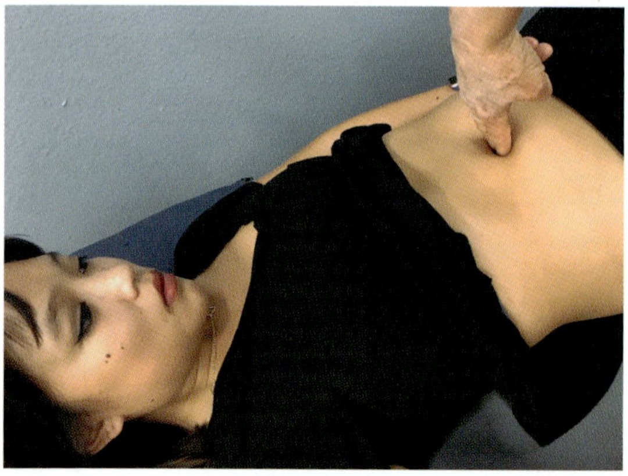

그림 6.4 머리와 견갑골을 매트로부터 들어올린 컬-업 상태에서의 백선 촉진.

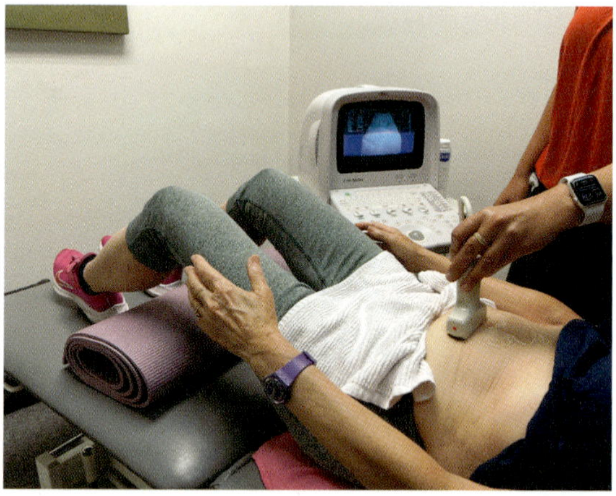

그림 6.5 컬-업 동안 백선의 실시간 초음파(RUSI)와 양쪽 복직근 사이 거리(IRD). 초음파 헤드의 가쪽 복부 배치는 복사근과 복횡근의 기능을 확인하는데 사용된다.

연구는 치료의 성공으로서 분리의 틈을 좁히는 등 틈의 변화를 측정하는 데 초점을 맞추어 왔다. 그러나, "틈의 좁힘"은 완전한 기능을 위해 필요하지 않고, 안정성이나 체력과도 상관이 없을 수 있다. 기능 검사는 다중 운동을 통해 수행되어야 한다. 운동에 대해 척추, 몸통 및 복부가 어떻게 함께 작용하는지의 평가는 클라이언트의 핵심 기능 목표를 고려할 때 중요하다(한 가지 예로, 유아를 들어올리는 것은 매우 힘들 수 있고, 시간이 경과함에 따라 유아는 더욱 무거워질 것이다).

DRA 중재: 운동, 지지용 의복 및 테이핑

치료적 운동

치료적 운동은 치료를 위한 최적의 기반이다. DRA 치료의 기본 생리학은 콜라겐 합성을 자극하고 전체 코어를 강화하는 것이다. 다중 운동 프로토콜은 허리, 골반, 고관절 및 복부 근육 조절의 향상을 통해 긍정적인 결과를 얻을 수 있다.

DRA를 교정하는 유일한 운동 형태는 없으며, 초기의 연구들은 복직근 사이 거리(IRD)를 측정하고 좁히는 것에 초점을 맞추었지만, 현재의 연구(Lee와 Hodges, 2016)와 임상 전문가의 의견 일치(Lee와 Hodges, 2019)는 몸통과 복부의 근막 구조물의 장력 발생 측면에서 복부 근육의 복합 기능과 전반적인 기능을 고려하고 있다.

코어의 통합된 운동조절에 대한 이해

복횡근: 기능적 조절

복횡근(TRA)은 복직근의 띠에 장력을 발생시키고, 복부가 수축할 수 있도록 튼튼한 앵커를 제공한다. 복횡근의 섬유는 가쪽으로 당겨 정중 근막을 견고하게 만든다. 복횡근은 복직근, 내복사근, 외복사근, 횡격막, 척추 다열근 및 골반저 근육과 함께 작동하여 요추골반 안정성을 제공한다. 이들 상호연결된 근막 그룹은 체중부하, 하중 전달 및 운동 조절에 있어서 자세 지지를 위해 강직성을 제공한다.이들 근육군은 함께 작용하여 인체 기능을 위한 신장 활동을 조절한다.

다열근과 골반저 근육과의 동기화와 복내압에 관련된 복횡근의 연구들은 복횡근의 연구를 명확히 한다(Junginger 등, 2010). 복횡근(TRA)은 활동 이전과 활동 도중에 사전 설정과 수축을 하며(Sapsford와 Hodges, 2001), 골반저 근육과 동기화되어 작용한다. 복횡근은 "폐쇄형 캐니스터"로서 복부와 몸통의 지지에 중요한 역할을 하는 것으로 보여질 수 있다(Lee와 Lee, 2011).

전문가의 기능 분석은 상복부, 중간 복부 및 하복부 근육군이 힘 폐쇄(force closure)를 위해 충분하는지, 아니면 결함이 발생하는지를 식별할 수 있다(Lee와 Hodges, 2019).

복횡근(TRA)은 임상으로 골반저 근육과 심층 척추 근육인 다열근과 함께 훈련되어야 한다(Badillo 등, 2012; Hampton과 Rader, 2018).

운동 프로그램은 복부 근육, 몸통 근육 그리고 기타 근육을 검사해야 하고, 이들 근육을 통해 점진적 과제를 훈련해야 한다(Hodges, Sapsford와 Pengel, 2007; Lee와 Lee, 2011). 클라이언트는 틈의 폐쇄와 모습에 초점을 맞춰 전반적인 톤을 추구한다(상자 6.7). 그러나, 일상생활활동(ADL)과 피트니스 제한(예: 아이를 들어올릴 때 통증과 약증)을 해결하면, 과제별로 그리고 점진적으로 진행되는 전반적인 피트니스 훈련을 위한 플랫폼이 제공될 수 있다.

> **상자 6.7 다양한 코어 운동이 DRA를 돕는다.**
>
> DRA에 대한 운동을 시스템 리뷰에 따르면, 복부 근육과 코어를 대상으로 한 운동이 DRA의 발생률을 35% 감소한 것으로 나타났다(Benjamen 등, 2014). 플랭크와 컬-업과 같은 전통적인 근력 강화 운동이 누운 자세 운동 프로그램에 비해 복부 근력에 유익한 변화와 향상된 장애 점수를 만들 수 있다(Walton 등, 2016).

바인더, 벨트 및 코르셋

바인더와 벨트는 복직근의 분리된 다발을 폐쇄하는데 도움을 줄 수 있고, 또 산모에게 안전감과 안정성을 제공할 수도 있다(그림 6.6). 척추 근육과 천장관절(SI)은 안정성과 움직임을 위한 복부 부목의 강직 효과에 의존하고, 바인더는 상대적인 강직 효과로 척추와 SI 관절을 지지하는데 도움을 줄 수 있다. 대부분의 여성 건강 치료사들은 조절 가능한 바인더의 사용을 선호하고 있다(Keeler 등, 2012; Schulte 등, 2019)(상자 6.8).

커다란 DRA를 가진 여성을 대상으로 운동, 자세 및 신체 역학의 사용과 지지용 의복의 착용은 배꼽에서 11.5㎝~2.0㎝까지 폐쇄되는 큰 효과를 보였다(Litos, 2014와 2019).

치료사들은 복부를 너무 꽉 묶는 것이 골반 장기를 아래로 이동시키는 압력을 유발하여 골반 장기 탈장을 유발하거나 악화시킬 수 있다는 것을 고려해야 한다. 바인더로 복내압을 최적화하기 위해서는, 상부 지지 밴드와 하부지지 밴드로 이루어진 스타일이 풀 커버리지 바인딩(full coverage binding)보다 오히려 더 많이 사용될 수 있다.

상자 6.8 간단한 스카프도 지지에 도움을 줄 수 있다.

스카프로 복부를 묶는 것도 느낌이 좋고 코어 파워를 증가시킬 수 있다(그림 6.7).
긴 스카프는 단순히 패션처럼 볼 수 있고, 하루 종일 편안함을 위해 타이트하게 또는 느슨하게 적용될 수 있다. 이런 방식은 주산기의 여성에게 편안함과 진정감을 제공할 수 있다.

다음은 복부 바인더의 예이다:

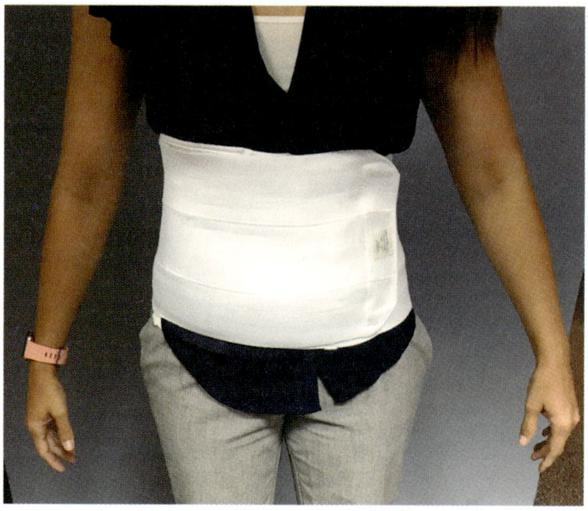

그림 6.6 기본 복부 바인더

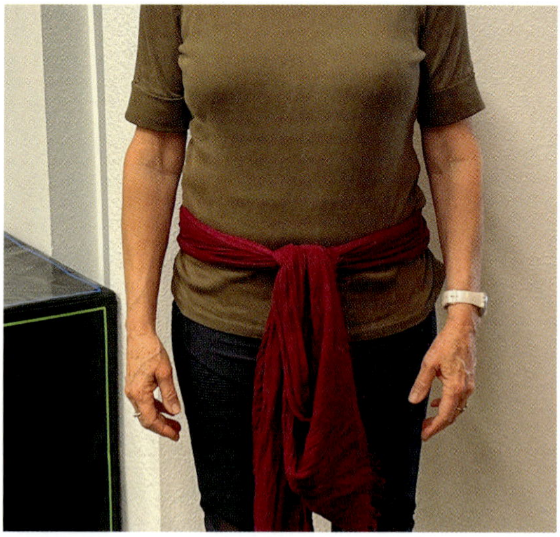

그림 6.7 스카프 랩 바인더

테이핑(Taping)

Kinesio® Tape는 일부 임산부에게 지지와 고유수용성 감각을 제공하는데 유용할 수 있다(상자 6.9). 그러나 임상 적용 기법은 다양하고, 또 클라이언트의 선호, 편안함 또는 피부 자극 등에 따라 순응도 다양할 수 있다.

테이프를 배꼽의 위와 아래에 X자 모양으로 붙일 수 있다(그림 6.8). 더 간단한 테이프 적용은 2개의 가로 밴드를 적용하는 것이다.

상자 6.9 테이프와 운동

Tuttle 등(2018)의 파일럿 연구는 하나의 프로토콜로서 Kinesio® Tape과 운동을 이용했다. 표적 TRA 운동과 Kinesio® Tape의 사용은 산후 6주에서 산후 3개월까지 수행되었다. 복횡근은 누운 자세, 옆으로 누운 자세, 네발 자세 및 앉은 자세에서 훈련되었다. 각 자세에서 일주일에 3–4회씩 가벼운 TRA 수축을 10회 반복했다(피실험자들은 처음에는 배꼽을 척추 쪽으로 가볍게 끌어당기면서 "하" 또는 "쉬" 하는 소리를 내도록 훈련을 받았고, 중립위로 척추를 유지하고, 배가 움푹 들어가지 않도록 하고, 또는 배가 볼록해지지 않도록 하는 훈련을 받았다). 운동과 테이프를 적용한 그룹에서 복직근 사이 거리(IRD)가 가장 뚜렷하게 감소되었다(1.31 ± 0.20 ㎜). 이 연구는 DRA 재활 운동에서 가능한 첫 번째 단계를 제시하고 있고, 이것은 여러 다른 운동 형식으로 확장될 수 있다.

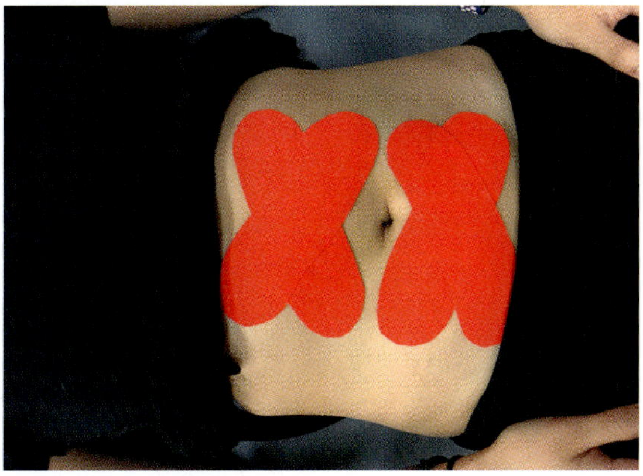

그림 6.8 복횡근을 위한 Kinesio® Tape

저압박 운동(Hypopressive exercise)

복부-저압 기법(AHT)으로 알려진 "저압박 운동"은 주로 유럽에서 복직근이개(DRA)를 위해 사용되는 방식의 운동이다(상자 6.10). 이것은 주로 TRA를 활성화할 뿐만 아니라, 골반과 복부에서 횡격막으로 연결된 근막을 활용하는 것으로 생각된다. 이 기법은 호흡 조절 순서를 포함한다: 통제된 들이쉬기와 완전한 내쉬기를 한 후, 복벽을 추가로 안쪽으로 끌어당긴다.

저압박 운동 동안에 골반저 근육을 큐잉할 수 있고(Stupp 등, 2011), 복직근간 거리(IRD)의 변화를 관찰한다(Gomez 등, 2018). 저압박 훈련은 호흡 기법과 근육 동원 이후에 자세를 취한다. 이 운동은 숙련된 강사와 많은 자세로의 진행을 요구하는 복잡한 형태의 운동이다(Nicole, 2018).

지시사항은 다음과 같다:

- 척추를 길게 만들어 척추와 상지를 지지하는 자세를 취한다.
- 그 다음, 들이쉬면서 복횡근과 외복사근을 길게 늘인다.
- 그 후 완전히 내쉬기를 한 후, 숨을 멈춰 복부를 안으로 끌어 당긴다. 이때 성문은 폐쇄되어야 한다.

상자 6.10 AHT 수행: 점진적인 훈련

복부-저압 기법(AHT)은 요가의 우자이 호흡과 유사할 수 있으며, 그 후에 추가적으로 숨을 더 내쉬고, 복부를 위쪽과 안쪽으로 당긴다. 이때 성문은 닫혀 있어야 한다. 복부와 횡격막이 위쪽과 안쪽으로 이동하기 때문에, 사람들은 골반저의 상승과 "러쉬"를 감할 수 있다. 그러나, 클라이언트들은 종종 호흡 조절과 함께 근육군의 협응을 훈련하기 위해 여러 번의 운동 회기를 필요로 한다.

DRA 수술

DRA는 수술을 거의 필요로 하지 않지만, 수술 위험 요인이 있지만 수술은 선택 사항이다(상자 6.11). 산후 기능 약화와 4개월의 제한된 물리치료 중재로도 피트니스의 수행이 잘 이루어지지 않았을 때의 성공적으로 수행된 수술의 한 사례가 있다(수술적 수복은 일반적으로 적어도 산후 최소 1년 동안 지연된다). 이 연구에서, 복직근이개의 부분 폐쇄(6.52 ㎝에서 3.58 ㎝로)에도 불구하고, 산모는 군인으로서 피트니스 검사(컬업과 기타 검사)와 전반적인 직무 기능을 적절하게 수행하지 못했다. 그녀는 합병증 없이 복부 성형수술을 받았고, 이로 인해 그녀는 완전 기능을 회복될 수 있었다. 복직근 수복술 이후, 그녀는 4주 동안 복부 바인더를 착용했고, 21일 만에 현역으로 복귀했고, 또 6개월 동안 추가적 물리치료를 지속적으로 받았다(Gallus, Goldberg와 Field, 2016).

상자 6.11 DRA 수술: 미용 목적 또는 의학적 목적?

미국의 경우, 대부분의 보험회사는 미용 목적의 수술을 고려해 DRA의 수술을 인정하지 않고 있다(Rosen 등, 2019). 저자들은 보험사들이 '심각한 쇠약 환자의 증상을 완화하기 위해 복부성형술의 필요성'을 이해하지 못하고 있다고 보고했다. 물리치료사이자 교육학자인 Diane Lee는 고려해야 할 요소와 수술이 필요할 시기에 관한 임상의사결정의 책을 집필했다(Lee, 2017).

수술 합병증

DRA의 수술적 중재로 인한 위험 요소와 합병증의 가능성은 높은 편이다. Hickey, Finch와 Khanna(2011)의 포괄적인 리뷰에 따르면, 복직근이개 수술로 인한 합병증은 피부 괴사와 상처 박리, 감염, 수술 이후의 통증과 신경 손상, 이개 재발 등을 포함해 40%에 달한다는 것이다. 가장 흔한 합병증은 장액종(seroma)의 발달이다. 그들은 리뷰를 통해 수술적 교정은 주로 미용적이며, 이개가 탈장으로 진행될 위험이 거의 없다라고 결론을 지었다. 최고의 수술 기법을 명확히 하기 위해서는 더 많은 연구가 요구된다.

DRA를 위한 도수치료

도수치료의 촉진 기법은 클라이언트의 근육을 활성화하여 수행력을 향상시키는 데 유용하다.

도수 촉진 기법은 근육군에 터치나 압박을 가하거나, 관절의 압박을 돕는 것이다. 예를 들어, 클라이언트가 복부가 느슨한 상태로 네발 자세를 취하는 동안 복부에 손을 배치하고, 근육군의 참여를 돕기 위해 “복부를 안으로 당겨 들어올리시오”라는 큐잉을 줄 수 있다(상자 6.12).

체간의 직접적인 근막 치료도 체간 근막을 리모델링하는데 도움을 줄 수 있고, 한 번의 치료 회기 동안 뚜렷한 틈의 감소를 RUSI로 알 수 있다.

RUSI 기법은 전문가 웨비나에서 설명되었지만(Schulte 등, 2019), 아직 완전히 연구되지 않았다.

상자 6.12 체간 근막의 리모델링

산모의 전반적인 신체 패턴을 고려해 보자. 그들의 자세에 의해 무엇이 보여지는가? 만약 산모의 등에 “그립핑(gripping)”이 있으면, 척추가 너무 강직되고 척추 신전이 발생하게 될 것이다. 다열근과 다른 근육에 경련과 방어 기전이 있는가? 복부를 편안해지도록 복부를 부드럽게 쓸어 주는 도수치료는 복벽의 활성화를 돕고 “틈”의 간격을 줄이는데 도움이 될 수 있다. 셔츠를 뒤쪽에서 너무 타이트하게 당기는 것을 생각해 보자. 당겨지는 것을 고려해 보자. 그러면 앞쪽이 당겨질 것이다.

복부 훈련/코어 훈련에서의 결정

DRA와 코어 재활에 속하는 코어 훈련에는 두 개의 상반된 개념이 있다. 한 개념은 복부를 안으로 끌어당겨 단단하게 만드는 것을 강조한다. 두 번째 개념은 복부를 바깥쪽으로 팽창할 수 있는 복내압을 발생시키는 것을 강조한다.

전통적인 재활 프로그램은 복부를 안으로 당겨 견고하게 유지하는 복부 근육의 가벼운 참여를 훈련한다. 이때 복벽이 팽윤되지 않아야 한다. 최적의 기능에서 볼 때, 배꼽은 횡격막과 함께 위쪽과 안쪽으로 약간 들어올려진다.

프로그램은 복부 근육과 몸통 근육의 약간의 확대가 일어나는 동안, 복부 장력으로 인한 복내압의 발생을 강조하기도 한다. 복부 부목 효과와 복내압 발생 효과로 인한 원심성 복벽 활성화의 수행은 복부를 안으로 당기는 것으로부터 또는 몸통의 팽윤과 충만감으로부터 촉진될 수 있다. 근육을 약간 신장하고 견고하게 함으로써 복내압을 만드는 것은 복잡한 방법이고, 복부가 뚜렷하게 팽윤되지 않는다.

이들 개념은 각 클라이언트들이 최적의 수행과 기능을 허용하는 요소로써 고려해 볼 필요가 있다. 근육은 구심성으로 수축하여 단축될 필요가 있다. 또한 근육은 원심성 수축으로 통제되면서 길어질 필요도 있다. 구심성 작용과 원심성 작용은 협응된 횡격막(성대 횡격막, 호흡 횡격막 및 골반 횡격막)의 상호작용이다. 이들 두 기법 모두는 유익할 수 있다.

이상적인 DRA의 훈련은 내적 코어와 외적 코어의 통합이다(Dufour 등, 2019). 내적 단위의 코어는 아래의 표 6.1에 있는 "초급" 순서로 나열되어 있다. 몸통과 팔다리의 외적 단위는 네발자세에서 팔다리를 교대로 들어올릴 때와 기능적 활동 훈련(들기, 밀기, 당기기 및 운반하기)때 참여한다(상자 6.13). 개별화된 프로그램은 일상생활 활동, 피트니스 및 여가 활동으로의 기능적 회복을 촉진할 수 있다.

코어 훈련의 어려움

복부 근육/코어 근육의 동원 동안 과도한 운동 패턴과 잘못된 노력은 다음과 같은 조합을 나타낼 수 있다:

- 머리를 아래로 숙이거나 꼬리뼈를 안으로 말아감는 것으로 인해 척추가 굴곡되는 경향을 띤다.
- 상복부에서 발생하는 복사근의 함몰
- 하복부와 중간복부의 팽창으로 인한 과도한 측방 팽윤
- 원치 않는 팽윤과 함께, 배꼽이 하강되어 팽창한다.
- 복직근 동원과 복내압 발생 동안의 호흡 중단은 통증, 요실금 및 탈장 악화 등과 같은 원치 않는 증상을 일으킬 수 있는 복내압 상승을 초래할 수 있다.

상자 6.13 TRA 시도와 하방 압박

Bø, Sherburn과 Allen(2003)은 복부 안쪽 당기기 기법을 시도할 때, 골반저의 하강이 대상자의 30%에서 일어나는 것을 확인했다.

근육군의 협응: 어디서부터 시작하는가?

안정성 검사 동안 어떤 근육이 활성화되지 않는가? 위에 목록된 대체 패턴이 발생할 수 있다. 3장에 열거된 재활 학교와 발달 순서 외에도, 클라이언트의 기능 수행 목표처럼, 클라이언트는 정적 유지와 움직이는 동안 평가될 필요가 있다.

다음은 협응된 호흡과 복내압을 통해 코어 훈련에서 이루어지는 초기 순차적 선택이다. 이것은 요리책이 아니라, 클라이언트들이 특정 근육군을 어떻게 감지하고 식별하고 활성화하는지를 고려하는 것이다. 결과적으로, 클라이언트는 다른 근육군과의 공동 수축을 배우고, 안정성과 가동성 조절을 위한 성공적인 과제를 수행해야 한다.

다열근과 복횡근 운동

운동하는 동안에 "척추를 중립위"로 유지하는 것을 훈련해야 하는데, 그 이유는 많은 클라이언트들이 척추를 굴곡하거나 신전하는 경향을 띠기 때문이다. 다열근이 척추의 코어로 인식되고, 다중 운동면의 운동 뿐만 아니라, 정적 자세의 유지와 운동을 조절한다. 다열근은 복횡근과 골반저 근육과 함께, 활성화된다.

골반의 전후 경사가 포함된 운동 프로그램을 시작하고, 전방경사와 후방경사 사이의 중간 지점을 찾는 것이 다열근을 훈련하는 가장 쉬운 방법이다. 골반이 과도하게 전방으로 경사진 클라이언트는 매트 운동으로 복부 근육을 활성화하기 위해 약간 후방경사시키는 큐잉으로 이득을 얻을 수 있다. 또는 꼬리뼈를 약간 들어올리고 엉덩이를 바깥으로 빼기 위해 골반을 과도하게 전방경사시키는 사람들도 있다.

순차적 운동 방식(Sequencing exercise formats)

일부 클라이언트들이 PFM을 동원하면, 복횡근을 참여시킬 수 없다는 것이 임상 경험을 통해 알 수 있다. 오늘날의 여성 건강 리뷰는 PFM과 TRA의 중요한 상호작용을 강조하고 있다(상자 6.14).

논리적인 운동 순서는 PFM과 같은 가장 약한 연결을 먼저 해결한 후, 허용되는 대로 공동 수축과 기능 훈련을 추가하는 것이다. 여러 자세에서 가장 약한 연결을 평가하고, 그 다음 그 근육군을 활성화한 후, 그들 근육의 공동 수축을 추가하는 것이다(표 6.1).

상자 6.14 전문가 치료: 관리 제공자 연구

이들 문제로 클라이언트 관리를 제공하는 운동 치료사이면서 건강관리 제공자인 바디워커들은 많은 시간을 학습해야 한다. 지속적인 연구와 클라이언트 중심의 배려가 긍정적인 결과를 낳는다. 운동 동안 골반 증상을 검사하지 않는 관리 제공자뿐만 아니라 일부 독자는 이런 운동 순서 방식을 알 필요가 없다.
그러나 다음의 장들은 골반 건강 문제를 확장할 것이고, 관리 제공자의 인식과 스킬을 향상시킬 것이다. 여성들은 "항상 산후" 상태에 있어서, 심지어 폐경기나 그 이후에 시작하는 그들의 삶 중 어느 시점이든 운동 진행으로부터 이익을 얻을 수 있다. 이들 운동 순서는 남성에게도 적용된다.

표 6.1 산후 안정성 시퀀싱을 위한 선택의 예

(10회 반복, 3 세트, 주당 3-4 세트; 아래의 구두 지시 참고)

운동 수준	DRA; TRA	PFM	다열근
초급 운동 (중력 제거)	누운 자세, 옆으로 누운 자세, 엎드린 자세. 1 – 5 초	누운 자세, 옆으로 누운 자세, 엎드린 자세. 1 – 5 초	누운 자세, 옆으로 누운 자세, 엎드린 자세. 1 – 5 초
초급 운동	앉은 자세, 네발 자세. 1 – 5 초	앉은 자세, 네발 자세. 1 – 5 초	앉은 자세, 네발 자세. 1 – 5 초
중급 운동	누운 자세, 옆으로 누운 자세, 엎드린 자세. 앉은 자세 또는 네발 자세. 5 – 10 초 유지, +PFM	누운 자세, 옆으로 누운 자세, 엎드린 자세. 앉은 자세 또는 네발 자세. 5 – 10 초 유지, +TRA	누운 자세, 옆으로 누운 자세, 엎드린 자세. 앉은 자세 또는 네발 자세. 5 – 10 초 유지, +TRA +PFM
중급 운동	네발 자세, 교대로 사지 들어올리기. 고관절 경첩 스쿼트, 런지, 뻗기	네발 자세, 교대로 사지 들어올리기. 고관절 경첩 스쿼트, 런지, 뻗기	네발 자세, 교대로 사지 들어올리기. 고관절 경첩 스쿼트, 런지, 뻗기
상급 운동	들기, 밀기, 당기기, 웨이트, 척추 중립위	들기, 밀기, 당기기, 웨이트, 척추 중립위	들기, 밀기, 당기기, 웨이트, 척추 중립위
상급 운동	민첩성, 체간 회전, 매트리스 런지 시리즈	민첩성, 체간 회전, 매트리스 런지 시리즈	민첩성, 체간 회전, 매트리스 런지 시리즈

큐잉 지침:

1. TRA 운동: 들이쉰 후, 숨을 내쉬면서 "쉬" 또는 "하"라는 부드러운 소리를 내면서 복부를 가볍게 안으로 당긴 후 멈춘다.
2. PFM 운동: 들이쉰 후, 숨을 내쉬면서 마치 오줌이나 방귀를 참을 때처럼 가볍게 골반 근육을 윙크하거나 안으로 끌어당긴다. 여러분은 골반 근육으로 보석을 끌어올리고 있다고 상상해 보자.

3. 다열근 운동: 척추를 길게 늘이는 자세를 취한다. 여러분의 등이 팽창하고, 부풀어 오르고, 또 꼬리뼈가 약간 들려지는 것을 상상해 보자.

그림 6.9–그림 6.13과 같은 상급 운동은 코어 조절과 함께, 대각선 성분과 회전 성분의 동작 하는데 도움을 줄 수 있다.

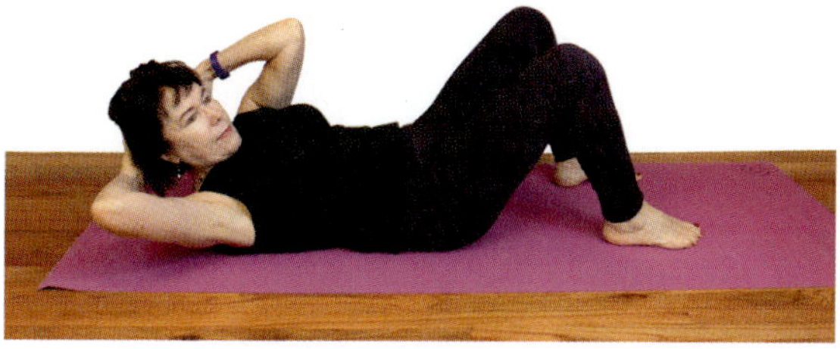

그림 6.9 대각선으로 몸통 들어올리기 (Diagonal curl up)

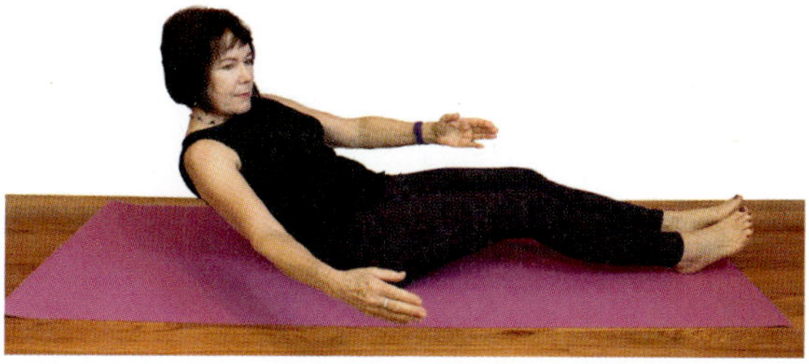

그림 6.10 회전하면서 롤 백하기 (Roll back with rotation)

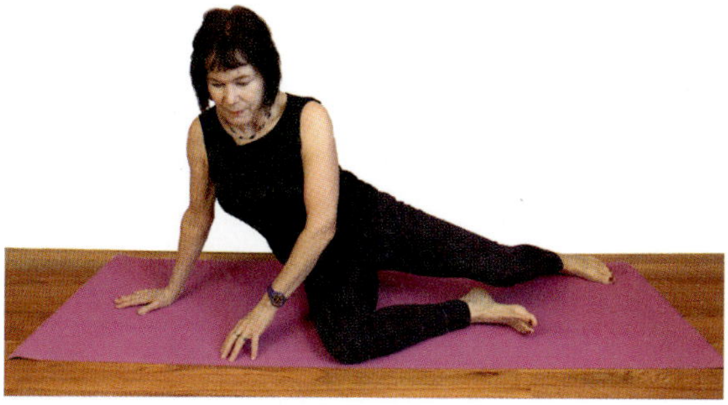

그림 6.11 옆으로 앉은 자세에서 부분 사이드 플랭크(Side sitting to a partial side plank)

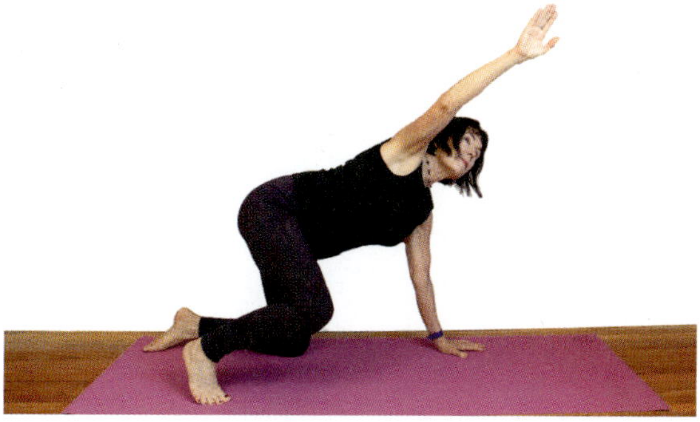

그림 6.12 네발 자세에서 뻗기(Quadruped reaching)

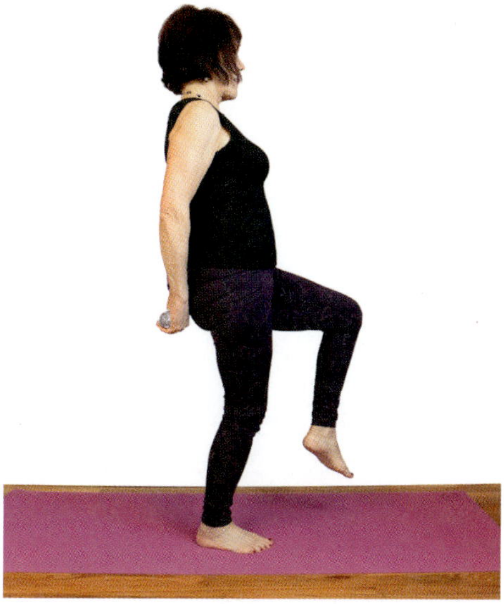

그림 6.13 운동 흐름은 한발 서기 때의 요추골반 고관절의 안정성, 척추를 약간 신전하면서 뒤쪽으로의 체중 이동, 원심성 복부 운동에서 앞쪽으로 체중 이동과 구심성 복부 운동으로 진행한다.

모든 것을 종합해 보면, 클라이언트에게 부드럽게 "지퍼를 잠금하도록" 큐잉을 줄 수 있다. 제일 먼저, 척추를 길게 하고(다열근), 부드럽게 골반 괄약근(PFM)을 수축하도록 하고, 그 다음, 배꼽을 안쪽과 위쪽으로 당기도록 큐잉을 준다 (복횡근〔TRA〕).

6–12개월 안에 테니스나 철인 3종 경기로의 복귀와 같은 운동선수의 수행 목표는 이들 재활 훈련 뿐만 아니라, 스포츠 맞춤 훈련을 필요로 할 것이다.

몸통의 회전 조절과 한발 서기, 민첩성, 또는 기타 기능들은 구심성 조절과 원심성 조절을 발달시키는 신경근 재교육을 필요로 한다.

힐 슬라이드(heel slides), 무릎 드롭아웃(knee dropouts), 힙 브리지(hip bridges), 네발 자세 취하기, 그리고 기타 운동(안정화 운동 시리즈 1–3를 다룬 3장 참고)으로 시작하는 안정화 운동 시리즈의 이용은 복횡근, 골반저 근육 및 다열근을 훈련시킬 수 있고, 따라서 몸통 제어를 위한 재활의 중요한 기초를 복원할 수 있다(상자 6.15와 상자 6.16). 이들은 적절한 수행을 위해 다시 시작되어야 하는 발달 순서 운동학을 기반으로 한다. 협응과 근육 동원을 가진 사람들은 안정화 시리즈 운동을 필요로 하지 않을 수 있다.

상자 6.15 초급 운동양식: 내성을 향상시킨다.

시작 프로그램을 위해 최상의 TRA 동원 패턴을 찾음으로써 복횡근, 골반저 근육 및 다열근 운동 차트에 목록된 것처럼 정확한 가정 프로그램을 안내해 줄 수 있다. 며칠에 걸쳐 너무 많은 반복과 너무 빠른 성공의 치료는 흉추와 요추의 통증과 기타 다른 부위의 통증을 일으킬 수 있다.

상자 6.16 환자 사례: Jessica

Jessica는 DRA 프로토콜을 시작한 지 물리치료 3년 만에 손가락 복부 촉진 기법으로 검사를 받았고, 물리치료사는 뚜렷한 분리가 없음을 발견했다. 그녀의 초기 프로그램은 복부를 안쪽으로 당기는 기법, 머리 들기와 복직근 접근 기법으로 구성되었다. 그녀는 힐 슬라이드, 무릎 드롭아웃, 대각선 크런치, 필라테스 롤 백, 플랭크, 한발로의 브리지 동작, 그리고 네발 자세에서의 팔다리 들기로 운동을 진행시켰다. 그녀는 초기에 플랭크 자세를 취할 때 복부가 아래로 처졌고, 운동 후 첫 해 동안에는 허리 통증을 경험했다.

Jessica는 일주일에 4회 운동을 수행했다. 산후 15년까지 RUSI로 이루어진 그녀의 IRD 검사는 배꼽 수준과 배꼽의 위와 아래 수준에서 가시적인 틈을 확인할 수 없었다. 더 이상 Jessica의 복부는 불룩하거나 임신한 것처럼 보이지 않았지만, 그녀의 체중은 산후 8파운드 범위에서 변동이 있었고 체중 증가로 임신 전에는 흔하지 않았던 중앙이나 사과 모양의 분포를 얻었다. 그녀는 산모로서의 경험 일부로서 새로운 형태를 받아들였다. 그녀는 코어에서 힘을 느꼈고, 신체 기능을 위해 그녀가 원했던 모든 것을 할 수 있었다.

요약

요약하면, DRA는 흔하게 발생한다. 기능과 수행 및 파워를 향상시키는 방법은 여러 가지이다. 미용적인 형태도 종종 개선된다.

운동과 개인적 목표에 대한 클라이언트의 선호도를 고려하면, 관리 제공자는 최적의 기능을 위해 개별화된 재활 형식을 만들 수 있다. 산후의 시간 경과에 따라 심층 코어 훈련을 목표로 하여 산모의 전반적인 삶의 질을 향상시킬 수 있다 (Thabet와 Alshehri, 2019)

고통의 깊이와 치유의 투지를 통해 변화가 일어날 수 있다. 상처를 입은 사람들은 선생이 되어, 치유되고 현명해지고, 승리를 향한 다른 사람들을 위해 길을 인도해 준다.

(Maureen Mason)

참고문헌

Axer, H., Keyserlingk, D., and Prescher, A. (2001) "Collagen fibers in linea alba and rectus abdominis sheaths. I. General scheme and morphological aspects." *Journal of Surgical Research 96*, 1, 127–134.

Badillo, S., Cathcart, D., Bobb, V., Litos, K., and Steffes, S. (2012) *SOWH APTA OB Fundamentals 2012 course and lab manual*, San Diego, CA, USA.

Beer, G., Schuster, A., Seifert, B., Manestar, M., Mihic-Probst, D., and Weber, S. (2009) "The normal width of the linea alba in nulliparous women." *Clinical Anatomy 22*, 6, 706–711.

Benjamen, D. R., Van de Water, A. T. M., and Peiris, C. L. (2014) "Effect of exercise on diastasis of the rectus abdominis in the antenatal and postnatal periods, as systematic review." *Physiotherapy 100*, 1, 1–8.

Bø, K., Berghmans, B., Morkved, S., and Van Kampen, M. (2015) *Evidence-Based Physical Therapy for the Pelvic Floor: Bridging Science into Clinical Practice.* London: Elsevier.

Bø, K., Sherburn, M., and Allen, T. (2003) "Transabdominal ultrasound measurement of pelvic floor muscle activity when activated directly or via a transverse abdominis muscle contraction." *Neurourology and Urodynamics 22*, 6, 582–588.

Boissonault, J. and Blaschak, M. (1988) "Incidence of diastasis rectus abdominis during the childbearing year." *Physical Therapy 68*, 7, 1082–1086.

Chiarello, C. M., Zellers, J. A., and Sage-King, F. M. (2012) "Predictors of Inter-recti distance in cadavers." *Journal of Women's Health Physical Therapy 36*, 3, 125–130

De'Ath, H. D., Lovegrove, R. E., Javid, M., Peter, N., *et al.* (2010) "An assessment of between-recti distance and divercation in patients with and without abdominal aortic aneurysm." *Royal College of Surgeons of England Annals 92*, 7, 591–594.

Dufour, S., Bernard, S., Murray-Davis, B., and Graham, N. (2019) "Establishing expert based recommendations for the conservative management of pregnancy-related diastasis rectus abdominis: A delphi concensus study." *JWHPT 43*, 2.

Gallus, K., Goldberg, K., and Field, R. (2016) "Functional improvement following diastasis repair in an active duty navy female." *Military Medicine 181*, e952–e954.

Gomez, F. R., Camargo, F. J. S., Cores, A. C., Nunez, S. P., and Costa, L. C. (2018) "Effect of hypopressive abdominal exercise program on intero rectus abdominis distance in postpartum." *British Journal of Sports Medicine 52*, 2.

Hampton, E. and Rader, H. (2018) "Pelvic floor function, dysfunction and treatment, Level 2B." Herman and Wallace Pelvic Rehabilitation Institute lab course January 19–21, 2018.

Hickey, F., Finch, J., and Khanna, A. (2011) "A systematic review on the outcomes of correction of the recti." *Hernia 15*, 6, 607–614.

Hodges, P., Sapsford, R., and Pengel, L. (2007) "Postural and respiratory functions of the pelvic floor muscles." *Neurourology and Urodynamics 26*, 3, 362–371.

Junginger, B., Baessler, K., Sapsford, R., and Hodges, P. W. (2010) "Effect of abdominal and pelvic floor tasks on muscle activity, abdominal pressure, and bladder neck." *International Urogynecology Journal 21*, 1, 69–77.

Keeler, J., Albrecht, M., Eberhardt, L., Horn, L., Donnely, C., and Lowe, D. (2012) "Diastasis rectus abdominis: A survey of women's health clinical practice specialists for current clinical practice postpartum women." *Journal of Women's Health Physical Therapy 36*, 3, 131–142.

Lee, D. (2017) *Diastasis Rectus Abdominis: A Clinical Guide for Those Who Are Split Down the Middle*. San Francisco: Blurb, Inc.

Lee, D. and Hodges, P. W. (2016) "Behavior of the linea alba during a curl up task in diastasis rectus abdominis: An observational study." *Journal of Orthopaedic and Sports Physical Therapy 46*, 7, 580–589.

Lee, D. and Lee, L.-J. (2011) *The Pelvic Girdle: An Integration of Clinical Expertise and Research*, 4th ed. Edinburgh: Churchill Livingstone.

Lee, D., Lee, L., and McLaughlin, L. (2008) "Stability, continence and breathing, the role of fascia following labor and delivery." *Journal of Bodywork and Movement Therapy 12*, 4, 333–338.

Liaw, L. J., Hsu, M. J., Liao, C. H., Liu, M. F., and Hsu, A. T. (2011) "The relationship between inter-recti distance measured by ultrasound imaging and abdominal muscle function in postpartum women: A 6-month follow up study." *Journal of Orthopaedic and Sports Physical Therapy 41*, 6, 435–443.

Litos, K. (2014) "Progressive therapeutic exercise program for successful treatment of a postpartum woman with a severe diastasis rectus abdominis." *Journal of Women's Health and Physical Therapy 38*, 2, 58–73.

Litos, K. (2019) Personal communication re. DRA and exercise protocols.

Mota, P., Pascoal, A., Carita, A., and Bø, K. (2015) "Prevalence and risk factors of diastasis recti abdominis from late pregnancy to 6 months postpartum, and relationship to lumbopelvic pain." *Manual Therapy* 20, 1, 200–205.

Nicole, S. (2018) Hypopressive Exercise and Yoga Workshop hosted at Del Mar Yoga, San Diego.

Parker, M., Millar, A., and Dugan, S. (2009) "Diastasis rectus abdominis and lumbopelvic pain and dysfunction; are they related?" *Journal of Women's Health Physical Therapy 33*, 15–22.

Rosen, C. M., Ngaage, L.M., Rada, E. M., Slezak, S., *et al.* (2019) "Surgical management of diastasis recti: A systematic review of insurance coverage in the United States." *Annals of Plastic Surgery 83*, 4, 475–480.

Sapsford, R. and Hodges, P. (2001) "Contraction of the pelvic floor muscles during abdominal maneuvers." *Archives of Physical Medicine and Rehabilitation 82*, 1081–1088.

Schulte, L., Lee, D., Weibe, J., Dufour, S., *et al.* (2019) *The Diastasis Recti Re Cap*. Institute for Birth Healing, Instituteforbirthhealing.com (Expert opinion webinar).

Sperstad, J., Tennifjord, M., Hilde, G., Engh, M., and Bø, K. (2016) "Diastasis recti abdominis during pregnancy and 12 months after childbirth: Prevalence, risk factors and report of lumbopelvic pain." *British Journal of Sports Medicine 50*, 1092–1096.

Spitznagle, T. (2010) "Diagnosis and treatment of movement impairments associated with musculoskeletal pelvic pain syndromes." Three-day seminar, Herman and Wallace Pelvic Rehabilitation Institute, San Diego, CA, USA.

Spitznagle, T., Leong, F., and Van Dillen, L. (2007) "Prevalence of diastasis recti abdominis in a urogynecologic population." *International Urogynecology 18*, 321–328.

Stupp, L., Resende, A., Petricelli, C., Nakamura, M., Alexandre, S., and Zanetti, M. (2011) "Pelvic floor muscle and transversus abdominis activation in abdominal hypopressive technique through electromyography." *Neurourology and Urodynamics 30*, 8, 1518–1521.

Thabet, A. A. and Alshehri, M. A. (2019) "Efficacy of deep core stability exercise program in postpartum women with diastasis recti abdominis; a randomized controlled trial." *Journal of Musculoskeletal Neuronal Interact 19*, 1, 62–68.

Tuttle, L. J., Fasching, J., Keller, A., Milan, P., *et al.* (2018) "Noninvasive treatment of postpartum diastasis recti abdominis: A pilot study." *Journal of Women's Health Physical Therapy 42*, 2, 65–75.

Van de Water, A. and Benjamen, D. (2016) "Measurement methods to assess diastasis of the rectus abdominis muscle (DRAM): A systematic review of their measurement properties and meta-analytic reliability generalization." *Manual Therapy 21*, 41–53.

Walton, L. M., Costa, A., LaVanture, D., McIlrath, S., and Stebbins, B. (2016) "The effects of a six week dynamic core stability plank exercise program compared to a traditional supine strengthening program on diastasis recti abdominis closure, pain, Oswestry disability index (ODI) and pelvic floor disability index scores (PFDI)." *Physical Therapy and Rehabilitation 3*, 3.

Werner, L. and Dayan, M. (2019) "Diastasis recti abdominis diagnosis, risk factors, effect on musculoskeletal function, framework for treatment and implications for the pelvic floor." *Current Women's Health Reviews 15*, 2, 86–101.

Chapter 7

골반대 통증(Pelvic Girdle Pain)

본 장은 골반대 통증(PGP)을 위한 바디워크와 운동치료에 대한 생체역학, 현재 연구, 전문가 의견 및 생리적/생물학적 근거를 다룬다. 기능 향상과 통증 완화를 위해 치료적 운동 프로토콜과 기타 고려사항을 제시한다.

정의

종종 임신 때 시작되는 골반대 통증(PGP)은 후방의 장골릉과 둔부주름에서부터 골반의 전방 부위까지 발생한다(본 장에서 사용되는 약어에 대해 사과드린다. 다른 문헌에서는 임신과 관련된 골반대 통증을 PGP보다는 PPGP 또는 PRPGP로 표기하고 있다). 중요한 것은 PGP를 별도의 진단으로 인식하는 것이고, 허리 통증(LBP)과 구별하는 것이다. PGP는 종종 주산기의 LBP와 함께 발생하고, 해결되거나 지속될 수 있다.

치골결합 통증과 천장관절(SI) 통증도 골반대 통증의 범주 아래에 해당하는 두 요소이다. 치골결합에서 발생하는 통증은 치골결합 기능장애(SPD)로 불린다(Leadbetter, Mawer와 Lindow, 2004). 지난 수십 년 동안, SI 관절, 치골결합 및 치골 부위의 선별검사, 설명적인 해부학적 묘사 및 검사 등에 대한 PGP 기준에 대한 연구가 이루어져 왔다(Albert, Godskesen과 Westergaard, 2001과 2002; Cook 등, 2007).

골반대 통증(PGP)은 우측, 좌측, 또는 양측 천장관절이나, 치골결합에서 발생할 수 있다. 한 개 관절보다 여러 관절이 관련된 PGP 여성들은 회복 측면에서 나쁜 예후를 가질 가능성이 높다(Albert 등, 2001)(상자 7.1).

상자 7.1 PGP: 필요한 전문 관리

많은 골반 건강 문제와 마찬가지로, PGP도 의료 관리 제공자 또는 전인적 웰니스 관리 제공자에 의해 쉽게 인식되는 영역이 아니다. PGP로 고생하는 여성들은 적절한 관리 방법을 찾는 데 어려움을 겪을 수 있고, 휴식과 놀이 활동의 제한으로 고생할 수 있다.

PGP: 골반 생체역학(PELVIC BIOMECHANICS)

골반은 어떤 방식으로 안정화되고, 무엇이 골반뼈를 함께 유지하는가? 구조적으로, 형태 폐쇄(form closure)와 힘 폐쇄(force closure)가 천장관절과 치골결합의 안정성에 요구되는 잠금 운동의 주요 2가지 요소이다. 선 자세에서의 생체역학적 연구는 천골의 굴곡(뉴테이션)과 장골의 신전(카운터뉴테이션)이라는 잠금 운동을 밝혀냈다.

관절면의 잠금 "형태"와 타이트한 인대 뿐만 아니라, 근육, 근막 및 중력에 의한 압박과 전단의 "힘"이 안정성을 만들어낸다(Vleming 등, 2012). 약화된 근육 지지 뿐만 아니라, 과도하게 신장된 인대가 불안정성과 통증에 영향을 주어, 특히 침대 위에서 몸을 돌리거나 다리를 지면으로부터 들어올리는 등의 비체중부하 자세의 과제에 어려움을 줄 수 있다. PGP는 형태 폐쇄와 힘 폐쇄의 불안정과 직접적인 관련성을 보인다(그림 7.1과 그림 7.2)(상자 7.2).

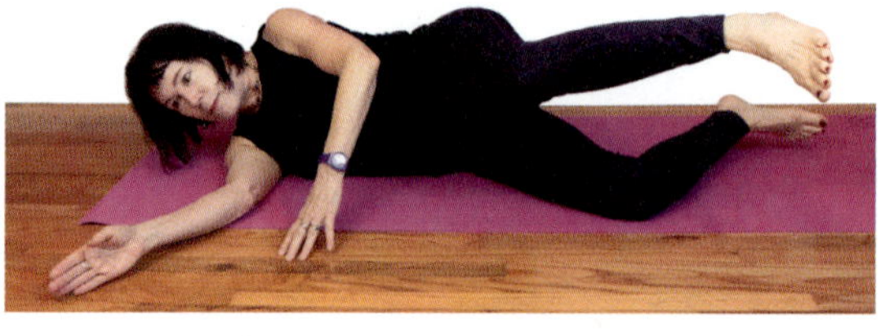

그림 7.1 몸을 비틀어 구르기: 통증이 발생하는가?

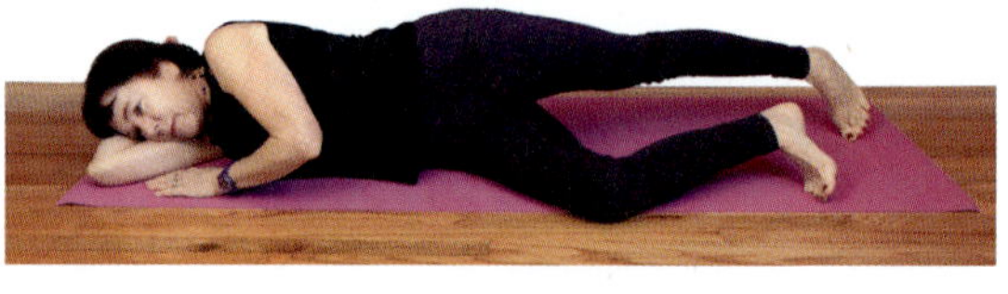

그림 7.2 토우 탭(toe tap) 필라테스; 통증이 있는가?

상자 7.2 환자 사례: Naomi의 PGP와 불안정

Naomi는 32세로 현재 두 번째 아기를 출산한 지 몇 개월이 안된 상태이고, 치골, 사타구니, 허리, 꼬리뼈 주변에 다양한 통증 때문에, 걷기와 운동에 어려움을 겪고 있다. Naomi는 임신 동안에 이들 부위에서 통증을 느꼈지만, 통증의 수준은 낮은 편이었고, 출산 이후에는 통증이 퍼져 나갔다. 그녀는 우울해졌고, 마치 자신을 잃어버린 것처럼, 임신 전에는 열렬한 피트니스 애호가였다.

도움을 구하기 위해, 그녀는 두 명의 물리치료사와 1명의 개인 트레이너를 찾았지만, 그녀에게 너무 높은 수준의 이들 치료로 인해 통증은 더욱 악화되었다. 그녀는 먼저 힙 브리지 동작을 한 후, 한발 브리지 동작을 하도록 요청을 받았다; 그녀는 등을 가로지르는 섬광과 같은 통증을 경험했고, 골반이 지지한 다리쪽으로 기울어지는 것을 경험했다. 슬괵근 경직과 경련으로 브리지 동작을 여러 번 반복할 수가 없었다. 그녀는 치골결합과 꼬리뼈 부위의 따끔거림과 통증을 느꼈고, 또 왼쪽 다리의 뒤쪽에서 종아리 및 발로 방사하는 통증을 가졌다.

통증이 이동하는 듯 하고, 또 때때로 쑤시는 듯한 통증이 치골결합과 천장관절 부위에서 발생했기 때문에, 그녀는 통증의 상황이 매일 다르다는 것을 느끼게 되었다. 그녀는 침대 위에서 옆으로 눕거나 몸을 돌릴 때 가장 심한 통증을 느꼈다. 허리 밑에 타월을 감아 배치하지 않으면, 근육이 이완되지 않아 바로 누운 자세를 취할 수 없었다. 침대는 더 이상 기분을 전환하고 재충전을 허용하는 곳이 아니었고, 그녀는 수면 부족과 피로에 시달렸다.

그녀는 힘찬 활동을 할 수 없었다. 계단 보행, 언덕 보행, 그리고 런지 등을 할 때 통증이 발생했고, 장경인대와 골반 근육에 경련을 발생시켰다. 특히 걱정되는 것은, 그녀의 근육이 운동 이후에 강직되거나 "잠금되는 느낌"이 발생한다는 것이다. 두 명의 아기를 태운 유모차를 언덕 위로 밀어 올리자, 그녀의 허리와 골반에서 경련이 일어나기 시작했고, 간신히 집에

도착했다. 그녀가 어떻게 아기들을 돌볼 수 있겠는가? 그녀는 평지가 아니면 산책하는 것도 두렵다고 느꼈다. 평지에서의 유모차 산책만이 통증을 예방하는 유일한 선택이었다. 그녀의 치료에 대한 자세한 내용은 본 장에서 설명될 것이다.

PGP에 기여하는 요소

임신과 분만의 동역학은 치골결합과 천장관절을 불안정 지점까지 가동시킬 수 있으며, 이것은 대개 근육 약증과도 관련된다. 통증, 제한된 하중 전달과 노력 한계가 발생한다(Lee와 Lee, 2011).

SI 관절의 비대칭 움직임도 통증을 유발시키는 요인으로 간주되어 왔다. 역학적 요소, 호르몬 요소, 환경적 요소 및 유전적 요인들도 골반대의 안정성에 영향을 준다.

골반 조직의 민감성(sensitization)도 흉추신경, 요추신경 및 천골신경의 신장과 압박 뿐만 아니라, 중추신경의 민감성(감작)으로 일어날 수 있다. 골반 부위의 통증은 골반의 국소 근막 뿐만 아니라, 멀리 떨어진 근막에 의해 일어날 수 있다. 역할의 변화, 수면 부족, 그리고 방광 문제나 장 문제 등과 같은 동반질환에 의한 기분 변화와 감정적 변화도 통증을 더욱 악화시킬 수 있다.

PGP의 위험 요소

PGP는 산후 보다 임신 때 더 많이 연구되었다. 최근 연구(Clinton 등, 2017)는 다음을 포함한 산전 PGP의 위험 요소를 찾았다:

- 정형외과적 기능장애의 존재
- 외상이나 낙상 이력
- 체질량지수의 증가
- 흡연
- 이전의 임신 이력
- 그들의 PGP 상태 개선에 대한 부정적 예후를 가지고 있다는 믿음 체계.

신념 체계(Belief system)는 생물심리사회적 모델의 한 부분이고, 치료 결과에 긍정 또는 부정적 영향을 미칠 수 있다. PGP와 같은 질환의 클라이언트 평가와 치료는 생물학적, 인지적, 정서적, 사회적, 건강 이력 및 작업 이력 등을 고려해야 한다(Gatchel 등, 2007)(상자 7.3).

상자 7.3 회복에 대한 희망을 갖자

희망이 있는가, 회복이 가능하다는 느낌이 있는가? 우울감이나 절망감이 있는가? PGP 환자는 섬에 갇혀 있다는 느낌이 드는가? 아니면 그들은 치료에 도움을 받은 사람을 알고 있는가? 치료의 혜택을 받은 이전 사례에 대한 관리 제공자의 스토리텔링은 환자의 희망과 참여에 도움을 줄 수 있다.

발병률

천장관절, 치골결합 및 골반의 특정 부위들이 여성의 20–54%에 영향을 미치는 것으로 보고되었다(Albert, Godskesen과 Westergaard, 2002; Gutke, Ostagaard와 Oberg, 2006; Wu 등, 2004).

통증 분류

산전 PGP

통증은 4가지 그룹으로 분류될 수 있다:

- 양측 천장관절 통증: 6.3%
- 양측 천장관절과 치골결합의 통증을 가진 골반대 증후군: 6.0%
- 한쪽 천장관절 통증: 5.5%
- 치골결합증(치골결합 통증): 2.3%

(Cook 등, 2007; Godskesen과 Westergaard, 2002)

이 분류법의 사용은 가장 구체적으로 설명된 진단 시스템이다(상자 7.4와 상자 7.5).

상자 7.4 PGP: 원인 찾기

무엇이 아픈지? 왜 아픈지를 아는 것이 PGP 환자를 돕고 치유하는 열쇠이다. 바디워크와 운동치료가 PGP를 악화시키거나 개선시키는 데 도움이 될 수 있지만, 요리책을 보는 것처럼 간단하지 않다! 증상을 일으키는 원인을 찾는 것이 핵심이고, 시간의 경과를 고려해 선별 검사와 재검사를 수행해야 한다.

상자 7.5 임상직무지침(CPG)

임상직무지침은 최고의 근거중심 연구의 광범위한 검토를 기반으로 하여 만든 가장 훌륭한 평가와 치료의 기준이다. 산전 PGP에 대한 CPG는 통증에 대한 자세 영향을 고려하여 B 등급(중등도의 근거)을 제공하고, PGP 산전의 도수치료 중재를 위해 C 등급(약한 근거)를 제공하고, 또 지지 벨트와 운동의 사용을 위해 D 등급(상반된 근거)을 제공하도록 하고 있다. 산전의 모범 사례를 명확히 하기 위해서는, 더 많은 연구가 요구된다(Clinton 등, 2017).

임신 동안 PGP의 예방

20주까지의 초기 임신 예방 프로그램을 제공하던 연구(Eggen 등, 2012)에 따르면, "임신기의 LBP와 PGP의 유병률과 심각도에 작은 영향만 미치는 것으로 나타났다." 그러나, 임신 20–36주 사이에 대한 추가 연구에 따르면, 대조군(25% 대 37%)보다 훨씬 적은 요통이 발견되었고, 기능 상태 점수도 상당히 향상되었음을 알 수 있었다(Morkved 등, 2010). 다른 연구에 따르면, 10주간의 안정화 볼 운동, 점진적 코어 운동/요가 프로그램이 통증과 기능 상태에 상당한 개선이 있었음이 확인되었다(Belogolovsky 등, 2015와 2021). 중재로서, 또는 운동 프로그램과 결합된, 자세, 신체역학 및 운동 교육 지침으로 이루어진 추가적인 연구는 통증을 감소시켰다(Guan 등, 2021).

산후 PGP: PP–PGP

PP–PGP가 지속된 여성은 몇 퍼센트인가? 연구 결과에 따르면, 8.5%(Albert 등, 2001)에서 10–20%(Bergstrom, Persson과 Mogren, 2014; Clinton 등, 2017)까지 다양하다. 불행하게도, 일부 여성은 산후 1–2년까지 골반대와 관련된 낮은 수준의 장애/또는 통증을 겪고 있었다(Simonds 등, 2022).

치골결합 기능장애(SPD)

치골결합 기능장애는 임신 중이나 산후에 발생할 수 있다(Leadbetter, Mawer와 Lindow, 2006). 임신 동안은 좌우 치골결합의 1 ㎝ 분리가 흔한 일이지만, 통증이나 기능장애를 초래하지 않는다. 어느 정도 분리되어야 도움을 받을 수 있는가, 심지어 수술을 받는가? 놀랍게도, 작은 분리나 큰 분리는 통증과 기능 장애를 일으킬 수 있지만, 여기에 수록된 사례연구는 단순히 측정된 해부학적 차이에 의해 통증이 발생하는 것이 아님을 알려주고 있다. SPD 통증은 치골결합의 분리가 없을 때도 발생할 수 있고, 또는 분리와 관련되어 발생할 수도 있다. X선이나 CT 스캔이 분리를 측정하기 위해 산후에 사용될 수 있다.

산후 SPD: 사례

산후 SPD는 통증으로 병원을 방문한 여성들의 설문지에 따르면 산후 6개월까지의 주산기 때 2%일 수 있다는 것이다(Owens, Pearson과 Mason, 2002)(상자 7.6–상자 7.10).

- 천장관절의 전방 9.5 ㎝ 분리와 3–5 ㎜ 분리는 바인더, 워커 및 물리치료를 이용한 치료로 개선이 주목된 사례보고에서 설명되어 있으며,

저자는 "진통제, 휴식 및 골반 바인더를 포함한 보존적 관리가 합리적인 관리 방법임"을 말하고 있다(Jain과 Sternberg, 2005).

- SPD의 초음파 연구는 산후 3년이 지나도 비교적 작은 간격(10 ㎜)을 가진 여성은 SPD를 가진 반면, 큰 간격(35 ㎜)을 가진 여성은 통증이 없었다고 했다(Scriven, Jones와 McKnight, 1995).

상자 7.6 PGP를 위한 클라이언트 평가

PGP의 의학적 선별검사는 건강 이력, 수술, 골반 부위의 외상, 출산 역학, 통증 프로파일, 제한이나 손상, 증상 및 목표를 리뷰한다. 보행 및 기능 과제의 검사는 PGP의 운동 손상을 확인할 수 있다. 근력, 유연성 및 지구력의 검사는 제한을 확인한다. 요추와 엉덩이 뿐만 아니라 특정 골반대 관절의 자극적인 역학적 검사는 클라이언트의 내성 한계 내에서 제공되어야 한다. 음부신경, 좌골신경 및 대퇴신경의 병리는 "드롭 풋(drop foot) 보행이나 절름발이 보행을 동반할 수 있다. 복직근이개, 골반 장기 탈장, 항문거근 및 미골통, 산후 우울증 및 기타 동반질환 등은 증상을 악화시키기 않기 위해 2회 이상의 치료 회기 동안에 제공되는 검사를 제한할 수 있다.

상자 7.7 검증된 PGP 검사

최근 연구에 따르면,(Simonds, Abraham과 Spitznagle, 2022) PGP를 확인하는 가장 중요한 검사가 능동 SLR 검사와 골반대 후방 통증 유발검사(P4)임이 확인되었다(그림 7.3-그림 7.8). ASLR과 P4 검사는 다른 모든 평가나 검사와 함께 사용되어야 한다.

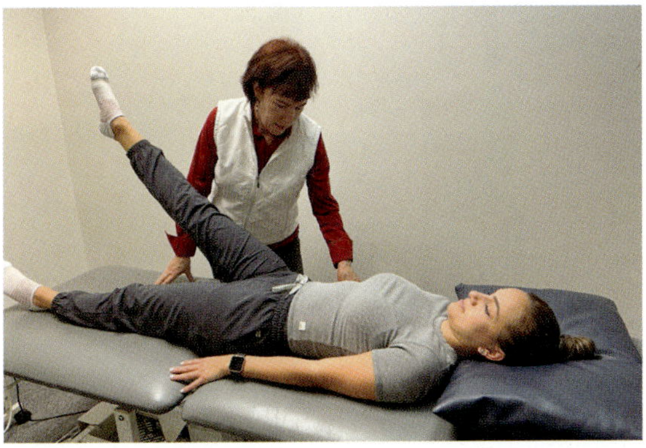

그림 7.3 ASLR

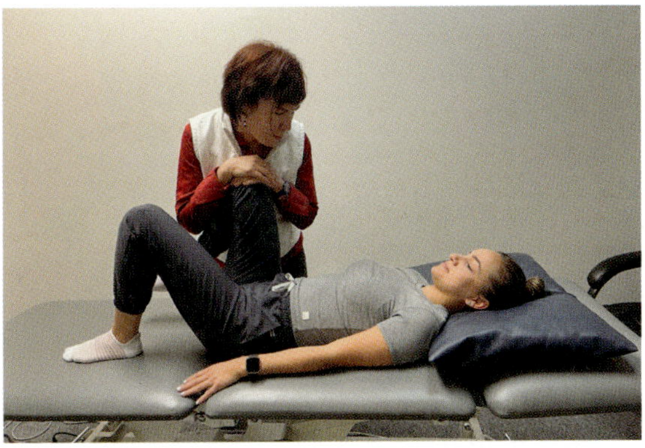

그림 7.4 골반대 후방 통증 유발검사(P4)

이용할 수 있는 기타 검사는 다음과 같다:

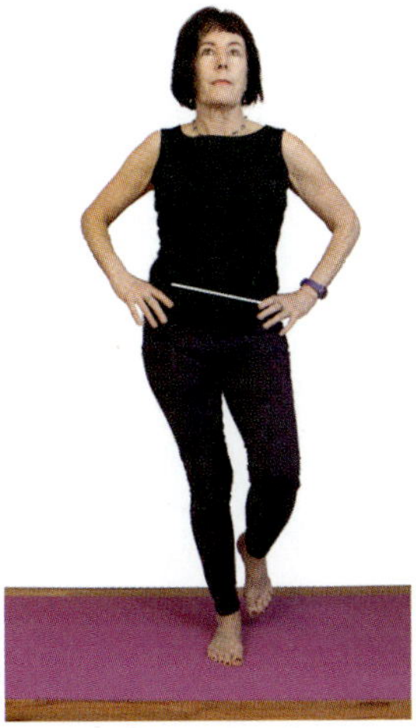

그림 7.5 한발 서기와 힙 드롭(hip drop); 양성 Trendelenburg 징후

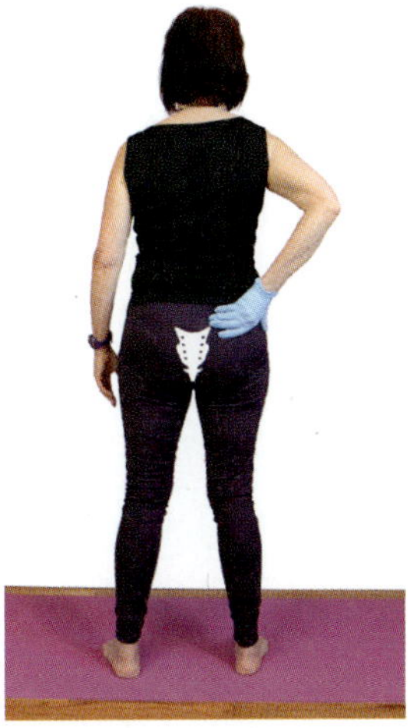

그림 7.6 장배측인대 촉진(palpation long dorsal ligament)

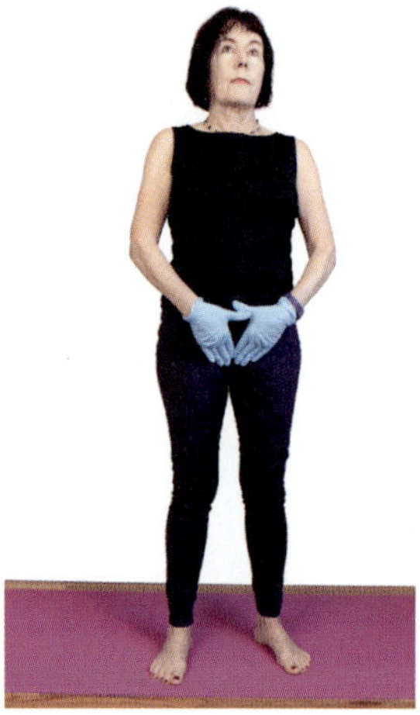

그림 7.7 치골결합 촉진(palpation symphysis pubis).

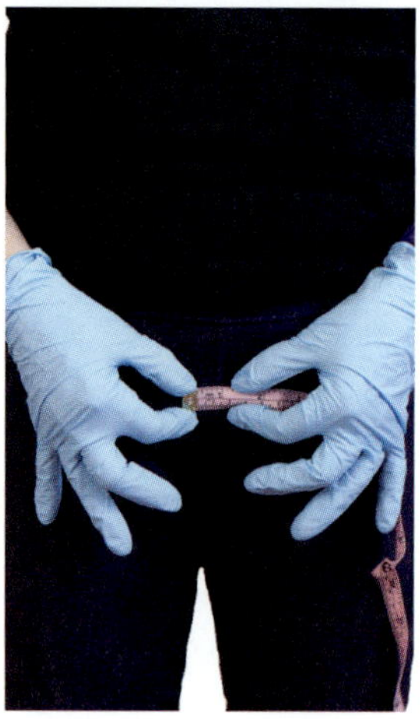

그림 7.8 치골결합 줄자 검사(Tape measure over symphysis pubis).

상자 7.8 네발기기를 하지 못함

대퇴골을 관골구 안으로 할 때 천장관절에서 통증이 발생하면, 네발자세나 네발기기를 할 때 불편해진다.

상자 7.9 PGP와 건강 서비스

캐나다 조사(Dufour와 Daniel, 2018)는 PGP에 대한 인식을 확인했으며, 조사를 받은 17명의 치료사는 PRPGP에 대한 임상 의사 결정이 부족했다. 부가적으로, 재활을 위한 주산기 의뢰는 종종 단순 통증이나 LBP를 진단으로 나열한다.

상자 7.10 임상 측정/연구 측정

통증 파국화 척도, 골반대 설문지, 및 Oswestry 장애지수(머리글자 목록 참고) 등과 같은 검증된 결과 측정은 중요한 클라이언트 선별 도구이며, 생체역학적 문제를 넘어서는 요인을 밝히고, 치료를 위한 광범위한 생물심리사회적 틀의 적절한 활용을 허용한다(Clinton 등, 2017; Dufour와 Daniel, 2018).

기능 검사: 어떻게 움직이는가?

PGP 클라이언트의 기능 검사는 다음과 같은 선별검사를 포함한다(상자 7.11):

- 앉은 자세에서 일어서기: 상지의 도움이 필요한가?
- 보행: 발꿈치 닿기, 밀기 단계와 체간 회전이 일어나는가? 골반의 안정성이 있는가? 안정적인 유각기가 있는가? 아니면 "이중지지기"가 증가되는가?
- 한발 서기 검사: 중둔근과 기타 근육의 약증에 대한 양성 검사는 비체중부하 쪽 다리의 엉덩이가 아래로 떨어지는 것이고, 이것을 양성 Trendelenburg 징후라고 한다.
- 서기 운동 검사(standing kinetic tests): 흉추와 요추, 천골, 장골, 대퇴전자, 대퇴과, 발목/발 복합체의 능동 운동은 운동사슬 기능과 통증 유발 요인을 일으킨다.
- 침대 위의 구르기: 이것은 열린사슬 활동 때문에, 가장 어려운 동작 중의 하나일 수 있다.
- 바닥에서 반무릎자세, 그리고 서기 자세로의 이동: 일부 사람들은 상지의 도움 없이 똑바른 자세를 취하는데 체중을 이동할 수 없고, 또 충분한 지지를 만들 수 없다. 사람들은 통증을 제한하는 방식으로 무릎꿇기 자세에서 일어서기 자세로 이동할 때 양쪽 다리를 함께 유지할 수 있다.

상자 7.11 PGP와 계단 오르기

2층에서 살고 있는 사람들은 초기에는 통증 때문에, 또는 심지어 출산 후 몇 년이 지나서도 아래층에서 생활해야 할 것이다.

통증과 불안정성으로 인해 클라이언트는 골반을 통과하는 힘을 줄이기 위해 난간을 사용하거나, 옆걸음을 해야 할 것이다.

자세 선별검사

산모들은 종종 아기들을 한쪽 엉덩이로 안고 다니는데, 이것은 골반대의 비대칭뿐만 아니라 그쪽 골반 위의 늑곽을 가쪽으로 이동시키는 결과를 초래할 수 있다. 척추, 늑곽 및 골반의 기울어짐과 비대칭이 자세와 촉진의 선별검사 때 발견될 수도 있다. 이들 자세는 장골릉의 상승, 장골의 후방 회전 및 천골과 미골의 비대칭으로 좌우의 차이를 포함한다. 이들 비대칭은 도수치료, 운동, 그리고 자세 및 인체공학적 자가 관리를 통해 해결될 수 있다(상자 7.12).

상자 7.12 환자 사례: Naomi의 PGP

Naomi의 선별 검사를 통해 운동 기능과 함께, 골반과 척추로 넘어진 낙상 경험을 했다는 것을 알 수 있었다.

그녀는 임신을 하기 전에 LBP와 왼쪽 다리 좌골신경통을 경험했고, 이것은 굽힘되고 비틀리는 리프팅 활동 사전과 관련된 것이다. 역학적 검사는 요추의 신전과 회전을 보인 한 발 서기 때의 불안정의 운동 손상 뿐만 아니라, 천장관절 통증과 치골결합 통증에 대해 양성을 보였다. 그녀는 계단 오르기와 매트 위에서의 구르기를 할 때 요추, SI 관절 부위, 그리고 치골결합 등의 통증을 가졌다. 그녀의 코어 근육인 복횡근, 다열근 및 골반저 근육이 약화되어 지속적인 수축을 유지할 수 없었다. 또한 그녀는 통증 없는 성 관계를 할 수 있길 원했다(성교 활동 동안 치골결합과 천장관절에서 통증이 발생한다).

회복을 위한 예상

Vollestad와 Stuge(2009)는 산후 PGP의 회복을 위한 예후 지표를 연구했고, ASLR 검사 뿐만 아니라 회복 가능성에 대한 산모의 믿음이 장애(disability)와 통증 증상과 매우 높은 상관관계를 가졌음을 확인했다.

장애 등급(Salen, Spangfortþke와 Nordemar, 1994)이 후방 골반 통증 유발 검사(P4) 외에도 능동 SLR 검사에 대한 등급과 상관관계가 있었음이 확인되었다(Robinson 등, 2010). 적은 산후 표본을 대상으로 한 최근 연구(Simonds, Abraham과 Hill, 2018)는 ODI(Oswestry Disability Index) 점수와 산후 3개월까지의 간격이 평가된 PGP와 상당한 상관관계가 있었음을 발견했다.

Deering 등(2018)은 출산 경험이 없는 사람의 근육 기능에 비해 산후 26주까지 지속된 사람의 요추골반 안정화 근육의 피로도에 대해 연구했다(상자 7.13).

이 연구는 ASLR 피로도 검사와 통증 생산의 독립성을 개척했고, 산후 여성이 대조군보다 더 나쁜 지구력을 보였음을 확인했다.

상자 7.13 교육, 예상과 프로그래밍

장기간 산후 자세 약증의 측면에서 볼 때, 클라이언트들은 6개월 이상의 관리를 필요로 하고, 관리 제공자들은 클라이언트들에게 만성 통증이나 영구적인 기능 상실을 겪을 것이라고 말할 필요는 없다. 6개월에서 1년까지의 프로그램에 대한 클라이언트 교육은 초기 기대치를 낮추고, 장기 목표 달성을 위한 집착을 촉진하는 데 도움을 줄 수 있다. 월별 심화 도전과 준수 추적 시스템이 처방된 치료적 운동의 가정 프로그램이 가장 효율적인 장기 전문 관리를 제공할 수 있다.

PGP를 위한 중재

PGP를 위한 치료 프로그램은 다음을 포함할 수 있다:

- 자세 습관과 인간공학에 대한 교육
- 기능적 안정성, 가동성, 근력 및 지구력을 위한 운동
- 근막 통증을 위한 도수치료, 골반, 늑곽 및 척추 등의 대칭을 위한 정렬 교정
- 골반 지지 벨트에 대한 훈련

PGP를 위한 운동

최근의 시스템 리뷰에 따르면, 특정 안정화 운동과 비탄성 SI 지지 벨트가 임신부나 비임신부의 SI 기능장애의 중재에 효과적임이 나타난다(Sharma 등, 2014). 비록 참가자들이 특정 산후 집단이 아니었지만, 25명의 여성을 대상으로 한 다른 연구에 따르면, 편측 SI 관절 통증에 대해 운동 중재가 상당한 개선을 일으켰다는 사실이 확인되었다(Brizzolara 등, 2018).

지구력

PGP를 위한 치료적 운동 프로그램은 기능적 활동을 위해 근력과 지구력을 향상시켜야 하고, 전역 근육계뿐만 아니라 국소 안정화 근육도 다루어야 한다(Sahrmann, Azevedo와 van Dillen, 2017). 누운 자세에서 다리 들어올리기에서부터 침대 위에서 구르기, 침대 밖으로 나오기와 보행, 뻗기, 쭈그려 앉기, 아기 들어올리기와 ADL, 안정성과 가동성까지의 활동은 몸통과 척추에서부터 팔다리를 필요로 하며, 이들은 목표와 프로그램 계획 안에 반드시 고려되어야 한다.

빠른 피로와 그 이후의 보상성 경련이 종종 치료의 첫 몇 주 동안에 발생한다. 하루에 2번, 일주일에 6번 운동하는 덜 광범위한 맞춤형 운동 프로그램이 기초를 재정립하는 데 도움이 될 수 있다. 3–5회 반복(경련이 발생하기 전에 중단되는)의 안정화 운동 시리즈가 지구력을 상승시키기 위해, 2–3 반복 운동을 30회까지 실시할 수 있다.

자세와 대칭성

자세 습관, 인간공학, 대칭성 촉진 및 지지를 위한 교육이 훈련될 수 있다. 척추를 중립위로 하고 대칭성을 가진 앉기 자세는 다리를 꼰 구부정한 자세에 비해 통증을 줄이는 데 도움이 될 것이다. 지면 바닥에서 이루어지는 모든 놀이 활동을 위해 풋스툴 위에 앉아서 엉덩이 보다 무릎을 낮춘 자세는 바닥에 앉는 것보다 더 선호된다. 침대 안으로 또는 밖으로 이동하는데 이용되는 통나무 구르기의 수행은 심층 안정화 근육을 활동시켜 통증을 감소시킬 수 있다(그림 7.9–그림 7.11).

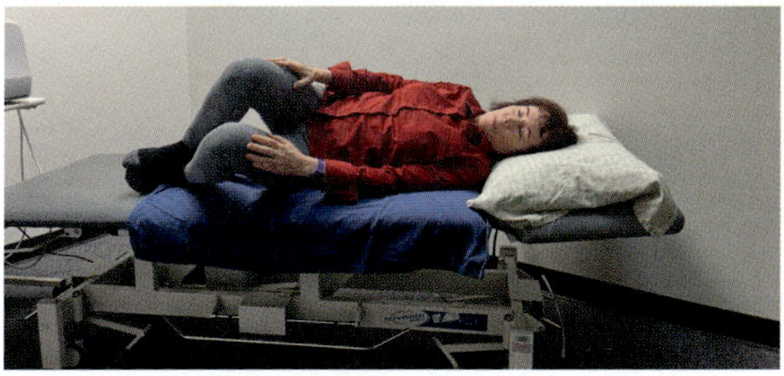

그림 7.9 통나무 구르기를 하여 옆으로 누운 자세 취하기

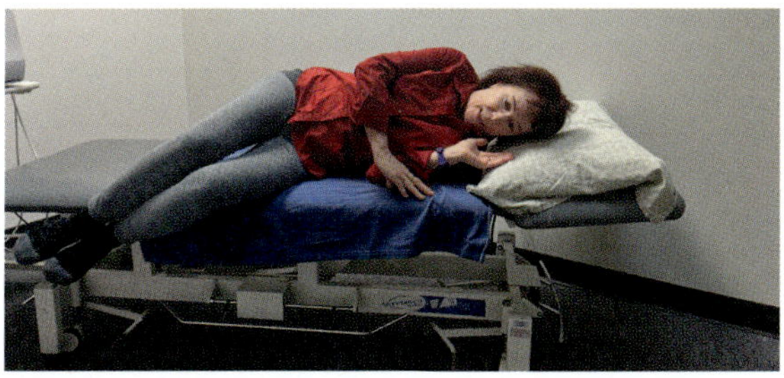

그림 7.10 옆으로 누운 자세에서 양쪽 하퇴를 침대 밖으로 떨어뜨린다.

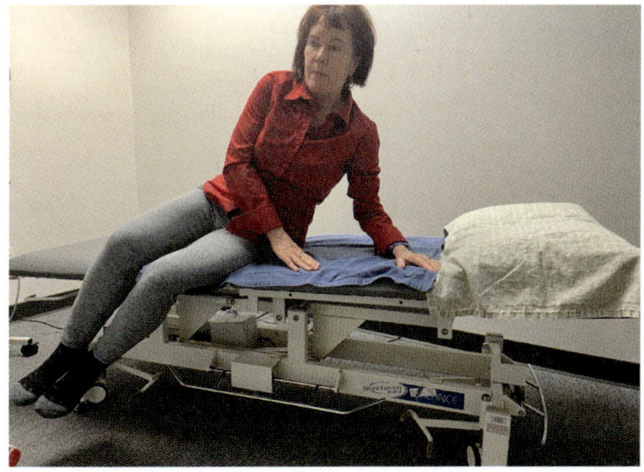

그림 7.11 팔을 이용해 앉기 자세를 취한다.

벨트를 이용한 PGP 치료: 외적 지지

최근 연구(Brizzolara 등, 2018)이지만 안정화 벨트가 임상직무지침의 일부가 될 만한 충분한 근거가 없음을 시사했지만, 일부 사람은 안정화 벨트가로 PGP가 감소되어 편안함과 이완을 찾았다(상자 7.14). 다른 연구는 벨트 사용으로 SI 관절의 가동성을 감소하고(Damen 등, 2002), ASLR 능력이 향상됨을 입증했다(Mens 등, 1999).

상자 7.14 SI 관절의 안정성 강화

Snijders, Vleeming과 Stoeckart(1993)는 사체 연구의 생체역학적 분석을 통해 상대적으로 평편한 SI 관절이 전단력에 취약하다는 것을 입증했다. 골반의 안정성은 근육, 관절, 그리고 근막의 온전성에 좌우되는데, 이들 조직은 임신과 분만으로 손상된다. 저자들은 SI 벨트로 산후 통증의 감소가 SI 부위에 걸쳐 관절에 대한 안정성을 강화시켰고, 둔부 근육, 이상근, 장배측인대 및 기타 구조물을 강화한다는 결론을 내렸다.

벨트가 너무 타이트하면, 이것은 골반 부위의 근막과 신경 구조물을 압박하여 대퇴감각이상증(meralgia paresthetica)과 같은 문제를 발생시킬 수 있다(Patijn 등, 2011). 클라이언트는 그들이 원할 때 벨트를 착용하고 운동을 할 수 있다.

침대 밖으로 나가기 전에, 누운 자세에서의 벨트 적용은 이들 집단이 고통스러운 ADL 작업을 하는데 도움을 줄 수 있다(상자 7.15).

상자 7.15 SI 벨트

SI 벨트는 몇 달 또는 필요에 따라 더 이상의 기간 동안, 상대적으로 생명을 구할 수 있었으며, 벨트가 가장 필요로 할 때와 점진적 벨트의 근절에 대해 클라이언트의 요구를 평가했다.

PGP를 위한 수술적 고정

다중 레벨의 이완과 결합조직 장애를 가진 사람과 같은 일부 환자들은 수술적 고정을 필요로 할 수 있다(상자 7.16). 골반 통증과 LBP의 산후 지속은 보존적 관리에 반응하지 않을 수도 있다(van Zwienen 등, 2004). 골반을 안정화시키기 위해 적용된 플래트, 스크류 및 기타 장비로 이루어진 고정 수술은 기능을 향상시키고 통증을 감소시킬 수 있다. 골반의 외과적 고정은 치골결합, SI 관절 또는 양쪽 모두에게 적용될 수 있다. 골반 고정 수술로 인한 합병증의 비율은 18–29%로 상대적으로 높기 때문에, 골반 전문 팀을 통한 보존적 치료가 제일 먼저 제공되어야 한다.

상자 7.16 PGP 수술: 도움이 되지만, 합병증을 일으킬 수 있다.

소규모 연구(Kibsgard, Roise와 Stuge, 2014)에는 수술이 요구되는 높은 장애 등급과 골반대 통증을 가진 8명의 환자가 포함되었다. SI 관절의 안정화를 위해 치골결합 안정화와 편측 전방 접근법이 수행되었다. 수술전에 결과의 측정이 기록되었고, 수술 후의 결과 측정은 산후 3개월, 6개월 및 12개월마다 기록되었다. Oswestry 장애 점수와 시각적 아날로그 통증 점수에서 상당한 변화가 관찰되었다. SF-36은 사회적 기능 평가에 사용되었고, 이것이 향상을 보여주었다. 그러나 감염뿐만 아니라 신경 손상을 포함한 수술의 합병증이 발생했고, 저자들은 더 많은 연구가 필요하다는 결론 내렸다.

천장관절의 최소 침습 고정술이나 개방 고정술을 맡은 263명의 환자를 대상으로 한 대규모 연구(Smith 등, 2013)는 덜 침습적 기법으로부터 더 나은 결과를 확인했다. 신경병증, 감염, 관절 통증, 둔부나 다리, 전자점액낭염, 낙상 및 기타 부정적 사건 등을 포함하여 환자의 18–21%에서 수술 후 합병증이 발생했다. 이 연구는 최소 침습적 수술에 대한 강력한 추세를 확인했고, 장기적인 후속 조치 및 결과 측정을 권장했다.

논의

맞춤형 프로그래밍

여러 문제를 가진 클라이언트를 위한 프로그램의 지침은 복잡할 수 있다. 무통증 운동 방법을 찾는 것은 지구력을 키우는 것뿐만 아니라 불안과 두려움을 피하는 행동을 줄이는 것이 중요하다. 심리적, 사회적 및 건강 관리 팀의 지원을 장려하는 것도 광범위한 생물심리사회적 요구를 해결하는 데 중요하다.

근력 강화 운동을 위한 선택을 가진 표 6.1을 고려해 보고, 인대 시스템과 함께, 골반을 위한 심층 안정화 근육처럼 다열근, 복횡근 및 골반저 근육이 인지되었다. 이들 3개의 근육군으로 시작하고 안정화 운동 시리즈(3장)를 통해 다열근과 골반저 근육으로 요추골반의 중립위로 작업하는 것이 클라이언트의 내성과 쉬운 실행 뿐만 아니라 통증 감소의 측면에서 효율적일 수 있었다. 런지, 다중 운동면의 가동성, 민첩성 및 스포츠 훈련으로의 발전은 광범위한 프로그램의 요구사항이 있는 장기적 고려사항과 목표이다.

치료적 운동: 임상 의견

닫힌 사슬 운동이 가장 많이 허용되며, 아래에 샘플 운동이 나열되어 있다. 재정적 제한/보험적 제한/여행적 제약을 가진 장기간의 클라이언트들은 가정 운동, 자세, 인간공학, 그리고 외출을 위한 전략과 피트니스 활동으로의 복구를 업데이트하고, 팽창하고, 교정하고, 강화하기 위해 한달에 한번씩 치료를 받았다.

정확하게 운동하자!

힐 슬라이드(Heel slides): 골반 회전, 요추 안정성, 외반슬과 같은 무릎 경사 등을 검사하기 위해서는 비판적인 눈이 필요하다. 다리를 신전하는 동안 매트에 가해지는 발꿈치의 직접적인 압박은 둔부 근육의 구심성 수축을 활성화시킬 것이고, 또 대퇴골 하강 제어를 위해 대요근의 원심성 수축을 활성화시킬 것이다. 상지를 이용한 매트 위의 가벼운 등척성 압박으로 광배근 공동 수축의 큐잉은 척추의 만곡을 위한 다열근 활성화 이외에, 힐 슬라이드 동안 상부 근막 슬링과 하부 근막 슬링을 연결하는데 도움을 줄 것이다(그림 7.12).

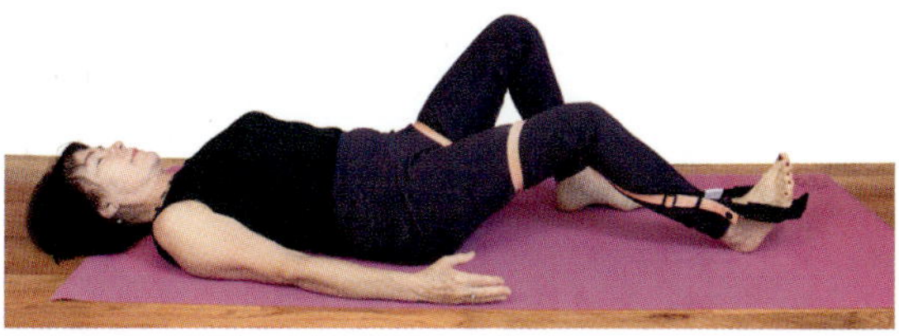

그림 7.12 쎄라밴드(Theraband)

조개 운동(클램): 고관절 외회전근 운동은 벽 쪽으로 다리로 압력을 가함으로써 수행될 수 있다. 옆으로 누운 자세에서, 클라이언트는 양쪽 발을 벽 쪽으로 가볍게 누르고, 위쪽 무릎을 몇 인치 위로 들어올림으로써 고관절 외회전근과 외전근을 활성화시킨다(그림 7.13).

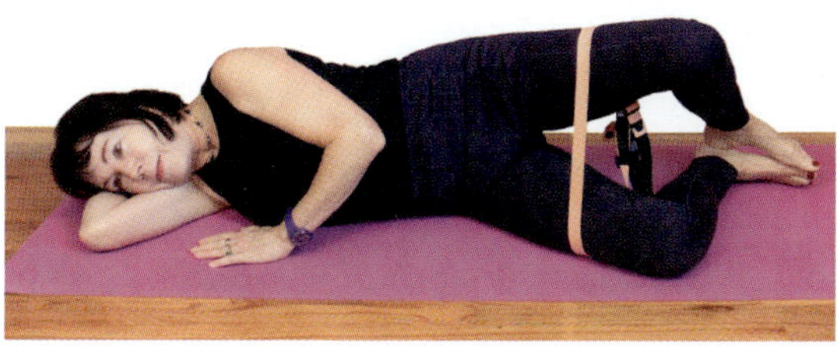

그림 7.13 쎄라밴드를 이용해 발을 벽 쪽으로 이동하는 조개 운동(clam)

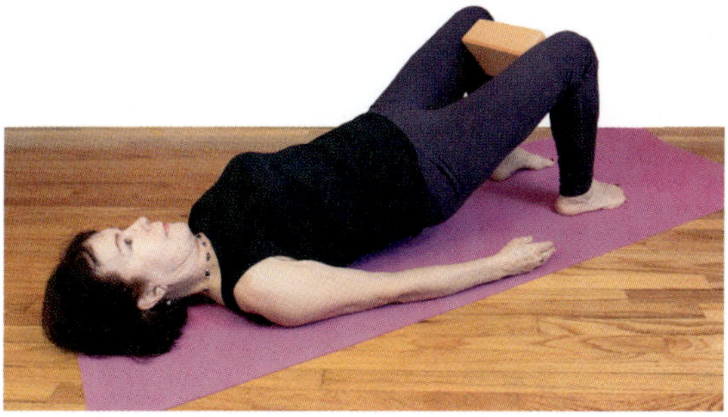

그림 7.14 볼을 이용한 브리지 운동(Bridge and ball)

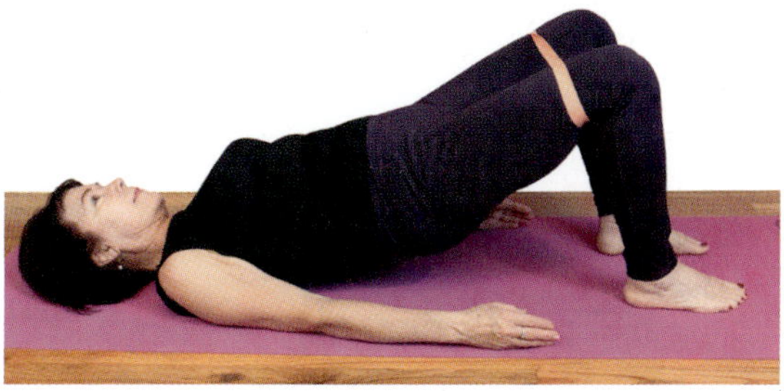

그림 7.15 필라테스 링을 이용한 브리지 운동 (Bridge and Pilates ring)

브리지 자세에서 양쪽 허벅지 원위부 사이에 부드러운 공이나 필라테스 링을 배치한 후, 공을 압착하거나 필라테스 링에 고관절 외전근/외회전근을 참여시키면, 골반저 근육과 복부 근육의 조절을 활성화하고 통증을 감소시키는데 도움을 줄 수 있다(그림 7.14와 그림 7.15).

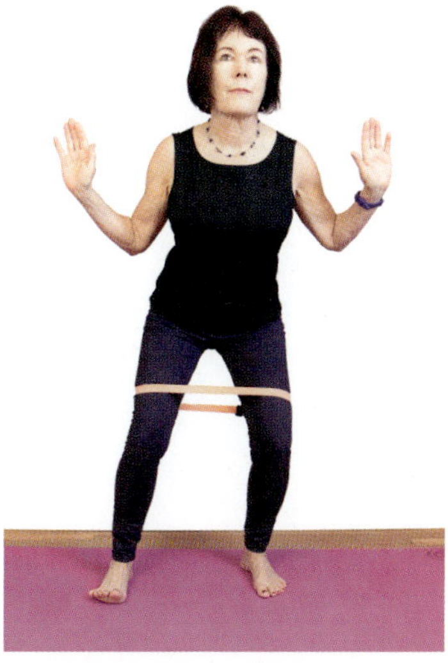

그림 7.16 쎄라밴드를 이용한 쭈그려 앉기 (T-band squat)

기능적 피트니스 프로그램에는 앉은 자세에서 일어서기 패턴과 원심성 조절을 이용하는 다시 앉기 자세로의 이동이 포함될 수 있다.

앉은 자세에서 일어서기, 그리고 다시 앉기로의 이동은 기본적인 스쿼트 운동이다. 스쿼트는 ADL과 피트니스에 꼭 필요한 활동이고, 팔을 뻗은 상태에서 고관절 경첩 들기를 훈련하기 위해 작은 미니 스쿼트나 요가의 "의자 자세(chair pose)"에서 훈련될 수 있다(그림 7.16).

이상근, 고관절 굴곡근, 고관절 내전근 및 요추의 신장이 반발성 경련과 통증을 예방할 수 있다. 불안정 증후군의 경우, 작은 진폭 범위로 신장을 수정하면, 무통증을 경험할 수 있고 프로그램 순응을 향상시킬 수 있다.

유연 운동(Fluid Motion)

요가 아사나 시퀀스, 댄스 등과 같은 유연 운동은 PGP 클라이언트를 위해 종종 난관이 되는 요추골반 고관절 영역의 운동을 포함한다. 이미지와 시각화의 사용은 움직임의 유연성과 용이함을 훈련하는 데 도움이 될 수 있다(Franklin 등, 2003). 요가는 자세 잠금을 통해 관절 안정화를 확립하는데 활용될 수 있으며, 사람이 스태미나와 스킬을 향상시키고자 할 때 아사나와 프라나야마를 페이싱함으로써 구심성 조절과 원심성 조절을 할 수 있다(Garner, 2016).

요약

Kanakaris, Roberts와 Giannoudis(2011)는 PGP의 리뷰에서 "PPGP의 과학적 의미와 임상적 의미는 산부인과, 일반내과, 정형외과, 물리치료, 류마티스과 및 임상 정신의학을 포함하는 광범위한 건강 관련 전문 분야의 다학문 상호작용"을 요구했다고 말했고, 또 이들 저자는 운동치료사와 바디워커를 추가 시켰다.

Verstraete, Vanderstraeten과 Parewijk(2013)의 리뷰는 "PPGP가 명백히 복잡한 장애"라고 말했다. 더 나아가 "이런 다차원적이고 다학문적인 접근법의 목표는 여성의 자기 지식과 자기 효능감을 증가시켜 통증과 장애를 최소화할 수 있다고 말했고, 또 산부인과 의사에게 PPGP의 심각도, 병인학 및 치료 옵션에 대해 알리는 것이 인식의 중요한 단계"라고 말했다(상자 7.17).

상자 7.17 환자 사례: Naomi의 치료

Naomi는 3년 넘게 PGP와 싸워 왔다. 그녀는 요추골반 안정화 프로토콜을 시작했고, 안정감을 느끼고 통증이 사라지는데 12개월이 넘게 걸렸다고 회상했다. 그녀는 안정화 운동을 필라테스 리포머 운동과 수정된 요가 아사나에 결합시켰다. 40대 후반인 그녀는 빠르게 다리를 외전하거나 런지하지 않는 한, 치골결합의 통증을 느끼지 않았다. 그러나, 준비운동을 하면, 가벼운 정도에서 중등도의 민첩성 활동을 통증 없이 수행할 수 있다.

그녀가 일주일에 4–5번 수행하는 기초 운동에는, 플랭크, 팔굽혀펴기, 필라테스의 "스위머"와 엎드린 자세에서의 무릎 굽히기, 네발자세에서 "다운 독" 자세 준비, 고양이–낙타 자세, 아동 포즈, 브리지 자세, 한발 브리지, 사이드 플랭크, 양쪽 무릎 가슴으로 가져가기, 앉은 자세에서 누운 자세로의 롤 백, 조개 운동(클램) 등이 포함된다. 또한 그녀는 "모든 부분"을 유연한 패턴으로 움직이기 위해, 1주일에 2–3번씩 10분 동안 춤을 추었다.

PGP는 빠르게 개선되거나 장기적 관리를 필요로 한다. 클라이언트의 주요 기능적 목표는 관리의 모든 측면에서 최우선적으로 고려되어야 한다. 관리 제공자는 재활의 이점으로써 희망, 복원력, 그리고 편안함과 파워의 회복을 말할 수 있으며, 기능 회복을 돕는 클라이언트와 함께 기쁨을 나눌 수 있다.

참고문헌

Albert, H., Godskesen, M., and Westergaard, J. (2001) "Prognosis in four syndromes of pregnancy-related pelvic pain." *Acta Obstetricia et Gynecologica Scandinavica 2001*, 80, 505–510.

Albert, H. B., Godskesen, M., and Westergaard, J. G. (2002) "Incidence of four syndromes of pregnancy-related pelvic joint pain." *Spine 27*, 24, 2831–2834.

Belogolovsky, I., Katzman, I., Christopherson, N., Rivera, M., *et al.* (2015) "The effectiveness of exercise in treatment of pregnancy-related lumbar and pelvic girdle pain: A meta-analysis and evidence-based review." *Journal of Women's Health Physical Therapy 39*, 2, 53–64.

Bergstrom, C., Persson, M., and Mogren, I. (2014) "Pregnancy-related low back pain and pelvic girdle pain approximately 14 months after pregnancy-pain status, self-rated health family situation." *BMC Pregnancy and Childbirth 14*, 8.

Brizzolara, K., Wang-Prince, S., Roddey, T., and Medley, A. (2018) "Effectiveness of adding a compression belt to lumbopelvic stabilization exercises for women with sacroiliac joint pain, a feasibility randomized clinical trial." *Journal of Women's Health Physical Therapy 42*, 2, 313–314.

Clinton, S., Newell, A., Downey, P. A., and Ferriera, K. (2017) "Pelvic girdle pain in the antepartum population: Physical therapy clinical practice guidelines linked to the international classification of functioning, disability, and health from the section on women's health and the orthopedic section of the American Physical Therapy Association." *Journal of Women's Health Physical Therapy 41*, 2, 102–125.

Cook, C., Massa, L., Harm-Ernandes, I., Segneri, R., *et al.* (2007) "Interrater reliability and diagnostic accuracy of pelvic girdle pain classification." *Journal of Manipulative and Physiological Therapeutics 30*, 4, 252–258.

Damen, L., Spoor, C. W., Snijders, C. J., and Stam, H. J. (2002) "Does a pelvic belt influence sacroiliac laxity?" *Clinical Biomechanics 17*, 495–498.

Deering, R., Senefeld, J., Pashiben, T., Neumann, D., Cruz, M., and Hunter, S. (2018) "Fatigability of the lumbopelvic stability muscles in women 8- and 26-weeks postpartum." *Journal of Women's Health Physical Therapy 423*, 128–138.

Dufour, S. and Daniel, S. (2018) "Understanding clinical decision making in pregnancy-related pelvic girdle pain." *Journal of Women's Health Physical Therapy 42*, 3, 120–127.

Eggen, M., Stuge, B., Mowinckel, P., Jensen, K., and Hagen, K. (2012) "Can supervised exercises including ergonomic advice reduce the prevalence and severity of low back pain and pelvic girdle pain in pregnancy? A randomized controlled trial." *Physical Therapy 92*, 6, 781–790.

Franklin, E. (2003) *Pelvic Power: Mind/Body Exercises for Strength, Flexibility, Posture, and Balance for Men and Women*. Hightstown, NJ: Princeton Book Company.

Garner, G. (2016) *Medical Therapeutic Yoga: Biopsychosocial Rehabilitation and Wellness Care*. Edinburgh: Handspring.

Gatchel, R. J., Peng, Y. B., Peters, M. L., Fuchs, P. N., *et al.* (2007) "The biopsychosocial approach to chronic pain: Scientific advances and future directions." *Psychological Bulletin 133*, 4, 581–624.

Guan, J., Hamnett, C., Jakucionis, S., Hameed, F., *et al.* (2021) "Can an outpatient exercise program for pregnancy related pelvic pain improve pain and function versus education? A feasibility study." *Journal of Women's Health Physical Therapy 45*, 2, 68–75.

Gutke, A., Ostagaard, H., and Oberg, B. (2006) "Pelvic girdle pain and lumbar pain in pregnancy: A cohort study of the consequences in terms of health and functioning." *Spine 31*, 5, 149–155.

Jain, N. and Sternberg, B. (2005) "Symphyseal separation." *Obstetrics and Gynecology 105*, 5, 1229–1232.

Kanakaris, N., Roberts, C., and Giannoudis, P. (2011) "Pregnancy related pelvic girdle pain: An update." *BMC Medicine 9*, 15.

Kibsgard, T. J., Roise, O., and Stuge, B. (2014) "Pelvic joint fusion in patients with severe pelvic girdle pain—a single subject research design study." *BMC Musculoskeletal Disorders 15*, 85.

Leadbetter, R. E., Mawer, D., and Lindow, S. W. (2004) "Symphysis pubis dysfunction: A review of the literature." *Journal of Maternal-Fetal and Neonatal Medicine 16*, 6, 349–354.

Leadbetter, R. E., Mawer, D., and Lindow, S. W. (2006) "The development of a scoring system for symphysis pubis dysfunction." *Journal of Obstetric Gynecology 26*, 1, 20–23.

Lee, D. and Lee, L.-J. (2011) *The Pelvic Girdle: An Integration of Clinical Expertise and Research*, 4th ed. Edinburgh: Churchill Livingstone.

Mens, J., Vleming, A., Snijders, C., Stam, H., and Ginai, A. (1999) "The active straight leg raise test and mobility of the pelvic joints." *European Spine Journal 8*, 468–473.

Morkved, S., Salvesen, K. A., Schei, B., Lydersen, S., *et al.* (2010) "Does group training during pregnancy prevent lumbopelvic pain? A randomized clinical trial." *Acta Obstetricia et Gynecologica Scandanavia 86*, 3.

Owens, K., Pearson, A., and Mason, G. (2002) "Symphysis pubis dysfunction—a cause of significant obstetric morbidity." *European Journal of Obstetrics and Gynecology 105*, 2, 143–146.

Patijn, J., Mekhall, N., Hayek, S., Lataster, A., vann Kleef, M., and Van Zundert, J. (2011) "Meralgia paresthetica, evidence based medicine." *Pain Practice 11*, 3, 302–308.

Robinson, H. S., Mengshoel, A. M., Bjelland, E. K., and Vollestad, N. K. (2010) "Pelvic girdle pain, clinical tests and disability in late pregnancy." *Manual Therapy 15*, 280–285.

Sahrmann, S., Azevedo, D. C., and van Dillen, L. (2017) "Diagnosis and treatment of movement impairment syndromes." *Brazilian Journal of Physical Therapy 21*, 6, 391–399.

Salen, B. A., Spangfortþke, L., and Nordemar, R. (1994) "The disability rating index: An instrument for the assessment of disability in clinical settings." *Journal of Clinical Epidemiology 47*, 12, 1423–1435.

Scriven, M., Jones, D., and McKnight, L. (1995) "The importance of pubic pain following childbirth: A clinical and ultrasonographic study of diastasis of the pubic symphysis." *Journal of the Royal Society of Medicine 88*, 28–30.

Sharma, A., Sharma, S., Steiner, L., and Brudvig, T. (2014) "Identification and effectiveness of physical therapy interventions for sacroiliac dysfunction in pregnant and nonpregnant adults: A systematic review." *Journal of Women's Health Physical Therapy 38*, 3, 110–117.

Simonds, A., Abraham, K., and Hill, C. (2018) "Disability, pelvic girdle pain, and depressive symptoms in the first three months postpartum." *Journal of Women's Health Physical Therapy 42*, 3, 139–147.

Simonds, A., Abraham, K., and Spitznagle, T. (2022) "Executive summary of the clinical practice guidelines for pelvic girdle pain in the postpartum population." *Journal of Women's Health Physical Therapy 46*, 1.

Smith, G., Capobianco, R., Cher, D., Rudolf, L., *et al.* (2013) "Open versus minimally invasive sacroiliac joint fusion; a multicenter comparison of perioperative measures and clinical outcomes." *Annals of Surgical Innovation and Research 7*, 14.

Snijders, C. J., Vleeming, A., and Stoeckart, R. (1993) "Transfer of lumbosacral load to iliac bones and legs. Part 1: Biomechanics of self-bracing of the sacroiliac joints and its significance for treatment and exercise." *Clinical Biomechanic 8*, 285–294.

van Zwienen, C. M., van den Bosch, E. W., Snijders, C. J., and van Vugt, A. B. (2004) "Triple pelvic ring fixation with severe pregnancy related low back and pelvic pain." *Spine 29*, 478–484.

Verstraete, E., Vanderstraeten, G., and Parewijck, W. (2013) "Pelvic girdle pain during or after pregnancy: A review of recent evidence and a clinical care path proposal." *Facts, Views and Vision. Issues in Obstetrics, Gynecology and Reproductive Health* 5, 1, 33–43.

Vleming, A., Schuenke, M., Masi, A., Carreiro, J., Danneels, L., and Willard, F. (2012) "The sacroiliac joint: An overview of its anatomy, function, and potential clinical implications." *Journal of Anatomy 221*, 6, 537–567.

Vollestad, N. and Stuge, B. (2009) "Prognostic factors for recovery from postpartum pelvic girdle pain." *European Spine Journal 18*, 718–726.

Wu, W. H., Meijer, O. G., Ugeki, K., Mens, A. M. A., *et al.* (2004) "Pregnancy-related pelvic girdle pain (PPP): I, Terminology, clinical presentation, and prevalence." *European Spine Journal 13*, 7, 575–589.

Chapter 8

골반 장기 탈장(Pelvic Organ Prolapse)

본 장은 골반 장기 탈장(POP)이라는 주제를 독자들에게 가르쳐주는 데 도움이 될 것이다. 골반저 기능장애(PFD)와 관련된 위험 요소와 보존적 관리의 현재 패러다임이 제시될 것이다.

골반 장기 탈장에 대한 소개

골반 장기 탈장(POP)은 일반인들이 거의 알지 못하는 골반 건강 문제이며, 이 질환을 경험한 사람들에게는 놀랍고 충격적일 수 있다(상자 8.1). 골반 장기 탈장은 질이나 직장 구멍 쪽으로 향해 골반 장기들이 하강하는 주로 산후에 발생하는 문제이다. 물론, POP는 출산하지 않은 사람에게도 일어날 수 있다. 대부분, 방광이 하강하고, 직장도 하강할 수 있지만, 자궁의 하강은 잘 일어나지 않는다(Hunkskaar 등, 2005).

다양한 치료적 운동, 바디워크 및 생활 양식이 POP를 치료하는데 도움이 될 수 있지만, 복잡한 POP의 경우에는 수술이 요구될 수도 있다.

치료적 중재의 관점은 다음과 같다:

- 약한 요추골반 코어 근육을 강화시키는 치료적 운동
- 호흡 횡격막과 골반 횡격막, 그리고 요추골반 코어 근육의 협력작용(synergy)
- 압박을 줄이기 위한 늑골, 횡격막, 척추, 고관절 및 복벽의 가동술
- 바이오텐서그리티에 초점을 맞춘 연부조직의 도수치료와 내장기 치료
- 감압과 중력 보조 자세와 운동 프로그램
- 기능적 피트니스, 인간공학 및 자세 훈련
- 골반저 장비 전기 자극, 확장기 및 완드(wand) 훈련

필요한 의료적 중재 치료는 다음과 같다:

- 약물 요법: 일반적인 호르몬 대체 치료
- 지원 장비; 페서리(pessaries)
- 장기의 위치와 기능을 최적화하는 수술

상자 8.1 POP 클라이언트와 심신-영적 관리

POP 치료를 받는 사람들은 골반 영역의 감각을 대처 기전(coping mechanism)으로 인식하여 다소 구체화되지 않거나 둔감해질 수 있다. 그들은 "진단"이 이루어졌을 때 재앙적인 생각을 가질 수 있다.

그들은 POP의 발병과 보존적 관리의 이점을 모를 수도 있다. POP를 일으키는 원인과 성공 스토리에 대한 교육이 클라이언트의 치료 프로그램 참여를 촉구할 수 있다.

보존적 관리는 엄청난 도움이 될 수 있지만, 일반적으로 "빠른 해결책"은 아니다. 치료는 환자와 모든 근막지지 시스템의 3D 관점을 필요로 한다.

POP 용어

POP와 관련된 장기를 확인하는 용어들로는, 방광 탈장(cystocele), 자궁 탈장(uterine prolapse), 그리고 직장 탈장(rectocele) 등이 있다.

부가적으로, 질원개 탈장(vaginal vault prolapse)과 관련된 여러 조직들이 함께 탈장되는 장 탈장(enterocele) 등이 있다(그림 8.1). POP으로 고생하는 대부분의 환자들은 팽만감, 골반 무거움 또는 골반 압박을 인식하게 된다.

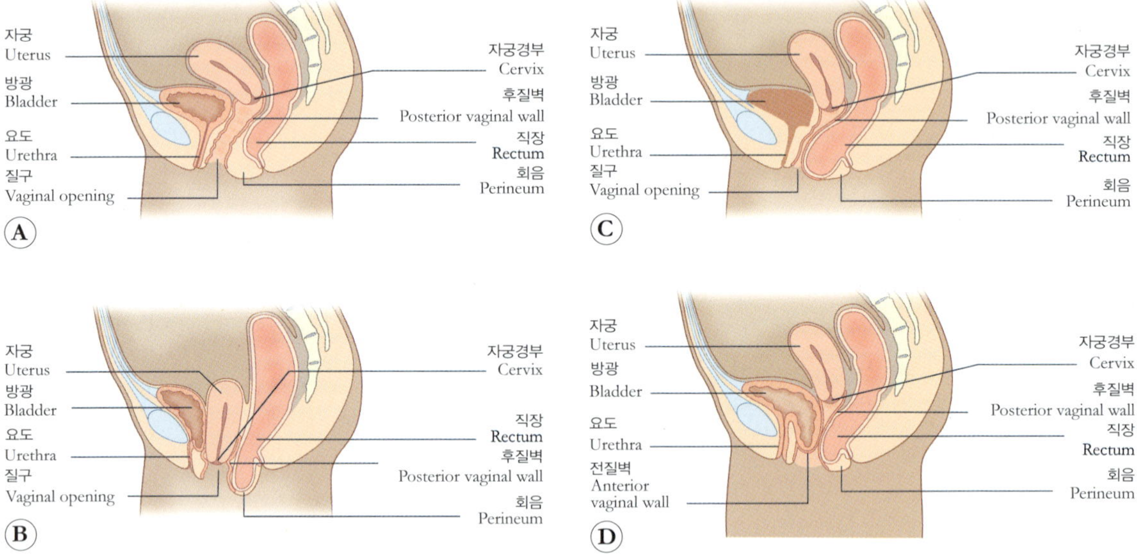

그림 8.1 탈장 유형: A. 골반 장기의 정상 위치; B. 모든 장기의 탈장; C. 직장 탈장; D. 방광 탈장과 직장 탈장

POP의 단계

POP은 처녀막을 향하거나 처녀막을 넘어선 장기 하강과 관련하여 의학적으로 등급이 매겨질 수 있다. 1 단계와 2 단계는 증상을 유발하지 않을 수 있지만, 3 단계와 4 단계에서는 질 또는 직장 개구부를 넘어 하강한다. 3 단계와 4 단계는 여러 증상을 유발하는 가시적인 돌출을 생성하여 수술이 필요할 수도 있다(그림 8.2와 상자 8.2–상자 8.4).

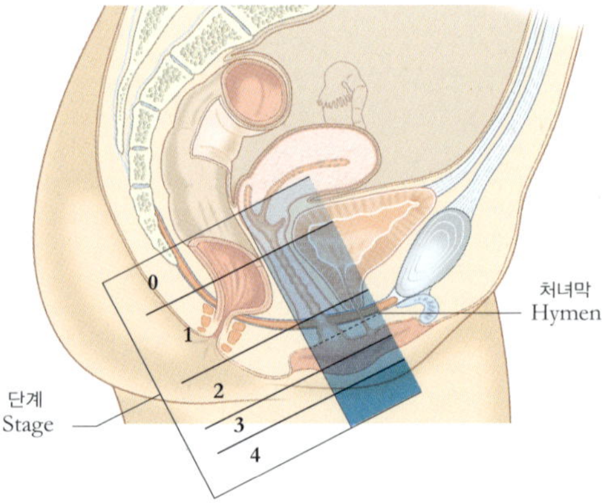

그림 8.2 탈장 단계

상자 8.2 POP Q: 전문가 검사

보다 정확한 검사를 위해 의사들은 POP Q 검사를 사용한다. POP의 정확한 등급은 POP Q 검사와 함께, 처녀막 쪽으로 향하는 내부 골반 구조물의 하강과 관련되어 취득된 여러 측정의 분석을 통해 얻을 수 있다(Bump 등, 1996; Madhu 등, 2018; Pham 등, 2011).

상자 8.3 산후 환자 사례: POP 이야기

Monica는 36세 때 9 파운드의 아기를 출산했고, 40세 때 다시 8파운드 8온스의 아기를 출산했다. Monica는 첫 번째 아기를 출산했을 때 골반 영역에서 이상한 압박을 느꼈지만 빈번하지 않았고, 2번째 아기를 출산했을 때는 압박감이 뚜렷했다. 산후 3개월이 되었을 때 자칭 "이상한" 증상은 무거운 느낌과 팽윤과 함께, 음문과 질 부위에서 압박감이 일어났다. 때때로 이런 압박감은 그날 저녁 쯤에 날카로운 회음부 통증으로 변했다. 그녀는 불편함을 줄이기 위해 일어나서 몸을 뒤로 젖혔다. 때로는 방광이 새기도 하고, 때로는 방광을 비우기가 어려웠다. 장의 기능이 이상해졌고, 배변을 할 때 불완전한 비움, 압박 및 팽윤감을 느꼈고, 심한 긴장감이 초래되었다. 성교를 할 때 통증이 발생했고, 때로는 성교 활동을 불편하게 할 만큼 새로운 압박감이나 방해가 발생했고, 심지어 성교 활동을 갑자기 중단하기도 했다. 그녀의 골반 압박감은 문자 그대로 엉덩이가 아래로 빠지는 듯한 느낌을 주었다. 그녀가 스쿼트와 런지를 할 때, 골반의 압박 때문에 산후 운동을 포기해야 했다. 그녀는 이 시기 때 슬픔과 피로감, 그리고 수치심을 떠올렸고, 자신만이 이런 문제를 가지고 있다고 생각했다. 이 모든 것에도 불구하고, 그녀는 새로운 모성애인 "사랑의 거품"에 있었던 것을 기억하며, 그녀의 아기들을 안고, 첫 몇 년 동안 간호하고, 그들의 모든 필요를 돌보고, 가족의 삶을 포용하기 위해 일을 쉬는 것과 같은 기쁨을 느꼈다.

상자 8.4 POP의 생물심리사회적 측면(BPS)

BPS의 관점에서 보면, Monica는 고통과 기능 상실의 원인이 되는 심리적 요인뿐만 아니라 생물학적, 사회적, 환경적 요인으로부터도 고통을 받고 있었다. 생물학적 변화에는 출산과 관련된 골반저 근막의 외상, 호르몬의 변화와 산후 질 위축 등이 있다. 사회적 요인은 집단 운동의 수행 능력으로 인한 고립이 있다. 환경적 요인으로는, POP와 PFD에 관한 산모 건강 관리 교육의 부족, 전문의에 의한 산후 검진과 중재의 부족 등이 있다. 심리적인 요소로는 수치심, 우울증, 그리고 자존감 저하 등이 있다. Monica는 산후 "네 번째 삼분기" 동안 생물학적, 환경적, 심리적, 그리고 사회적 요인들로부터 고통을 받았다.

POP와 PFD

골반 장기 탈장(POP) 증상은 산후 에스트로겐 수치가 상승하고 방광, 자궁 및 장이 골반 안에서 더 높은 위치로 돌아올 때 매우 경미해지고, 시간이 지나면 증상이 사라질 수 있다. 그러나 종종 무증상 탈장이 존재한다.

POP은 PFD의 한 유형으로 간주되지만, 통증, 방광, 장 및 성의 기능장애와 관련된 문제가 존재할 수 있다. POP은 다른 유형의 PFD를 유발할 수 있으며, 조직 하강이나 팽윤이 배뇨, 배변 및 성교 활동을 방해할 수 있다. 요실금, 변실금, 골반 통증 등을 위한 의학적 관리를 받고 있는 사람들은 POP 검사를 받아야 한다. 또한 POP 환자들은 요통, 복직근이개와 골반대 통증을 가질 수 있다.

위험 요소와 발병률

골반 장기 탈장(POP)은 산후 여성에게서 가장 많이 발견되지만, 자궁 절제술(Palm, 2017)과 같은 산과 수술 이후나 폐경기 변화 때도 발생할 수 있다. 골반 장기 탈장(POP) 위험은 수십 년에 걸쳐 증가하였으며, 30-39세에서는 0.9%, 40-49세에서는 2.8%, 50-59세에서는 4.7%, 60-69세에서는 7.5%, 그리고 70-79세에서는 11.1%의 발병률을 보였다(Olson 등, 1997).

POP의 생활양식/건강 위험 요소는 다음과 같다:

- 과격한 활동
- 무거운 물건 들기(Woodman 등, 2006)
- 다산, 노산, 커다란 아기 출산
- 다중 복부 수술의 이력.

POP와 관련된 동반질환은 다음과 같다:

- 과가동성 증후군 (Al-Rawi와 Al-Rawi, 1982)
- 변비
- 호흡계 질환 이력(알러지, 천식, 기관지염, 만성 기침)
- 높은 체질량지수(BMI)
- 질 위축.

주산기 요소

임신 중에는, 골반 장기를 아래쪽으로 힘을 가하기 위해 역학적 요인과 호르몬 요인이 결합하는데, 이것은 근육과 인대의 신장과 부드러워짐과 관련이 있다. 주산기 때에는 골반 신경의 신장 손상이나 압박 손상도 일어날 수 있다(Bellews, Nitz와 Schoettelkotte, 2015; Smith, Hosker와 Warrel, 1989).

근육 약증과 신장 이외에(Braekken 등, 2010; Smith 등, 1989; Vakali 등, 2005). 주산기 때의 골반저 근육과 신경의 손상도 통증, 약증 및 기능 소실을 초래할 수 있다.

POP 위험을 증가시키는 분만 사고로는 과체중 아기 분만, 장기간의 2단계 분만, 진공 추출 또는 겸자 보조와 같은 분만 중재, 질 열상이나 회음절제술 및 다산 등이 있다. POP는 제왕절개 분만 이후에도 발생할 수 있지만, 그 가능성은 낮은 편이다. 약해지고 과신장된 골반저 근육과 함께, 아기의 운반과 들어올리기 등의 요구도 POP를 악화시킬 수 있다. 육아 문제로 빈번한 몸 굽히기, 쭈그려 앉기 및 들어올리기 등이 있다.

복내압의 연구에 따르면, 똑바로 선 자세에서 팔로 전이되는 무게를 받아드렸을 때보다 바닥 레벨로 스쿼트한 후, 물건을 들어올렸을 때 가장 큰 복내압이 발생한다는 것이다(Gerten 등, 2008). 완전한 스쿼트의 제한이나 이 기능을 위한 요추골반 코어의 훈련은 산후 훈련에 포함되어야 한다.

질 위축

모유 수유는 모자간의 결합뿐만 아니라 영아 영양관리를 위한 최적의 방법으로 지지되지만, 특히 에스트로겐과 같은 호르몬 순환의 일시적인 감소가 질 위축(VA)과 POP와 관련이 있다. 유사한 호르몬 감소가 폐경기에 발생하고, 그 기간 동안의 POP 발병률 증가와 관련이 있다. 질 위축(VA)은 회음부 조직 시진으로 확인되고, 이것은 조직 강도, 탄력성 및 수화의 손실과 관련되며, 해부학적으로는 요생식 삼각의 상피층 얇아짐으로 인식되고, 관련된 조직에 발적이 생기고, 또 터치, 압박 및 신장으로 인해 통증 수용기의 흥분이 증가된다. VA는 골반 통증과 관련이 있고, 성관계를 할 때 타는 듯한 느낌, 날카롭고 쑤시는 듯한 느낌이 나타날 수 있다(Goetsch, 1999). VA는 의사의 재량에 따라 에스트로겐으로 치료될 수 있다. 모유 수유가 중단되고 월경을 다시 하게 되면, 에스트로겐 수치가 안정되면서 질 위축(VA)이 감소될 수 있다(상자 8.5).

상자 8.5 일부 사람은 자연 치유가 된다.

POP는 출산 때나 산후 초기 단계의 상태에서 모유 수유가 중단되면 어느 정도 해결될 수 있다.

종종 산모들은 산후 체중 증가와 싸우게 된다. 일부 연구(Hunskaar 등, 2005)에 따르면, 산후 비만이 POP와 관련되지만, 중심 지방과다증(central adiposity)이 단독 BMI 점수보다 위험에 더 큰 영향을 줄 수 있다(Gerten 등, 2008).

유전적 요소도 POP과 관련이 있다. 고령자이면서 다산 경험의 쌍둥이와 분만 경험이 없는 쌍둥이를 대상으로 한 연구에 따르면(Buschbaum 등, 2006), 폐경기 때 비슷한 수준의 POP가 발생했다는 것이다.

과가동성 증후군과 관련된 인대 이완도 골반 장기 탈장(POP) 위험을 증가시킨다. 결합조직 질환인 Ehlers–Danlos 증후군을 가진 사람에 대한 연구는 일반인의 16%가 POP 수술을 한 것에 비해 평균 연령 46세인 Ehlers–Danlos 증후군 환자의 38%가 POP 수술을 받았음을 확인했다(Smith 등, 1989)(상자 8.6).

상자 8.6 항문거근의 해부학적 변화

항문거근(LA) 그룹은 치골에서 뒤쪽에 위치한 좌골, 장골 및 천골까지 지지용 슬링으로 구성되어 있다. 항문거근은 방광, 자궁, 그리고 장을 지지한다. 항문거근의 왼쪽과 오른쪽의 교차점은 V자 모양의 근막인 틈(hiatus)을 형성한다. 항문거근의 틈은 산후에 길어지고, 넓어지고, 하강하게 된다(Braekken 등, 2010; Friedman 등, 2015; Vakili 등, 2005). 항문거근의 틈은 POP와 관련된 골반저의 구조적 변화에 대한 연구의 주요 관심사이다.

POP의 징후와 증상

많은 여성들은 무증상의 POP을 가지고 있다. 한 연구(Barber와 Maher, 2013)에 따르면, POP 증상은 3–6%로 보고되는 반면, POP 검사를 통해 41–50%가 POP 진단을 받았다.

증상은 때때로 압박감이나 팽윤감, 또는 무거운 느낌으로 미묘할 수 있다. POP가 악화되면, "팽윤" 때문에, 앉기나 서기가 불편해지는 심한 증상이 나타날 수 있다.

여성은 "질에서 무엇이 나오는 것으로 팽윤을 시각적으로 관찰할 수 있거나 느낄 수 있고, 탐폰을 삽입하는 데 어려움을 겪을 수 있고, 또 신체 활동을 할 때 무거움과 압박 및 충만감 또는 통증 감각을 가장 많이 느낄 수 있다" (Womenshealth.gov, 2019). 여성들이 치료를 원하게 되는 것은 "괴로움" 때문인 것으로 확인되었다(Hunskaar 등, 2005).

평가

POP 선별검사: 오지랖 질문

PFD 증상을 가진 사람은 특정 증상에 대해 질문을 받아야 한다(부분 목록).

- 압박감이나 팽윤이 느껴지거나 확인되는가?
- 무거운 느낌이 있는가?
- 배뇨/배변에 도움이 되도록 손가락 부목이나 손가락 압력을 가할 필요가 있는가?

- 방광이나 장에서 불완전한 비움의 느낌이 드는가?
- 그들은 비움을 위해 특별한 방법을 요구하는가?

여성은 수치심을 느낄 수 있고, 타인과 관련하여 어려움을 겪을 수 있으며, 건강관리 제공자에게 POP 증상을 알리는데 어려움을 느낄 수 있다(Dunivan 등, 2014)(상자 8.7)

상자 8.7 의학적 선별검사

위의 항목과 다른 증상들은 배뇨 장애, 골반 장기 장애 및 대장 질환을 다루는 골반저 장애 목록(PFDI) 안에서 선별검사된다(Barber 등, 2011). PFDI는 증상을 식별하고 시간 경과에 따른 변화를 추적하는 타당하고 신뢰성이 있는 도구이다.

PFDI와 같은 이력 및 증상 검사를 한 후, 관리 제공자는 자세, 호흡 패턴 및 늑골/흉추 가동성, 척추와 고관절의 유연성과 강도의 검사를 실행할 수 있고, 그런 다음 회음부와 골반저 근육(PFM)의 평가를 진행할 수 있다.

골반 검사

골반 검사로는 회음부의 육안 검사, 감각 평가, 경련, 압통 또는 통증/연관통의 존재 검사와 PFM 근력 검사 등이 포함된다. 탈장 수준에 대한 일반적 평가가 검사자에 의해 수행될 수 있고, 검사자는 전벽(일반적으로, 방광)의 팽윤, 중앙 부위인 질 기둥의 팽윤(일반적으로 자궁), 그리고 후벽의 팽윤(직장) 등의 존재를 확인할 수 있다.

마치 팽윤을 제거하거나 관찰하기 위해 기침, 하방 힘 주기, 또는 Valsalva 방법으로 증상을 검사할 수 있다. 실시간 초음파도 평가에 사용되고, PFM 수축을 시도할 때 올바른 노력이나 협력장애가 있음을 알려줄 수 있다(POP 단계 검사/POP Q 검사는 앞에서 설명된 것처럼 전문의에 의해 수행된다).

클라이언트 목표

클라이언트의 활동 제한과 같은 기능 한계는 그들의 주요 이슈 또는 관심, 그리고 주요 기능적 목표에 대한 클라이언트의 입력으로 관리 계획을 가진 단기 목표와 장기 목표를 만드는데 이용될 수 있다. 여성은 수치심을 느끼고 타인과 관련하여 어려움을 겪을 수 있고, 또 관리 제공자에게 POP 증상을 알리는데도 어려움을 느낄 수 있다(Dunivan 등, 2014)(상자 8.8).

POP 치료

POP를 위한 교육과 자원

평가 후, 다음을 포함할 수 있는 치료 계획을 개발한다:

- 호흡 횡격막과 PFM의 협력작용 효과에 주의를 기울이면서 복부 안으로의 하방 압력을 줄이는 교육과 습관 훈련
- 점진적인 방식으로 이루어지는 요추, 골반, 고관절 및 복부의 근막계 강화
- 최적의 신체역학과 자세 훈련
- 지역사회 참여와 레크리에이션 참여를 위한 전략 제시
- 약물, 페서리/수술 옵션에 관해 의사와의 협력

- Impressa® 방광 지지 장치, 소프트 컵 또는 페서리 사용에 대한 교육과 지원
- 수술 옵션과 이점/위험/준비 고려사항 등에 대한 논의
- 필요에 따라 심리사회적 요인 해결

상자 8.8 자가관리 전략

POP로 고생하는 사람들은 무거운 짐을 드는 것과 다른 힘든 과제에 대한 요청을 피하거나, 사적 물건을 함께 드는 것을 피하기 위해 탈장이 있음을 다른 사람에게 말해야 한다(기술적으로 볼 때, POP는 헤르니아가 아니고, 의학 전문가들은 POP를 설명하는데 헤르니아라는 용어를 사용하지 않는다).

POP를 위한 치료적 운동

정확한 PFM 훈련은 POP 치료의 기초이다. 여러 위치에서의 신경근 재교육은 호흡 횡격막과 PFM 사이의 협력작용을 최적화하는데 요구된다.

Borello-France 등(2007)은 골반 근육 검사 점수가 높은 사람은 낮은 수준의 탈장을 가지고 있고, 반대로 점수가 낮은 사람은 높은 수준의 탈장을 가졌다는 것을 확인했다.

한 연구(Braekken 등, 2010)에 따르면, 18번의 PT 치료를 포함한 6개월간의 특정 골반저 근육 훈련이 항문거근의 틈을 해제시켰다는 것이다. 방광은 3 ㎜ 상승했고, 직장은 4–5 ㎜ 상승했다. 이 연구는 실시간 초음파 검사를 이용해 항문거근 틈의 위치를 개선하는 복원력 모델을 제시하고 있고, 또 광범위한 운동 훈련 지원으로 보존적 관리를 제시하고 있다(상자 8.9).

상자 8.9 연구는 POP를 위한 운동을 지지한다

골반저에 대한 근거중심 물리치료(2015)에서, Bø 등은 운동과 보존적 관리 연구가 POP Q를 통해 평가된 POP 단계의 개선, 성가심 감소, 팽윤감 감소, PFM 근력 증가 및 삶의 질 향상을 입증했다.

저압박 운동

저압박 운동 기법은 PFM 훈련을 보조하는 데 유용할 수 있고, 이론적으로도 POP을 줄이는 데 도움이 될 수 있다. 복부 저압 기법(AHT)은 현재 유럽 국가에서 더 많이 사용되고 있다(Stupp 등, 2011)(상자 8.10)(6장 참고).

상자 8.10 저압박 운동과 골반 운동의 이점

Bernardes 등(2012)은 POP과 표준 PFM 운동, 저압박 운동을 연구했다. 초음파로 측정한 결과에 따르면, 대조군에 비해 PFM 강화 그룹뿐만 아니라 저압박 운동 그룹에서 12주간의 운동 후 항문거근의 해부학적 횡단면이 증가되었음을 확인했다(Bernardes 등, 2012). 저압박 프로그램 뿐만 아니라, 표준 PFM 강화 운동으로부터 구조적 지지를 향상시킨 비슷한 해부학적 변화가 있었다.

다음 사진들은 POP 클라이언트를 위한 최적의 코어 조절을 통한 자세 정렬, 근력강화, 신경근 조절, 복내압 감소 등의 이점을 보이는 운동들을 보여주고 있다(그림 8.3–그림 8.15).

부가적으로, 휴식과 운동 동안의 감압이 일부 클라이언트의 POP 증상을 줄이는 데 도움이 될 수 있다(샘플):

POP를 위한 요가와 운동

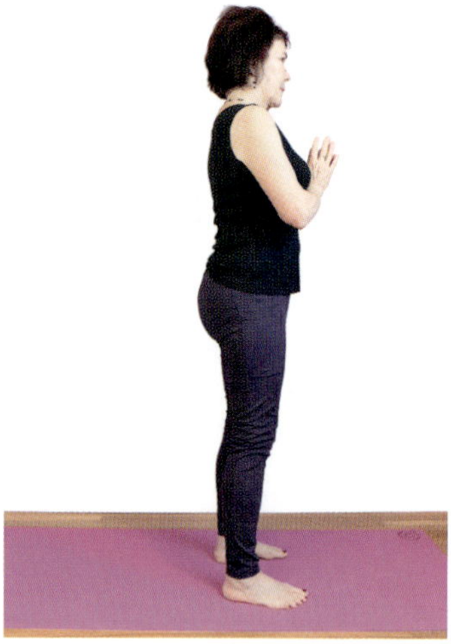

그림 8.3 산 자세(Mountain)

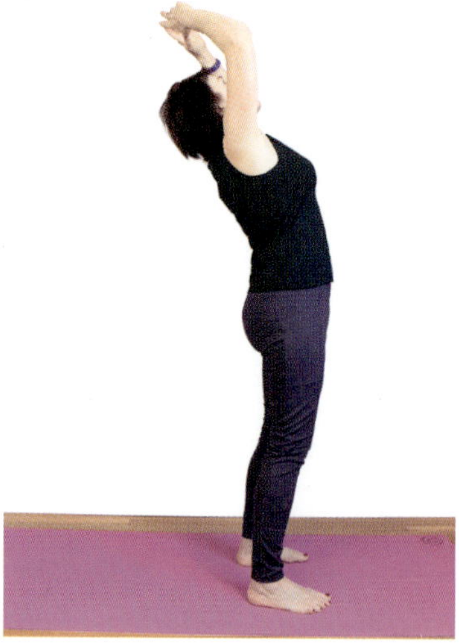

그림 8.4 몸을 뒤로 젖힌 자세 (back bow)

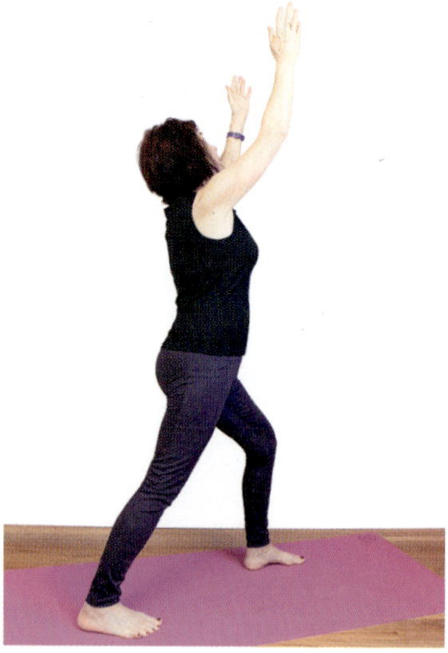

그림 8.5 전사 자세 I (Warrior I)

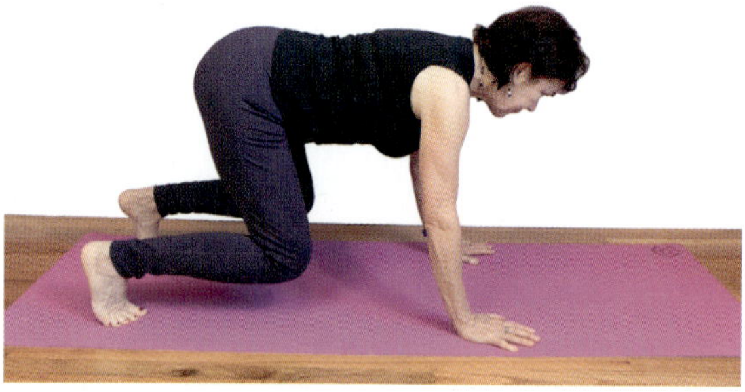

그림 8.6 다운 독 자세 준비(Down dog preparation)

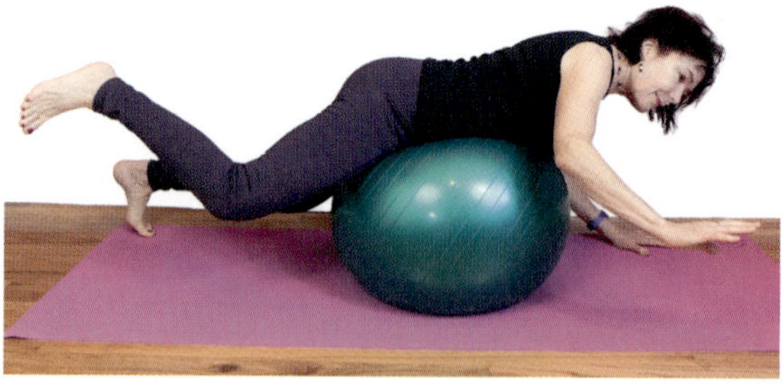

그림 8.8 네발자세에서의 안정성 볼 (Stability ball quadruped)

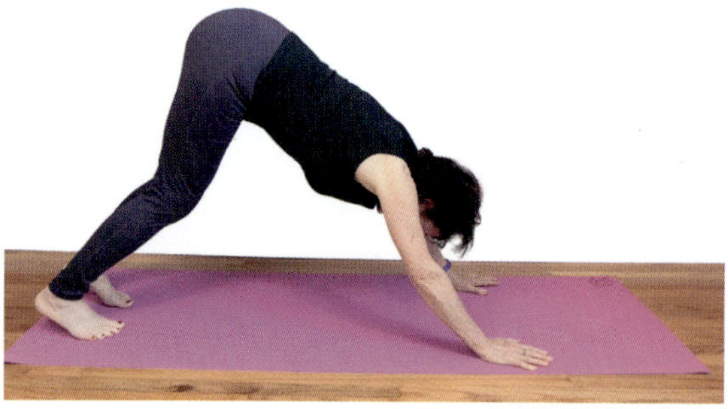

그림 8.7 다운 독 자세(Down dog)

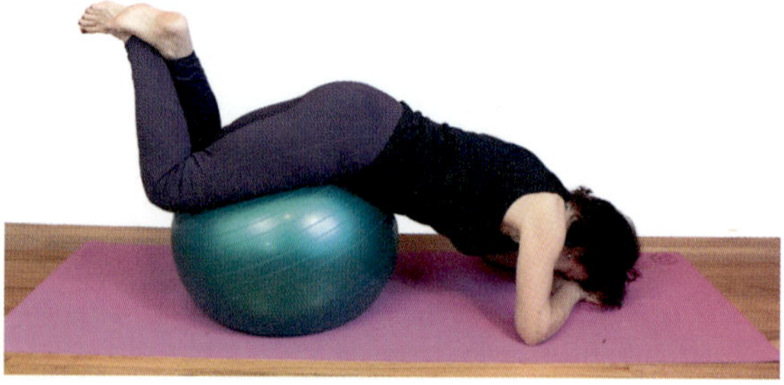

그림 8.9 공 위에 고관절을 지지한 아동 자세 (Child's pose, supported hips on ball)

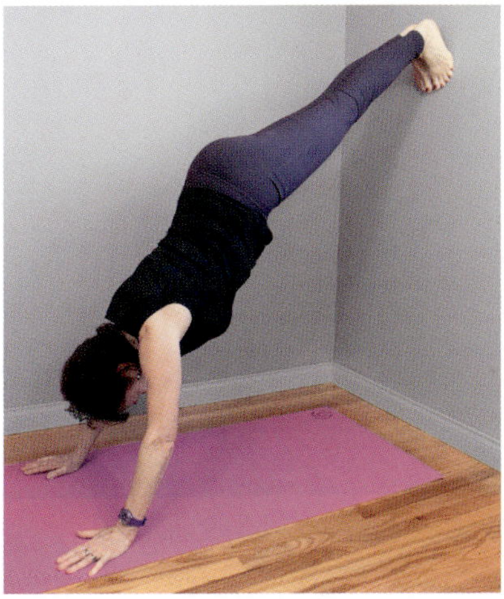

그림 8.10 물구나무서기(Handstand)

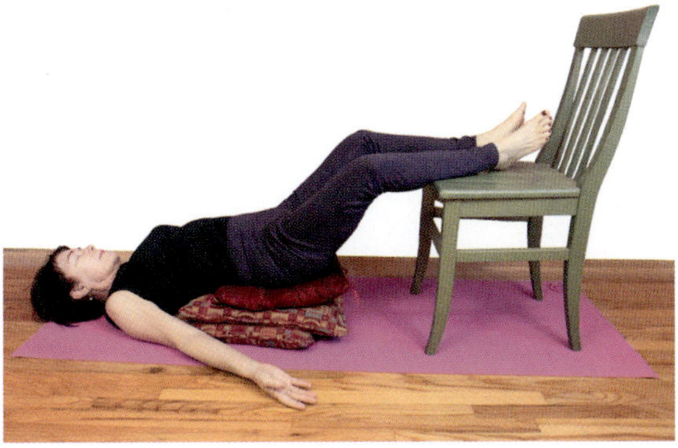

그림 8.11 감압과 휴식(Decompression and rest)

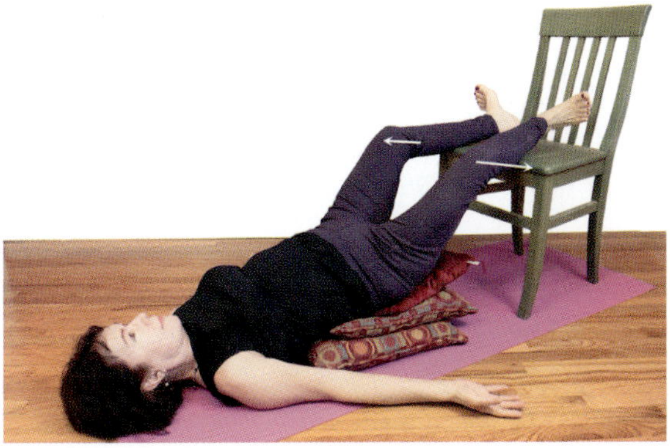

그림 8.12 감압과 운동: 다리 외회전 (Decompression and exercise, rolling legs out)

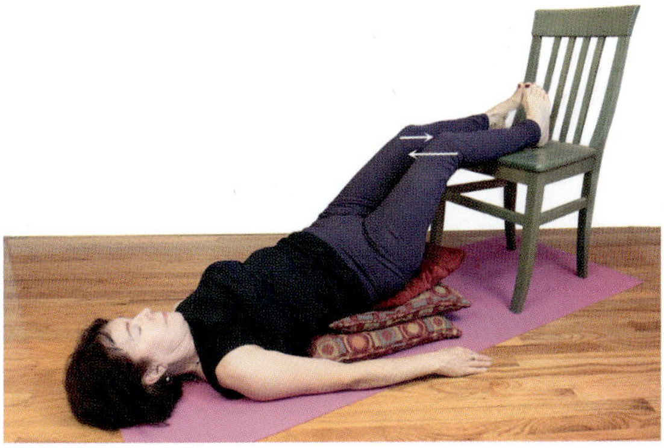

그림 8.13 감압과 운동: 다리 내회전(Decompression and exercise, rolling legs in)

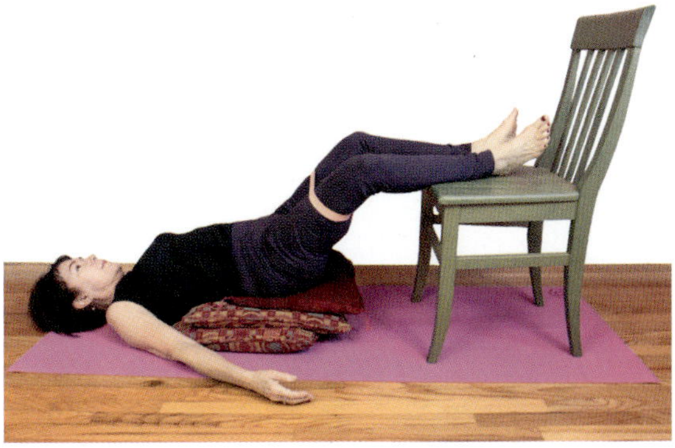

그림 8.14 감압과 저항운동(Decompression and resistive exercise)

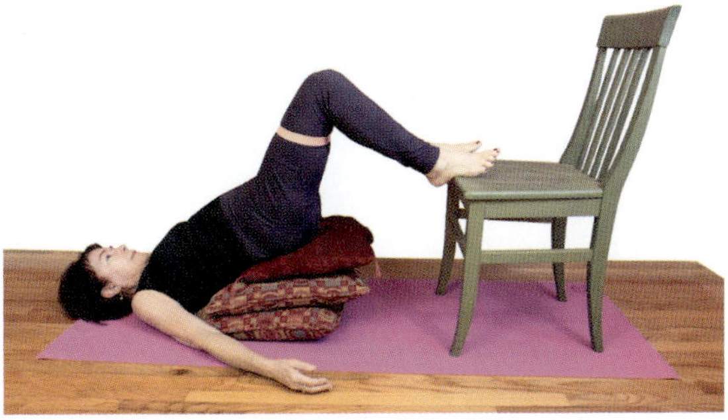

그림 8.15 감압과 저항운동: 힙 브리지 (Decompression, hip bridge, and resistance exercise)

필라테스

필라테스는 에너지를 주고 중심을 잡을 수 있는 저충격의 운동이기 때문에 POP 치료에 크게 적용될 수 있다. 매트나 리포머에서의 운동은 유연성 감각을 일으킬 수 있고, 닫힌 사슬인 선 자세에서 이루어지는 고관절의 외전과 내전은 등척성 운동과 원심성/구심성 운동에서 내전근과 골반저 근육, 복횡근 및 다열근을 참여시킬 수 있다.

바이오피드백과 전기자극

바이오피드백과 전기자극과 같은 모달리티는 올바른 PFM 운동 프로토콜을 훈련과 강화하고, 또 안내하는데 도움이 될 수 있다. 바이오피드백은 외부 골반저 근육/ 내부 골반저 근육의 수축을 모니터링할 수 있고, 빠른 수축과 지구력을 훈련시킬 수 있다. 전기자극은 약한 근육 참여를 도울 수 있고, 지구력 수축을 위한 훈련도 도울 수 있다. 지구력을 향상시키기 위해서는 10–30초 유지하는 수축을 일으켜야 한다. 이들 모달리티가 탈장 재활을 보조하는 것으로 검증되었지만, 단독으로 POP를 치료할 수는 없다(Ahadi 등, 2017; Yang 등, 2017). 모달리티 모델은 근력강화를 위해 가정용 임대나 구매가 가능할 뿐만 아니라, 점진적 질 가중(intimaterose.com)으로도 이용될 수 있다.

감압과 POP

역사적으로 볼 때, 여성들은 POP을 줄이기 위해 물구나무 자세를 사용해 왔다. 임상적으로, 일부 여성들에 따르면, 엉덩이를 올린 자세로 운동했을 때(예: 다운 독) 운동 이후 몇 시간 동안 지속될 수 있는 내적 이동감을 느꼈다고 보고했다(상자 8.11). 이와 관련하여 운동과 감압은 POP의 주요 증상인 팽윤감을 감소시킬 가능성이 있다(그림 8.16).

> **상자 8.11 POP 자가관리를 위한 물구나무 서기**
>
> 내적 이동감은 물구나무 서기 이후, 몇 시간 동안 지속될 수 있다. POP 증상은 며칠 동안 누적될 수 있으며, 기댄 자세와 물구나무 서기(인버션) 자세가 휴식을 얻고 에너지를 재충전하는데 도움이 될 수 있다.

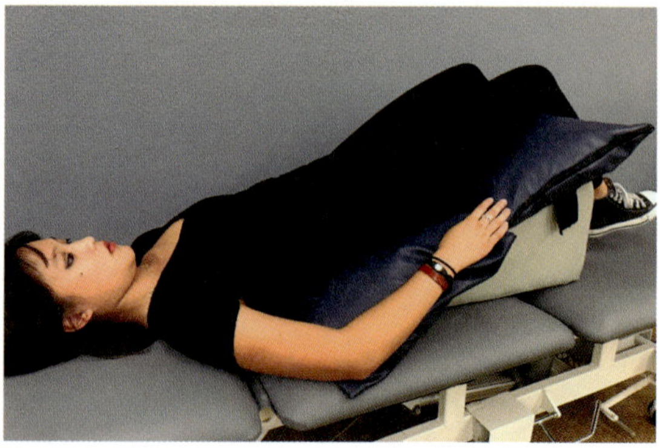

그림 8.16 쐐기와 베개를 이용한 감압

맞춤형 감압 교육은 1주일에 2–3번 5–15분 동안 중력 보조를 이용하여 압박을 줄이고, 장기를 위쪽으로 이동시킬 수 있다. 그러나 경력과 가사 관리 및 육아를 풀타임으로 일하는 여성은 감압/인버션 프로토콜을 사용할 시간적 여유가 없으며, 높은 영향을 미치는 생활 스타일을 허용하기 위해 페서리 사용과 수술을 필요로 할 것이다.

페서리와 기타 지지 장비

페서리는 지지를 제공하기 위해 적용되는 질관 내부 장치이다(그림 8.17과 상자 8.12). 페서리는 선호되는 POP의 비수술적 치료이지만, 해부학적 차이로 인해 페서리를 편안하게 유지하는 능력 때문에 모든 여성에게 페서리가 적용되지는 않고, 일부 페서리는 클라이언트가 독자적으로 삽입하거나 제거할 수 없다. 페서리는 발 정렬을 보조하기 위해 신발 안에 적용되는 보조장비(인솔)와 비슷하며, 의학 역사가 기록된 이후부터 사용되어 왔다(Shah, Sultan과 Thakar, 2006).

페서리는 상대적으로 비용이 적게 들고, 스트레스성 요실금뿐만 아니라 POP에 대한 치료의 위험도 낮은 편이다.

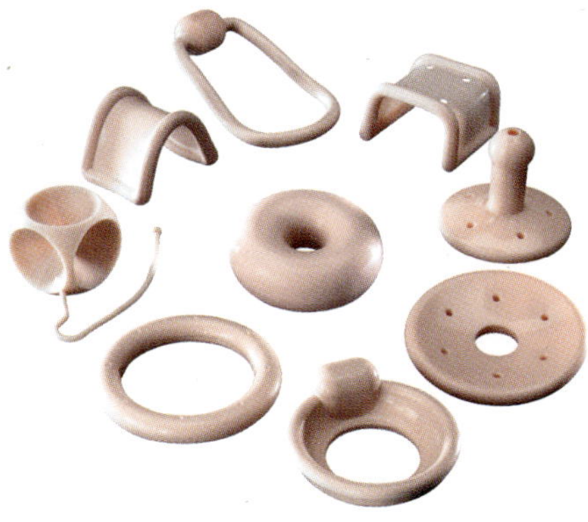

그림 8.17. 페서리 장비.
출처: *CooperSurgical, Inc.*

상자 8.12 POP를 위한 페서리 사용

Pessary 활용은 팽창, 하강 또는 팽윤 등을 제한하는 역학적 지지를 통해 POP 클라이언트를 도울 수 있다. 페서리는 전문가에 의해 질 내부로 삽입되는 장치이며, 일반적으로 실리콘으로 만들어진다. 다양한 형태가 편안함과 유지를 위해 제공되고 시도된다. 모양은 링, 큐브, 그리고 기타 옵션이 있다. 일부 여성은 골반 건강 자가관리 측면에서 페서리를 혼자서 질 안으로 삽입할 수 있다. 페서리를 삽입하거나 제거할 수 없는 여성은 매월 또는 덜 빈번하게 의사를 방문하여, 페서리를 제거하고, 골반을 다시 평가받아야 하고, 페서리의 청결과 재삽입해야 한다.

질 에스트로겐은 페서리 사용으로 조직의 건강을 돕기 위해 처방될 수 있으며, 더 큰 만족도와 더 장기적 페서리 사용으로 이어질 수 있다(Dessie 등, 2016; Harvey-Springer, 2019).

페서리 문제

최근 리뷰(de Albuquerque Coelho, de Castro와 Juliato, 2016)에 따르면, "페서리는 여성 삶의 질에 긍정적인 영향을 줄 수 있고, 성적 기능과 신체 인식을 크게 향상시킬 수 있다"는 것으로 밝혀졌다. 그러나 연구자들은 페서리 중단의 중앙값이 49.1%라는 것을 발견했다. 페서리 사용의 문제는 불편함, 페서리를 올바르게 적용하고 제거하는 것의 어려움, 페서리의 유지 불능 및 수술적 욕구 등이 있다. Yang 등(2018)은 PFDI의 대장 단면에 대한 높은 증상 비율과 관련된 페서리로 완전한 성공을 이룰 수 없다는 것을 확인했다.

가벼운 탈장의 경우에 지지를 제공할 수 있는 다른 장치로는, 탐폰과 같은 Impressa® 방광 지원 장치와 소프트 컵이 있다. POP 지원 장치의 건강관리 제공자 지침은 편안함의 최적화와 조직 침식이나 독성 쇼크 증후군과 같은 합병증에 대해 조언을 하는 것이다.

기능을 보조하는 스플린트와 회음부지지

POP을 가진 여성은 방광, 장 또는 페서리 조절을 돕기 위해 회음부 압박 장치(심지어 질 내부지지 장치인 스플린트)를 사용할 수도 있다(Haylen 등, 2016; Palm, 2017). 특정 기법이 골반 건강관리 제공자에 의해 제공될 수 있고, 교재인 *Pelvic Organ Prolapse: The Silent Epidemic*(Palm, 2017)에서 확인된다.

도수치료

도수치료는 근육 자각과 신경근 재교육을 촉진할 수 있고, 또 흉터나 출산으로 인한 근막 변화로부터 조직의 제한을 감소시킬 수 있다(Chaitow와 Lovegrove Jones, 2012)(상자 8.13).

장기 가동성을 위한 내장기 가동술은 3차원에 걸쳐 근막의 균형을 맞추는 데 도움을 줄 수 있고, 이것은 일부 POP에 유용할 수 있다(4장의 상자 4.24 참고). POP에 대한 내장기 가동술은 임상적으로 도움이 되고, 이것은 Ramona Horton(2015)이 설명한 바와 같이 구조물의 발생학적 기원에 기초한다.

상자 8.13 PFM 촉진하기

때때로 여성은 운동을 시도할 때, PFM을 완전히 수축시킬 수 없고 "리프트"를 얻을 수도 없다; 이것은 1번의 도수치료나 내장기 치료로 개선된 상태로 변할 수 있다.

바이오텐서그리티 도수치료

최근의 증거는 POP 환자의 80% 이상이 바이오텐서그리티 접근법의 도수치료로부터 혜택을 받았다는 놀라운 사례들을 보여준다(Crowle와 Harley, 2021). 이런 경우, POP 단계가 개선되었으며, 36%가 "장기의 위치와 모양에서 완전한 회복"을 달성했다. 바이오텐서그리티의 온전성은 동적이고 적응가능한 압박과 장력 요소의 다차원 웹을 고려한다. 연구자들은 근막 이완과 함께, 회음부 흉터와 같은 강직된 영역을 치료하기 위해 바이오텐서그리티 원리를 사용했다. 이것은 POP의 사례 시리즈에 나타나는 이런 방법에 대한 첫 번째 연구이다.

POP 수술

여성은 POP 수술을 필요로 할 수 있다(상자 8.14). 수술의 결과는 긍정적일 수 있고, 기능과 삶의 질이 개선된다. 미국 비뇨기과학회(AUGS)는 환자 지원을 위해 다른 의료 기관과의 팀워크 협력뿐만 아니라 외과의의 상급 여성 골반 재건술 교육을 옹호한다. 수술을 위한 최적의 준비로는, 골반저 근육 강화, 질 에스트로겐, 과도한 활동 중단, 변비와 장 건강 문제 해결, 그리고 페서리 작용 등이 있다. 그러나 POP의 반복 수술에 대한 오늘날의 필요성은 29.2%에 달한다(Olson 등, 1997).

상자 8.14 일부 사람에 대한 치명적인 수술

수술 방법은 골반 근육과 인대들이 봉합술에 의해서만 매달릴 수 없기 때문에 그물망의 사용을 요구한다. 그러나 그물망 유형은 다양하며, 합병증이 있을 수 있다.
골반 장기 탈장 환자 지원 단체(Association for Pelvic Organ Prolapse, APOPS)는 느슨한 본래 결합조직의 경우, 특정 수술에 필요한 특정 그물망의 필요성을 인지하고 있고, 지속적인 사용을 옹호하고 있다 (AUGS Practice Bulletin, 2017).

포괄적인 보존적 관리는 치료 이전에 제공되고 수행되는 것이 이상적이다. 과격한 스포츠, 잦은 발살바 현상, 변비, 골반저 근육의 약증, 반흔조직, 에스트로겐 결핍과 관련 근육 약화, 그리고 잦은 장시간의 굽힘 자세 등과 같은 요소들이 골반 장기를 압박하여 POP의 요소를 악화시킨다(상자 8.15와 상자 8.16).

상자 8.15 환자 사례: Monica

Monica는 둘째 아기가 1세 였을 때, 특별한 골반 치료를 받았다; 그녀는 골반 근육의 근력이 1/5이라는 것에 충격을 받았다! 그녀는 신체역학과 감압 옵션뿐만 아니라, PFM, TRA, 다열근의 강화 훈련을 받았다. 그녀는 POP와 관련된 팽윤 증상이 90% 감소했다고 보고했다.
그녀는 또한 질 에스트로겐을 일주일에 2번 처방받았다. 그녀는 요가와 물구나무 서기 자세뿐만 아니라, 기댄 자세 운동으로 이루어진 감압 기법을 사용했다. 그녀는 페서리를 처방받았고, 편안한 스타일을 찾을 때까지 3가지 유형을 시도했다. 그녀는 자신의 활동 수준에 따라 페서리의 삽입과 제거를 스스로 관리했다.

그러나 만약 그녀가 변비가 생길 뿐만 아니라, 몇 시간 동안 컴퓨터 앞에 구부리고 앉아 있고, 보행을 많이 하지 않고, 또 페서리를 사용하지 않으면, 팽윤감이 다시 발생할 것이다. 그녀는 PFM/코어 훈련, 리프팅 역학, 자세 주의력, 변비를 줄이기 위한 영양과 행동 변화, 그리고 최소한의 호르몬 복용 등이 그녀의 성공을 위한 "전체 프로그램"이라고 느꼈다.

상자 8.16 비판적 자가관리

엄마들은 자가관리의 영웅이 되어야 하고, 그들 자신의 가정 생활 혼란과 일정 요구 속에서 치료를 받을 수 있어야 하며, 고통과 기능적 활동 손실을 견뎌야 한다.

네 번째 삼분기의 난제

교육이 부족하고, 주산기(postpartum) 문제에 대한 표준 프로그래밍이 없기 때문에, 건강관리 시스템(Matambanadzo, 2014; Tully, Stuebe와 Verbiest, 2017)을 통해 산후 관리를 받는 것에 대한 장벽이 높은 편이다. 일반적으로 네 번째 삼분기가 되면, 산모의 자기관리는 우선순위가 낮아지고, 상대적으로 유아와 육아에 대한 필요성이 높아진다. POP와 같은 PFD를 가진 산후 클라이언트는 새로운 모성애, 폐경기 또는 그 후의 모든 단계에서 나타날 수 있다.

요약

POP 치료는 복잡할 수 있다; 그러나 전문적인 보존적 치료는 증상을 줄이고(Braekken, 2010; Hagen과 Stark, 2011; Wiegersma 등, 2017), 심지어 장기 위치, 가동성 및 기능을 최적화할 수 있다(Crowle와 Harley, 2021).

여성들은 일생 동안 그들의 전반적인 건강과 웰니스를 증진시키는 POP에 대한 자가관리와 피트니스 루틴을 개발할 수 있다. 관리 제공자는 POP에 대한 복원력 모델을 고려하고, 관리를 최적화하기 위해 팀원을 활용하는 것을 권장한다. 골반 건강제공자는 치료를 받은 모든 여성의 치유를 위해 교육과 경로를 제공함으로써 커다란 만족감을 경험할 수 있다.

참고문헌

Ahadi, T., Taghvasdoost, N., Aminimoghaddam, S., Forogh, B., *et al.* (2017) "Efficacy of biofeedback on quality of life in stages I and II pelvic organ prolapse: A pilot study." *European Journal of Gynecology and Reproductive Biology 215*, 242–246.

Al-Rawi, Z. and Al-Rawi, T. (1982) "Joint hypermobility in women with genital prolapse." *The Lancet 319*, 8287, 1439–1441.

AUGS (2017) "Pelvic organ prolapse, female pelvic medicine and reconstructive surgery." *Practice Bulletin 23*, 4.

Barber, M. D. and Maher, C. (2013) "Epidemiology and outcome assessment of pelvic organ prolapse." *International Urogynecology Journal 24*, 1783–1790.

Barber, M. D., Chen, Z., Lukacz, E., Markland, A., *et al.* (2011) "Further validation of the short version of the pelvic floor distress inventory (PFDI) and pelvic floor impact questionnaire (PFIQ)." *Neurourology and Urodynamics 30*, 4, 541–546.

Bellews, J., Nitz, A., and Schoettelkotte, B. (2015) "Postpartum femoral nerve palsy: A case study and the role of electrophysiologic testing and neuromuscular electrical stimulation." *Journal of Women's Health Physical Therapy 39*, 3, 109–114.

Bernardes, B., Resende, A., Stupp, L., Oliveira, E., *et al.* (2012) "Efficacy of pelvic floor muscle training and hypopressive exercises for treating pelvic organ prolapse in women; a randomized controlled trial." *Sao Paulo Medical Journal 130*, 1, 5–9.

Bø, K., Berghmans, B., Morkved, S., and Van Kampen, M. (2015) *Evidence-Based Physical Therapy for the Pelvic Floor, Bridging Science into Clinical Practice*. London: Elsevier.

Borello-France, D., Handa, V., Brown, M., Goode, P., *et al.* (2007) "Pelvic floor muscle function in women with pelvic organ prolapse." *Physical Therapy and Rehabilitation Journal 87*, 4, 399–407.

Braekken, I., Majida, M., Engh, M., and Bo, K. (2010) "Can pelvic floor muscle training reverse pelvic organ prolapse and reduce prolapse symptoms? An assessor blinded, randomized controlled trial." *American Journal of Obstetrics and Gynecology 203*, 2, 170–177.

Bump, R. C., Mattiasson, A., Bø, K., Brubaker, L. P., *et al.* (1996) "The standardization of terminology of female pelvic organ prolapse and pelvic floor dysfunction." *American Journal of Obstetrics and Gynecology 175*, 10–17.

Buschbaum, G. M., Duecy, E., Kerr, L., Huang, L., Perevich, M., and Guzick, D. (2006) "Incontinence and pelvic organ prolapse in parous/nulliparous pairs of identical twins." *Obstetrics and Gynecology 108*, 6, 1388–1393.

Chaitow, L. and Lovegrove Jones, R. (2012) *Chronic Pelvic Pain and Dysfunction, Practical Physical Medicine*. Edinburgh: Churchill Livingstone.

Crowle, A. and Harley, C. (2021) "Biotensegrity focused therapy for pelvic organ prolapse: A nonrandomized prospective clinical case series." *Journal of Women's Health Physical Therapy 45*, 3, 135–142.

de Albuquerque Coelho, S. C., de Castro, E. B., and Juliato, C. R. T. (2016) "Female pelvic organ prolapse using pessaries: A systematic review." *International Urogynecology Journal 27*, 1797–1803.

Dessie, S. G., Armstrong, K., Modest, A. M., Hacker, M. R., and Hota, L. S. (2016) "Effect of vaginal estrogen on pessary use." *International Urogynecology Journal 27*, 9, 1423–1429.

Dunivan, G., Anger, J., Alas, A., Weislander, C., *et al.* (2014) "Pelvic organ prolapse: A disease of silence and shame." *Female Pelvic Medicine and Reconstructive Surgery 20*, 6, 322–327.

Friedman, B., Slothers, L., Lazare, D., and MacNab, A. (2015) "Positional pelvic organ prolapse evaluation using open, weight-bearing magnetic resource imaging." *Canadian Urological Association Journal 9*, 5–6, 197–201.

Gerten, K., Richter, H., Wheeler, T., Pair, L., *et al.* (2008) "Intra-abdominal pressure changes associated with lifting: Implications for postoperative activity restrictions." *American Journal of Obstetrics and Gynecology 198*, 3, P306.E1–306.E5.

Goetsch, M. (1999) "Postpartum dyspareunia: An unexplored problem." *Journal of Reproductive Medicine 44*, 11, 963–968.

Hagen, S. and Stark, D. (2011) "Conservative prevention and management of pelvic organ prolapse in women." *Cochrane Database of Systematic Reviews 12*, CD003882.

Harvey-Springer, R. (2019) "Pessary—Tips and Tricks." Urogynecology for the Advanced Provider, AUGS, The LINE Hotel, Austin, April 11–13, 2019.

Haylen, B., Maher, C., Barber, M. C., Camargo, S., *et al.* (2016) "An International Urogynecological Association (IUGA)/International Continence Society (ICS) joint report on the terminology for female pelvic organ prolapse (POP)." *International Urogynecology Journal 27*, 165–194.

Horton, R. C. (2015) "Clinical review: The anatomy, biological plausibility, and efficacy of visceral mobilization in the treatment of pelvic floor dysfunction." *Journal of Pelvic, Obstetric and Gynecological Physiotherapy 117*, 5–18.

Hunskaar, S., Burgio, K., Clark, A., Lapitan, M., *et al.* (2005) "Epidemiology of Urinary Incontinence (UI) and Faecal Incontinence (FI) and Pelvic Organ Prolapse (POP)." 3rd International Consultation on Incontinence and International Continence Society, Montréal, QC, Canada.

Madhu, C., Swift, S., Maloney-Geany, S., and Drake, M. J. (2018) "How to use the pelvic organ prolapse quantification (POP-Q) system?" *Neurology and Urodynamics Sounding Board 37*, S6.

Matambanadzo, S. (2014) "The Fourth Trimester." *University of Michigan Journal on Law Reform 48*, 1, 117. http://repository.law.umich.edu/mjlr/vol48/iss1/3

Olson, A., Smith, V., Bergstrom, J., Colling, J., and Clark, A. (1997) "Epidemiology of surgically managed pelvic organ prolapse and urinary incontinence." *Obstetrics and Gynecology 89*, 4, 501–506.

Palm, S. (2017) *Pelvic Organ Prolapse: The Silent Epidemic*, 3rd ed. Atlanta: POP Publishing and Distribution.

Pham, T., Burgart, A., Keller, K., Mueller, E. R., *et al.* (2011) "Current use of pelvic organ prolapse quantification by AUGS and ICS members." *Female Pelvic Medicine Reconstructive Surgery 17*, 67–69.

Shah, S. M., Sultan, A. H., and Thakar, R. (2006) "The history and evolution of pessaries for pelvic organ prolapse." *International Urogynecology Journal Pelvic Floor Dysfunction 17*, 2, M170–175.

Smith, A., Hosker, G., and Warrel, D. (1989) "The role of partial denervation of the pelvic floor in the aetiology of genitourinary prolapse and stress incontinence of urine. A neurophysiological study." *British Journal of Obstetrics and Gynecology 96*, 24.

Stupp, L., Resende, A., Petricelli, C., Nakamura, M., Alexandre, S., and Zanetti, M. (2011) "Pelvic floor muscle and transversus abdominis activation in abdominal hypopressive technique through electromyography." *Neurourology and Urodynamics 30*, 8, 1518–1521.

Tully, K., Stuebe, A., and Verbiest, S. (2017) "The fourth trimester: A critical transition period with unmet maternal needs." *American Journal of Obstetrics and Gynecology 217*, 1, 37–44.

Vakili, B., Zeheng, Y. T., Loesch, H., Echols, K. T., *et al.* (2005) "Levator contraction strength and genital hiatus as risk factors for recurrent pelvic organ prolapse." *American Journal of Obstetrics and Gynecology 192*, 1592–1598.

Wiegersma, M., Panman, C. M., Berger, M. Y., De Vet, H. C. W., *et al.* (2017) "Minimally important change in the pelvic floor distress inventory—20 among women opting for conservative prolapse treatment." *American Journal of Obstetrics and Gynecology 216*, 4, 397.E1–397.E7.

Womenshealth.gov (2019) "A fact sheet from the Office of Women's Health: Pelvic organ prolapse." Available at https://owh-wh-d9-dev.s3.amazonaws.com/s3fs-public/documents/fact-sheet-pelvic-organ-prolapse.pdf.

Woodman, P. J., Swift, S. E., O'Boyle, A. L., Valley, M. T., *et al.* (2006) "Prevalence of severe pelvic organ prolapse in relation to job description and socioeconomic status: A multicenter cross-sectional study." *International Urogynecology Journal 17*, 340–345.

Yang, J., Han, J., Zhu, F., and Wang, Y. (2018) "Ring and Gellhorn pessaries used in patients with pelvic organ prolapse: A retrospective study of 8 years." *Archives of Gynecology and Obstetrics 298*, 3, 623–629.

Yang, S., Sang, W., Feng, J., Zhao, H., Li, X., *et al.* (2017) "The effect of rehabilitation exercises combined with direct vagina low voltage low frequency electric stimulation on pelvic nerve electrophysiology and tissue function in primiparous women: A randomized controlled trial." *Journal of Clinical Nursing 26*, 23–24.

추가 자료

CMT (2022) Accessed 5/1/2022 at https://www.cmtmedical.com.

Kegel Exercises: A Complete Guide (2022) Accessed 5/1/2022 at https://www.intimaterose.com/pages/how-to-do-kegel-exercises.

Pelvic Organ Prolapse Quantification (POP-Q) System (2022) Accessed 5/1/2022 at https://www.physio-pedia.com/Pelvic_Organ_Prolapse_Quantification_(POP-Q)_System.

Perifit (2022) Accessed 5/1/2022 at https://perifit.co.

단원 III

연령별 골반의 문제와 건강

PELVIC CHALLENGES AND HEALTH ACROSS THE AGES

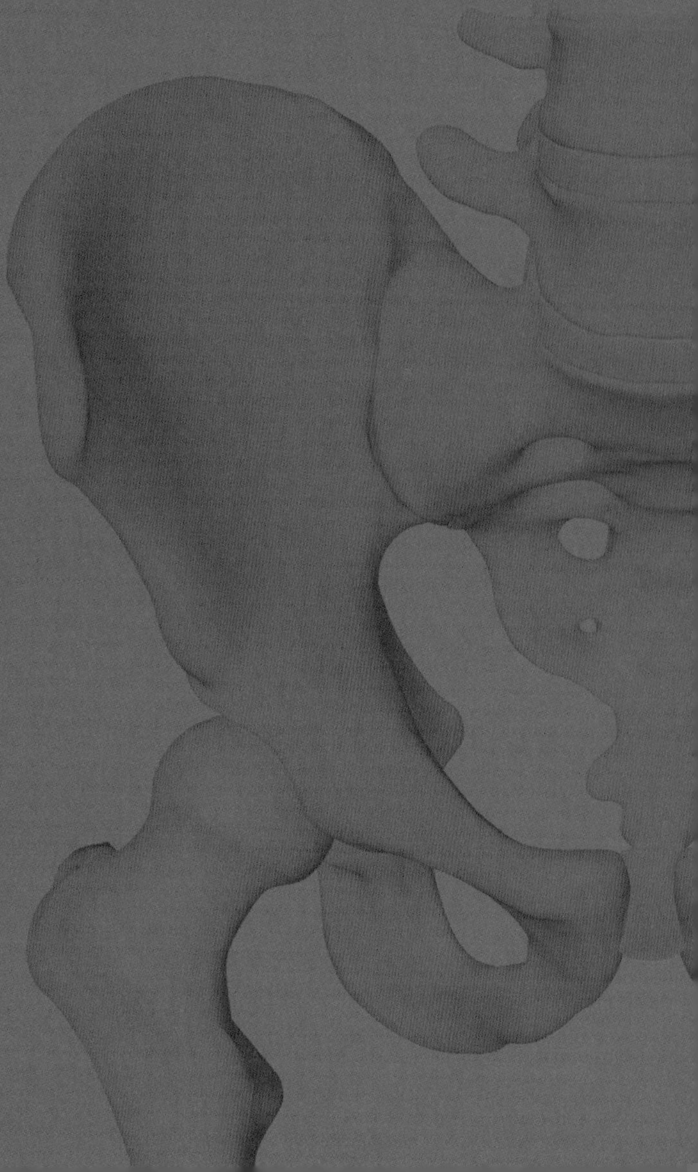

Chapter 9

요실금(UI; Urinary Incontinence)

본 장은 다양한 유형의 요실금을 제시하고 있다. 요실금의 선별검사, 평가 및 치료 선택에 대한 패러다임이 제시되고 있다. 핵심 생활 습관과 골반저 근육 훈련이 자가관리와 클라이언트 관리를 독자들이 얻도록 제시될 것이다.

요실금(UI)은 흔하지만 문제시되는 소변의 불수의적 소실이 일어나는 문제이다. 요실금은 단지 노인들에게서만 일어나는 문제라고 꾸며진 이야기다. 그러나, 노인을 요양원에 두는 것은 가족 결정에서 중요한 요소이다. UI는 해부학적 영향이나 내분비적 영향뿐만 아니라 임신과 출산의 근막 스트레스 때문에 남성보다는 여성에게 더 많은 영향을 미친다.

UI는 여성 운동선수의 26%에서 발생하고, 격렬한 스포츠 선수에게서는 75%까지 발생한다(Pires 등, 2020). 노인 남성도 복합 요인으로 인해 요실금을 경험할 가능성이 높다.

요실금은 여성에게서 일어나고, 연령이 증가할수록 발생하는 빈도도 증가한다. 20세 이상 여성은 17% 정도 발생하고, 30−50세의 여성은 37.5% 정도, 요양원에 있는 노인 여성의 경우에는 최대 77%까지 발생하는 것으로 알려져 있다(Lukacz 등, 2017). 슬프게도 대부분의 UI는 치료되지 않고, 요실금을 가진 사람의 75%가 관리를 요구하지 않고 있고, 의료 관리를 구하는 사람(25%)의 절반 미만이 선별검사와 중재를 제공받고 있다(Lukacz 등, 2017)(상자 9.1).

상자 9.1 수치심과 관리 부족

여성들이 일반적으로 관리를 구하지 않는데, 그 이유는 아마도 오줌 패드(월경 경험)로 쉽게 편리하게 처리할 수 있을 뿐만 아니라, 수치심과 자신감 부족, 그리고 의료 제공자의 훈련과 기술의 부족 등 때문이다.

동반질환과 요실금(UI)

비만, 우울증, 변비, 수면 무호흡증, 술, 담배 등도 UI의 위험 요소이다. 다발성 경화증, 파킨슨병, 암 및 당뇨병 등과 같은 질환도 UI의 위험 증가와 관련이 있다. 간질성 방광염과 섬유근육통과 같은 자가면역성 질환도 UI의 발병률을 높인다. 남성과 여성 모두는 괄약근 손상, 척수 손상, 뇌졸중, 치매 및 UI를 유발할 수 있는 기타 요인을 가질 수 있다.

비신경학적 문제로는, 양성 전립선 비대증, 방광 기능장애(과활동 또는 저활동), 요로감염(UTI) 및 약물(다제제)의 복합 부작용 등이 포함된다(Hester, Kretschmer와 Badlani, 2017).

UI의 관련 합병증은 다음과 같다:

- 피부 민감, 세균 과증식 및 오줌 패드 사용으로 인한 감염

- 요 누출의 두려움에 대한 활동 감소; ADL, 일, 사회적 참여, 지역사회 참여 및 여가 활동 참여 등의 감소
- 수술 중재와 수술후 증상 악화

요실금과 감염

방광염은 방광벽과 요도를 악화시키고, 통증과 누출을 일으킬 수 있다. 감염은 신장으로 전파되어 전반적인 패혈증이 발생할 수 있고, 이것은 병원 입원과 여러 종류의 약 복용을 필요로 한다.

균형 문제가 방광 감염과 전신 면역 체계 문제와 관련될 수 있다. 약물 중재는 감염 기관을 표적으로 하고, 회복을 지원한다.

정의: 요실금의 유형

1. *스트레스성 요실금*(Stress UI, SUI): 힘씀으로 인한 불수의적 요 손실. 웃음, 기침, 재채기 또는 운동 동안에 복내압이 상승하면 방광과 요도의 폐쇄(차단 메커니즘)를 무시하고 누출을 일으킨다(그림 9.1).
2. *절박성 요실금*(Urge UI, UUI): 갑자기 소변이 마렵고, 불수의적인 요 소실이 일어나는 현상(그림 9.2)
3. *혼합형 요실금*: 스트레스성 요실금과 절박성 요실금의 결합
4. *범람형 요실금*: 불완전 방광 비우기 때문에 일어나는 요 소실. 원인으로는, 방광 근육(배뇨근)의 수축성, 또는 범람을 초래하는 출구 폐쇄.
5. *기능성 요실금*: 가동성이 부족하여 화장실에 갈 수 없고, 또는 화장실에 갈 수 없는 물리적 장벽으로 인한 요실금.

(Khandelwal와 Kistler, 2013)

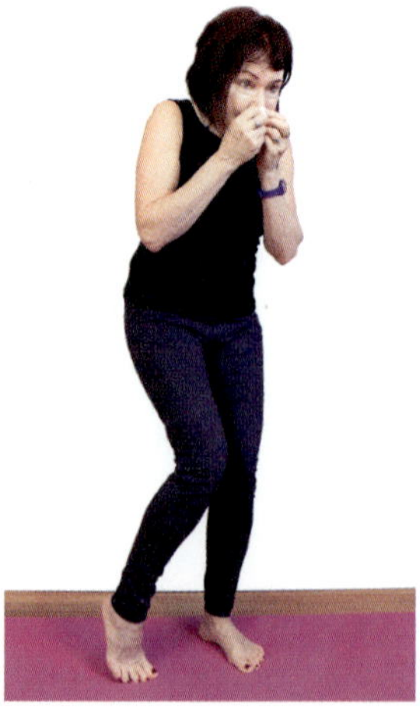

그림 9.1 재채기로 인한 스트레스성 요실금(SUI)

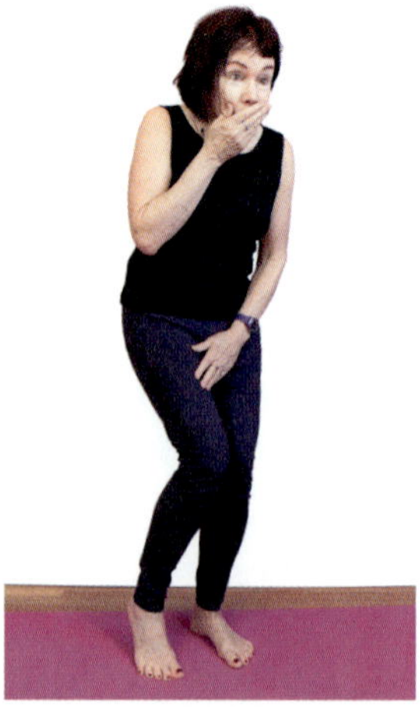

그림 9.2 절박성 요실금

개요: 요실금의 선별검사

누출의 특성, 양 및 오줌 패드 사용에 관한 선별 설문은 요실금에 대한 프로파일을 작성하는 데 도움이 된다(상자 9.2). 일상생활활동(ADL), 직업 활동, 지역사회 활동, 여가 활동/스포츠 활동 등의 제한을 선별한다. 야뇨증(밤에 소변이 필요함)으로 인한 수면 장애를 평가한다. 출산 이력, 수술, 약물 사용, 장 프로파일(Bristol 대변 척도)과 기타 건강 항목을 선별검사한다.

건강 이력을 통해 요실금/악화 요인의 발생과 원인을 밝힐 수 있다. 배뇨 방식은 다음과 같은 질문을 받을 수 있다: 배뇨를 하는 동안, 사람이 앉아서 골반저 근육을 이완시키는가? 또는 변기 위에 쭈그려 앉아서 오줌을 누는가(여성은 부분적 쭈그려 앉기를 취한다)? 또는 아래쪽으로 힘을 주거나/발살바 현상을 일으키면서 강하게 오줌을 배출하는가(여성과 남성)?

상자 9.2 요 고충

요 고충 목록(UDI)와 같은 결과 측정은 증상과 고통을 명확히 하기 위해 사용될 수 있다(Oregon Health & Science University, 2019; Utomo 등, 2015).

그들이 흐름을 멈출 수 있는가?

간단한 질문을 할 수 있다: 소변 흐름을 멈추었다 다시 시작할 수 있는가? 방광 치료를 받는 사람들은 종종 의사에게 소변 샘플을 제공하도록 요구를 받고, 그들은 오줌을 멈추는 기능을 할 수 있는지의 여부를 알고 있다(소변 흐름의 중단/시작은 방광과 PFM의 협력작용을 방해하므로 방광 훈련에 사용되지 않아야 한다). 오줌의 흐름을 멈출 수 있는 사람들은 자신들의 PFM을 어느 정도 인식하고 조절하는 것이다.

그들은 어떻게 움직이고 호흡을 하는가?

앉은 자세에서 일어서기, 보행, 자세, 근력, 호흡 기능(늑골/횡격막의 진폭) 및 가동범위 등과 같은 전반적인 가동성이 제한을 위해 관찰된다.

장비를 이용한 특별한 검사

바이오피드백/실시간 초음파(RUSI)로 이루어지는 검사는 다음을 설명할 수 있다(상자 9.3):

- PFM을 수축하고, 그 수축을 유지하고, 완전히 이완할 수 있는가?
- PFM 참여 동안 호흡을 할 수 있는가?
- 들이쉬기와 PFM 이완, 내쉬기와 PFM 수축 등과 같은, PFM과 횡격막의 협력작용이 있는가?
- 수축을 시도하는 동안 협력 기능장애가 있는지, 아래로 힘을 주는지?
- 전역 근육의 꽉 조임이 있는가?
- 통증이 있는가?

상자 9.3 초음파 영상과 바이오피드백

RUSI를 사용할 때, 우리는 클라이언트가 옷을 입은 상태에서 치골 위의 방광을 볼 수 있다. 회음부 횡단 뷰를 이용할 때는 클라이언트는 옷을 벗어야 한다. 바이오피드백을 사용할 때, 골반저 외부 표면에 센서를 배치하고, 또는 질이나 직장 안으로 센서를 배치할 수 있다. 골반저 근육 수축 동안 신경 흥분으로 인한 전기적 신호를 센서로 포착하여 소프트 프로그램을 통해 그 신호를 시각적으로 확인할 수 있다. 근 수축이나 근 이완의 피드백은 선 그래프, 막대 그래프, 웃는 얼굴 또는 슬픈 얼굴, 꽃이 피는 모습 또는 꽃이 지는 모습, 또는 기타 심볼로 볼 수 있다.
이들 두 가지 모달리티(RUSI와 바이오피드백)는 인식과 통제력을 강화하는 데 도움이 되고, 클라이언트들이 즐겁게 사용할 수 있다. 가정용 바이오피드백 장치도 사용될 수 있다. 그러나 가정용 바이오피드백 장치는 전문가의 지시에 따라 연습 프로토콜을 수행하는 것보다 더 어려울 수 있다(Dufour 등, 2019). 최근의 리뷰에 따르면, PFM은 바이오피드백이나 기타 모달리티의 사용보다 운동이 우수한 것으로 나타났다(Abrams 등, 2017).

잘못된 노력과 누출

PFM과 방광의 조절에 대한 연구는 요실금 여성이 약한 PFM, 약한 지구력, 그리고 심지어 잘못된 노력을 하고 있음을 확인하였다.

RUSI로 볼 수 있는 잘못된 노력은 수축을 시도할 때 하방 압력으로 인한 방광경의 하강이다. 골반저의 올바른 수축은 방광을 위로 들어올리고, 방광경을 위쪽 방향으로 신장을 일으킨다. 연구자들은 "많은 여성들이 PFM 운동을 잘못 수행하고 있다는 관찰은 숙련된 전문가에 의한 개별적 PFM 평가 필요성을 강화한다"라고 말하고 있다(Thompson 등, 2006).

직접적인 PFM 검사

PFM는 전문가에 의해 직접적으로 검사될 수 있고(상자 9.4), 이것은 다음을 해석하는 데 도움이 된다:

- 약점: PFM이 너무 약하고, 너무 느슨하여 수축이 불가능한가?
- 단축, 저가동성: PFM이 근막 가동성 없이 너무 타이트한가? 그리고 골반저 근육이 수축하거나, 들어올리거나, 이완하거나, 팽창할 수 없는가? 이것은 "단축된 골반저"가 될 수 있다.
- 압통, 통증 또는 경련이 존재하는가?

상자 9.4 PFM의 도수 검사

도수근력검사는 Oxford 척도의 0–5 등급으로 내부 PFM에 직접 손가락을 배치함으로써 이루어질 수 있다(Thompson 등, 2006).
다른 방식은 근육이 "수축하지 못하는" PFM 또는 "이완하지 못하는" PFM으로서 근육을 확인하는 문구를 가지는 International Continence Society 등급을 사용하는 것이다. 이완하지 않는 PFM을 사용하면, 환자가 수축했다가 그대로 잠겨서 이완하지 않을 수도 있다.
비-수축은 옥스퍼드 척도로 "0"에 해당한다(ics.org). 강한 PFM 그룹은 수축하고 들어올려져 5–10초 이상 유지할 수 있다: 이것은 Oxford 척도의 5 등급에 해당한다.

내장기 치료의 적응증?

외부 및 내부 근막 구조와 장기는 주변의 영역 외에도, 멀리 떨어진 구조물들의 강직성, 활주, 균형에 대해 평가될 수 있다.

장기 가동성 검사와 치료는 이중 도수 촉진과 치료를 포함한 외부 작업과 내부 작업으로 수행될 수 있다. 내장기 치료 동안, 근막의 위치가 지도화될 수 있고, 이들은 폐쇄공과 관련된 방광 감각에서의 압통/강직성 등과 같은 클라이언트의 자각과 감각을 강화시킨다. 관심 있는 독자들은 *요생식 교정술*과 같은 코스와 교재를 참고하길 바란다(Barral, 2006).

치료의 개요

보존적 관리가 치료의 첫 번째 줄이 되어야 하며, 교육, 생활습관, 습관훈련, 골반저 근육(PFM) 운동, 영양, 도수치료 등을 강조하는 전략이 보존적 관리 안에 포함된다.

치료 계획: 상승 훈련 또는 하강 훈련?

선별검사와 검사들은 PFM에 필요한 치료 유형이 무엇인지를 명확하게 해 준다.

상승 훈련(Up Training)

약하거나 느슨한 PFM 그룹의 경우는 촉진과 "업 트레이닝"이 요구될 수 있다(Mazur-Bialy 등, 2020). 수축, 공동 수축 전략 및 RUSI 또는 바이오피드백을 얻기 위해 최상의 자세와 큐잉이 사용될 수 있다. 점진적 질 가중(vaginal weights) 외에도, 골반 시계(2장), 완드나 확장기 사용(4장), 전기자극 등이 이용될 수 있다.

시작하기 위해 기댄 자세에서 체중을 이용하고, 만약 서기 자세로 전이를 시도하면, 체중이 유지되지 않는데, 그 이유는 PFM이 약하거나 질 근육인 구해면체근이 이완되기 때문이다. 가벼운 무게는 서기 자세에서 이용될 수 있고; 근력과 지구력을 키우기 위해 더 무거운 무게로 진행한다; 그러나 PFM은 항상 무거운 무게를 끌어올리는 것은 아니다. 프로그래밍은 개별화된다(상자 9.5).

상자 9.5 PFM 기능: 조사 업무

요실금을 위한 Kegel 운동을 통해 "요리책" 접근 방식을 피한다. "골반 운동을 하라"는 일상적인 구두 지시는 노력의 평가 없이 제공되어서는 안 된다. 인지되지 않는 "단축된 골반저"는 단축된 상태에서 수축할 수 없기 때문에 요실금을 위한 Kegel 운동으로 효과를 볼 수 없을 것이다. 근력 강화를 필요로 하는 약한 사람의 경우, 개인이 PFM 운동을 수행하는 가장 좋은 방법은 하나도 없다(Mateus-Vasconcelos 등, 2017). 횡격막 호흡과 분리된 PFM 수축, 복부 공동 수축을 가진 PFM, 저압박 운동 및 기능 훈련 등 모두는 배설 억제 훈련에 유용하게 사용될 수 있다. 방광 저장과 비움을 위한 PFM 훈련은 요실금 치료의 주요 표준이며, 이런 숨겨진 신체 부위를 제어하는 개인의 능력에 따라 쉬울 수도 있고 복잡할 수도 있다.

하강 훈련

팽팽하고 타이트하고, 상대적으로 비가동성의 PFM 그룹은 바이오피드백 상에서 전기적으로 고요하며, RUSI나 손가락 촉진으로도 움직임이 없을 수도 있다. "단축된 골반저" (4장)의 경우에는, 근막 가동술, 호흡 운동 및 이완으로 하강 훈련이 제공될 수 있다. 완드, 확장기와 파트너 교육은 단축된 PFM의 가동성을 회복하는 데 도움이 될 수 있다. 가동의 PFM은 리바운드되고 신장될 수 있고, 원심성적으로 길어질 수 있는데, 이것은 통증 감소뿐만 아니라 배설억제로 많은 사람에게 도움을 줄 것 같다.

관련된 압통점과 통증유발점은 절박성 요실금의 방광 통증 증후군으로 나타날 수 있다. 요추, 골반 및 고관절의 근막 치료는 이들 압통점/통증유발점과 관련된 요 고충 증후군을 감소시킬 수 있다(Fitzgerald 등, 2012; Wolf 등, 2020).

중재: 안녕! PFM

PFM을 "윙크"하도록 클라이언트를 가르치는 것은 그들을 웃게 만들 수 있다. 우리가 웃거나 기침을 하거나 재채기를 할 때, PFM에서 빠른 사전 설정과 수축(윙크)이 일어난다.

일반적으로 배설 억제 능력은 방광경, 요도 및 요생식 횡격막의 출구와 외요생식 근육에서 자동 지지에 의해 유지된다. PFM은 예상되는 복내압(IAP)과 관련하여 적절하게 사전 설정한다.

훈련 팁: PFM

대부분의 사람들은 항문(외항문괄약근)이 요생식 삼각보다 강한 근육군이기 때문에 그들이 "윙크"하거나 수축할 수 있는지 감지할 수 있다. 항문의 "윙크"는 PFM과 연결하는 데 도움이 될 수 있다. 그런 다음, 그들은 소변이 멈추어지도록 근육을 수축하려고 시도하거나, 남자가 고환을 "끌어올리는 시도"를 하거나, 여자들이 "흐름을 멈추고, 위쪽과 안쪽으로 올리는 시도"를 하도록 큐잉을 줄 수 있다. 뒤에서 앞쪽으로, 배꼽까지 "지퍼를 잠그도록 하는" 큐잉은 개인의 참여를 어느 정도 도울 수 있다. PFM 운동은 근력, 파워 및 지구력을 기르도록 처방될 수 있다. PFM 훈련의 개별화된 프로그램은 다음을 포함할 수 있다:

- 빠른 움직임인 1초의 빠른 PFM 수축을 3회 실시하고, 1회 때 3번 반복한다 (총 9회 수축)
- 5초 수축 후 5초간 유지를 한 후, 5초 동안 이완한다: 10회 실시하고, 1회에

3번 반복한다(하루에 총 30회 운동)

- 10초 수축 후 10초간 유지를 한 후, 10초 동안 이완한다: 10번 반복한다.

중재: 안녕! 방광

모든 치료의 전반적인 목표는 누출을 줄이거나 멈추는 것이며, 이것은 방광과 모든 "신호"에 대해 "안녕"이라고 말하는 것을 포함한다. 방광 충만,

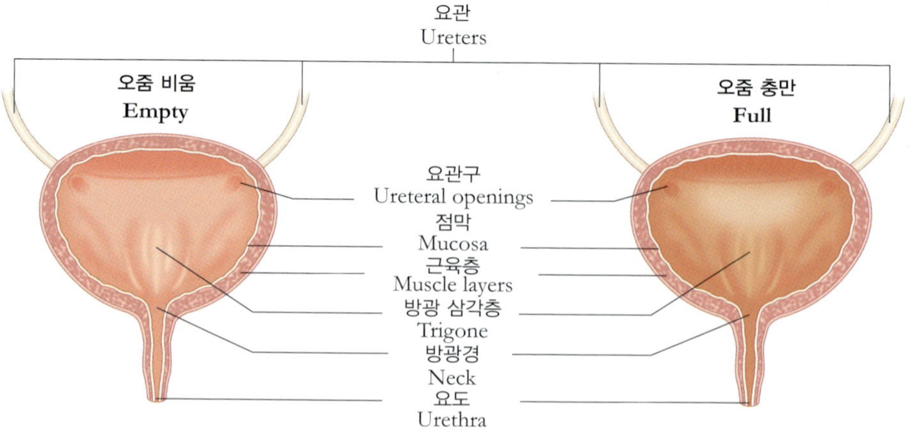

그림 9.3 방광 해부학

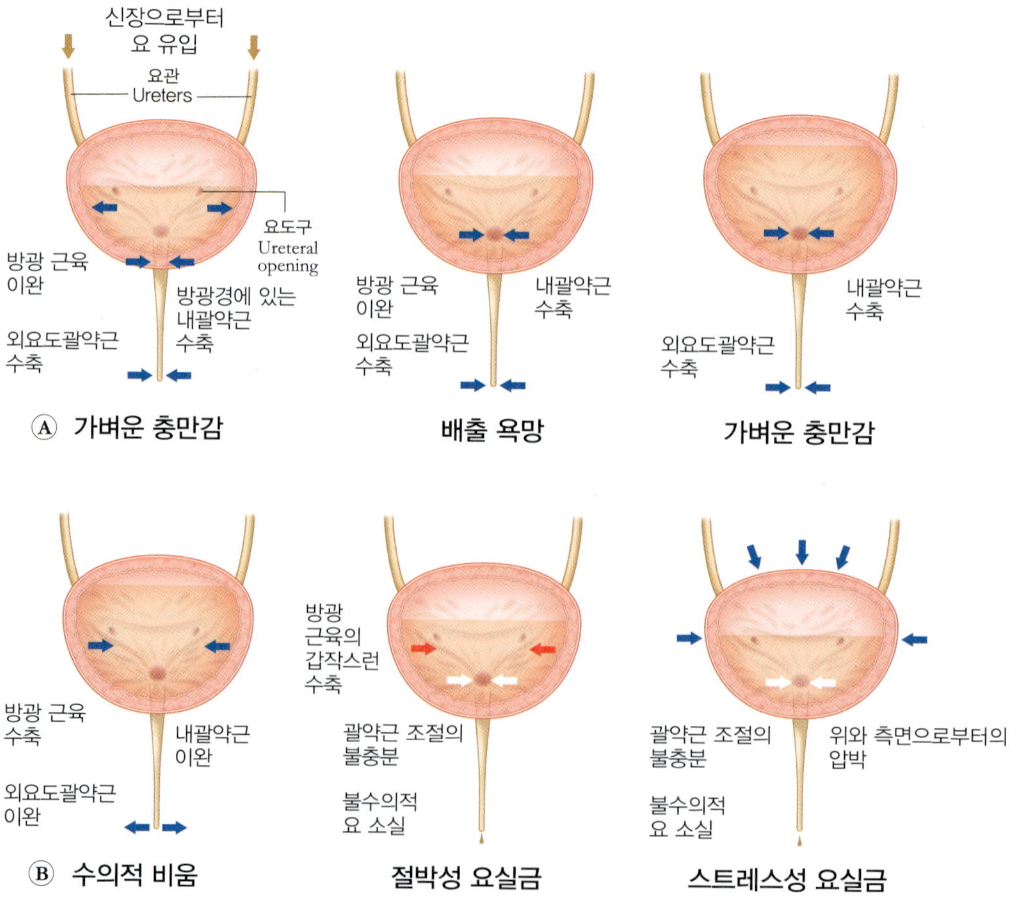

그림 9.4 방광 신호

저장 및 비움에 대해 설명하고 "방광 신호"에 대한 주의를 설명한다. 사람들은 방광 신호를 감지하고, 1/2에서 3/4까지 차면 소변을 보거나 "비우도록" 한다. 너무 장시간 기다리는 사람들은 최대 충만으로 인해 스트레스성 요실금(SUI)이나 절박성 요실금(UUI)을 경험할 가능성이 높다(그림 9.3과 그림 9.4). 사람들은 치골 위에 손을 배치하고, "안녕 방광"이라고 말하고, 방광을 평가하고 신호에 반응하는 의도로 하루를 시작할 수 있다.

생활스타일 요소: 습관 훈련

"방광 건강" 습관의 교육과 활용은 기능을 현저하게 향상시킬 수 있다. 이들 습관은 다음을 포함한다:

- 오줌을 채우는 동안 방광 신호 감지: 최소, 중간, 최대 충전
- 매일 2–4시간마다 최적하게 소변 누기
- 체액과 섬유질의 적절한 섭취
- 변비, 음식 및 음료 자극제(예: 향신료, 양파, 감귤류, 커피, 알코올 및 기타 품목)를 포함한 방광 유발 요인 제거
- PFM 이완과 함께, 적절한 배뇨 기법 사용
- 배뇨가 너무 자주 발생하는 경우, "퀵 플릭" 또는 깊은 PFM 이완 기법을 사용하여 충동을 연기할 수 있다
- 이뇨제와 같은 약물 부작용 인식 (상자 9.7–상자 9.9)

수분

24시간 동안 평균 5–7회 소변 배출을 촉진하기 위해서는 수분 공급이 적절해야 한다(상자 9.6). 하루에 8잔의 물을 마시는 것으로 충분하지 않을 수도 있다. 하루에 체중의 50%에 달하는 수분 공급이 일부 사람에게 최적일 수 있다(체중이 160 파운드의 사람은 하루에 80 온스의 물을 마셔야 한다). 수분 필요량은 연령, 대기온도, 습도 및 피트니스 활동에 따라 달라진다(그림 9.5).

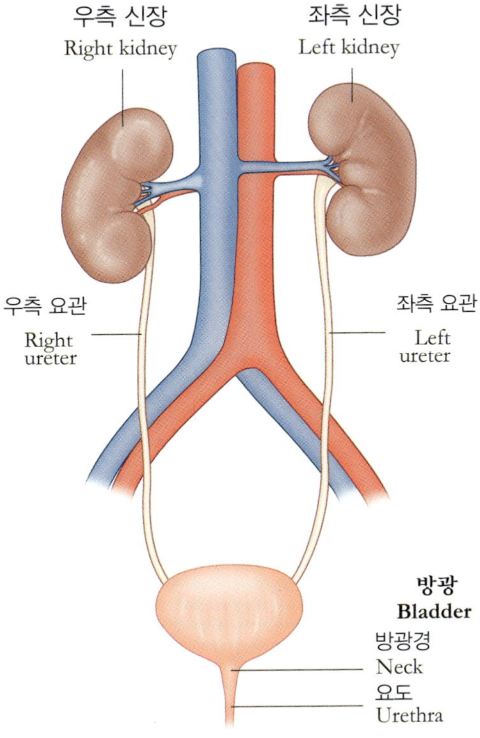

그림 9.5 신장과 방광

상자 9.6 탈수, 수분 공급

탈수의 징후는 소변 배출이 낮거나 아예 없는 것, 두통, 근육 경련, 피로, 변비, 피부, 구강과 혀의 건조, 저혈압, 실신 가능성을 포함한다. 노인의 경우, 삼키기 어려움(삼킴장애), 인지력 저하, 섬망, 낙상과 골절, 신부전 등이 발생할 수 있다(Beck 등, 2021).

최적한 수분 공급은 24시간 동안 여러 개의 방광 비움을 촉진할 것이다. 과다 수분 공급과 전해질 불균형(저나트륨)이 과도하게 물을 마시는 운동선수에게 일어날 수 있다. 노인들의 저나트륨혈증은 일반적으로 약물과 특정 질병과 관련이 있다. 저나트륨혈증은 치명적일 수 있다(Henry, 2015).

상자 9.7 환자 사례: Earl

Earl은 전립선 절제술 이후 요실금을 위해 골반 물리치료(PT)를 받았는데, 처음에는 하루에 4개의 큰 오줌 패드를 필요로 했다. 4번의 치료 회기 후, 그는 매일 가벼운 오줌 패드만 필요로 하게 되었고, 일주일에 2–3번 정도의 작은 요실금만 있었고, 그는 좋은 수분 공급과 PFM 조절을 가졌다. 그는 너무 오랫동안 소변을 보지 않거나 또는 변비나 설사 등의 위장계 문제를 가지지 않는 한, 요실금을 하지 않았다. 다섯 번째 PT 치료 회기 때, 그는 다시 요실금을 하게 되어 화가 났고, 하루에 2개의 큰 오줌 패드를 필요로 했다. 그는 요실금이 재발하기 전에 선행했던 활동이 있었는지에 대한 질문을 받았다; 그는 사막의 집에서 지난 며칠 동안 자몽 나무에서 하루에 자몽을 4–5개 따 먹었다. 그는 방광 유발 원인으로써 감귤류에 대한 강화 교육을 받았고, 후속 치료 회기에서는 1주일에 2–3번의 작은 요실금으로 회복되었다. 그러나 그는 좋아하는 자몽을 먹지 못해 화가 났다.

섬유질

하루에 20–30 그램이 표준 권장량이며, 결핍된 경우에는 점진적으로 늘일 수 있다.

편안한 배뇨

최적의 배뇨는 PFM이 이완되는 동안 방광벽 근육인 배뇨근이 수축하는 것이다. 남성은 배뇨 끝에서 약간 더 오줌을 "밀어낼" 수 있지만, 비움에 대한 방해가 있지 않는 한 지속적인 밀기가 필요하지 않다. 골반 장기 탈장, 전립선 부종, 또는 기타 문제들이 긴장할 필요가 있고 의학적 선별검사를 필요로 할 수 있다.

시간별 배뇨

스케줄에 따른 배뇨는 너무 오래 동안 배뇨를 기다리는 사람들을 위해 낮의 2–3시간마다 배뇨하도록 하는 교육 등과 같이, 좋은 루틴을 설정하는데 도움을 줄 수 있다. 빈뇨와 절박성 방광처럼, 너무 자주 배뇨하는 사람들은 비움을 감소시키는 전략을 배워야 할 것이다.

방광의 고요한 이모티콘을 시각화하는 것도 감각–운동 훈련에 도움이 될 수 있다. 전신 이완에 의해 동반된 만족스럽고 고요한 방광의 이미지는 절박성 빈뇨를 가진 사람들이 방광 재훈련을 위해 5–30분을 기다릴 수 있도록 도울 수 있다.

방광 일지

방광 일지는 음식물, 음료, 활동, 절박성 방광, 측정된 소변 배출량과 대변 배출량 등을 모니터링하는 것이다. 측정 용기에서 소변을 채취한 후 온스나 밀리리터 단위의 부피를 기록한다. 다른 방법은 배뇨하는 시간을 측정하는 것이다. 이들 기록은 성인을 위한 교육 과정으로 사용되며, 누출 이유에 대한 조사 작업을 제공할 수 있다.

기본 수학을 통해 배출량의 최대값, 최소값 및 평균값을 분석할 수 있다.

상자 9.8 환자 사례: Annette

Annette는 골반 통증과 요통 뿐만 아니라, 혼합된 요실금 증상으로 치료를 받았다. 그녀는 지난 몇 년 동안 하루에 2–3개의 커다란 오줌 패드를 착용했고, 증상이 악화되어 간다고 느꼈다. 48세 때 그녀는 몇 달씩 월경을 하지 못했고, 폐경기 전후의 증상을 가졌다. 그녀는 성교 시 통증을 느꼈고(성교장애), 1주일에 2–3번만 변을 보는 변비를 가졌다(Bristol 1–3번 유형). 그녀는 하루에 1–2잔의 물을 마셨다. 그녀는 자신의 PFM에 대해 최소한의 인식을 가지고 있었고, 검사를 통해 "단축된 골반저"라는 것을 알게 되었다. 그녀는 방광 신호를 감지할 수 없었다. 그녀는 교사로 일했고,

방과후 활동으로 세 자녀를 카풀로 데려다 주는 바쁜 "축구 엄마"였다. 그녀의 방광 일지는 그녀가 하루에 두 번만 소변을 보았고, 화장실 사용을 하지 못했을 때는 4–7시간 후에 요실금이 발생했다. 그녀는 치료를 받았다.

가압시스템

통합된 리뷰는 몸통, 복부의 가압 시스템과 골반 영역으로 향하는 하방 압력의 영향을 고려한다. 뻣뻣하고 강직된 흉곽, 늑곽, 복벽, 그리고 약하거나 강직된 PFM 그룹이 요실금에서 흔하게 발견된다. 종종 팽팽한 근막 조직/호흡 멈추기와 하방 압력으로부터 방광 위에 가해지는 가압 장치는 아래쪽의 시스템, 즉 PFM을 포함한 근막 네트워크의 순응과 반발력을 무시할 수 있다. 방광과 요도 지지 장치가 요구 사항을 충족하지 못할 수 있으므로, 작은, 중간 또는 큰 누출이 발생할 수 있다.

상자 9.9 환자 사례: Annette의 치료

혼합형 요실금을 가진 교사인 Annette는 다음과 같은 생활 습관과 물리치료에 대한 교육을 받았다:

- 방광 신호 감각 검사: 매 2–3시간마다 배뇨
- 단축된 PFM 근막 치료: 하강 훈련
- 대장 마사지, 수분 공급 및 섬유 훈련 등을 포함한 변비 치료
- 필요하다면, 의사와의 상담을 위해 폐경기 전후의 에스트로겐 변화의 역할에 대한 교육.

매일 누출되는 대신에, 일주일에 한 번이나 그 이하로 누출되었고, 그녀가 "길을 벗어나 며칠 동안 변을 보지 못하고, 오줌을 누는데 너무 오래 기다렸을 때"누출되는 양도 줄었다.

UI를 위한 의료적 관리

보존적 관리 이외에, 요실금 환자는 다음과 같은 의료 관리를 받을 수 있다:

- 약물 치료
- 간헐적인 카테터 삽입
- 지지용 탐폰이나 페서리
- 주사요법
- 수술.

(Lucas 등, 2012)

페서리는 방광과 방광경의 내적 위치를 지지해 줄 수 있다.

요도 지지 주사(urethral support injection)는 방광경 근위의 요도를 강직하게 만들 수 있다.

방광 슬링(bladder sling)도 배설 억제 능력에 도움이 될 수 있다. 방광의 이완, 저장 및 비움의 능력이 없는 사람들은 간헐적 카테터, 방광 수정술(bladder revision)이나 방광 절제술(cystectomy)을 필요로 할 수 있고, 또 방광 전환술(diversion)과 외부 수집 장비를 필요로 할 수 있다.

수술이 큰 도움이 될 수 있으며, 이런 수술은 보존적 치료의 혜택이 최소이거나 전혀 받지 못하는 사람들에게 적합하며, 또 지속적인 중등도 요실금에서 심각한 요실금의 환자에게 적합하다.

그러나, 감염, 통증과 반복 수술적 중재 필요성의 위험이 존재하고, 의사는 수술절차의 선택을 위한 최신 근거중심 지침을 적절하게 따를 것이다(Lukacz 등, 2017).

요약

요약하면, 요실금(UI)은 걱정되는 문제이고, 종종 감정적으로도 난해한 건강 문제이다. 여러 보존적 관리는 행동 변화에 대한 교육과 강화를 필요로 한다. 방광 신호에 대한 주의, 변비 감소와 방광과 요도로 향하는 하방 압력 감소, 치료적 운동 및 도수치료 등이 횡격막들(골반 횡격막, 호흡 횡격막, 경부(성대) 횡격막)의 협력작용을 촉진할 수 있고, 또 방광 조절을 개선할 수 있다(Mazur–Bialy 등, 2020).

개선된 배설 억제 조절을 위한 교육과 권한 부여는 건강관리 제공자 팀이 제공하는 다중 접근법으로 달성될 수 있다.

참고문헌

Abrams, P., Cardozo, L., Wagg, A., and Wein, A. (eds) (2017) *Incontinence*. 6th ed. Bristol: International Continence Society.

Barral, J. P. (2006) *Urogenital Manipulation*. Seattle: Eastland Press.

Beck, A. M., Seemer, J., Knudsen, A. W., and Munk, T. (2021) "Narrative review of low-intake dehydration in older adults." *Nutrients 13*, 9, 3142.

Dufour, S., Fedorkow, D., Kun, J., Deng, S. X., and Fang, Q. (2019) "Exploring the impact of a mobile health solution for postpartum pelvic floor muscle training: A pilot randomized controlled feasibility study." *JMIR mHealth and uHealth 7*, 7, e12587.

Fitzgerald, M. P., Payne, C. K., Lukacz, E. S., Yang, C. C., *et al.* (2012) "Randomized multicenter clinical trial of myofascial physical therapy in women with interstitial cystitis/painful bladder syndrome and pelvic floor tenderness." *Journal of Urology 187*, 6, 2113–2118.

Henry, D. A. (2015) "In the clinic: Hyponatremia." *Annals of Internal Medicine 163*, 3.

Hester, A., Kretschmer, A., and Badlani, G. (2017) "Male incontinence: The etiology or basis of treatment." *European Urological Focus 3*, 4–5.

Khandelwal, C. and Kistler, C. (2013) "Diagnosis of urinary incontinence." *American Family Physician 87*, 8, 543–550.

Lucas, M. G., Bosch, R. J. L., Burkhard, F. C., Cruz, F., *et al.* (2012) "EAU guidelines on surgical treatment of urinary incontinence." *European Urology 62*, 6, 1118–1129.

Lukacz, E., Santigo-Lastra, Y., Albo, M., and Brubacker, L. (2017) "Urinary incontinence in women: A review." *JAMA 318*, 16, 1592–1604.

Mateus-Vasconcelos, E. C. L., Riberio, A. M., Antonio, F. I., Brito, L. G. O., and Ferreira, C. H. J. (2017) "Physiotherapy methods to facilitate pelvic floor muscle contraction: A systematic review." *Physiotherapy Theory and Practice 34*, 6, 420–432.

Mazur-Bialy, A. I., Kolomanska-Bogucka, D., Nowakowski, C., and Tim, S. (2020) "Urinary incontinence in women: Modern methods of physiotherapy as a support for surgical treatment or independent therapy, review." *Journal of Clinical Medicine 9*, 1211.

Oregon Health & Science University "Urinary Distress Inventory, Short Form (UDI-6)." Accessed 9/23/22 at https://www.ohsu.edu/sites/default/files/2019-06/Female-Urology-Questionnaire-6.pdf.

Pires, T., Pires, P., Moreira, H., and Viana, R. (2020) "Prevalence of urinary incontinence in high impact sport athletes: A systematic review and meta-analysis." *Journal of Human Kinetics 73*, 279–288.

Thompson, J. A., O'Sullivan, P. B., Briffa, N. K., and Neuman, P. (2006) "Assessment of voluntary pelvic floor muscle contraction in continent and incontinent women using transperineal ultrasound, manual muscle testing and vaginal squeeze pressure measurements." *International Urogynecology Journal Pelvic Floor Dysfunction 17*, 6, 624–630.

Utomo, E., Korfage, I. J., Wildhagen, M. F., Steensma, A. B., *et al.* (2015) "Validation of the urogenital distress inventory (UDI-6) and incontinence impact questionnaire (IIQ-7) in a Dutch population." *Neurourology and Urodynamics 34*, 1, 24–31.

Wolf, B. J., Joyce, C. J., McAlarnen, L. A., Brincat, C. A., *et al.* (2020) "Consideration of pelvic floor myofascial release for overactive bladder." *Journal of Bodywork and Movement Therapy 24*, 2, 144–150.

추가 자료

Haylen, B. (2022) ICS Glossary. Accessed 6/10/2022 at https://www.ics.org/glossary.

Urinary Distress Inventory, Short Form (UDI-6). (1995) Oregon Health and Science University. Accessed 3/7/2022 at https://www.ohsu.edu/sites/default/files/2019-06/Female-Urology-Questionnaire-6.pdf.

Chapter 10

위장계 건강, 골반 건강 및 기능장애

본 장은 보존적 관리와 관련하여 소화기 건강, 대장 건강과 골반 건강에 대한 중요한 주제를 다룰 것이다. 본 장을 위한 준비 과정은 다음과 같은 주제를 포함하는 앞선 장들의 정보를 포함하고 있다:

- 골반의 해부학/생리학에 대한 기본 지식
- 골반저 근육(PFM)과 횡격막의 협력작용 효과
- 방광과 장의 기능/기능장애
- 간단한 골반 통증과 복잡한 골반 통증의 기전

운동치료사, 바디워커 및 기타 관리 제공자들은 이들 영역의 건강을 최적화하는 데 도움을 줄 수 있다. 소화 과정, 흡수 과정, 그리고 산출물은 많은 요인들에 의해 영향을 받고 있고, 이들 주제는 이 책의 전반에 걸쳐 다루어지고 있고, 14장에서 더 자세히 설명될 것이다.

변비, 변실금 또는 통증 등은 위장계의 기능과 관련되어 일어날 것이다. 소화 과정과 관련 근막계 기능을 강화시키는 치료가 본 장의 주요 내용이 될 것이다.

위장계

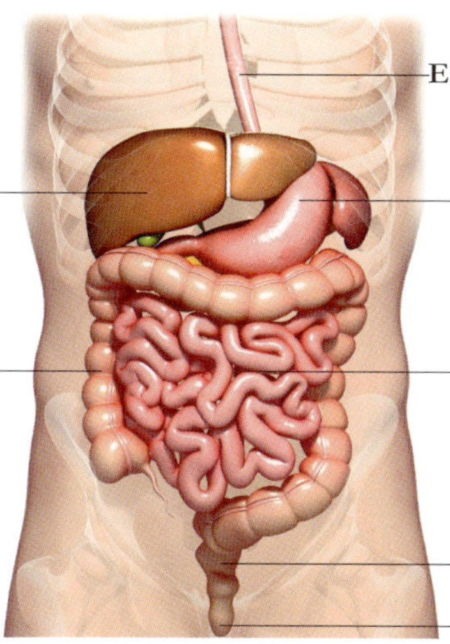

그림 10.1 위장계

위장계는 입부터 항문괄약근이 있는 골반의 출구까지 광범위하게 상호연결된 경로이다(그림 10.1). 위장계(GI)는 우리의 에너지 공장으로서, 영양소를 분해하고, 이동시키고, 흡수할 뿐만 아니라, 생명을 지지하는 대사 산물을 만든다.

먹고, 마시고, 소화시키고, 출구에서 잘 형성된 변을 만드는 우리의 능력은 많은 신체 계통에 의해 조절되지만, 전반적으로 이것은 우리의 인식 레이더 아래에서 작동하는 자율 주행 시스템이다.

제 2의 뇌

위장계 경로는 독립적으로 의식적 조절을 일으키는 신경 연결과 프로세스를 가진 일종의 "제 2의 뇌"에 좌우된다.

음식물을 냄새 맡고, 침을 만들고, 씹고, 삼키고, 음식물을 입에서부터 식도, 위, 십이지장 및 소장, 대장, 직장, 그리고 내/외항문괄약근으로 이동시키는 것은 신경망, 혈관망, 그리고 근막망의 "제 2 뇌"에 의존한다.

이들 기능은 우리가 편안해지고, 이완되고, 안전한다는 것을 느낄 때 잘 작동한다. 우리가 스트레스를 받고 전반적으로 교감신경의 긴장이 높아질 때(싸움, 도주, 동결 모드), 중요한 장기를 보존하기 위해 소화 과정이 중단된다.

괄약근 지점

상부 위장계 경로

괄약근 기전은 위장계를 따라 존재한다. 입은 음식을 받기 위해 열리거나 다무는 괄약근이고, 음식에 대한 혐오나 무관심이 있으면 문을 닫고 외면하는 괄약근이다. 음식 섭취와 함께, 음식물을 분해하기 위해 침을 분비하고 씹는다. 삼키기 기전은 혀를 상승하여 입천장으로 향하게 하고, 그다음 목구멍을 향해 뒤쪽으로 파동치는 움직임을 한다. 음식물이 충분히 하방 운동을 하도록 목구멍이 이완되고 열려야 한다. 음식물은 위쪽 식도와 아래쪽 식도로 움직인 후 위-식도 연접부로 이동하고, 그 다음 위 안으로 들어간다. 음식물은 위산과 효소에 의해 섞이고 분해된다.

그 다음, 부분적으로 소화된 음식물인, "키메(chyme)"는 위에서 유문으로 이동한다. 여기에서 유문(pylorus)은 위-십이지장의 연접부이며 괄약근 작용을 한다. 십이지장은 음식을 분해하는 것을 더 돕기 위해 담낭, 간, 그리고 췌장으로부터 소화 효소를 받는다.

하부 위장계 통로

관 모양의 십이지장은 위(stomach)로부터 내려오고, 십이지장-공장 괄약근이 있는 공장으로 연결된다. 공장(jejunum)은 소화된 음식물을 소장 안으로 전달한다. 영양분의 흡수는 소장에서 일어나고, 그런 다음, 회맹판(ileocecal valve)은 노폐물을 결장(colon)인 대장으로 옮긴다. 대장은 맹장으로부터 물을 공급받아 필요에 따라 노폐물을 수화 또는 탈수하고, 직장으로 최적의 일관된 대변을 전달한다. 모든 신체 계통이 작동할 때, 변은 상행결장, 횡결장, 하행결장을 따라 S상결장과 직장으로 향해 아래로 이동한다.

마지막 괄약근 조절

내항문괄약근(평활근)과 외항문괄약근(수의근)은 대변이 밖으로 나가는 것을 막는 직장 바로 밑에 있는 최종 연접부 지점이다.

소량의 대변이 내괄약근 이완을 통해 출구 쪽으로 이동하고, 외항문괄약근 수축이 대변을 억제하는 등 대장의 연동운동에 의해 "가야 하는(need to go)"의 감각이 촉진된다. 화장실 접근이 가능하고 개인이 준비되어 있다면, 추가적인 연동운동과 내항문괄약근과 외항문괄약근의 이완과 함께, 대변 비우기가 일어난다.

그렇지 않으면, 직장은 대변을 저장하고 대변하기 쉬운 시간이 될 때까지 참는다(Mayo Foundation for Medical Education and Research, 2020; National Institute of Diabetes and Digestive and Kidney Diseases, 2017).

복벽 강화와 복내압이 하강 압박 기전과 PFM 이완을 통해 배변을 돕는다. 닫힌 성문(경부 횡격막), 단단한 호흡 횡격막(중간 횡격막), 그리고 이완되고 늘어난 PFM 근육군(골반 횡격막) 모두가 배변을 돕기 위해 협응한다. 하강 압박 기전(bearing down mechanism)은 Valsalva 현상으로도 불린다(Teach Me Physiology, 2022).

"제 2의 뇌"는 균형있게 작동하기 위해서는 소화기관에서부터 뇌, 척수, 교감신경계와 부교감신경의 자율신경섬유까지의 통로를 통해 항상성을 유지한다. 위장계, 즉 장으로 가는 자율신경계는 장신경계(enteric nervous system)이다.

장신경계는 소장과 대장에 대한 조절자이며, 장기들을 서로 연결하는 네트워크이다(Browning과 Travagli, 2014; Furness, 2012).

위장계 문제: 개요

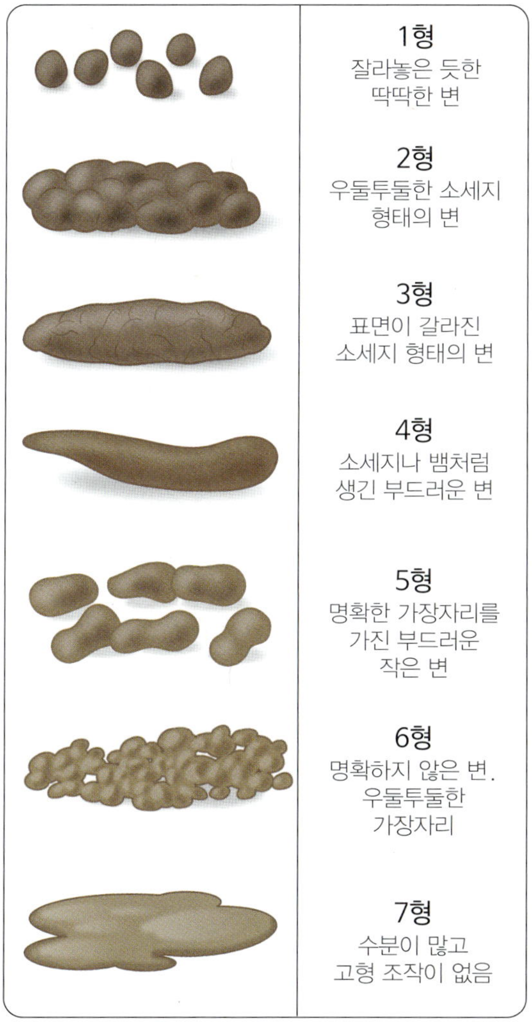
1형
잘라놓은 듯한
딱딱한 변
2형
우둘투둘한 소세지
형태의 변
3형
표면이 갈라진
소세지 형태의 변
4형
소세지나 뱀처럼
생긴 부드러운 변
5형
명확한 가장자리를
가진 부드러운
작은 변
6형
명확하지 않은 변.
우둘투둘한
가장자리
7형
수분이 많고
고형 조작이 없음

그림 10.2 Bristol 대변 척도(BSS).

변비, 과민성 장 증후군, 설사, 변실금 등은 일시적인 현상이거나 만성적인 현상일 수 있으며, 삶의 모든 측면에서 기능과 참여에 영향을 미칠 수 있는 문제이다(그림 10.2).

일반적인 위장계 문제는 남성보다 여성에게서 더 심하게 일어나고, 이것은 일부 여성들이 겪게 되는 산과 손상과 호르몬 영향 때문이다(Chey, Kurlander와 Eswaren, 2015; Laine 등, 2011). 원인을 알 수 없는 일부 위장계 문제도 존재한다. 기본 기전과 통증유발점이 확인되면, 이들 근본 문제들이 해결될 수 있다.

변비

변비는 일주일에 3번 미만의 대변 배출, 딱딱하거나 뭉친 대변, 배변에 의한 긴장이나 통증, 비움 방해/막힌 느낌, 불완전 배출감 등을 포함할 수 있는 흔한 문제이다(Rome Foundation, 2016)(상자 10.1). 변비는 30%의 사람에서 발생하며, 노인의 경우에는 발병률이 증가하여 50%에 이르고, 또 요양시설의 환자 경우에는 최대 70%까지 증가한다(De Giorgio 등, 2015).

상자 10.1 변비의 유형

변비의 유형은 정상 운송, 느린 운송 및 출구 막힘에 따라 달라진다. 정상 운송의 경우, 소화는 쉽게 진행되지만 수분, 섬유질 또는 생활 습관이 부족하면 변비가 발생할 수 있다. 느린 운송의 경우에는, 소화 과정의 시간이 증가하고, 대변을 생산하는 능력이 지연된다. 운송 연구(transit study)는 24–48시간에 걸쳐 X선에서도 확인되는 알약으로 수행할 수 있으며, 대장을 통한 내용물의 진행을 보여준다(Song 등, 2012). 느린 운송은 제한된 연동 운동과 함께, 결장의 가동성 결함을 포함한다. 심지어 잘 먹고, 수분이 잘 공급되고, 운동을 열심히 해도 운송이 느릴 수 있다. 출구 막힘의 경우에는, 복벽과 골반저 근육(PFM) 사이의 협력작용이 떨어진다. PFM은 배변을 시도할 때 수축하여 출구를 막아 버린다. PFM 수축과 이완의 이런 노력은 협력장애라고 불리고, 손가락 직장 검사, 실패한 직장 풍선 배출 검사과 바이오피드백과 MRI 검사로 검증된다(Bharucha와 Wald, 2019; Binford, 2015; Mayo Foundation for Medical Education and Research, 2020).

변비와 관련된 요인은 다음과 같다 (제한된 목록):

- 좌식 행동; 운동 부족 (Tantawy 등, 2017)
- 수분 및 섬유질의 불충분한 섭취
- 과도한 육식, 쌀, 빵 및 기타 품목과 같은 영양 불량
- 배변과 관련된 통증, 그리고 학습된 억제/회피
- 골반저 근육(PFM)과 횡격막의 협력장애
- 직장의 감각-운동 기능장애
- 비가동: 수술로 인해 휠체어나 침대에 국한된 생활
- 약물: 갑상선 기능저하증, 내분비 질환, 외분비 질환, 당뇨병, 자가면역성 질환, 정형외과적 질환과 신경퇴행성 질환
- 심리적 질환/행동양상적 장애: 신체화, 불안, 우울증, 적대감, 강박증, 정신병
- 아편성 진통제, 항생제, 항히스타민제, 방광 요실금 약물 및 기분 장애 약물 등을 포함한 약물
- 치질, 균열, 항문 협착, 직장탈장 뿐만 아니라, 생식기암, 성기암, 대장암/직장암
- 여행/스케줄의 붕괴

과민성 대장 증후군(IBS)

과민성 대장 증후군(IBS)은 일반적으로 팽창, 가스 및 통증과 관련된 다양한 변비 또는 설사 상태의 검사와 확인을 통해 의학적으로 정의된 문제이다(Borgnini 등, 2017). IBS는 아래에 나열된 하위 유형 사이의 완화, 개선 및 재발으로 시간이 경과함에 따라 다양한 증상을 보이는 만성 위장계 질환이다(Posserud, Ersyd와 Simren, 2006).

IBS의 분류는 다음과 같다:

- IBS-C: 변비가 우세함
- IBS-D: 설사가 우세함
- IBS 혼합: 변비와 설사

(Chey 등, 2015)

IBS와 관련된 문제는 다음과 같다 (제한된 목록):

- 장내 미생물 불균형(gut dysbiosis): 자가면역성 후유증과 체계성 후유증과 함께, 장점막과 장미생물의 변화
- 감염 후, 약물/항생제 치료 후, 수술 후, 또는 이들 요소의 결합
- 섬유근육통, 만성 피로증후군 또는 만성 골반통증
- 삼킴 곤란의 상부 위장계 증상, 위식도 역류, 소화불량(Riedle 등, 2008)
- FODMAP와 SIBO와 같은 영양 관련 문제(아래 참고)
- 부정적인 유년기 경험(ACE) 점수와 관련된 심리 상태 변화

(Ju 등, 2020)

IBS의 생리적 변화

IBS는 내장 감각, 뇌 그리고 위장계/장의 역학, 변화된 가동성, 심리적 변수 및 기타 기여 요소 등과 관련이 있다. 장 투과성, 장내 미생물 변화(소장과 대장), 장 면역 기능의 변화 등이 IBS 환자에게서 발견된다(Sultan 등, 2021). 내장-체성 반사와 통증의 중심화가 IBS에서 일어나고, 장내압, 내장 신장 및 소화와 관련된 근육 활동 동안에 통증이 발생한다. 위장 내압, 신장 및 근육 활동을 측정하는 연구들은 과민성과 통증 신호에 대한 통증 환자의 뇌 활동이 변화한다는 사실을 보여준다(Dickhaus 등, 2003; Mayer 등, 2001).

방귀와 변실금

IBS-D의 경우에는, 대표적으로 팽만감, 경련, 통증, 장내 미생물 불균형 및 방귀(가스)와 변실금(FI)이 발생할 수 있다. 장이 느슨한 대변을 감지하고 억제하는 것이 어렵기 때문에, 가스의 잠재적 방출은 실제로 FI를 포함할 수 있다.

일반적으로 IBS-D에서는 수분과 섬유질 섭취에 대한 좋은 습관을 발달시키는 것만으로 충분하지 않다. 높은 잔류 식품에 포함된 불용성 섬유질은 일반적으로 증상을 악화시키지만, 가용성 섬유질은 더 잘 견디고 일부 개인에서는 Bristol 대변 척도(BSS)의 4-5 유형으로 전환될 수 있다.

IBS-D형 증상은 크론병 및 궤양성 대장염과 같은 염증성 장 질환을 의미할 수 있다. 이들 질환은 BSS의 6-7 유형과 체중 감소와 관련이 있으며, 의학적 중재가 요구가 된다(Anandam, 2014; Chey 등, 2015). 음식물 민감성은 특히 IBS-D의 증상을 유발할 수 있다. 클라이언트들은 약물을 통해 증상을 줄이기 위한 빠른 해결책을 종종 찾는다. 첨가제와 유화제가 포함된 표준 미국식 식단(SAD)이 IBS에 기여할 수 있다.

"절대로 방귀를 믿지 말자."
(Edward in The Bucket List〔Reiner, 2007〕)

발효(Fermentation), FODMAP, SIBO

소화시, 음식은 설탕이 분해할 때 발효를 거친다. 그러나 일부 사람은 FODMAP로 인지되는 과당과 유사 화합물을 포함한 음식물에 민감성을 갖는다(De Roest 등, 2013)(상자 10.2와 상자 10.3). FODMAP 민감성을 가진 사람들은 소장 세균 과잉 증식(SIBO)을 가질 수도 있다(Borghini 등, 2017; Gandhi 등, 2021).

상자 10.2 발효 트러블

사과, 우유, 잡곡, 통밀빵, 꿀, 잘 익은 바나나, 복숭아, 자두 등이 FODMAP 함유 식품이다. FODMAP 섭취를 줄이면, 소화기 건강이 크게 향상될 수 있다. 이것은 IBS를 가진 사람들에게 매우 유용하다.

편식(dietary intolerance)은 골반저 기능장애(PFD)를 유발하거나 악화시킬 수 있다. 팽창, 가스, 경련, 그리고 최적의 대변을 만드는데 어려움이 있으면, 골반 통증, 방광이나 장의 배설 억제 문제, 변비, 골반 장기 탈장이 유발되거나 악화될 수 있고, 성 기능에 악영향을 미칠 수 있다.

상자 10.3 의학적 선별검사

위장계 질환을 위한 선별검사는 건강 이력, BSS 분석 및 PFD 증상의 선별 검사를 포함한다. 복부 건강과 골반 건강에 영향을 미칠 수 있는 건강 이력의 요소로는 유전, 출산시 이상, GI 감염, 수술, 출산, 특정 약물 사용, 어렸을 때의 외상 이력(ACE 점수), 영양 실조/부적절한 영양, 식품 알레르기 또는 민감성이 포함될 수 있다. 의학적 선별검사 의뢰는 4장에 제시된 바와 같은 적신호가 있음을 의미한다. 상당한 통증, 출혈, 탈수, 장기간의 변비, 또는 기타 고통 증상이 있으면, 병리 검사를 통해 전해질 수준, 신장, 간 및 기타 대사 기능을 점검하고,

수준, 신장, 간 및 기타 대사 기능을 점검하고, 혹이나 장애물을 배제하기 위해 방사선 검사를 이용할 수 있다.

PFM 조절

PFM의 선별 질문과 검사(시각적 관찰, 촉진, 매핑, 근육 검사)가 제공될 수 있다.

협력작용, 협력장애, PFM 약증/이완, 타이트니스/경련에 대한 검사는 PFD 증상과 관련된 장애를 확인할 수 있고, 적절한 치료 계획에 대한 근거를 제공할 수 있다. 상승 훈련이나 하강 훈련, 관련된 요추골반 고관절 문제, 그리고 전신 신경계 불균형도 목표 계획 안에 통합될 수 있다.

치료

변비를 위한 치료

단순 변비의 초기 치료는 다음과 같은 목록을 포함한다(상자 10.4):

- 매 3–4시간마다 배뇨를 허용할 수 있는 최적의 수분 섭취
- 적절한 섬유질: 가용성 섬유질과 불용성 섬유질: 하루 20–30g 섭취
- 쌀, 빵, 바나나와 같은 결합성 음식(binding food)의 감소
- 개선된 생활 습관을 가진 신체 활동과 피트니스 프로그램
- 장 신호의 인식과 화장실으로의 운송
- 제거의 "기전"에서 복부와 횡격막과 PFM 시너지 훈련.
- 배변 기전에서 복부와 횡격막을 이용한 PFM 협력작용 훈련

상자 10.4 개선된 순응: 출력 추적

BSS 번호와 같은 증상 추적, 통증 감소, 쇼핑과 식사 준비를 통한 건강 리터러시 향상을 장려하고 축하하여 순응력을 향상시킬 수 있다.

더 자세한 변비 치료에는 전문가의 중재가 포함될 수 있다:

- 다양한 건강 선택을 최적화하고 음식의 민감성과 알레르기를 탐구하는 영양 훈련
- 시판되는 설사약, 흥분제 및 대변 연화제의 사용 지침
- 특정 운동 처방, 기공, 요가, 보행, 또는 기타 유산소 운동
- 주당 140분 이상(Gao 등, 2019)
- 대장 마사지 및 기타 도수치료(아래 참고)
- 초음파와 외적 센서와 내적 센서를 가진 바이오피드백(Binford, 2015)
- 전기자극 프로토콜: TENS 장비, 또는 외항문 전극/내항문 전극(Clarke 등, 2009; Ismail 등, 2009; Mahony 등, 2004).

의학적 관리는 전문 관리 아래에서 다음을 포함할 수 있다:

- 브로멜린, 페퍼민트, 밀크 씨슬과 같은 소화 보조제(Post–White, Lada와 Kelly, 2007)(상자 10.5)
- 아밀라아제, 리파아제, 프로테아제, 락타아제, 수크레이스와 같은 소화 효소(Denhard, 2022)
- 약물 중재
- ostomy creation처럼 생명을 구하는 절제술(Byrne 등, 2014).

상자 10.5 변비를 위한 향신료

생강, 계피, 회향, 강황과 같은 향신료는 소화를 증가시키는 데 도움이 될 수 있고, 차이(chai)와 같은 품목의 기본 성분이다(Mashhadi 등, 2013). 캡슐 형태의 회향과 강황은 두 달 동안 IBS 증상을 상당히 감소시키는 것으로 나타났다(Di Ciaula 등, 2018).

어떤 사람들은 장을 깨끗하게 하기 위해 일주일에 2-3번 자극제와 변 연화제의 사용과 같은, 의학적으로 처방된 장 프로그램을 필요로 한다. 다른 사람들은 관장 스케줄에 의존하고, 심한 저항성 변비를 가진 사람들은 유지 시스템으로서 주간 대장 프로그램을 사용할 수 있다. 약물은 많은 관리 제공자들에게 도움이 될 수 있고 관리 제공자의 유일한 치료법을 형성할 수도 있지만, 통증과 설사와 같은 부작용도 있다(Chey 등, 2015).

FODMAP와 SIBO를 고려한 IBS-D의 치료

IBS-D 유형의 프로파일은 많은 종류의 음식을 소화하고 흡수하는 데 어려움을 겪을 수 있으며(Gandhi 등, 2021), 유동식을 필요로 할 수 있다.

리서치 연구는 오늘날 IBS에서 영양의 중요성을 검증하고 있고, "낮은 FODMAP 식단은 IBS 환자의 50-80%에서 임상 반응을 이끌어냈고, 특히 팽창, 과식, 설사, 그리고 전신적 증상 개선으로 이어진다"는 인식을 가지고 있다(Staudacher와 Whelan, 2017).

영양 훈련은 건강한 선택을 최적화하고, 음식의 민감성과 알레르기를 찾아낼 수 있다. FODMAP의 개요와 허용될 음식 뿐만 아니라, 제한되거나 제거될 수 있는 음식을 포함한 조리법이 온라인 리소스(IBSdiets.org, 2022)에 제시되어 있다.

클라이언트는 FODMAP를 처음 배우고 새로운 제한적 식단을 볼 때 재앙적 생각을 가질 수 있지만, 시간이 지남에 따라 클라이언트들은 FODMAP 항목을 조정하고 종종 소량 섭취할 수 있을 뿐만 아니라 풍부한 건강 옵션과 새로운 음식을 배울 수 있다(상자 10.6).

상자 10.6 전인적 위장계 관리: 인내, 시간, 치유

가공되지 않은 음식의 "전반적 음식" 식단은 전문가의 감독하에서 소화 보조제와 프로바이오틱스의 매우 느린 흡수와 함께, 종종 증상을 제거한다. 이것은 건강을 개선하고자 하는 대부분의 사람들을 위해 점진적으로 실행될 수 있다.

영양과 생활 습관을 바꾸고, 장내 미생물을 변화시키고, 장 기능과 면역계의 기능을 향상시키는 데는 1년 이상이 걸릴 수 있다.

위장계와 골반 문제를 위한 바디워크/도수치료와 운동

도수치료

도수치료(상자 10.7)는 다음을 통해 위장계와 관련 PFM 영역을 도울 수 있다:

- 클라이언트는 내수용성 감각처럼, GI와 골반 부위의 감각 인식에 중점을 둔다; 클라이언트는 몸의 내부 감각에 대한 인식을 달성한다.
- 척추/몸통, 팔다리 그리고 내장기 주변의 관련된 구조물의 반흔조직과 근막 긴장을 이완한다.
- 다른 장기와 지지성 근막 구조와 관련된 내장 가동성의 향상과 장기 가동성의 향상(Barral, 2007)
- 부교감 균형으로 향한 전신의 이완.

상자 10.7 도수치료 결과

내장기 치료와 결합된 도수치료는 때때로 심신의 통합을 도와줌으로써 장기의 기능을 도울 수 있다. 이것은 위장계 문제에 대한 근막 치료와 내장기 도수치료 동안 "배변 소리", 꾸르륵 거리는 소리, 클라이언트의 배변 감각으로 경험될 수 있다. 변비 환자는 치료를 받은 후, 즉시 "좋은 배변"을 할 수 있다.

복원력

근막, 신경혈관 및 위장계는 복원력을 가지고 있다. 도수치료와 위장계의 매핑은 클라이언트가 신체 통합을 연결하는데 도울 수 있고, 이것은 특정 지점의 매우 다양한 증상을 인식할 수 있게 한다. 도수 "매핑"을 통해 위장계 경로를 따라 신체 지점에 "인사"하는 프로세스는 클라이언트가 그들의 신체와 주요 신체 기능에 대한 인식과 평가에 참여할 수 있도록 한다. 마음챙김과 이완 훈련이 도수치료 동안 교육될 수 있고, 이것은 휴식과 소화의 기능인 부교감신경을 강화한다.

체성-감각 인식은 다음과 같은 영역에서 건강을 개선하는 데 도움이 될 수 있다:

- 차가운 음료와 얼음이 어떻게 목구멍과 위의 불편함을 일으킬 수 있는지를 확인한다.
- 음식을 먹은 후 가스, 팽창, 경련과 같이, 영양과 관련하여 소장과 대장의 소화 감각을 확인한다.
- 식사 개선과 관련하여 마음의 명료함, 코막힘 감소, 점액 생성을 확인한다(Chaudhary, 2016)
- 부정적인 기분과 스트레스가 어떻게 위장계 증상을 유발하거나 악화시킬 수 있는지를 확인한다. 그리고 스트레스 환경의 감소는 행복한 복부, 평온한 복부, 편안한 복부를 만들 수 있다(하강 훈련/휴식 동안에 이들 문구가 적용될 수 있다!).

대장 마사지

대장 마사지는 체성-감각 인식(somato-sensory awareness)에 도움이 될 수 있으며, 일단 교육을 받으면 클라이언트가 직접 대장 마사지 기법을 수행하거나 파트너나 가족 구성원의 도움을 받을 수 있다(그림 10.3). 일반적인 기법은 대장을 따라 오른쪽 아래쪽 사분면에서 시작하여 상방과 횡으로 움직인 후, 다시 왼쪽 아래쪽 사분면쪽인 하방으로 부드럽게 움직인다. 10회 반복 마사지로 시작한다. 그런 다음 대장 마사지는 작은 원을 그리면서 깊게 적용하지만, 편안한 범위로 적용된다.

훈련받은 내장기 치료사는 전방 유지와 후방 유지를 조합할 수 있고, 심지어 내부 도수치료와 외부 도수치료를 조합할 수도 있다. 많은 연구들이 대장 마사지의 효율성을 지적했다(McClurg와 Lowe-Strong, 2011; Sinclair, 2011).

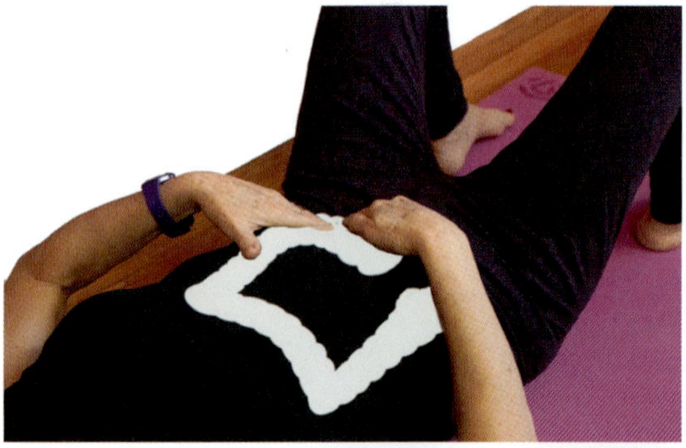

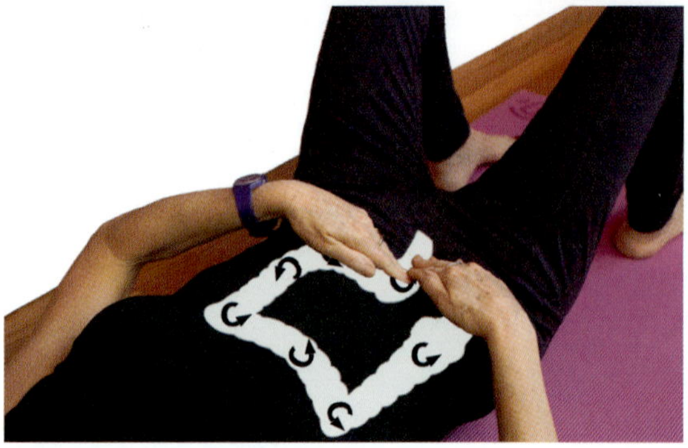

그림 10.3 대장 마사지

치료적 운동

많은 종류의 운동들이 변비를 줄일 뿐만 아니라 IBS 상태를 개선하는데 도움을 줄 수 있다.

보행과 요가는 쉽게 접근할 수 있는 중요한 2개의 프로그램이고, 그들의 건강상 이점을 지지하는 연구들이 있다(Binford, 2015; Ganesh 등, 2021; Kuttner 등, 2006; Taneja 등, 2004; Tantway 등, 2017).

운동을 처방하기 전에, 운동 중재는 전신의 기능과 기능장애를 고려할 것이다. 위장계와 골반의 기능은 횡격막(상부 목구멍/성대 횡격막, 호흡 횡격막, 골반 횡격막)의 조절과 적절한 몸통, 척추 및 골반저 근육의 근력과 조절을 필요로 한다.

또한 PFM은 배출 기능을 위해 이완, 신장 및 개방의 기능을 해야 한다. 클라이언트는 한 신체 부위(예: 늑골, 척추 및 복벽)의 신장과 이완을 필요하지만, 다른 부위(예: 출산과 골반 수술 이후의 약한 PFM)에서는 근력과 지구력의 운동을 필요로 한다. 2장, 3장, 4장(요가/필라테스)에서 기술된 매트 운동이 프로그램 처방의 일반적인 요소이다.

심신 치료와 영양

위장계와 PFD의 조합적 접근법은 인지 행동 치료, 이완/스트레스 관리 및 영양적 접근 등을 다룰 수 있다. 연구는 삶의 질 향상과 IBS의 증상 감소에 대한 긍정적 영향을 확인했고, 치료 프로그래밍에서의 자기 선택 요소로 잘 순응됨을 확인했다(Zia 등, 2016).

14장에 수록된 사례의 예는 도수치료와 운동(Allison)을 포함한 위장계와 PFD를 치료하는 다중 접근법을 입증했다.

복잡한 사례와 수술

위장계 건강과 관련하여 여러 가지 약물과 수술을 요구하는 사람들이 존재한다. 의학적 중재는 염증성 장 질환, 장 폐색, 암 및 자가면역성 질환의 사례에서 생명을 구할 수 있었다. 의학적 사례는 통증 감소, GI와 PFM의 기능 개선, 그리고 전반적인 가동성을 포함하는, 개별화된 프로그래밍을 가진 후속 영양 훈련, 도수치료 및 운동 등으로부터 여전히 혜택을 받을 것이다.

결론

PFD와 위장계 질환은 조사 업무, 문제 해결 및 광범위한 전인적 중재를 통해 개선될 수 있다. 팽창, 경련, 통증 및 가스 등의 감소와 BSS 출력의 개선이 위장계가 전반적으로 잘 작동한다는 신호이다.

근거들은 심신 접근, 영양 개선, 장내 미생물 지원, 그리고 도수치료와 운동의 사용이 위장계의 기능을 개선하고, PFD를 감소시킬 수 있음을 보여준다. 관리 제공자 팀은 본 장에서 다루어지는 치료법을 제공할 수 있고, 클라이언트는 전반적인 건강과 활력의 개선으로부터 혜택을 누릴 수 있다. “변신”된 클라이언트의 감사 표현은 일을 잘 수행한 관리 제공자에 대한 보상이다.

참고문헌

Anandam, J. L. (2014) "Surgical management for fecal incontinence." *Clinics in Colon Rectal Surgery 27*, 3, 106–109.

Barral, J. P. (2007) *Visceral Manipulation II*. Seattle: Eastland Press.

Bharucha, A. E. and Wald, A. (2019) "Chronic constipation." *Mayo Clinic Proceedings 94*, 11, 2340–2357.

Binford, J. (2015) "Physical therapy management of outlet dysfunction constipation and chronic pelvic pain." *Journal of Women's Health Physical Therapy 37*, 2.

Borghini, R., Donato, G., Alvaro, D., and Picarelli, A. (2017) "New insights into IBS-like disorders: Pandoras box has been opened: A review." *Gastroenterology Hepatology Bed to Bench 10*, 2, 79–89.

Browning, K. N. and Travagli, R. A. (2014) "Central nervous system control of gastrointestinal motility and secretion and modulation of gastrointestinal functions." *Comprehensive Physiology 4*, 4.

Byrne, J., Ambrosini, S. F., Jackson, Q. F., and Okrainer, A. (2014) "Laparoscopic versus open surgical management of adhesive small bowel obstruction: A comparison of outcomes." *Surgical Endoscopy 29*, 9, 2525–2532.

Chaudhary, K. (2016) *The Prime: Prepare and Repair Your Body for Spontaneous Weight Loss*. London: Penguin.

Chey, W. D., Kurlander, J., and Eswaren, S. (2015) "Irritable bowel syndrome: A clinical review." *Journal of the American Medical Association 313*, 9, 949–958.

Clarke, M. C. C., Chase, J. W., Gibb, S., Robertson, V. J., *et al.* (2009) "Improvement of quality of life in children with slow transit constipation after treatment with transcutaneous electrical stimulation." *Journal of Pediatric Surgery 44*, 6, 1268–1273.

De Giorgio, R., Ruggeri, E., Stanghellini, V., Eusebi, L. H., Bazzoli, F., and Chiarioni, G. (2015) "Chronic constipation in the elderly: A primer for the gastroenterologist." *BMC Gastroenterology 15*, 130.

De Roest, R. H., Dobbs, B. R., Chapman, B. A., Batman, B., *et al.* (2013) "The low FODMAP diet improves gastrointestinal symptoms in patients with irritable bowel syndrome: A prospective study." *International Journal of Clinical Practice 67*, 9, 895–903.

Denhard, M. (2022) "Digestive enzymes and digestive enzyme supplements." Johns Hopkins Medicine, Health. Accessed 9/23/22 at https://www.hopkinsmedicine.org/health/wellness-and-prevention/digestive-enzymes-and-digestive-enzyme-supplements.

Di Ciaula, A., Portincasa, P., Maes, N., and Albert, A. (2018) "Efficacy of bio-optimized extracts of turmeric and essential fennel oil on the quality of life in patients with irritable bowel syndrome." *Annals of Gastroenterology 31*, 6, 685–691.

Dickhaus, B., Mayer, E. A., Firooz, N., Stains, J., *et al.* (2003) "Irritable bowel syndrome patients show enhanced modulation of visceral perception by auditory stress." *American Journal of Gastroenterology 98*, 135–143.

Furness J. B. (2012) "The enteric nervous system and neurogastroenterology." *Nature Reviews Gastroenterology and Hepatology 9*, 286–294.

Gandhi, A., Shah, A., Jones, M. P., Koloski, N., and Taiiey, N. J. (2021) "Methane positive small intestinal bacterial overgrowth in inflammatory bowel disease and irritable bowel syndrome: A systematic review and meta-analysis." *Gut Microbes 13*, 1, e1933313-2–e1933313-16.

Ganesh, H. R. S., Subramanya, P., Raghavendra, R. M., and Udupa, V. (2021) "Role of yoga therapy in improving digestive health and quality of sleep in the elderly population: A randomized controlled trial." *Journal of Bodywork and Movement Therapy 27*, 692–697.

Gao, R., Tao, Y., Zhou, C., Li, J., *et al.* (2019) "Exercise therapy in patients with constipation: A systematic review and meta-analysis of randomized controlled trials." *Scandinavian Journal of Gastroenterology 54*, 2, 169–177.

IBSdiets.org (2022) "Low FODMAP diet information and other IBS diets." Accessed 9/23/22 at https://www.ibsdiets.org.

Ismail, K. A., Chase, J., Gibb, S., Clarke, M., *et al.* (2009) "Daily transabdominal electrical stimulation at home increased defecation in children with slow-transit constipation: A pilot study." *Journal of Pediatric Surgery 44*, 12, 2388–2392.

Ju, T., Naliboff, B. D., Shih, W., Presson, A. P., Liu, C., *et al.* (2020) "Risk and protective factors related to early adverse life events in irritable bowel syndrome." *Journal of Clinical Gastroenterology 54*, 1, 63–69.

Kuttner, L., Chambers, C. T., Hardial, J., Israel, D. M., *et al.* (2006) "A randomized trial of yoga for adolescents with irritable bowel syndrome." *Pain Research Management 11*, 4, S372–S373.

Laine, K., Skeldestad, F. E., Sanda, B., Horne, H., Spydslaug, A., and Staff, A. C. (2011) "Prevalence and risk factors for anal incontinence after obstetric anal sphincter rupture." *Acta Obstetricia et Gynecologica Scandinavica 90*, 4, 319–324.

Mahony, R. T., Malone P. A., Nalty, J., Behan, M., O'Connell, P. R., and O'Herlihy, C. (2004) "Randomized clinical trial of intra-anal electromyographic biofeedback physiotherapy with intra-anal electromyographic biofeedback augmented with electrical stimulation of the anal sphincter in the early treatment of postpartum fecal incontinence." *American Journal of Obstetrics and Gynecology 191*, 3, 885–890.

Mashhadi, N. S., Ghiasvand, R., Askari, G., Hariri, M., *et al.* (2013) "Anti-oxidative and anti-inflammatory effects of ginger in health and physical activity: Review of current evidence." *International Journal of Preventative Medicine 4*, 1, S36–S42.

Mayer, E. A., Craske, M., and Naliboff, B. D. (2001) "Depression, anxiety, and the gastrointestinal system." *Journal of Clinical Psychiatry 62*, 28–36.

Mayo Foundation for Medical Education and Research (2020) "Slide show: See how your digestive system works." Accessed 9/23/22 at https://www.mayoclinic.org/digestive-system/sls-20076373.

McClurg, D. and Lowe-Strong, A. (2011) "Does abdominal massage relieve constipation? Review." *Nursing Times 107*, 12, 20–22.

National Institute of Diabetes and Digestive and Kidney Diseases (NIDDK) (2017) "Your digestive system and how it works." Accessed 9/23/22 at https://www.niddk.nih.gov/health-information/digestive-diseases/digestive-system-how-it-works.

Posserud, I., Ersyd, A., and Simren, M. (2006) "Functional findings in irritable bowel syndrome." *World Journal of Gastroenterology 12*, 18, 2830–2838.

Post-White, J., Lada, E. J., and Kelly, K. M. (2007) "Advances in the use of milk thistle (Silybum marianum)." *Integrative Cancer Therapies 6*, 2, 104–109.

Reiner, R. (dir.) (2007) *The Bucket List*. Warner Bros.

Riedl, A., Schmidtmann, M., Stengel, A., Goebel, M., *et al.* (2008) "Somatic comorbidities of irritable bowel syndrome: A systematic analysis." *Journal of Psychosomatic Research 64*, 6, 573–582.

Rome Foundation (2016) "Rome IV Criteria Appendix A: Rome IV Diagnostic Criteria for FGIDs, Esophageal Disorders—H3b. Nonretentive Fecal Incontinence." Accessed 9/23/22 at https://theromefoundation.org/rome-iv/rome-iv-criteria.

Sinclair, M. (2011) "The use of abdominal massage to treat chronic constipation, review." *Journal of Bodywork and Movement Therapy 15*, 4, 436–445.

Song, B. K., Cho, K. O., Jo, Y., Oh, J. W., and Kim, Y. S. (2012) "Colon transit time according to physical activity level in adults." *Journal of Neurogastroenterology and Motility 18*, 1, 64–69.

Staudacher, H. M. and Whelan, K. (2017) "The low FODMAP diet: Recent advances in understanding its mechanisms and efficiency in IBS." *British Medical Journal, Gut 66*, 8, 1517–1527.

Sultan, S., El-Mowafy, M., Elgami, A., Ahmed, T. A. E., *et al.* (2021) "Metabolic influences of gut microbiota dysbiosis on inflammatory bowel disease: Review." *Frontiers in Physiology 12*, 7, 1590.

Taneja, I., Deepak, K. K., Poojary, G., Acharya, I. N., Pandey, R. M., and Sharma, M. P. (2004) "Yogic versus conventional treatment in diarrhea-predominant irritable bowel syndrome: A randomized control study." *Applied Psychophysiology Biofeedback 29*, 19–33.

Tantawy, S. A., Karnel, D. M., Abdelbasset, W. K., and Eloghary, H. M. (2017) "Effects of a proposed physical activity and diet control to manage constipation in middle aged obese women." *Diabetes Metabolic Syndrome Obesity 10*, 513–519.

Teach Me Physiology (2022) "Defecation." Accessed 9/23/22 at https://teachmephysiology.com/gastrointestinal-system/large-intestine/defecation.

Zia, J. K., Barney, P., Cain, K. C., Jarrett, M. E., and Heitkemper, M. M. (2016) "A comprehensive self-management irritable bowel syndrome program produces sustainable changes in behavior after 1 year. Randomized controlled trial." *Clinical Gastroenterology Hepatology 14*, 2, 212-9. e1–2.

추가 자료

Chaudhary, K. (2022) Dosha Quiz. Accessed 4/1/2022 at https://drkulreetchaudhary.com/dosha-quiz.

Chaudhary, K. (2022) Gut IQ Quiz. Accessed 4/1/2022 at https://drkulreetchaudhary.com/gut-iq-quiz.

Constipation (2021) Mayo Clinic. Accessed 4/1/2022 at www.mayoclinic.org/diseases-conditions/constipation/diagnosis-treatment/drc-20354259.

Defecation (2022) Teach Me Physiology. Accessed 4/1/2022 at https://teachmephysiology.com/gastrointestinal-system/large-intestine/defecation.

Denhard, M. (2022) Digestive enzymes and digestive enzyme supplements. Health, Wellness and Prevention, Johns Hopkins Medicine. Accessed 4/1/2022 at www.hopkinsmedicine.org/health/wellness-and-prevention/digestive-enzymes-and-digestive-enzyme-supplements.

FODMAP Diet Chart (2022) IBS Diets. Accessed 4/1/2022 at www.ibsdiets.org/fodmap-diet/fodmap-diet-chart.

Kapoor, V. K. (2016) Upper GI Tract Anatomy. MedScape. Accessed 4/1/2022 at https://emedicine.medscape.com/article/1899389-overview#a4.

Your Digestive System & How it Works (2017) National Institute of Diabetes and Kidney Diseases. Accessed 4/1/2022 at www.niddk.nih.gov/health-information/digestive-diseases/digestive-system-how-it-works.

Chapter 11

골반 건강: 중년에서 노년까지

본 장은 중년에서 노년까지의 골반 건강 문제를 고려한다. 폐경기, 남성 갱년기, 정형외과적 수술, 신경학적 질환, 그리고 암은 고령 인구의 골반저 기능장애에 영향을 줄 수 있는 많은 질환 중의 일부이다.

많은 노인 골반 건강 문제들은 건강 유지, 최적의 수분 공급, 영양, 장 규칙성과 같은, 행동 및 생활스타일 관리 훈련을 포함한 보존적 관리에 의해 도움을 받을 수 있다. 건강한 노화를 촉진하는 생활스타일 요소는 골반 건강, 전반적인 피트니스 및 웰니스를 최적화하는 것과 관련하여 프로파일될 것이다.

사람이 40세 이상의 나이를 먹으면, 생활 경험이 증가하고, 자기와 타인을 이해하는 지혜가 생길 것이다. 그러나, 매 10년마다 골반 기능에 영향을 미칠 수 있는 건강에 대한 위험이 증가해 왔다.

골반저 기능장애

골반저 기능장애(PFD)의 발병률은 중년에서 노년으로 갈수록 증가한다(Deiter, Wilkins와 Wu, 2015)(상자 11.1).

골반 통증, 골반 장기 탈장, 그리고 방광, 장 및 성의 기능 제한 등의 잠재적인 문제는 일반적으로 관리 제공자에 의해 해결되지 않는다. 사람들은 종종 도움이 될 수 있는 자기 관리와 생활 습관에 대한 이해가 부족할 뿐만 아니라, 관리에 대한 자원 부족 때문에 침묵 속에서 고통을 겪는다.

노화되면, 사람들은 신체 기능을 잃기 때문에 "하는 것(doing)"보다 "있는 것(being)"에 더 편안해질 필요가 있다.

(Nancy Olmsted Kaehr, 2014)

상자 11.1 사회 활동과 피트니스 활동을 최적화한다.

건강은 부(재산)이고, 운동은 마음-몸-영을 위한 로션이다. 그러나 모든 사람이 활동적인 상태를 유지할 수 있는 것은 아니며, 신체 기능이 상실되면, 언덕, 경사로, 스텝 및 계단에 비해 평지 보행을 선호할 것이고, 필요하다면 보조장비를 사용하여 사회적 참여와 지역사회 연결을 유지할 것이다.

PFD와 노화

발생할 수 있는 특정 PFD는 오줌과 변의 실금/저장의 문제 뿐만 아니라, 비움 문제, 골반 장기 탈장(POP), 골반 생식기 통증, 그리고 꼬리뼈와 같은 다른 골반 영역의 통증 등을 포함한다. 성 기능의 소실과 성능 문제가 발생할 수 있다. 이들 상태는 척추 통증, 고관절 통증 및 무릎 통증과 관련될 수 있다. 약물과 수술적 중재가 PFD에 요구될 수 있는데, 이들은 PFD의 증상을 줄이고 기능을 높일 수 있다. 그러나 약물과 수술적 중재의 부작용이 발생할 수 있고, 또 PFD를 유발하거나 악화시킬 수 있다(Al Khaja 등, 2020; Bjerregaard 등, 2015).

폐경기와 남성 갱년기

폐경기와 남성 갱년기는 중년의 호르몬 생산 감소에 영향을 주는 2가지 전환기이며, PFD와 관련될 수 있는 생리적 변화를 일으킬 수 있다(상자 11.2–상자 11.4).

에스트로겐 및 테스토스테론의 감소 뿐만 아니라, 전신 근력이 기능적 피트니스를 소실하고 감소시킨다(Brinton 등, 2015; Matsumoto, 2002).

상자 11.2 폐경기의 단계와 증상

폐경기 전: 호르몬의 변동이 다른 호르몬뿐만 아니라 에스트로겐 수준의 변화로 시작한다. 월경주기가 불규칙해지고, 열감. 불면증, 기억력 문제, 우울증이 일어나기 시작할 수 있다.

폐경기: 생리 중단과 난소기능 상실로 인한 수정의 영구적 중단.

관련 혈관 운동 증상: 열감, 질 위축 및 질 폐하(ph)의 증가. 월경이 없거나 30mIU/mL 이상의 난포자극호르몬 검사와 기타 다른 검사에 의해 진단된다.

폐경기 후: 월경이 중단되고, 골밀도와 근력의 저하와 성욕 저하의 위험을 가진다. 이 시기 때 잠재적 인지 변화뿐만 아니라 PFD의 위험도 증가한다(Brinton 등, 2015; Makwana, Shah와 Chaudhary, 2020; North American Menopause Society, 2022).

폐경기의 생식기 증상(GSM)

여성의 60%가 GSM을 경험할 수 있다. GSM의 증상으로는, 생식기 부위의 통증, 건조, 윤활 부족 및 통증성 성교 등이 있다.

GSM의 다른 증상으로는, 절박성 요실금, 배뇨 장애, 재발성 요로감염, 질염 및 질증, 태선경화증(lichen sclerosis) 및 기타 문제 등이 있다. 자존감과 신체 이미지에 변화가 발생할 수 있다(North American Menopause Society, 2022; Portman과 Gass, 2014).

상자 11.3 호르몬 요동

에스트로겐 수용기는 신체의 전반에 걸쳐 발견되며, 혈관, 뼈, 관절, 인지 및 신체-감정 기능 등의 변화가 폐경기 전환과 관련된다. 여성들은 삶의 전반에 걸쳐 불안정한 호르몬 수치와 관련된 감정의 롤러코스터를 타는 동시에, 감정적인 롤러코스터를 타는 십대와 함께 지내는 경우도 있다.

남성 갱년기와 증상

상자 11.4 남성 갱년기 (Andropause)

남성 갱년기에는 연령과 관련된 테스토스테론 수치의 감소, 성장 호르몬 감소, 근육량의 감소, 근력과 파워의 감소, 균형 감소, 골밀도 감소, 그리고 피부 두께와 털의 감소가 일어날 수 있다. 2형 당뇨병, 심혈관 질환, 고혈압, 골절 등의 위험이 증가한다.

남성은 여성에 비해 호르몬 관련 노화로 전환하는 속도가 느리고, 고령까지 생식력을 유지할 수 있지만, 일반적으로 발기부전이 일어나고 정자의 건강이 저하될 수 있다(Matsumoto, 2002; Schwarcz, Phan과 Willix, 2011).

신경학적 문제와 PFD

알츠하이머병(AD)과 파킨슨병(PD)은 노화로 일어나는 2가지 가장 흔한 신경학적 질환이다. 요실금은 이들 질환에서 흔하게 일어난다; 알츠하이머병의 22~84%에서 요실금이 발생하고, 파킨슨병의 27~80%에서 요실금이 발생한다(Na와 Cho, 2020; Sakakibara 등, 2015).

요실금은 방광 배뇨근에 대한 억제력 부족이나 조절력의 상실로 인해 발생할 수 있으며, 이것을 신경성 배뇨근 과활동이라고 한다. 또한 방광 충만과 방광 수축성 손실에 대한 감각 문제가 발생하여 요류 속도가 느리고 배뇨가 길어질 수 있는데, 이것은 파킨슨병에서 발생할 가능성이 매우 높다. 기능성 요실금이 발생할 수 있고, 가동성이 감소할 때 악화될 수 있는데, 그 이유는 화장실에 갈 수 없기 때문이다.

위장계 질환

위장계(GI) 질환은 중년기와 노년기에서 흔히 발생하며, 커다란 고통의 원인이 될 수 있다. 알츠하이머병과 파킨슨병의 경우, 장 건강이 이들 질환에서 체계성 염증과 질환을 일으키는 요소로서 나타나고 있다.

변비, 염증성 장 질환, 과민성 대장 증후군 및 기타 위장계 질환은 이들 신경학적 질환과 상당히 관련이 있는 것으로 밝혀졌으며, 연구자들은 국가 정부에 "잠재적인 신경학적 질환을 방지하기 위해 장 건강을 개선하는 건강 계획을 확장하라"고 권고했다(Fu, Gao와 Yung, 2020).

암과 PFD

암은 국소적으로 발생할 수 있고, 관찰, 약물 또는 최소한의 수술로 치료될 수 있다. 일부의 암들은 전파될 수 있으며, 이것은 뚜렷한 이환율과 사망률을 가지고 있어 화학 요법/복잡한 수술을 요구한다. PFD는 수술, 방사선 치료, 화학 요법, 약물 및 호르몬 치료 등의 부작용으로 인해 발생할 수도 있다. 전신 약증, 피로, 낮은 가동성, 만성 통증 및 림프 부종 등이 발생할 수 있고, PFD를 유발하거나 악화시킬 수 있다(상자 11.5–상자 11.7). 암 진단 이후 불안과 우울증이 종종 발생한다(Center 등, 2012; Linden 등, 2012; Torre 등, 2017).

상자 11.5 림프 부종

림프 부종은 몸통이나 팔다리에서 발생할 수 있는 부종 상태이다. 림프 부종은 사지의 체적이 증가할수록 더욱 분명해진다. 림프 부종은 림프계의 기능이 감소하기 때문에 일어난다. 림프계는 림프액을 심장으로 다시 운반하고, 순환을 돕고, 면역 기능을 돕는 일련의 림프관과 림프절으로 구성된다.

부종에 대한 육안 검사로 사지 체적의 증가와 부종으로 인한 피부 주름 감소를 감지할 수 있고, 관련 통증과 가동범위의 제한이 발생할 수 있다. 림프 부종은 난소암의 인지보다 선행되고, 복부 부종과 편측 하지 부종이 일어날 수 있다. 림프 부종은 수술 이후 림프절의 파괴나 제거로 인해 발생할 수 있다. 림프 부종은 특발적으로 발생할 수 있고, 또 선천적으로도 발생할 수 있다(MacLellan과 Greene, 2014). 부종은 심장 문제, 폐 문제 또는 신장 문제 등으로 인해서도 발생할 수 있다.

상자 11.6 암 생존자: 단축 수명 또는 긴 수명

사람들은 종종 암 진단 이후에도 오래 살 수도 있지만, 일부 사람은 갑자기 수명이 짧아진다. 암은 "시간의 도둑"으로 불릴 수 있다. 또한 암은 남은 인생을 은혜와 감사의 상태로 변화시키는 반면, 질병을 통한 번영을 하기 위해 무의미한 활동을 차단하는 데 도움이 될 수 있다.

전립선암과 전립선 절제술

수술 후 합병증으로는 요로감염, 변실금과 요실금, 방광출구 협착, 발기부전, 골반 통증, 림프구 형성 등이 있다(Prostatectomy, 2022).

신체-정서적 관심사로는, 사회적 고립과 너무 낮은 활동 수준과 함께, 우울증이 있고, 특히 패드를 사용한다면, 패드로 인한 냄새와 불편에 대한 걱정도 포함된다.

복합 PFD와 암

상자 11.7 환자 사례: Amelia

58세의 Amelia는 유방암 진단을 받은 후, 근치 유방 절제술, 림프 부종, 화학 요법, 호르몬 억제 요법을 받으면서 고생을 했다. 그녀는 최근 몇 년간 유방암 치료로 발생했던 요실금과 성교곤란의 치료를 받았다. 그녀는 최근에 비우기에 대한 긴장으로 변비와 관련 통증을 가졌다. 그녀는 림프 부종이 운동으로 악화될 수 있다는 우려와 낮은 에너지 수준 때문에, 피트니스 워킹과 필라테스 수업을 중단했다. 그녀의 치료를 위해 상자 11.8을 참고한다.

골반 수술

PFD를 위한 특별한 수술이 중년기와 노년기에 가장 많이 필요되고, 이들 수술은 다음을 포함할 수 있다:

- 방광 현수 또는 방광 슬링
- 장/항문 수술
- 골반 장기 탈장 수술
- 전립선 수술, 전립선 절제술
- 자궁 절제술(uterine ablation/hysterectomies)

골반 장기 탈장 수술 뿐만 아니라, 요실금을 위한 골반 수술은 흔한 편이다. 골반 장기 탈장을 위한 수술 뿐만 아니라, 80세까지 PFD의 수술 위험은 20%에 달하는 것으로 나타났다(Dieter 등, 2015). 수술 이후에 부작용이 발생할 수 있으며, "곤경"에 대한 환자의 기대가 충족되지 않고 증상이 지속될 수 있고, 반복 수술/감염 치료의 필요성, 삶의 질 저하에 영향을 미치는 수치심/개인적 실패감을 가질 수 있다(Dunivan 등, 2019).

척추와 관절의 수술과 PFD

척추관 협착증 수술과 고관절 및 슬관절 치환술은 중년기와 노년기 때 수행되는 흔한 수술이다. 마취, 항생제, 고정, 진통제, 카테터 삽입 및 잠재적 요로 감염 등을 통해 PFD의 단계를 설정할 수 있다(Al Khaja 등, 2020; Baba 등, 2014).

수술 이후의 기능 소실

척추 수술/하지 관절 치환술 이후, 침대 밖으로의 이동, 의자에 앉고 일어서기로의 이동, 그리고 계단 오르기 등을 할 때 기능적 근력이 제한된다. 이런 가동성 문제는 PFD와도 관련될 수 있다.

PFD를 위한 선별검사

관리 공급자가 질문할 수 있는 예제 질문이 아래에 나열되어 있다. 관리 공급자는 자신의 업무 범위를 벗어날 경우, 필요에 따라 적절한 전문가에게 의뢰할 수 있다.

PFD를 위한 일반적인 선별 질문 (부분 목록)

- 당신은 2–3시간마다 배변할 수 있는 수분 공급이 일반적으로 잘 되어 있는가?
- 방광 상태는 어떠한가? 저장과 비움이 괜찮은가?
- 요실금이 있는가? 패드가 필요한가?
- 당신은 잠을 잘 수 있는가? 아니면 소변을 보기 위해 자주 일어나는가?
- 배변은 어떠한가? 통증이나 부담 없이 매일 또는 정기적으로 배변하고 있는가?
- 당신은 매우 딱딱한 대변으로 변비를 겪고 있는가? 아니면 반대로 대변이 너무 묽은가?
- 변실금이 있는가?

전문 관리를 위한 의뢰가 그들 삶의 질을 개선하는데 도움을 줄 수 있다.

PFD를 위한 치료

질환별 치료 패러다임이 다른 장들에서 제시되어 있다. 건강한 성인은 행동, 생활 방식, 영양 및 운동 훈련에 협력하고 따를 수 있다.

건강 최적화: 관리 제공자 개요

- PFD를 위해 질환별 재활을 제공한다.
- 집, 직장, 레저, 여가활동 등에서 기능을 최적화하기 위해 근력, 협응, 균형, 보행 및 가동성 훈련을 최적화한다.

특정 PFD 치료는 다음을 포함할 수 있다:

- 행동 훈련: 적절한 배뇨, 적절한 수분과 섬유질 공급, 방광 유발 요소나 자극제를 피함.
- 배뇨를 위한 골반 근육 협력작용: 편안한 노력; 그리고 배변을 위한 골반 근육 협력작용: 최소한의 하방 압력을 써서 복벽을 견고하게 하고, 골반저 근육을 이완한다.

- 근막 통증 지점을 위한 도수치료, 장기별 내장기 가동술, 그리고 필요하다면 단축된 골반저를 위한 치료
- 기능 과제를 위한 다른 근육군과의 공동 수축 뿐만 아니라, 단축 PFM 수축을 이용한, 특정 골반저 근육 훈련
- 가정, 직장, 지역사회 및 가능한 레크리에이션 참여 능력을 최적화하는 피트니스 훈련
- 성 건강 교육과 자원 훈련
- 장내 미생물, 흡수, 면역 및 에너지 생산을 최적화하는 영양 교육
- 자기 관리와 상호관계를 위한 지지 뿐만 아니라, 체성-감정적 측면에서의 기능 소실을 위한 상담 지원

도수치료

도수치료는 감각 인식, PFM 근력강화, 그리고 PFM 이완-신장 및 기능을 촉진하거나 회복하는 데 도움이 될 수 있다. 장기별 내장기 가동술은 광범위한 근막, 림프, 혈관 및 신경계의 균형을 회복하는 데 도움을 줄 수 있다. 중년기와 노년기의 사람들은 바디워크를 받은 적이 없을 수도 있고, 건강을 위한 도수치료는 웰니스를 위한 활력 증진과 새로운 자가관리 및 이완을 포함한다.

전립선 절제술 이후의 재활 시 고려사항

- 요실금과 회음부 통증에 대한 선별과 치료
- 도넛형 쿠션과 같은 일시적 적응성 시트 장비에 대한 교육
- 선 자세에서 배뇨하는 것과 앉은 자세에서 배뇨하는 것을 교육함. 앉은 자세에서 배뇨할 때는 대형 패드가 필요할 수도 있음.
- 관계와 성 건강 선택에 대한 지원
- 운동, 영양 및 생활양식 요인을 포함한 종양 감독과 생존 프로토콜.

(Center 등, 2012; Student 등, 2017)

호르몬 대체 치료: HRT

여성

폐경기의 생식기 증상(GSM)에 대한 치료는 종종 적절한 환자에게 있어 국소 에스트로겐의 약물 처방을 포함한다.

> *호르몬 치료(HT)는 혈관 운동 증상(VMS)과 GSM에 대해 가장 효과적인 치료법으로 남아 있고, 뼈 손실과 골절을 예방하는 것으로 알려져 있다. HT의 위험성은 종류, 용량, 사용 기간, 투여 경로, 시작 타이밍, 그리고 프로게스토겐 사용 여부에 따라 달라진다.*
>
> (Pinkerton 등, 2017)

폐경기의 혈관 운동 증상에 대한 비호르몬 치료 중재에는, 다른 약물, 인지 행동 요법, 최면, 프로바이오틱스, 레드 클로버(red clover), 침술 및 신체 활동 등이 포함된다(Hickey, Szabo와 Hunter, 2017; Javadivala 등, 2020).

남성

중년기와 노년기의 남성은 증상성 성 기능 저하로 테스토스테론 치료를 받을 수 있다(Dandona와 Rosenberg, 2010; Kherea 등, 2014). 종종 남성은 libido와 성기능 강화제로써 "낮은 T"와 테스토스테론 보충제를 위한 마케팅의 표적이 된다(Healthline, 2022). 호르몬 대체 치료(HRT) 프로토콜은 "항노화 의학"의 일반적인 추세이며, 개별화된 건강 관리와 의학적 감독을 필요로 한다(Brinton 등, 2015; Kherea 등, 2014; Matsumoto, 2002).

복합 사례와 PFD

당뇨병, 인지 저하나 신경학적 질환과 같은, 동반 질환을 가진 PFD 환자는 노화와 함께, 영구적인 기능 상실을 겪을 수 있다(상자 11.8–상자 11.10). 신체적 · 정신적 기능의 상실을 포함한 건강 문제

때문에, 노인 지원 서비스와 요양 지원이 필요할 수 있다. 사회 복지 서비스 제공자와 건강관리 제공자들은 장기적 관리 측면에서의 배치와 감독에 전문가로서 도움을 줄 수 있다.

상자 11.8 환자 사례: Amelia의 치료

암 치료 후 Amelia의 PFD를 위해, 내성을 위한 피트니스 보행 프로그램과 필라테스 운동을 다시 시작하도록 권장했고, 준비가 되었을 때 그녀는 필라테스 수업을 다시 받았다. 그녀는 림프 마사지, 림프 상지 부종을 옷 착용, 림프 부종 생활스타일 교육 및 피부 관리를 위해 림프 부종 전문가에게 의뢰되었다. 그녀는 물리치료사를 통해 요실금, 변비, 성 의학 치료 및 가정관리 습관 훈련을 받았다. 그녀는 자신의 건강과 성 기능을 회복할 뿐만 아니라 방광 조절과 장 규칙성을 다시 회복할 수 있는 것에 대해 감사했다. 그녀의 남편도 보행과 하이킹 등의 부부 운동과 성 의학의 교육을 받기 위해 2–3번 정도 치료에 참석했다.

상자 11.9 건강과 활력 회복

유연성, 근력, 지구력을 위한 운동, 도수치료와 내장기 치료가 기능과 삶의 질을 회복하는데 도움을 줄 수 있다. 암 진단과 치료에 이어 웰니스, 심지어 활력을 향한 변화를 안내할 수 있다는 것은 치료사에게 있어서 기쁜 일이다.

상자 11.10 환자 사례: Miguel

Miguel은 42세 환자로서 대장암 수술 후 복부 통증과 골반 통증 때문에 물리치료를 받았다. 그는 시스템이 회복될 때 제거되는 임시 개구술(ostomy)을 받았다.

그는 음식을 먹었을 때 악화되는 위, 등, 하복부 및 소화계 등의 통증을 가졌고, 암 때문에 35 파운드의 체중이 감소되었다. 그는 암 진단을 받았을 때 충격을 받았다. 첫 번째 치료 회기 때, 그는 기능과 수입의 손실로 우울증에 걸렸음을 인정했다; 그는 통증과 수술 이후 회복을 위해 집으로 퇴원했다. 그는 아들과 딸과 함께 농구를 했고, 더 이상 그들과 함께 놀 수 없다는 것이 너무 슬펐다. 그는 몸통이 구부정한 자세를 취했고, 양 팔을 복부에서 교차시켰다. 그는 팔을 사용하여 의자에서 일어날 수 있고, 몸을 구부정한 상태로 걸었고, 42세보다 더 늙어 보였다. 그의 목표는 기계공으로 다시 일하는 것이다.

선별 검사와 검사는 다음을 확인했다:

- 흉추 후만증 증가, 구부정한 걸음, 이중 지지기 증가
- 척추, 상지 및 하지 가동범위 제한
- 상부 흉부호흡, 횡격막 호흡과 측방 늑골호흡의 불능
- 개구술 부위, 복벽, 척추 및 외골반저 근육 주위에 발생하는 압통과 방호 현상
- 내장기 가동성 검사는 유문에서 회장 맹장판, 그리고 하행결장까지의 압통과 가동범위 제한을 확인했고, 또 개구술 근처의 제한도 확인했다.

그의 재활 관리에는 점진적인 운동 증가(사진 참고), 도수치료와 내장기 가동술, 깊은 이완 훈련, 그리고 신체- 감정적 자기 관리를 위한 사별 과정과 선택이 포함되었다(Russel, Gough와 Drosdowsky, 2015).
그는 하루에 두 번씩 10분간 산책을 하고, 다음 몇 달 동안에는 20–45분 걷기 운동을 하도록 교육을 받았다.그는 초기 운동(아래 운동

참고)을 실시한 다음, 역도, 농구, 민첩성 훈련으로 진행했다. 4개월이 넘는 시간 동안, 그는 아이들과 함께 활동할 수 있는 능력을 되찾았고, 그 해가 가기 전에 직장으로 복귀했다. 그의 회복에 영향을 준 결정적인 요인은 운동에 참여하는 것에 대한 교육과 그의 가족과 친구들과의 사회적 삶의 회복이었다.

레저 신체 활동의 회복은 사망 위험을 낮추는 핵심 요소이다(상자 11.11). 일주일에 7시간 이상의 레저 신체 활동을 했던 대장암 생존자는 그렇지 않은 사람에 비해 사망 위험이 31% 낮은 것으로 확인되었다(Arem 등, 2015).

상자 11.11 아름다운 노화

어떤 사람들은 나이를 먹어도 활력과 기쁨을 유지하면서 그들의 삶에 대한 유연한 감각을 가지고 있는 반면, 또 다른 사람들은 스스로 늙었다고 생각하고 활동과 사회생활에서 물러나면서 체력과 즐거움을 잃어버리는 것일까? 어떤 사람들은 행복과 건강을 축복받은 것처럼 보이는 반면, 다른 사람들은 우울증과 질병을 겪고 기능을 잃어버린다. 건강은 사회경제적 지위에 상관없이 노화와 함께 진정한 자산으로 나타난다.

운동

건강을 위한 운동의 촉진은 기분, 골밀도, 근력, 지구력, 그리고 균형을 돕고, 성 기능, 수면 회복 및 웰빙을 향상시킬 수 있다. 중년기와 노년기의 건강을 위한 완만한 운동 프로그램은 다음의 사진과 같은 운동을 포함할 수 있다(그림 11.1–11.15).

앉은 자세

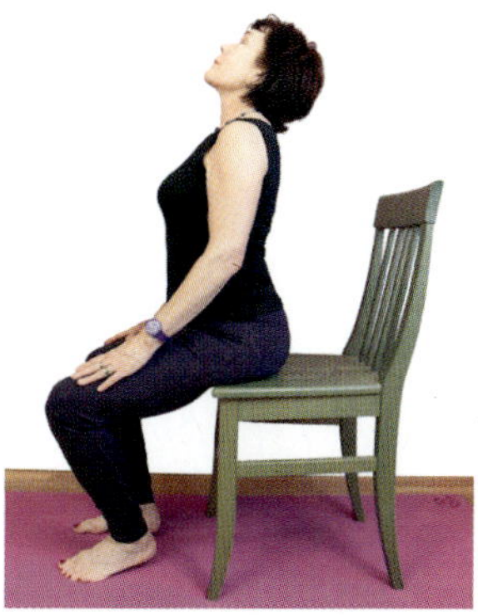

그림 11.1 고양이–낙타 운동: 흉골 들어올리기(Cat–camel: lifting breastbone)

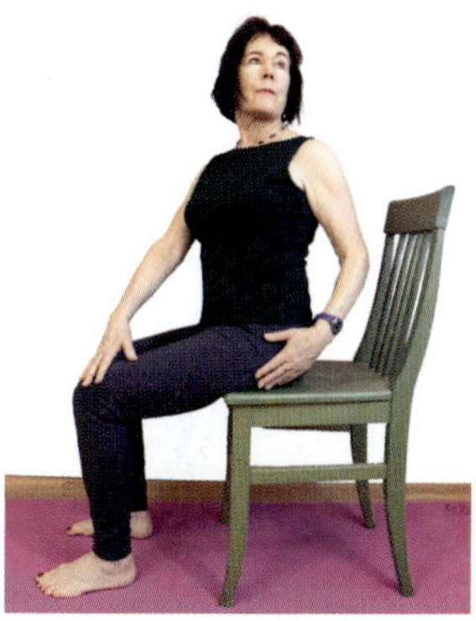

그림 11.2 몸통 회전(Trunk rotations)

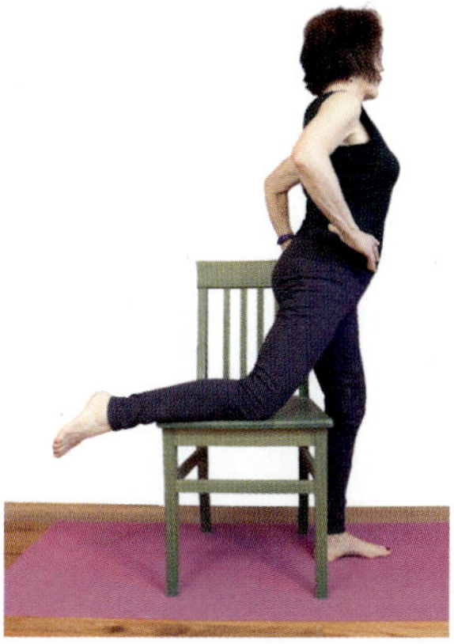

그림 11.3 의자 측면을 이용한 고관절 굴곡근 신장하기(Hip flexor stretches off side of chair)

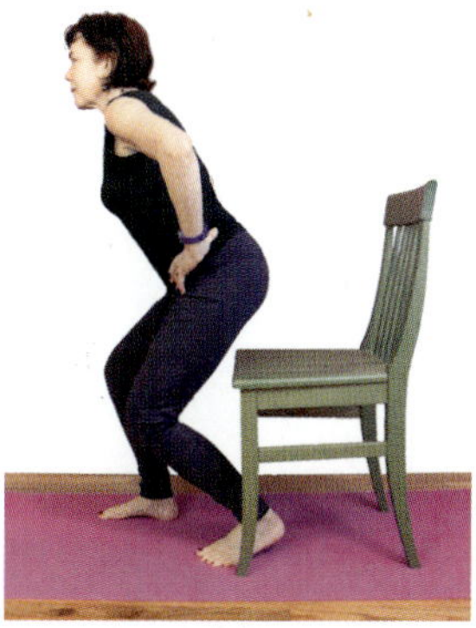

그림 11.4 앉은 자세에서 일어서기(Sit to stand)

선 자세

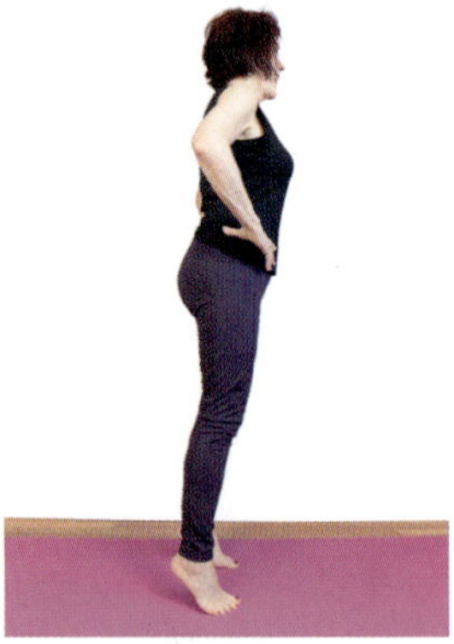

그림 11.5a 발꿈치 들기(Heel raise)

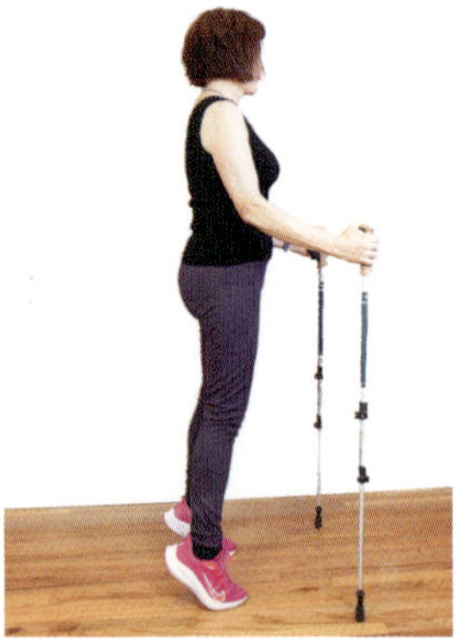

그림 11.5b 지지를 이용한 발꿈치 들기(Heel raise with support)

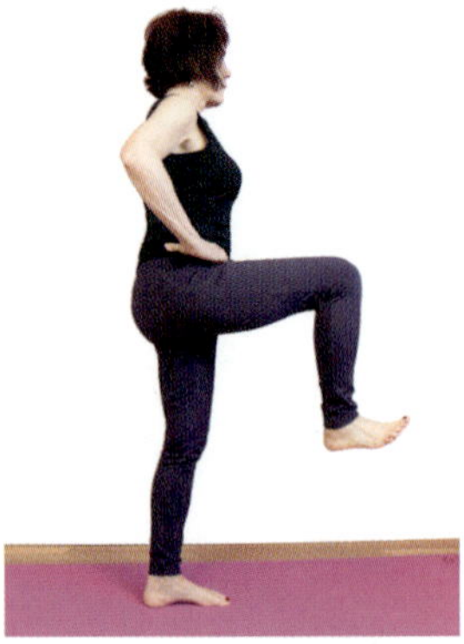

그림 11.8a 고관절 굴곡하기(Hip flexion)

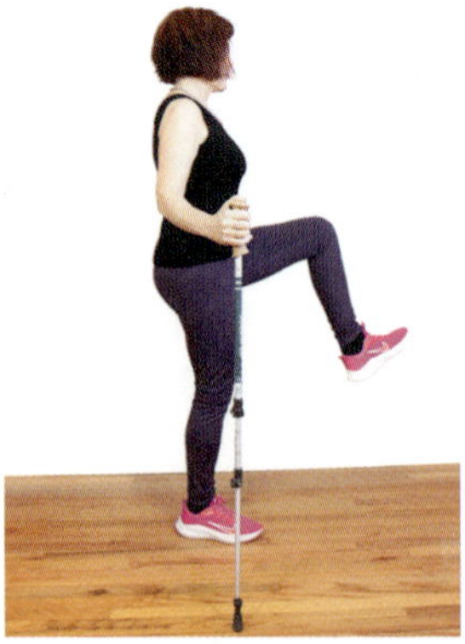

그림 11.8b 지지를 이용한 고관절 굴곡하기(Hip flexio with support)

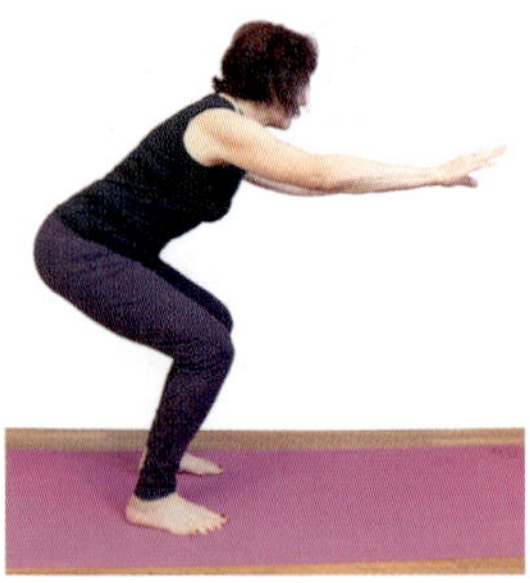

그림 11.6a 미니 스쿼트(Mini squat)

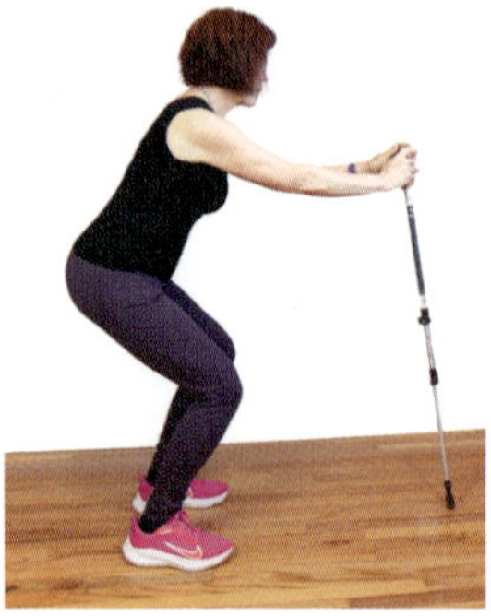

그림 11.6b 지지를 이용한 미니 스쿼트(Mini squat with support)

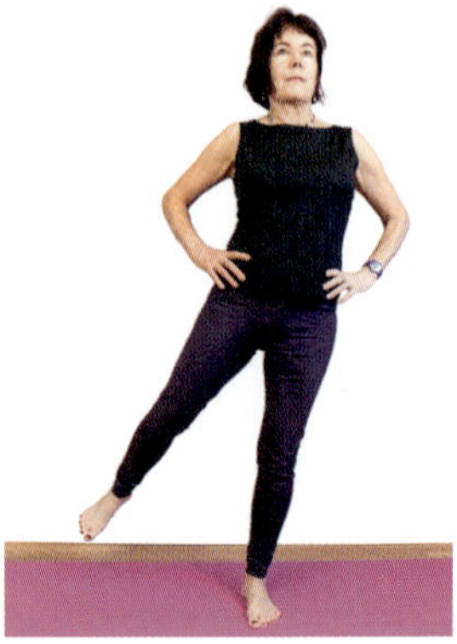

그림 11.9a 고관절 외전하기(Hip abduction)

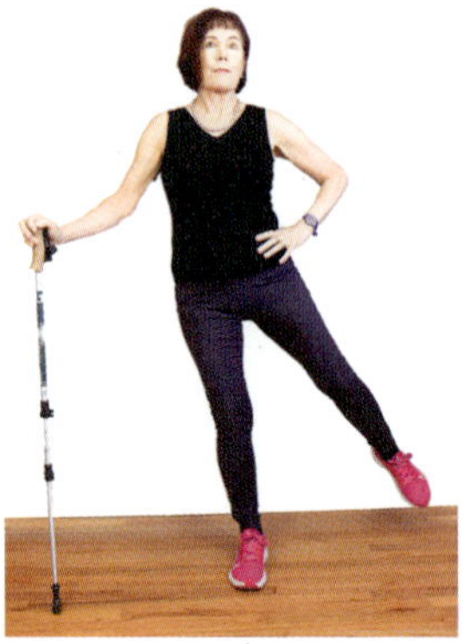

그림 11.9b 지지를 이용한 고관절 외전하기(Hip abduction with support)

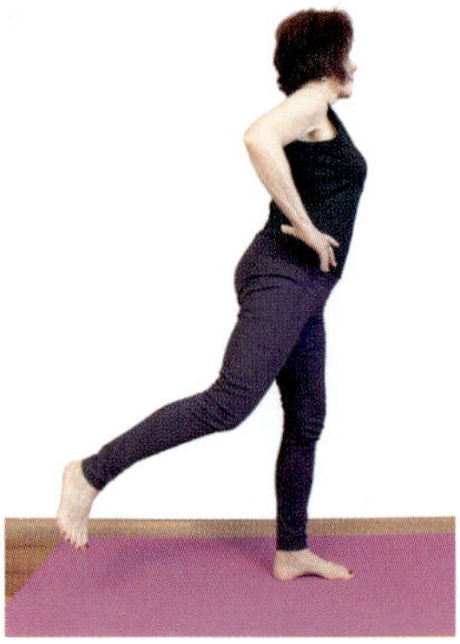

그림 11.7a 고관절 신전하기(Hip extension)

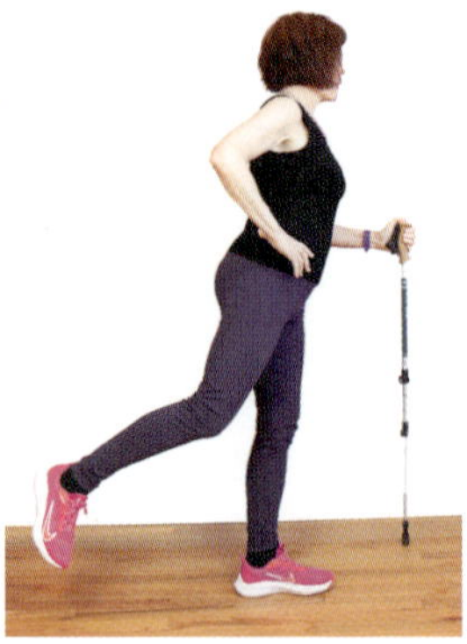

그림 11.7b 지지를 이용한 고관절 신전하기(Hip extension with support)

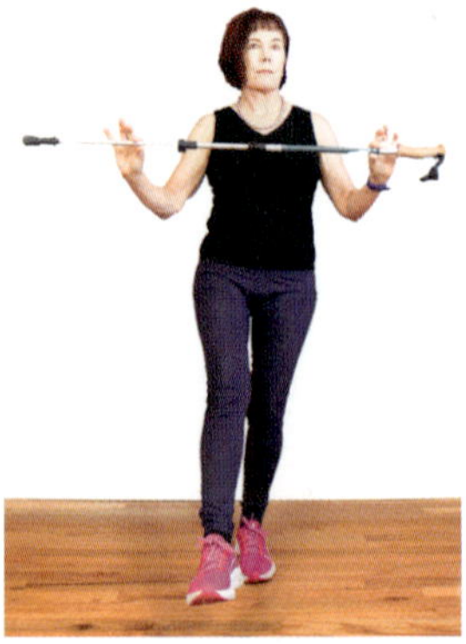

그림 11.10 균형을 잡으면서 다리를 앞으로 들어올리기(Leg lift front and balance)

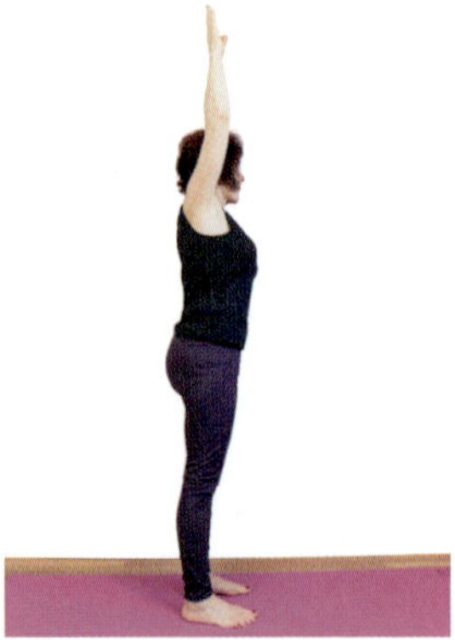

그림 11.11 척추를 신전하면서 팔을 들어올리기(UE flexion, spine extension)

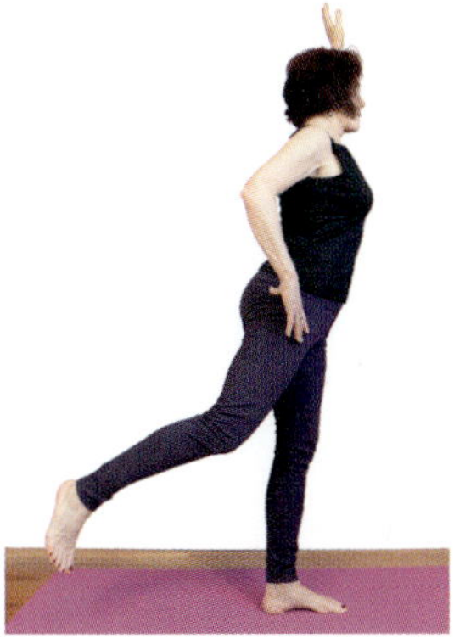

그림 11.12 상지 굴곡과 하지 신전을 교대로 하기(Alternate UE flexion and LE hip extension)

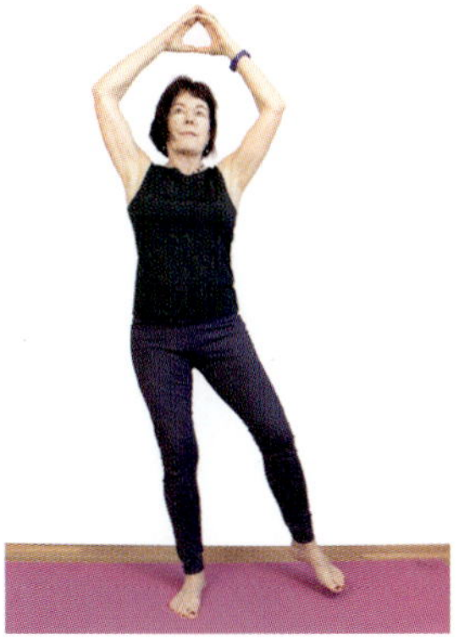

그림 11.13 한발로 균형 잡기(Single limb balance)

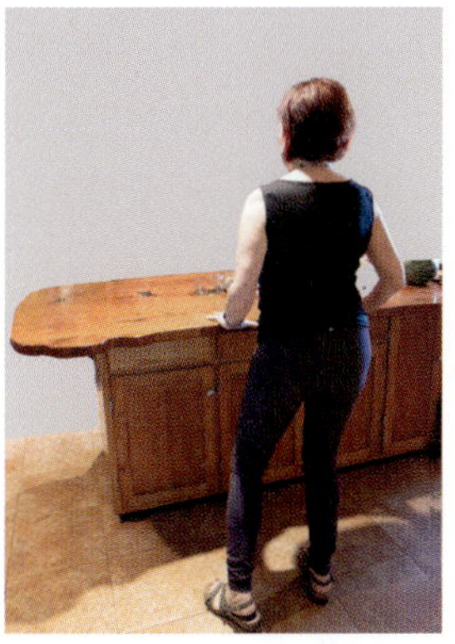

그림 11.14 테이블을 잡고, 측면 스텝하기(안정하고 근력강화를 원한다면 저항밴드를 적용한다)

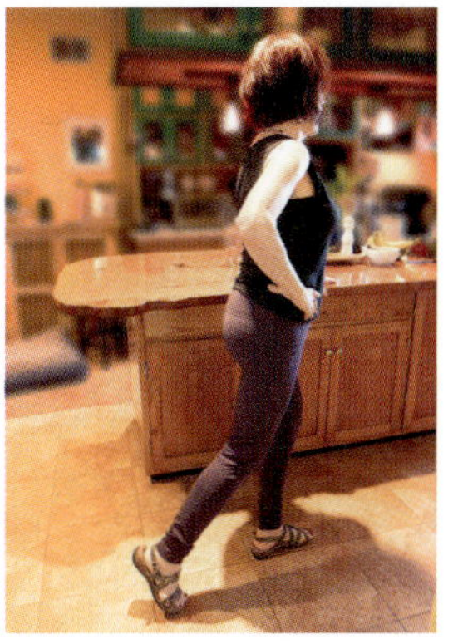

그림 11.15 테이블을 잡고, 앞쪽 · 뒤쪽으로 걷기(안정하고 근력강화를 원한다면 저항밴드를 적용한다)

이상적인 웰니스 케어는 질병 예방을 위한 교육과 지원을 제공하며, 아래와 같은 긍정적인 건강 요인을 고려할 수 있다.

예방적 건강 관리

중년기와 노년기의 웰니스를 증진하는 긍정적인 건강 요소는 PFD의 발생이나 영향력을 줄이는 것이다. 예방적 건강 피트니스와 생활스타일 요소는 다음과 같다:

다음을 위한 피트니스 활동:

- 심혈관 피트니스를 유지
- 기능 활동을 위한 근력 유지
- 뼈 건강 유지
- 유연성 유지
- 균형 및 자세조절, 협응 및 민첩성 유지
- 기분과 뇌의 혈류 최적화

다음과 같은 건강과 장수를 위한 생활스타일 요소:

- 적절한 수분과 섬유질, 비타민과 미네랄, 산화 방지제, 전해질 균형, 항염증 식품을 포함한 최적의 영양 섭취
- 질병과 질환을 예방하고 혈당을 안정시키는 최적의 체중 유지
- 친구, 코치, 트레이너, 바디워커, 피트니스 전문가와 의료 전문가의 건강 지원
- 더 큰 선행에 기여하고자 하는 목적 의식
- 정서적 웰빙과 심리적 웰빙을 위한 사회와 커뮤니티의 네트워크
- 평생 학습에 참여하고자 하는 지적 자극

(Buettner와 Skemp, 2016; Depp, Glatt와 Jeste, 2007)

지나간 세월이 아니라, 친구와 만들어 놓은 친구로 나이를 세고, 흘린 눈물이 아닌 웃었던 순간으로 삶을 세어라.

(John Lennon)

장수(Thriving)

블루 존(blue zone)은 우리가 예외적으로 볼 수 있는 전세계적인 장수 마을이다. 연구자들은 이들 블루 존이 강력한 사회적 지원 네트워크, 규칙적인 생활 방식의 신체 활동, 그리고 공동체내에서의 개인 목적 의식을 가지고 있으며, 이들 요소가 건강상의 이점을 제공한다는 것을 발견했다(Buettner와 Skemp, 2016; Depp 등, 2007).

노화, 심각한 질병 및 기능 저하들이 항상 서로 연관되어 있는 것은 아니다. PFD를 치료하는 관리 제공자는 클라이언트에게 건강을 위한 사회적, 자원봉사 및 피트니스 활동을 소개함으로써 특정 조건의 치료를 넘어 클라이언트의 건강을 향상시킬 수 있다.

요약

PFD는 중년기와 노년기에서 흔히 발생되는 질환이다. 출산, 폐경기, 남성 갱년기, 암, 신경학적 질환, 척추와 관절의 수술, 당뇨병, 비만, 흡연 및 음주, 정신 건강 상태 저하 등과 같은, 건강 이력 요인이 PFD와 연관될 수 있다. PFD에 대한 의료적 중재가 필요할 수 있다. 그러나 보존적 재활 치료를 통해 PFD를 개선하거나 제거할 수 있는 잠재력도 매우 크다.

도수치료/내장기 가동술, 치료적 운동, 운동 수행, 생활 습관, 영양, 인지 행동 및 웰니스 훈련 등이 클라이언트를 운전석에 앉게 할 수 있고, 자기 관리와 건강을 위한 기술을 장려할 수 있다.

노인의 PFD에 대한 보존적 치료의 장점은 그들의 건강을 관리하고 기능을 최적화하기 위한 교육과 도구로 그들에게 힘을 실어줄 수 있고, 이것으로 인해 평생 웰니스를 증진시킬 수 있다는 것이다.

참고문헌

Al Khaja, K. A. J., James, H., Veeramuthu, S., Tayem, Y., *et al.* (2020) "Prevalence of drugs with constipation-inducing potential and laxatives in community-dwelling older adults in Bahrain: Therapeutic implications." *International Journal of Pharmaceutical Practice 28*, 5, 466–472.

Arem, H., Pfeiffer, R. M., Engels, E. A., Alfano, C. M., *et al.* (2015) "Pre- and postdiagnosis physical activity, television viewing, and mortality among patients with colorectal cancer in the National Institutes of Health-AARO diet and health study." *Journal of Clinical Oncology 33*, 2, 180–188.

Baba, T., Homma, Y., Takazawa, N., Kobayashi, H., *et al.* (2014) "Is urinary incontinence the hidden secret after total hip arthroplasty?" *European Journal of Orthopedic Surgery and Traumatology 24*, 8, 1455–1460.

Bjerregaard, L. S., Bogo, S., Raaschou, S., Troldborg, C., *et al.* (2015) "Incidence of and risk factors for postoperative urinary retention in fast-track hip and knee arthroplasty." *Acta Orthopaedia 86*, 2, 183–188.

Brinton, R. D., Yao, J., Yin, F., Mack, W. J., and Cadenas, E. (2015) "Perimenopause as a neurological transition state." *Nature Reviews, Endocrinology 11*, 393–405.

Buettner, D. and Skemp, S. (2016) "State of the art reviews." *American Journal of Lifestyle Medicine 10*, 5, 318–321.

Center, M. M., Jemal, A., Lortet-Tieulent, J., Ward, E., *et al.* (2012) "International variation in prostate cancer incidence and mortality rates." *European Association of Urology 61*, 6, 1079–1092.

Dandona, P. and Rosenberg, M. T. (2010) "A practical guide to male hypogonadism in the primary care setting." *International Journal of Clinical Practice 64*, 6, 682–696.

Deiter, A. A., Wilkins, M. F., and Wu, J. M. (2015) "Epidemiological trends and future care needs for pelvic floor disorders." *Current Opinion in Obstetrics and Gynecology 27*, 5, v–vi.

Depp, C. A., Glatt, S. J., and Jeste, D. V. (2007) "Recent advances in research on successful or healthy aging." *Current Psychiatry Reports 9*, 1, 7–13.

Dunivan, G. C., Sussman, A. L., Jelovsek, J. E., Sung, V., *et al.* (2019) "Gaining the patient perspective on pelvic floor disorders' surgical adverse events." *American Journal of Obstetrics and Gynecology 22*, 2, 185.e1–185.e10.

Fu, P., Gao, M., and Yung, K. K. L. (2020) "Association of intestinal disorders with Parkinson's disease and Alzheimer's disease: A systemic review and meta-analysis. Abstract." *ACS Chemical Neuroscience 11*, 3, 395.

Healthline: Health conditions (2022) Can testosterone supplements improve your sex drive? Accessed 3/14/2022 at https://www.healthline.com/health/low-testosterone/do-testosterone-supplements-work.

Hickey, M., Szabo, R. A., and Hunter, M. S. (2017) "Non-hormonal treatments for menopausal symptoms." *British Medial Journal 359*. doi: 10.1136/bmj.j5101

Javadivala, Z., Allanhverdipour, H., Jafarabadi, M. A., and Emami, A. (2020) "An interventional strategy of physical activity promotion for reduction of menopause symptoms." *Health Promotion Perspectives 10*, 4, 383–392.

Kherea, M., Crawford, D., Morales, A., Salonia, A., and Morganthaler, A. (2014) "Collaborative review—andrology. A new era of testosterone and prostate cancer: From physiology to clinical implications." *European Urology 65*, 1, e31–e32.

Linden, W., Vodermair, A., MacKenzie, R., Greig, D., *et al.* (2012) "Anxiety and depression after cancer diagnosis: Prevalance by cancer type, gender, and age." *Journal of Affective Disorders 141*, 2–3, 343–351.

MacLellan, R. A. and Greene, A. K. (2014) "Lymphedema." *Seminars in Pediatric Surgery 23*, 4, 150972.

Makwana, N., Shah, M., and Chaudhary, M. (2020) "Vaginal pH as a diagnostic tool for menopause: A preliminary analysis." *Journal of Midlife Health 11*, 3, 133–136.

Matsumoto, A. M. (2002) "Andropause: Clinical implication of the decline of serum testosterone levels with aging in men." *The Journals of Gerontology: Series A 57*, 2, M76–99.

Na, H. R. and Cho, S. T. (2020) "Relationship between lower urinary tract dysfunction and dementia." *Dementia and Neurocognitive Disorders 19*, 3, 77–85.

North American Menopause Society (2022) "Expert Answers to Frequently Asked Questions about Menopause." Accessed 9/26/22 at https://www.menopause.org/for-women/expert-answers-to-frequently-asked-questions-about-menopause.

Pinkerton, J. V., Aguirre, S., Blake, J., Cosman, F., *et al.* (2017) "Abstract: The 2017 hormone therapy position statement of the North American Menopause Society." *Menopause 24*, 7, 728–753.

Portman, D. J. and Gass, M. L. S. (2014) "Genitourinary syndrome of menopause: New terminology for vulvovaginal atrophy from the International Society for the Study of Women's Sexual Health and the North American Menopause Society." *Journal of Sexual Medicine 11*, 12, 557–563.

Prostatectomy (2022) Mayo Clinic Patient Health Care and Health Information, Tests and Procedures. Accessed 6/13/2022 at https://www.mayoclinic.org/tests-procedures/prostatectomy/about/pac-20385198.

Russel, L., Gough, K., and Drosdowsky, A. (2015) "Psychological distress, quality of life, symptoms, and unmet needs of colorectal cancer survivors near the end of treatment." *Journal of Cancer Survivorship 9*, 462–470.

Sakakibara, R., Panicker, J., Finazzi-Agro, E., Iacovelli, V., *et al.* (2015) "A guide for management of bladder dysfunction in Parkinson's disease and other gait disorders." *Neurourology and Urodynamics 35*, 5, 551–563.

Schwarcz, E. R., Phan, A., and Willix, R. D. (2011) "Andropause and the development of cardiovascular disease presentation—more than an epi-phenomena." *Journal of Geriatric Cardiology 8*, 35–43.

Student, Jr, V., Vidlar, A., Grepi, M., Hartmann, I., *et al.* (2017) "Advanced reconstruction of vesicourethral support during robotic-assisted radical prostatectomy: One-year follow up outcomes in a two-group randomized controlled trial." *European Urology 71*, 5, E95–E96.

Torre, L. A., Islam, F., Siegel, R. L., Ward, E. M., and Jemal, A. (2017) "Global cancer in women: Burden and trends." *Cancer Epidemiology, Biomarkers and Prevention 26*, 4, 444–457.

단원 Ⅳ

통합관리 제공자와 클라이언트 관리

INTEGRATED PROVIDER AND CLIENT CARE

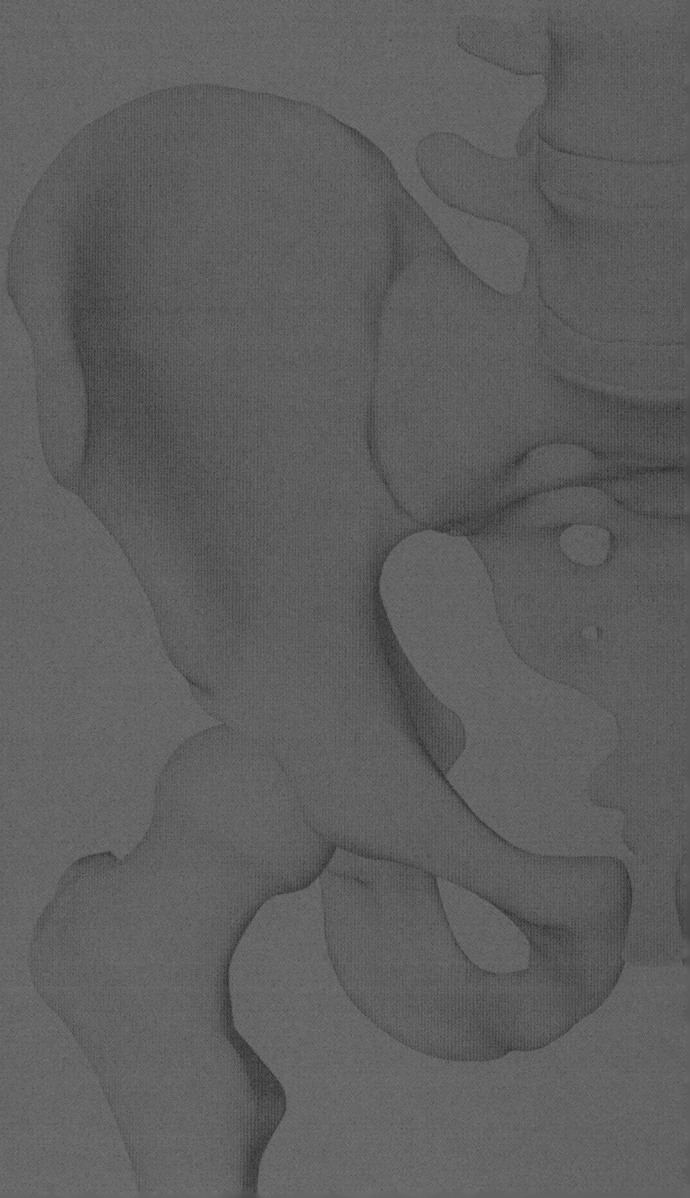

Chapter 12

골반 건강을 위한 마음챙김과 명상

Pauline Lucas DPT

서론

명상(meditation)과 마음챙김(mindfulness)은 고대 동양철학에서 유래한 밀접하게 연결된 개념과 실천이다. 세속화된 버전은 분자생물학자인 Jon Kabat-Zinn 박사와 같은 선구자에 의해 서양에서 대중화되었고, 이것은 나중에 매사추세츠 의료센터에서 인기있는 마음챙김에 기반된 스트레스 감소(MBSR) 프로그램이 되었다.

그 무렵, 1970년대 후반, Herbert Benson MD는 하버드 의료센터에서 "The Relaxation Response (이완 반응)"이라는 프로그램을 개발했다. 이들 프로그램은 서양의학과 과학의 기준과 수용을 충족시키기 위해 원래 종교적 관행에서 채택된 다양한 기법으로 구성되어 있고, 여전히 많은 혜택을 제공하고 있다.

마음챙김과 명상

마음챙김은 "걸음을 조심하시오"처럼, 일반적으로 주의를 기울이는 맥락에서 사용되는 일상어가 되었다. 그러나 마음챙김의 개념은 사실 훨씬 더 복잡한 개념이고, 특정한 방식으로 주의를 기울이는 것을 의미한다; 현재로서는 판단없이 친절과 호기심에 초점을 맞춘 의도적인 의미이다. 배우고 연습될 수 있는 기법이나 기술 외에도, 그 용어는 마음의 상태를 가리키기도 한다: 우리 자신의 현재 순간 경험에 대한 인식과 궁극적으로 삶의 방식을 갖는다.

캘리포니아 버클리대학의 Greater Good Science Center는 마음챙김을 "온순하고 양육적인 렌즈를 통해 순간순간 우리의 생각, 감정, 신체감각, 그리고 주변 환경에 대한 인식을 유지하는 것"이라고 정의했다(Greater Good Magazine, 2022).

이 순간의 존재감과 의식적인 인식은 동일한 개념을 표현하는 다른 방법이다. 우리는 어떤 활동이나 상호작용에도 주의 깊게 인식하는 법을 배울 수 있다. 그러나 명상은 우리의 일상생활 밖에서 이루어지는 의도적이고 구체적인 실천이다.

미국국립보건원은 명상을 "평온과 신체 이완을 높이고, 심리적 균형을 개선하며, 질병에 대처하고, 전반적인 건강과 웰빙을 증진시키는 오랜 역사를 가진 심신 실천"이라고 설명한다 (NCCIH, 2022).

마음챙김의 실천

마음챙김의 실천은 우리가 마음챙김을 하는 동안 우리가 하고 있는 것에 계속 관여하도록 마음을 훈련하는 기법을 사용하는 것이다. 마음챙김은 명상에서처럼 계획되고 생각이 깊은 활동일 수 있고, 걷고 먹고, 또는 대화를 나누는 것과 같은 일상 활동 동안에도 실천될 수 있다. 일반적인 마음챙김 실천에는, 앉아서 하는 마음챙김 명상, 마음챙김 보행, 요가, 마음챙김 식사, 신체 스캔 실천, 호흡 인식 기법 등이 포함된다. 우리의 스킬을 개발함에 따라, 우리는 마음챙김의 태도를 우리가 하는 모든 것에 가져갈 수 있고, 이것은 삶의 한 방식이 될 수 있다. 이런 마음챙김 인식 속에서 삶을 사는 사람은 현존하는 것으로 간주된다.

마음챙김과 건강 혜택에 대한 증거

특히 지난 수 십년 동안 마음챙김과 명상이 인기를 끌었는데, 이들은 과학 출판물의 폭발적인 증가, 주제에 이용할 수 있는 방대한 양의 책과 잡지, 끊임없이 확장되는 다양한 앱, 그리고 빠르게 증가하는 수 많은 마음챙김 훈련 프로그램에 의해서 분명히 알 수 있다. 이 주제에 대한 수천 개의 리서치 연구는 건강관리 기관뿐만 아니라 교회, 학교, 교도소, 전문 스포츠 및 대기업에서 신체적, 심리사회적 그리고 인지적 영역을 떠맡는 통합된 마음챙김 프로그램의 이점을 입증했다.

일관되고 규칙적인 마음챙김과 명상 실천의 장점은 스트레스와 불안의 감소, 더 나은 수면, 더 좋은 면역 기능, 노화 과정의 둔화, 그리고 더 좋은 기억력 등을 포함한다. 만성 통증에 대한 효과의 연구는 주로 요통에 초점을 맞추고 있으며, 통증을 명확하게 감소시키는 것은 불투명하지만, 환자들이 통증 증상에 대해 덜 신경 쓰고 더 잘 대처하고 있음을 보여 주었다. 두통, 류마티스관절염, 과민성 대장 증후군(IBS) 및 섬유근육통과 같은 만성 통증 질환의 마음챙김 중재에 대한 체계적인 검토와 메타 분석에 따르면, 통증 감소에 대한 몇 가지 증거와 우울증 증상 감소 및 삶의 질 향상에 대한 중요한 증거가 발견되었다(Hilton 등, 2017).

오늘날까지 골반 증상을 위한 마음챙김 중재의 효과에 대한 연구는 그리 많지 않았다. 연구에 따르면, 8주간의 MBSR 프로그램은 IBS 환자들의 증상과 삶의 질을 크게 향상시켰으며, 이 연구 참가자의 70% 이상은 훈련 후 IBS 증상이 감소하고, 불안감도 감소하였고, 삶의 질도 향상되었다는 것이다. 이들 혜택은 프로그램 종료 후 3개월까지 계속되었다. 스트레스는 IBS의 증상과 밀접한 관련이 있고, 연구자들은 참가자들이 현재의 순간 인식을 실천한 결과 미래에 대한 걱정이나 과거에 대한 초조함을 감소시켜 이 매우 높은 성공률을 설명했다(Naliboff 등, 2020).

마음챙김과 골반 건강

마음챙김에 기반한 중재는 현재의 순간 인식과 수용이라는 두 가지 핵심 요소에 초점을 맞추고 있다. 이들은 골반 건강 증진 프로그램의 성공적인 결과를 위한 중요한 구성 요소이다. 우리의 몸은 하루 종일 우리와 소통한다. 몸은 먹거나 마시거나, 쉬거나, 움직이거나, 화장실을 사용해야 할 때 신호를 보낸다. 우리의 바쁜 생활 방식과 많은 산만함으로, 우리는 종종 이들 신호들을 무시하고 있다. 예를 들어, 건강관리 전문가들과 교사들은 환자와 교실을 떠날 수 없기 때문에, 배뇨나 배변을 미루는 것으로 알려져 있다. 많은 다른 전문가들은 이들 요구를 충족시키는 휴식을 취할 수 없을 만큼 너무 바쁘다. 시간이 지남에 따라, 이것은 변비, 불완전한 비움, 골반 통증과 같은 결과로서 이들 감각의 인식을 잃어버리는 단절을 초래할 수 있다.

장, 방광, 통증 및/또는 성 문제가 있는 클라이언트를 치료할 때, 관리 제공자는 일반적으로 골반 기관과 골반저의 해부적 구조와 기능에 대해 클라이언트에게 가르치는 것부터 시작한다.

클라이언트에게 소변이나 배변에 대한 충동, 방광이나 장을 비우고자 하는 충동, 그리고 그 후의 감각에 대한 탐색과 관심을 기울이도록 권장해야 한다. 신체 내부에서 오는 감각에 대한 인식은 *내수용성 감각*으로 불린다.

성적 문제가 있는 경우, 관리 제공자들은 클라이언트가 친밀한 만남을 시작할 때와 그 만남을 가질 때 친밀감, 호흡 변화 또는 신체(특히 골반)의 긴장을 알아야 함을 제안할 수 있다. 이런 주의 깊은 인식은 골반을 검사하는 동안 배워야 하거나 실천될 수 있다.

배뇨, 배변, 침투 동안, 골반저 근육은 이완되어야 한다. 골반 통증의 경우, 그리고 배뇨나 배변을 시작하기 어려울 때와 고통스러운 성교가 있을 때, 골반저 근육이 너무 긴장된 상태일 수도 있다. 근육 이완을 돕는 첫 번째 단계 중의 하나는 이런 근육 유지 패턴에 대한 인식이다.

호흡

호흡은 이들 문제를 가진 다른 구성 요소이며, 호흡을 인식하는 것을 배우면 긴장을 식별하고 줄일 수 있다. 사람이 스트레스를 받을 때는 호흡은 빨라지고 얕아지는 경향이 있고, 긴장이 풀어지면 호흡은 느려지고 깊어지는 경향을 띤다. 복부와 골반저를 이완하기 위해 평온한 횡격막 호흡 패턴이 이용될 수 있다.

생각과 증상

부가적으로, 중요한 것은 다양한 증상을 유발할 수 있는 스트레스성 생각을 인식하는 것이다(상자 12.1). 예를 들어, 과활동적 방광을 가진 사람의 일부는 외출을 했을 때 화장실 찾는 것에 대해 많은 걱정을 하고 있는데, 이것이 그들의 절박성 배뇨를 증가시킨다. 이 패턴을 식별하는 것을 배우고 주의를 다시 집중하거나 의도적으로 편안한 호흡을 하는 것을 배우면, 배뇨 절박성을 완화시킬 수 있다.

통증 문제를 가진 환자의 경우, 통증이 결코 사라지지 않는다는 생각이 스트레스를 상당히 가중시키고 증상을 악화시킬 수 있다. 이들 생각을 인식하고 그들을 의문시하는 것은 강력한 치유 기술이 될 수 있고, 증상과 만성 스트레스의 감소에 기여할 수 있다.

상자 12.1 환자 사례: Linda의 골반 통증

Linda는 29세의 변호사로, 비행기를 타고 전국을 횡단할 때 심한 질 통증을 가지고 있었으며, 한 달에 최소 3번 일을 한다. “내가 보스턴에 도착할 때, 가까스로 호텔 방에 도착하였고, 진통제를 먹어야 잠을 잘 수 있어”.

흥미롭게도, 그녀는 골반 통증이 별로 없었다. 그녀는 보스턴의 회의가 많은 스트레스를 준다는 것에 항상 여행을 두려워하고 있다. 그녀가 첫 번째 골반 물리치료를 받았을 때, 골반저 근육이 매우 팽팽하고 터치에 매우 민감하다는 것이 질 검사를 통해 확인되었다.

Linda는 이 검사를 할 때 통증을 느꼈다는 것에 꽤 놀랐다. 골반저 근육의 수축과 이완에 대한 감각 검사로서, 그녀는 첫 번째 물리치료에서의 차이를 확인할 수 있었다. 후속 치료를 받기 위해 돌아왔을 때, 그녀는 보스턴으로 가는 비행기 안에서 익숙한 통증의 시작을 느꼈고, 골반 근육을 꽉 움켜쥐고 매우 얕은 호흡을 하고 있는 자신을 확인할 수 있었다는 것에 기뻤다. 그 주의 초기에 거론했던 요가 호흡과 이완 기법을 사용하여 긴장감에 대한 인식을 쉬게 함으로써, 그녀는 자신의 몸, 특히 골반저 근육을 이완시킬 수 있었고 통증 없이 목적지에 도착할 수 있었다.

명상과 신체 통증

마음챙김과 명상의 실천은 통증을 다루는 사람들에게 엄청난 혜택을 제공한다. 우리는 통증을 역학적 과정과 화학적 과정(유해 자극)의 손상에 의해 손상된 신체 구조물의 단순한 신경 과정으로 생각하곤 했다. 예를 들어, 유리 조각을 밟는 경우인데, 통증은 우리를 안전하게 지키기 위한 경고의 역할을 한다. 논리적인 치료는 손상된 신체 부위를 치료하는 것으로, 통증유발점을 제거하여 통증을 사라지게 하는 것이다. 신경과학의 발전으로 인해, 분명해진 것은 통증(특히, 지속적인 통증)이 우리의 감정적 반응과 통증에 대한 우리의 생각을 포함하는 훨씬 복잡한 과정이라는 점이다.

또한 우리는 우리의 신경계가 민감해지고, 때로는 조직 손상이 치유된 후에도 통증이 남아있을 수 있다는 것을 배웠다. 분명한 점은 우리의 통증 인식이 통증 경험에 큰 영향을 미친다는 것이다. 예를 들어, 골반 통증 환자가 모든 의학적 검사에서 "정상"으로 판명되었음에도 불구하고, 자신의 몸에 심각한 문제가 있다고 확신한다면, 그들은 의료 전문가들이 문제점을 찾지 못했다는 잘못된 믿음을 가질 수도 있다. 이런 경우, 신경계는 높은 경계 상태를 유지하고, 모든 감각을 등록하여 집중력을 유지하고 통증의 원인을 찾으려는 노력을 할 것이다.

마음챙김과 명상의 실천은 통증과 다른 도전적인 경험에 대한 우리의 반응에 통찰력을 제공할 수 있다(상자 12.2와 상자 12.3). 또한 그것은 스트레스와 통증에 대한 반응을 능숙하게 관찰하고 조절하는데 필요한 인식을 우리에게 제공할 수 있고, 우리의 통증을 줄이는 데 도움이 되는 선택을 만들 수 있다.

상자 12.2 치료사의 통찰력

우리는 "통증에 대한 나의 믿음은 무엇이며, 무슨 일이 일어나고 있다고 생각하며, 통증이 어디에서 시작되고 어디서 끝나는지, 어떤 느낌인지, 통증이라는 단어를 사용하지 않고 그 느낌을 어떻게 묘사할 수 있는지?" 등과 같은 질문을 우리 자신에게 할 수 있다.

상자 12.3 환자 사례: Mary, 모든 곳에서의 통증

68세인 Mary에게 통증이 어디에 위치하는지를 물었을 때, 그녀는 "온 몸이 아프다"라고 대답했다. 그녀는 더 많은 질문을 받았다. "당신의 몸에서 통증이 없는 곳이 없는가?" 그녀는 맞다고 대답했다. 그녀는 더 나아가 여러 신체 부위의 감각에 대해서도 질문을 받았다: "오른쪽 귀는 어떤가요, 왼쪽 귀는 어때요, 목 앞은 어떤 감각이 있는가?" 등등. 이렇게 신체를 스캔하는 동안, Mary는 자신의 통증이 실제로 아랫배를 가로질러 자신의 한정된 신체 부위에만 위치하고 있음을 알게 되었다. 그녀는 매우 조심스러웠고 꽤 오랫동안 온몸을 긴장시켰는데, 이것이 그녀의 온몸이 아팠던 경험에 기여했을 것이다.

통증 경험의 또 다른 측면 "이야기"인데, 이는 통증의 맥락을 의미한다. 만약 우리가 통증 경험에 자발적으로 참여한다면(예: 문신을 하는 것), 통증의 감각은 우리가 강제로 통증을 당하거나 우리의 의지에 반하여 타인이 동일한 강도의 통증을 야기할 때보다 훨씬 더 다루기 쉬울 것이다. 마음챙김 실천을 통해 우리는 이야기에 대한 인식을 더 많이 얻고 그 효과를 줄이거나 심지어 불편한 느낌으로부터 이것을 분리할 수 있을 것이다.

학습 방법과 학습 장소

마음챙김의 학습에 대한 정보는 앱, 웹사이트, 책, 블로그를 통해 널리 이용할 수 있다. 비록, 마음챙김의 학습이 많은 사람들에게 효과가 있겠지만, 이 저자는 명상과 마음챙김 강사로서 20년 동안 일하면서 사람들이 자격을 갖춘 강사로부터 개인화된 지도를 받는 것이 종종 도움된다는 것을 발견했다. 모든 사람들이 각자 살아가는 환경은 독특하기 때문에, 강사는 각 사람의 특정한 요구와 난제를 해결하고 개인화된 마음챙김의 실천을 만들 수 있다.

성급한 마음을 가라앉히는 방법, 명상을 통한 감정이나 육체적 고통을 다루는 방법, 그리고 혜택이 눈에 띄지 않을 때 동기부여를 유지하는 방법 등은 자주 듣게 되는 주요 이슈들이다. 그룹 학습과 다른 참가자의 경험과 질문을 듣는 것이 매우 풍부해질 수 있다.

바로 수행을 시작하자

명상을 시작할 때, 미리 계획을 세우고 현실적인 기대를 갖는 것이 중요하다. 명상을 어디서, 언제, 얼마나 오랫동안 하고, 또 어떤 위치로 하며, 무엇에 집중할지를 결정한다. 여러분은 앱이나 다른 지침으로 명상을 할 것인가? 아니면 정신적으로 스스로를 지도할 것인가? 그리고 어떻게 시간을 추적할 것인가? 또한 이것은 그 명상에 대한 의도를 갖는 것을 도울 수 있다; 아마도 이것이 무엇에 관한 것인지 스스로 알아내거나, 당신의 영적 실천을 심화하고, 고통과 스트레스를 다루거나, 더 잘 자는 것을 도울 수 있다.

- 시간: 전통적으로 명상을 위한 이상적인 시간은 마음이 평온한 아침에 일어난 직후(RPM: 기상, 소변, 명상)와 낮 활동에서 저녁 활동으로 전환되는 시기("행복한 시간")이다. 그러나, 상황이 다양하기 때문에, 유연성이 중요하고 명상 시간은 각자의 일정에 맞게 조정되어야 한다. 시간, 기간, 위치 및 기법에 일관성이 있다면 유용할 것이다.

- 기간: 비록 다양한 명상 학교들이 하루에 20분씩 두 번의 명상을 권장하지만, 초보자의 경우에는 짧은 시간인 5분 정도로 연습하고, 하루에 한두 번씩 15분이나 20분 정도로 점차 넓혀 나가는 것이 좋다. 연구자들은 여전히 최소한의 효과적인 명상 시간을 알아내기 위해 노력하고 있으며, 현재로서는 명상을 하지 않는 것보다 명상을 어느 시간으로든 수행하는 것이 더 낫다는 결론을 내리고 있다. 명상의 종료를 알리는 부드러운 소리를 타이머로 사용하면 명상에서 깨어난 상태로 점차적으로 전환하는 데 도움이 된다.

- 자세: 명상을 수행하는 자세는 매우 중요하며, 편안해야 하고 명상가가 명료한 상태를 유지하는데 도움을 주어야 한다.

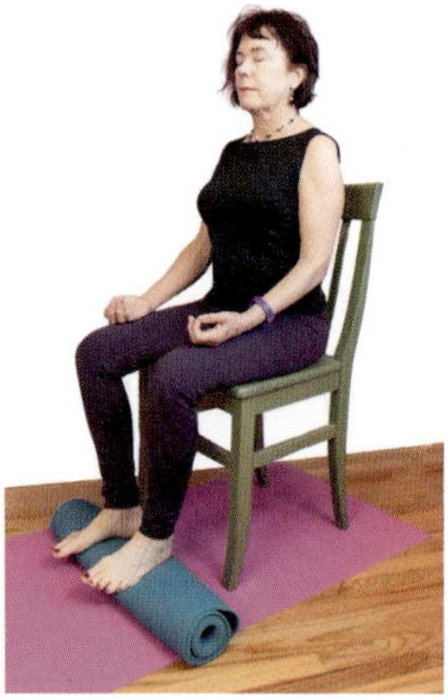

그림 12.1 앉은 자세에서의 명상(Seated meditation)

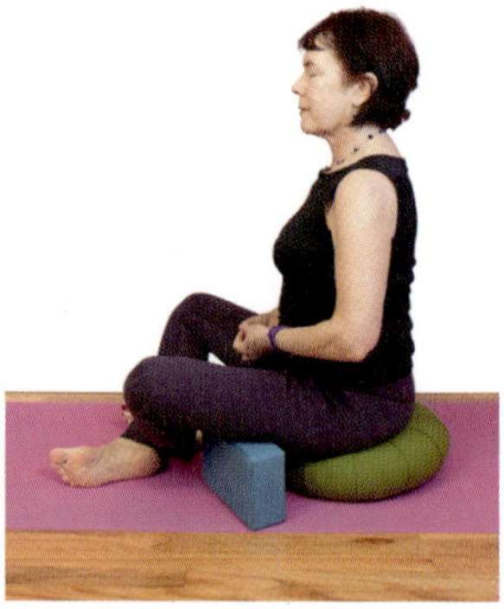

그림 12.2 바닥에 앉은 자세에서의 명상(쿠션이나 블록의 도움을 받고)

이상적인 자세는 등받이가 곧은 편안한 의자에 앉거나(그림 12.1), 바닥에 앉아 양반다리를 하거나(그림 12.2), 영웅 자세를 취하는 것이다(그림 12.3). 골반 증상을 가진 사람들은 앉기 자세가 불편할 수 있기 때문에, 누운 자세(그림 12.4)나 서 있는 자세가 더 나은 대안일 수도 있다.

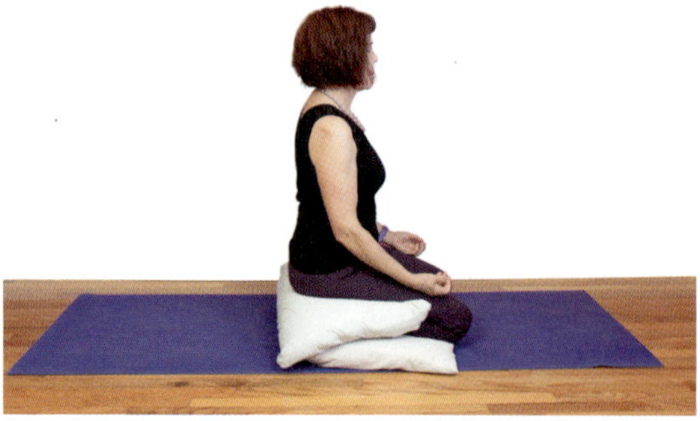

그림 12.3 영웅 자세(Hero pose)

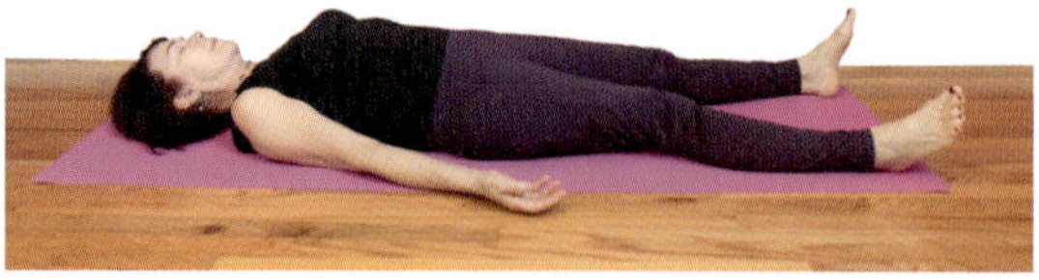

그림 12.4 누운 자세에서의 명상(Lying down meditation pose)

- 신체 스캔과 호흡 실천이 종종 편안한 누운 자세에서 수행되고, 골반저 통증이 있는 경우에는 누운 자세에서 이루어지는 버터플라이 자세(다리를 위한)를 사용할 수 있다(그림 12.5).

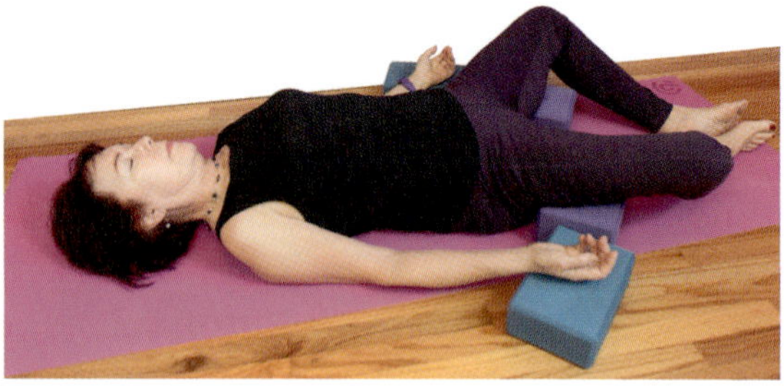

그림 12.5 버터플라이 자세(누운 자세)(Butterfly position lying down)

- 눈: 명상은 눈을 뜨거나 감거나, 또는 아래를 응시하는 듯한 반쯤 감은 상태에서도 이루어질 수 있다. 눈을 감으면, 입력과 산만함을 줄일 수 있다는 점이다.

- 집중: 명상을 시작하자마자 마음이 방황하는 경향이 있기 때문에, 마음이 현재의 순간에 머물기 위해서는 어떤 종류의 앵커가 요구된다. 호흡은 가장 일반적으로 사용되는 명상의 관점이다. 집중하는데 도움을 줄 수 있는 것들로는, 신체 감각(신체 스캔), 정신적으로 반복되는 단어나 짧은 문구(만투라 명상), 촛불과 같은 시각(트라카타 명상) 등이 있다. 집중은 앵커("마치 나비가 꽃 위에 앉는 것처럼")에 가볍게 머물러야 하며, 명상가는 마음의 방황을 발견하면 부드럽게 집중의 대상으로 되돌려 한다. 이것은 명상의 대상에 인식을 지속적으로 되돌리는 것으로 명상의 실천으로 간주된다.

- 유도된 명상과 유도되지 않은 명상: 많은 가상 플랫폼을 통해 제공되는 것과 같은, 유도된 명상은 초기에는 상당히 유용할 수 있지만, 지침에 의존하게 되기 때문에 장기적으로 볼 때는 이상적이지 않을 수도 있다. 여러분은 외적 큐잉에 대한 요구 없이도 여러분 스스로를 유도하는 것을 배우는 것이 이상적인 것일 수 있다.
- 기대: 초보 명상가들은 일단 그들이 수행을 시작하면, 완전히 평온한 마음을 가질 수 있을 것이라는 잘못된 기대를 가지고 있으며, 명상 수행을 하는 동안 자신들의 마음이 생각에 잠기는 것을 발견하고 좌절하기도 한다. 그러므로, 계속해서 생각과 계획으로 마음이 바빠질 것임을 아는 것이 중요하다. 생각과 싸우는 대신, 단순히 선택된 앵커(즉, 호흡, 신체 감각, 만트라 등)로 마음을 재설정해야 한다. 이런 인식과 재설정이 명상의 실천이다.
- 계속해 보자. 비록 어떤 사람들은 그들의 명상 수행으로부터 즉각적인 이익을 찾을 수도 있겠지만, 실제로 이익을 얻는데는 많은 시간이 걸린다. 즉각적인 치아 건강 변화에 대한 기대 없이 하루에 몇 번씩 양치질을 하는 것처럼(그리고 6개월마다 좋은 치아 검진 결과를 기대하며), 명상의 변화도 많은 수행 시간과 부지런한 수행을 필요로 한다. 비록 처음에는 어떠한 변화도 보이지 않더라도, 일관된 수행을 계속하면 많은 유익한 건강 변화를 만들어 낼 수 있다. 비록 어떤 명상들이 다른 명상보다 더 많은 이완을 느낄 수 있더라도, 각각의 명상에 대한 우리의 경험은 이것이 우리의 건강과 웰니스에 얼마나 유익했는지를 나타내는 것이 아니다. 우리 신경계와 몸의 유익한 변화는 시간이 지남에 따라 일어난다.

요약

요약하면, 마음챙김과 명상은 골반 건강 문제에 직접 줄 수 있는 혜택을 가지고 있다. 클라이언트에게 마음챙김과 명상 훈련을 제공하면, 건강과 웰니스를 개선하고 내수용성 감각의 발달과 그들의 개인적 자기 관리에 대한 통찰력을 증진시킬 수 있다.

참고문헌

Greater Good Magazine (2022) *What is Mindfulness?* Accessed 3/13/2022 at https://greatergood.berkeley.edu/topic/mindfulness/definition.

Hilton, L., Hempel, S., Ewing, B. A., Apaydin, E., *et al.* (2017) "Mindfulness meditation for chronic pain: Systematic review and meta-analysis." *Annals of Behavioral Medicine 51*, 2, 199–213.

Naliboff, B. D., Smith, S. R., Serpa, J. G., Laird, K. T., *et al.* (2020) "Mindfulness-based stress reduction improves irritable bowel syndrome (IBS) symptoms via specific aspects of mindfulness." *Neurogastroenterology Motility 32*, 9, p.e13828.

NIH National Center for Complementary and Integrative Health (NCCIH) (2022) *Meditation and Mindfulness: What You Need to Know.* Accessed 3/13/2022 at www.nccih.nih.gov/health/meditation-in-depth.

Chapter 13

성 건강

본 장은 성 건강과 웰니스, 기능장애 및 보존적 관리 옵션 등에 대한 주제를 다룬다. 여기에 제시된 정보는 파트너와 관리 제공자와의 의사소통을 포함하여 그들의 성 건강을 향상하는데 도움을 줄 수 있다. 성 건강 문제를 가진 사람을 치료하는 관리 제공자의 경우에서 보면, 이 정보는 그들에게 성 건강과 기능장애의 측면을 알려주고, 교육하고 또 통찰력을 제공할 수 있다.

성 건강의 정의(WHO, 2015):

- "오늘날의 성 건강은 성과 관련하여 신체적, 정서적, 정신적, 사회적 웰니스의 상태를 말한다."
- "성 건강에는 생식 건강, 성병 감염으로부터의 자유(STI), 성 기능장애로부터의 자유, 성폭력이나 여성의 할레에 따른 후유증으로부터의 자유 등이 포함된다."
- "성 건강에는, '강요, 차별, 폭력 없이 즐겁고 안전한 성 경험을 할 수 있는 가능성'도 포함된다."

개요

WHO의 정의에서 알 수 있듯이, 우리는 성 건강이 광범위한 주제라는 것을 알 수 있다. 성 건강 문제를 가진 사람을 치료하는 관리 제공자는 정의에서 다루는 주제에 대한 교육을 탄탄하게 받는다. 관리 제공자의 문화적 감수성과 개인적 윤리는 다음과 같이 중요하다.

문화적 감수성: 클라이언트 선호도

문화적 감수성은 생식과 성 건강 문제를 가진 사람과 관리 제공자의 상호 작용에서 중요하다. 클라이언트의 종교적, 문화적 영향과 개인적인 역사는 클라이언트의 개인적인 태도, 신념 및 성적 관행을 만들어내기 위해 결합한다. 이들 개인의 건강, 종교 및 문화적 요소들의 결합은 성 행위 뿐만 아니라, 건강관리의 추구와 서비스 활용에도 긍정적인 영향을 미칠 수 있다. 또한 클라이언트의 건강, 종교적 요소와 문화적 요소들이 성 건강과 건강관리 추구에 장벽을 제공할 수도 있다.

예를 들어, 어느 한 리뷰에 따르면 "유대교, 기독교, 이슬람교, 힌두교, 시크교, 그리고 불교 등과 같은 거대한 종교적 전통 내에서 학자들은 성 행위의 의미에 대해 어떤 식으로든 반영되고, 좋은 성과 나쁜 성, 남성과 여성의 성적 특징을 위한 틀, 그리고 가족 계획 전략을 제공했다"는 것이다 (Arousell과 Carlbom, 2016).

개인의 건강, 종교적, 문화적 요소에서 접점을 이루는 예는 순결(처녀성)을 주제로 하는 것이다 (상자 13.1).

혼전 성행위에 대한 금기와 정조, 순결, 명예와 관련된 여성의 관련 가치로 인해, 여성 삶의 가치는 성적 손상의 발생으로 상실될 수도 있다. 부가적으로, 순결을 정의할 때 처녀막의 상태가 올라가는 것은 의학적으로 복잡하고 임상적으로 측정하기 어려운 일이다. 평생 의무로서의 성감과 골반 부위로부터의 단절감이 여성에게 뒤따라올 수 있으며, 이것은 미완성의 결혼과 활동적인 성 파트너가 될 수 없는 상태로 이어질 수 있고, 성교로 인한 만성 통증(성교 통증)이 지속될 수 있다(Happel–Parkins, Azim과 Moses, 2020; Herman, 2015; Rosenbaum, 2022).

> **상자 13.1 순결**
>
> 특정 종교적 문화는 여성의 개인, 가족, 공동체, 사회적 지위를 결정하는 데 있어 순결을 중요시하고 있다(Mishori 등, 2019).
> 순결의 “상실”은 처녀막 검사에 잘못 기반될 것일 수 있으며, “순결 검사”라는 이런 관행은 건강과 인권 단체로부터 비난을 받아 왔다. 연구자들은 의학적, 사회적, 문화적 위해를 영구화시키는 처녀막에 대한 신화를 여성에게 설명한다; 처녀막은 불일치하고 시각적으로 선별하거나 촉진하기 어려운 다양한 막성 구조이며, 동의나 비동의의 성 경험 역사를 나타내는 지표가 아니다는 것을 여성에게 설명해 주었다(Kent, 2019).

편견 방지: 관리 제공자

클라이언트와 관리 제공자의 상호작용과 그들의 건강 이력, 종교 그리고 문화적 영향이 개인의 차이를 고려할 것이고, 또 편견과 고정관념을 회피할 것이다. 예를 들어, 일부 독실한 종교 여성들은 동성의 산부인과 의사를 선호할 수 있다.

그러나, 다른 사람들은 동성의 의사라는 관점보다 건강 관리 제공자와의 상호 작용 및 그들의 전문성과 역량 등과 같은 기술적 측면을 더 존중해 주고 있다. 그리고 순결을 존중하는 특별한 종교적 기준에도 불구하고, 종교적 성향을 가진 클라이언트들은 피임 계획, 성병 검사, 임신 관리 등과 같은 혼전 성 문제에 대한 건강 관리를 추구할 수 있다(Arousell와 Carlbom, 2016).

윤리와 신념체계: 관리 제공자

관리 제공자들은 성 건강을 위한 특정 서비스를 제공하기 위해 그들이 선택하는 것에 대해 다양한 의견, 선호도 및 신념 체계를 가지고 있다. 관리 제공자의 문화적, 종교적, 개인적 윤리 및 신념 시스템 때문에, 그들은 다음 주제에 대해 동의하거나 동의하지 않을 수도 있다(Fiala와 Arthur, 2014)(상자 13.2):

- 결혼 이외의 성에 대한 권리
- 임신 예방 관리; 피임 사용
- “성교후 피임약” 에서부터 수술/유산에 이르기까지의 임신 중절 옵션
- 성병 예방과 치료에 대한 교육
- 다양한 성적 취향의 가능성과 수용
- 성 확정 호르몬 치료와 수술

> **상자 13.2 윤리 강령**
>
> 관리 제공자는 미국물리치료사협회의 기준 윤리 강령(APTA 2022)과 같은, 윤리 강령을 따라야 한다.

성 건강관리에 대한 장벽

관리의 대가를 지불하는 건강보험과 건강 기금의 부족, 소수민족, 저소득층 지역의 의료 격차, 그리고 운송 장벽으로 인한 건강관리 현장까지의 도달 불가능 등과 같은, 관리의 접근성을 막는 사회경제적 장벽과 환경적 장벽이 존재할 수 있다.

이들은 평등, 인종, 정의, 법 및 건강(WHO 2015) 등의 광범위한 문제와 접점을 이룬다.

성의 다양성, 성차별, 그리고 정신 건강

성의 다양성은 레즈비언, 게이, 양성애자, 트랜스젠더, 퀴어(LGBTQ+)에서부터 다른 정체성까지 다양하다. LGBTQ+의 사람들은 불안과 우울증에서부터 자살의 위험에 이르기까지 정신 건강 문제를 겪는 비율이 더 높은 편이다. 성차별은 주거, 공공생활, 고용 및 건강관리시설에서도 발생할 수 있다. 건강 서비스 제공자는 성 확정 관리에 대한 교육을 통해 혜택을 받을 수 있으며, 커뮤니티 센터는 다양한 서비스를 제공할 수 있지만 인력이 부족하고 자금이 부족할 수 있다(Su 등, 2016)(상자 13.3).

상자 13.3 트랜스 남성 경험

한때 Patricia로 알려졌던, Patrick은 남성으로 성 전환을 했다. 그의 목소리, 수염의 성장, 작은 음경으로 확인된 커다란 음핵 등을 갖게 되었다. 그는 파트너로서의 남편과 10대 자녀들의 수용과 지지로 서서히 남성으로 전환되었다. 그는 "위쪽 수술(유방제거술)"이나 "아래쪽 수술(음경성형술)"을 하지 않기로 결정했다. 그러나, 그는 성 전환술을 받기 전, 몇 년 전에 방광 현수 수술을 받아야 했고, 골반 통증과 복부 통증이 있었고, 수술 후에 소변을 보는 것을 주저했다. 또한 그는 업무상 손상과 관련된 요통과 고관절 통증을 가지고 있었다. 그는 물리치료(PT)를 받기 전에, LGBTQ+ 양성/확정을 확인하기 위해 클리닉에 전화를 했다. 그는 치료사에게 의료진의 부정적 태도, 조롱, 수치심을 포함한 의료와 관련된 트라우마 경험이 있으며, 이후 새로운 관리 제공자를 만나기 전에 전화를 걸어 확인하는 시스템을 갖추었다고 말했다. 그는 존경과 전문성으로 대우받을 것이라는 통보를 받았고, 이것은 다양성을 환영하는 관행이었다.

성 기능과 기능장애

용어

- 성적 행위는 성감대와 성기에 관련된 행동이다.
- 성욕은 배고픔, 갈증, 고통 회피와 함께, 주요 동인으로 간주된다 (Trieschmann, 1975).
- 성 욕구는 개인의 성욕, 성적 행위, 그리고 태도, 감정, 관계를 포함하는 심리사회적 요소들의 결합이다.

성 건강 증진 요소와 제한 요소

우리는 건강한 성욕과 성적 기능을 지지하는 요소와 흥미, 각성/성욕, 성적 만족의 제한을 초래하는 요소들을 확인할 수 있다(표 13.1과 상자 13.4 및 상자 13.5).

표 13.1 건강 요소, 성 건강과 기능장애

성 건강의 긍정적 요소	성 건강의 부정적 요소
운동: 규칙적인 피트니스 활동	운동하지 않음: 좌식 활동
스트레스 수준: 낮음	스트레스 수준: 높음
수면: 회복적이고, 상쾌하게 잠에서 일어남	수명: 비회복적이고, 수면장애, 불면증
심리사회적 요소: 기분 장애 없음	심리사회적 요소: 걱정과 우울
대사 건강: 적절한 혈압, 혈당, 정상범위내의 체중	대사 건강: 치주질환, 고혈압, 당뇨, 과체중 또는 비만
비흡연	흡연
음주: 최소	음주: 많음, 술 중독
호르몬 상태: 균형을 이룸	호르몬 상태: 불균형, 폐경기/남성 갱년기, 갑상선 질환
불법 약물 사용하지 않음	불법 약물 사용
영양: 항염증성 지중해식 식단	영양: 비염증성 서구식 식단
약물: 성 부작용 없음	약물: 성 부작용
건강 이력: 긍정적인 성 경험, 성에 영향을 줄 수 있는 외상, 수술 및 문제가 없음.	건강 이력: 부정적 성 경험, 성에 영향을 줄 수 있는 정서적, 신체적, 또는 성적 외상이나 수술이 있음
문화적/종교적 확정: 긍정적 성 건강에 대한 견해	문화적/종교적 확정: 부정적 성 건강에 대한 부정적 견해

(Jannini와 Nappi, 2018; La, Roberts와 Yafi, 2018; McCabe 등, 2015; Mollaioli 등, 2020)

상자 13.4 성 기능장애는 혈관 문제와 연결될 수 있다.

"대사증후군과 비만에서 보일 수 있는 과도한 염증에서 비롯될 수 있는 내피 기능장애(endothelial dysfunction)는 비뇨생식기로 가는 혈류가 나빠져 이들 질환과 성 기능장애 사이에 병태생리적 연관성을 제공할 수 있다."

(Towe et al. 2020)

상자 13.5 성에 대한 관심과 무관심, 그리고 친밀감

모든 사람이 성에 관심이 있거나 적극적이지 않는다. 어떤 사람들은 무성애자이다. 또 다른 사람들은 노화나 질병으로 인해 서서히 성의 흥미를 잃어버릴 수 있다. 한 명의 파트너는 성에 대해 높은 흥미를 가지고 있고, 다른 파트너는 성에 대해 큰 관심이 없다면, 문제가 발생한다. 그리고 어떤 커플들은 성 관계 없이도 높은 수준의 감정적 친밀감과 육체적 친밀감을 가진다.

성 반응 주기

성 반응 주기는 단일 요소나 다음과 같은 여러 요소의 결합으로 인한 여러 시작점을 가진 순환 모델로 간주된다:

- 기꺼이 수용하려는 의지
- 성적 자극
- 소망
- 각성
- 흥분 극치
- 오르가슴이나 성적 만족
- 해소기/불응기.

성 반응성의 사전 모델은 선형 모델로부터 그려진 것이고, 이런 선형 모델은 각성과 희망으로 시작된다. 그러나 최근의 연구에 따르면, 성적 활동에 참여하는 다양한 출발점과 이유가 있다는 것이다. 이들은 정서적 친밀감 뿐만 아니라, 웰빙을 강화하기 위해 영적 반응과 정서적 반응을 포함하여 즐거움을 주고 받는다(Basson, 2005; Masters와 Johnson, 1966; Ogden, 2013).

영적, 정서적, 정신적 및 신체적 측면의 자아와 삶의 여러 시점에서의 자아를 탐구하는 Gina Ogden의 의학 바퀴 사용은 강력하고 적응력 있는 치유 패러다임이다. 이것은 단순한 생리적 과정으로 성을 넘어 개인으로 하여금 발견, 계시 및 갱신에서 한 사분면이나 다른 사분면을 탐색하고 문자 그대로 발을 들여놓을 수 있도록 만든다(Ogden, 2013).

남성

남성 생식기의 각성은 테스토스테론의 영향, 생식기의 감각 자극, 그리고 생리적 요인과 심리적 요인으로부터 발생한다. 발기의 기능은 외부 시각적 변화와 고유수용성 변화에 의해 동반된다(그림 13.1).

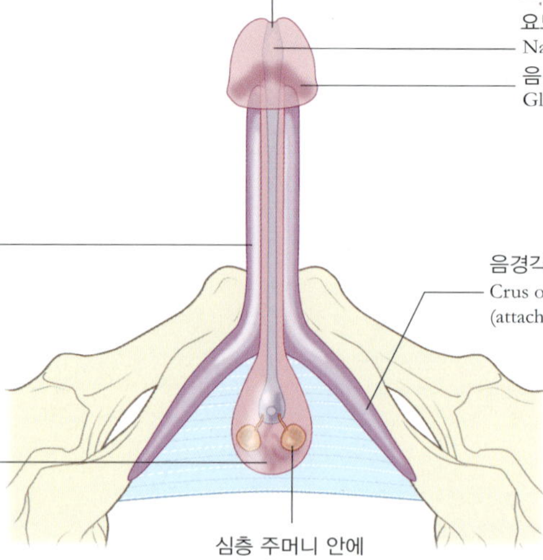

그림 13.1 남성 생식기 해부학

여성

여성 생식기의 각성 반응 주기는 음핵과 그에 관련된 부분(음핵구와 음핵경) 뿐만 아니라 각성으로 인한 질벽과 자궁의 변화를 포함한 상대적으로 숨어 있는 과정이다(그림 13.2). 연구는 음핵-요도-질(CUV) 복합체를 포함시키기 위해 여성의 성 해부학에 대한 이해로 확장하고, 소노그래피(소리사진법)를 통한 음핵이나 질의 자극에 대한 여러 부위의 반응으로 확장한다(Buisson과 Jannini, 2013; Jannini 등, 2014).

질 안 음경 침투(PIV) 성교 시 요구되는 성기의 기능

남성: 음경 발기와 침투를 유지하기에 충분히 딱딱함.

여성: 음경의 침투를 허용하기에 충분한 PFM의 신장력과 탄성.

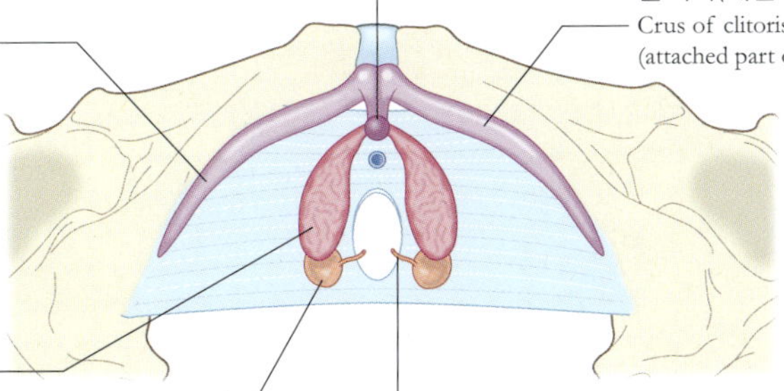

그림 13.2 여성 생식기 해부학

항문 성교의 요건

항문 성교를 위해서는 외항문괄약근과 내항문 괄약근의 윤활과 충분한 탄력성이 요구된다.

이성애 커플들의 항문 성교가 증가하고 있고, 남성과 남성간의 성 관계도 일반적으로 항문 성교를 통해 이루어진다. 이런 항문 성교는 일부 사람들에는 금기시되고 있다. 즉, 항문 성교시 통증이 발생하는 경우, 클라미디아, 헤르페스, HIV 또는 다른 감염과 같은 성병 감염의 원인이 될 수 있다. 항문 성교가 일부 커플에게 즐거움을 줄 수도 있지만, 합의되지 않은 활동과 강요로도 이루어질 수 있다(Marston과 Lewis, 2014). 일반적으로, 여성 파트너는 통증을 경험하게 되지만, 파트너에게 즐거움을 주거나, 임신을 예방하거나, 그리고 순결을 유지하기 위해 수행되기도 한다(El Feki, 2013). 성병 예방을 위한 콘돔 사용은 윤활제를 사용해야 하고, 항문괄약근은 점진적인 신장되어 음경 침투에 대한 준비를 이루어야 한다. 섹스 토이도 준비물로써 사용될 수 있다. 특히 밑부분에 플랜지가 있어 직장으로 당겨들어가지 않는다. 섹스 토이의 직장/대장내 보류는 의학적 지원이나 수술이 요구될 수 있다. 항문암의 발병률이 증가하고 있고, 연구자들은 보호받지 못한 항문 성교, HPV 감염 및 흡연 비율 증가를 위험 요인으로 간주하고 있다(Van der Zee 등, 2013).

성 건강을 위한 평가

성 기능장애: 인테이크 선별검사

성 기능장애는 유전적, 생물학적, 생리적 기능과 건강 이력에서부터 심리사회적, 태도/정서적 및/또는 관계적 문제에 이르기까지 많은 문제를 포함할 수 있다(상자 13.6). 관리 제공자의 팀은 각 개별 개인, 그들의 관심, 욕구 및 난제를 평가하고, 그들의 목표를 충족시키는 관리를 제공한다(Goldstein 등, 2018). 성 이력의 인테이크는 다음과 같은 선별 요소를 포함할 수 있다:

- 낮은 성욕, 욕망 및 각성의 어려움
- 성불감증(anorgasmia): 오르가슴을 달성할 수 없음 (Komisaruk, Beyer-Flores와 Whipple, 2015; Nagoski, 2015)
- 성교 통증(dyspareunia): 얕은 성교나 깊은 성교를 할 때, 통증이 발생한다 (Goldstein, Clayton과 Goldstein, 2011)
- 흥분, 오르가슴, 자세 또는 사후 관계 시 골반 통증

- 지속적인 성기 각성 장애(PGAD) (Goldstein 등, 2011)
- 프리아피즘: 통제되지 않고, 고통스런 지속적 발기(Levey, Segal과 Bivalacqua, 2014)
- 조루증 또는 조기 사정 (Metz와 McCarthy, 2003)
- 발기부전(Bø et al. 2015)
- 외상이나 Peyronie 질환으로 인한 음경 기형(NIDDK, 2022; Stuntz 등, 2016)
- 음경 이형 장애(Marra 등, 2020)
- 성과 관련된 파트너/관계 역학 (Konzen과 Konzen, 2016)
- 불임 문제와 치료
- 성 기능장애와 관련된 불안/우울증
- 성 중독과 동반된 알콜 또는 약물 중독
- 외상 이력: 언어적, 신체적, 또는 성적(Emerson, 2015; Khalaf, 2019)
- 건강과 성 기능에 나쁜 영향을 주는 약물 요소

위에 나열된 많은 요소들은 유전성, 심신 고려 사항(태도, 신념 체계, 심리적 및 영적 상태), 환경적 요인과 생물학적 요인, 건강 이력 영향 등을 포함한 범주 안에서 중첩된다(McCabe 등, 2015)(상자 13.7과 상자 13.8). 관심있는 독자들은 인간의 성 정체성과 기능장애에 관한 교재를 찾아보면 좋겠고, 아래에 수록된 일부 사람들은 다음과 같은 주제별 특정 방향이나 광범위한 주제를 포함할 수 있다: Bø 등, 2015; Goldstein 등, 2011; Gunter, 2019; Kerner, 2010; Komisaruk 등, 2006; Konzen과 Konzen, 2016; Myss, 1996; Nagoski, 2015; Northrup, 2010.

대부분의 사람들은 자신들보다 더 많은 섹스를 하고 더 나은 섹스를 한다고 생각한다.

(Dr. Holly Herman, 2017)

상자 13.6 여성 성 기능 지수

검증된 결과 형태인 여성 성 기능 지수(FSFI)는 성 기능과 관련된 문제를 평가하고 시간 경과에 따른 기능 변화를 모니터링하는 데 유용하다. FSFI의 영역은 욕망, 각성, 윤활, 오르가슴, 만족 및 고통 등을 포함한다(Rosen 등, 2000).

상자 13.7 사랑의 언어

파트너의 "사랑의 언어"를 알고 개인적인 선호를 인식하는 것은 관계를 강화하는 데 도움이 될 수 있다. 사랑의 언어는 긍정의 말, 양질의 시간, 신체 접촉, 봉사의 행동, 그리고 선물을 주는 것 등이다(Chapman, 2004).

성 건강 문제: 프로파일

문제의 정확한 설명은 필요한 치료에 대한 단서를 제공한다. 건강 이력 검사는 질염, 조루 또는 발기부전으로 인한 완성되지 않는 결혼(unconsummated marriage)과 같은 요인을 확인할 수 있다. 미완성의 결혼은 의사소통의 부족, 그리고 파트너의 편안함과 즐거움을 증진시키는 성행위의 선택에 대한 지식의 부족 때문일 수 있다.

스펙트럼의 반대쪽 끝에서는, 클라이언트는 강박적 기반의 성적 중독 이력이나 음경 이형장애 또는 골반/성기의 외상으로 인한 골반 통증도 가질 수 있다(Karila 등, 2014). 클라이언트의 목표는 통증을 줄이고 싶은 욕구, 임신 달성을 위한 완성의 결혼에 대한 욕구, 오르가슴을 달성하고자 하는 욕구, 성 행위로 파트너를 기쁘게 하고자 하는 욕구 등 다양할 수 있다. 성 기능과 기타 골반 기능, 또는 수술 이후나 관련된 방광과 장의 기능장애 문제 등을 재활하는 것이 목표일 수 있다.

문제를 설명하기 위해 검사될 수 있는 요인은 다음과 같다(제한된 목록):

- 척추, 사지 및 PFM의 유연성
- 척추, 사지 및 PFM의 근력
- 등, 엉덩이, 골반 부위를 공급하는 신경 영역의 감각: 정상, 과민, 또는 신경통?
- 근막계의 톤: 방어, 꽉 쥐기, 정상 톤 또는 낮은 톤?
- 의학: 혈당, 호르몬 수준, 갑상선 및 기분, 관계 역학 및 기타 문제의 평가를 위한 심리학적 프로파일에 대한 실험실 검사

치료

인테이크 선별검사 이후, 치료 계획은 클라이언트의 목표를 충족시키기 위해 구성된다. 일반적인 프로그래밍 패러다임에는 아래의 항목들이 포함될 수 있다.

클라이언트 교육

교육은 성 기능을 향상시키는 긍정적 건강 증진 요인에 대한 장려를 제공할 수 있다(표 13.1). 해부학 교육과 호르몬 영향, 성욕, 욕망, 각성, 오르가슴의 생리학적 측면은 클라이언트가 자신들의 상태를 이해하는 것을 돕기 위해 해부학적 차트와 모델을 사용하여 논의될 수 있다. 전문 제공자와 같은, 성 건강 전문가로의 의뢰는 성에 대한 생물학적, 생리적, 신체적, 감정적, 심리적 및 정신적 측면을 향상시키는 데 도움을 줄 수 있다.

안전과 즐거움

안전과 즐거움의 근본적인 측면에 대한 교육은 성 행위에 대한 근본 규칙을 제공할 수 있다.

성 전문가인 Heather Howard(2013)는 성 행위의 경계에 대해 다음과 같은 세 가지 질문을 참고했다:

- 안전한가?
- 다칠 수 있는가?
- 다른 사람을 해칠 수 있는가?

파트너간의 의사소통: 정서적 친밀감

안전과 즐거움은 파트너 간의 존중과 의사소통, 평등의 신념 체계, 의사결정 공유 및 감수성을 필요로 한다. 이런 관점에서 보면, 성교 활동은 잠재적 성병(STD)으로부터 안전해야 하고, 임신 예방의 선택권이 있어야 하며, 통증이 없어야 하며, 통증을 최소화해야 한다.

통증을 겪고 있는 파트너는 필요하다면, 의사소통을 하여 활동을 중단할 수 있다. 자존감이 낮거나 파트너를 "서비스"해야 한다는 "의무감"을 가진 사람들은 경험의 일부로서 불편을 예상하고 받아들일 수 있다. 다른 사람들은 단순히 편안함을 향상시키고 통증을 줄이기를 원할 수도 있다. 그리고 마지막으로, 관리를 원하는 일부 사람들은 긍정적인 성적 경험, 즐거움, 오르가슴을 달성하기 위해 정보와 치료적 중재를 필요로 한다. 누가 이들 중재로 도움을 줄 수 있는가? 전문 교육과 자격을 가진 관리 제공자는 아래에 목록된 것처럼 관리를 제공할 수 있다:

- 심리학자, 정신과 의사, 성학자
- 산부인과 의사, 내과 의사, 비뇨기과 의사, 간호사, 간병인, 물리치료사, 조산사, 오스티오패쓰

전문 성의학 제공자는 다음과 같은 전문 의료 기관으로부터 교육을 받거나 제휴할 수 있다:

- ASSECT: American Association of Sexuality Educators, Counselors and Therapists
- ISSWSH: International Society for the Study of Women's Sexual Health
- American College of Sexologists
- International Professional Surrogates Association
- American Physical Therapy Association, Institute of Pelvic Health.

아웃코스(각종 대체 성행위)

"아웃코스(각종 대체 성행위)"는 성적 활동에 유용한 옵션이며, 아웃코스를 이용하는 파트너는 질 안 음경(PIV) 성교와 같은 침투 활동을 하지 않는 조건에 동의할 수 있다. 아웃코스는 통증을 가진 사람들이 편안하고 즐거운 친밀감을 얻기 위해 통증 경험을 가진 "성교"를 피할 수 있다 (Happel- Parkins 등, 2020).

성 기능은 종종 질병과 관련하여 치료되지 않으며, 파트너와의 관계를 가진 사람들도 교육과 상담으로 혜택을 받을 수 있다(Konzen과 Konzen, 2016; Rosenbaum, 2022).

교육을 위한 PLISSIT 모델

질병이나 수술 후의 회복을 위한 교육은 부부 또는 개인의 성 기능을 향상시킬 수 있다. 성 교육을 위한 PLISSIT 모델에는 허가, 제한된 정보, 특정 제안 및 집중 치료가 포함된다(Keshavarz 등, 2021). PLISSIT 모델은 환자 집단에서 FSFI와 삶의 질(QOL)을 향상시키는 것으로 나타났다. PLISSIT 모델과 FSFI는 유방암 이후의 상태에서 향상된 성 기능을 검증하는 데 사용되었고 (Faghani와 Ghaffari, 2016), 이들 방법은 여러 인구 집단에 적용될 수 있다.

정형외과와 성 기능

골반대 통증, 고관절 통증 또는 요통이 있는 성교를 위해, 사람들은 베개나 볼스터를 사용하여 적응성 자세를 설정하고, 천골 벨트를 사용하고, 또 파트너를 교육하고, 통증이 있는 경우에는 침투 성교를 자제할 수 있다(Herman, 2017). 적응성 성교 자세를 위한 자세한 차트가 관리 제공자와 클라이언트를 위해 이용될 수 있다: *성적 활동을 위한 정형외과적 고려사항*(Herman & Wallace Pelvic Rehabilitation Institute, 2021).

> **상자 13.8 신경학적 고려사항과 정형외과적 고려사항**
>
> 흉곽, 요추골반 고관절의 어떤 문제도 성 기능에 영향을 미칠 수 있다. 요추 추간판 탈출증을 가진 남자와 보고된 성 기능장애는 수술 후 기능 향상으로 나타났다(Panneerselvam 등, 2021). 클라이언트는 성 기능에 영향을 미치는 신경학적 제한과 정형외과적 제한에 대해 이상적인 치료를 받을 수 있다.

감각 훈련

친밀감을 높이기 위한 점진적 단계를 교육받을 수 있고, 신체적 접촉이나 성적 접촉을 즐길 수 있는 옵션을 제공하는 데도 도움이 될 수 있다.

감각 훈련은 성 행위에 대한 압박을 줄이고, 감각 발견, 의사소통 및 행위를 위한 새로운 방법에 대한 옵션을 제공할 수 있다. 예 또는 아니오를 의사소통하기 위해 손 터치와 움직임으로 비언어 성 피드백을 제공할 수 있다. 1 단계 감각 훈련은 파트너에게 성기와 가슴을 제외한 신체 접촉을 하는 것이다. 2 단계는 성기와 가슴의 접촉을 포함시킨다. 3 단계와 그 이상의 단계에서는, 파트너가 편안하게 지낼 경우 성 관계를 포함할 수 있다 (Weiner와 Avery-Clark, 2014). 커플의 비언어적 의사소통을 위한 지침을 이용할 수 있다 (Howard, 2010).

항상 꿈꿔 왔던 사람을 발견하는 관찰력이 있는 사람은 섹스가 이루어지기도 전에 성적 에너지가 작용한다는 것을 알고 있다. 가장 큰 기쁨은 섹스가 아니라 그것을 실행하는 열정이다. 열정이 강렬할 때, 섹스는 춤을 완성하기 위해 결합하지만, 결코 그것이 주된 목표는 아니다.

(Paulo Coelho)

도수치료와 운동

면허를 가진 관리 제공자가 제공하는 도수치료와 운동은 성 기능을 향상시키는 큰 적용을 가진다. PFM과 관련 다리, 고관절, 척추 및 호흡 근육에 대한 "매핑"과 "인사"를 통한 해부학 교육은 편안한 영역, 또는 불편/통증의 영역, 호흡 중단이나 기타 문제와 관련된 신체 긴장을 조정하는데 도움이 될 수 있다. 관련된 신경계와 신체-감정 반응은 클라이언트에게 힘을 실어주기 위해 다루어지거나 지시될 수 있다. 수행 기법(예: 외부 도수치료나 내부 도수치료) 또는 운동, 명상 및 기타 모달리티와 같은 기타 치료의 사용에 관한 클라이언트의 선택이 항상 있어야 한다.

단축되고 팽팽해진 골반저는 정삭, 음부신경을 압박할 수 있고, 또는 각성, 클라이맥스와 해소 단계를 유지하기 위해 근막 구조물의 상방-하방 운동을 단순하게 허용하지 못할 수도 있다.

자궁원삭에서 음순으로 내장기 제한, 탈장 수복, 그리고 정삭에서의 제한(다른 반흔조직) 등이 통증과 관련될 수 있다. 도수치료는 근막 이완과 통증 치료를 위한 비성적인 건강관리 전문 기법이다. 도수치료는 앞 장에서 논의한 바와 같이, 외상 민감 기법으로 실행된다.

사람은 압통점과 통증유발점에 자가 근막 이완술을 적용하는 방법을 배울 수 있고, 또 호흡으로 긴장을 풀고 PFM을 이완하는 방법을 배울 수 있다. 클라이언트들은 오르가슴을 만드는 자기 자극을 위한 선택적 의도를 포함하여 집에서 이루어지는 안전한 단일 성 활동으로 편안함과 즐거움을 배울 수 있다. 이것은 안전과 외상 예방을 위한 의사 소통의 지침을 가진 파트너 활동일 수 있다.

운동

운동은 생식기로 가는 혈류를 증진시키고 혈당과 혈압 조절을 통해 심혈관 건강을 지원하는 것으로 밝혀졌다. 또한 운동은 스트레스 관리, 신경계 항상성, 장내 미생물 개선, 및 긍정적 자존감을 촉진한다. 문헌 리뷰에서 PFM 강화를 위한 표적 훈련은 남성 발기 기능과 여성 성 기능을 향상시키는 것으로 밝혀졌다(Bø 등, 2015). 오르가슴을 포함한, 운동으로 인한 성적 쾌락의 경험이 여성에게서도 보고되었다. 온라인 설문 조사에 따르면, 응답자의 51.4%가 운동으로 인한 오르가슴을 경험하면서도 자의식을 느낀 경험이 있는 것으로 나타났다(Hebenick과 Fortenberry, 2012).

성 건강 장비와 윤활제

성 건강 장비: 섹스 토이

"섹스 토이"로 알려진 성 건강 장비들은 많이 존재한다. 섹스 토이는 대중의 인식, 사회적 관습, 그리고 미디어 등에서 성 건강에 대한 광범위한 수용에서 인정을 받고 있다. 침투 장비 뿐만 아니라, 바이브레이터와 외적 장비는 시중이나 온라인에서 판매되고 있다. 섹스 토이는 파트너나 솔로의 성적 활동에 대한 선택권을 제공한다.

관계 문제와 성교 통증/성 기능장애를 가진 사람들은 이런 섹스 토이에 어려움을 겪을 수 있는 반면, 일부 개인과 커플들은 섹스 토이 사용에 대한 오르가슴의 첫 경험을 포함하여 긍정적인 경험을 할 수 있다.

윤활제

윤활제는 침투 성교 행위때 편안함을 주는데 필수적일 수 있다. 여성들은 성욕과 각성을 가질 수 있지만, 질 건조함도 가질 수 있다.

J. Michelle Martin은 산후 클라이언트들에게 "건조와 불편을 해결하기 위해 질 윤활제를 사용할 수 있다"고 조언했다.

윤활제로는 물 기반 윤활제(Slippery Stuff, Intimate Rose), 실리콘 기반 윤활제(Uberlube, Momentum), 오일 기반 윤활제(코코넛 오일, Coconu) 또는 알로에 기반 윤활제(Good Clean Love) 등이 있다" (J. Michelle Martin Health Solutions, personal communication, December, 2021). 성 장비나 섹스 토이와 함께 사용하기 위해, 실리콘 기반의 섹스 토이는 실리콘 윤활유에 의해 분해되고, 오일 기반 윤활제는 라텍스 콘돔을 분해한다. 물 기반 윤활제는 라텍스 콘돔 사용에 필요하다. 오일 기반 윤활제는 스테인리스 스틸과 유리 기반 섹스 토이에 안전하게 사용된다(goodcleanlove.com 참고).

요약

성적 웰빙 모델에는 출산율 조절, 성병 감염 예방 및 관리, 성폭력 예방, 성욕 및 각성의 존재 등이 포함된다(Casado-Espada 등, 2019; Mitchell 등, 2021). 누가 무엇을 하고 있는지, 누구와 함께 하는지, 얼마나 자주 하는지에 대한 성교와 관심은 인간의 기본적인 관심사이다. 성적 관심과 성 행위는 다양하고, 본 장은 많은 오해와 성 건강 문제를 다루고 있다. 관리 제공자는 피임 서비스와 성병 검사 및 치료, 호르몬 치료, 도수치료 운동 및 PFM 훈련 모달리티를 포함한 교육, 상담 및 의료적 중재를 통해 클라이언트의 성 건강과 건강을 최적화할 수 있다. 본 주제는 책의 전반에 걸쳐 다루어질 것이고, 독자들은 책, 연구 논문 및 인터넷 자료를 이용하길 바란다.

참고문헌

American Physical Therapy Association (APTA) (2022) *Code of Ethics for the Physical Therapist*. Accessed 3/17/2022 at www.apta.org/siteassets/pdfs/policies/codeofethicshods06-20-28-25.pdf.

Arousell, J. and Carlbom, A. (2016) "Culture and religious beliefs in relation to reproductive health." *Best Practice and Research Clinical Obstetrics and Gynecology 32*, 77–87.

Basson, R. (2005) "Women's sexual dysfunction: Revised and expanded definitions." *Canadian Medical Association Journal 172*, 10, 1327–1333.

Bø, K., Berghmans, B., Morkved, S., and Van Kampen, M. (2015) *Evidence-Based Physical Therapy for the Pelvic Floor: Bridging Science and Clinical Practice*. Edinburgh: Churchill Livingstone.

Buisson, O. and Jannini, E. A. (2013) "Pilot echographic study of the differences in clitoral involvement following clitoral or vaginal sexual stimulation." *Journal of Sexual Medicine 10*, 11, 2734–2740.

Casado-Espada, N. M., de Alcaron, R., de Iglesia-Larrad, J. I., Bote-Bonaechea, B., and Montejo, A. L. (2019) "Hormone contraceptives, female sexual dysfunction, and managing strategies: A review." *Journal of Clinical Medicine 8*, 6, 908.

Chapman, G. (2004) *The Five Love Languages: The Secret to Love That Lasts*. Chicago: Northfield Publishing.

El Feki, S. (2013) *Sex and the Citadel: Intimate Life in a Changing Arab World*. New York: Pantheon Books, Random House.

Emerson, D. (2015) *Trauma-Sensitive Yoga in Therapy: Bringing the Body into Treatment*. New York: W. W. Norton and Company.

Faghani, S. and Ghaffari, F. (2016) "Effects of sexual rehabilitation using the PLISSIT model on quality of sexual life and sexual functioning in post-mastectomy breast cancer survivors." *Asian Pacific Journal of Cancer Prevention 17*, 11, 4845–4851.

Fiala, C. and Arthur, J. H. (2014) "'Dishonorable disobedience'—Why refusal to treat in reproductive health care is not conscientious objection." *Woman-Psychosomatic Gynecology and Obstetrics 1*, 12–23.

Goldstein, A., Pukall, C., and Goldstein, I. (2011) *When Sex Hurts: A Woman's Guide to Banishing Sexual Pain*. New York: Perseus Books.

Goldstein, I., Clayton, A. H., Goldstein, A. T., Kim, N. N., and Kingsberg, S. A. (2018) *Textbook of Female Sexual Function and Dysfunction, Diagnosis and Treatment*, 1st ed. Hoboken, NJ: John Wiley and Sons Ltd.

Gunter, J. (2019) *The Vagina Bible: The Vulva and the Vagina—Separating Myth From Legend*. New York: Citadel Press.

Happel-Parkins, A., Azim, K. A., and Moses, A. (2020) "'I just beared through it': Southern US Christian women's experiences of chronic dyspareunia." *Journal of Women's Health Physical Therapy 44*, 2, 72–86.

Hebenick, D. and Fortenberry, J. D. (2012) "Exercise induced orgasm and pleasure among women." *Sexual and Relationship Therapy 21*, 4, 2631–2640.

Herman, H. (2015) "Sexual medicine for men and women: A rehabilitation perspective." Herman and Wallace Pelvic Rehabilitation Institute, San Deigo, CA.

Herman, H. (2017) Male pelvic health seminar. Function-Smart Physical Therapy, San Diego, CA.

Herman and Wallace Pelvic Rehabilitation Institute (2021) "Orthopedic Considerations for Sexual Activity." Available to purchase from https://hermanwallace.com/products/orthopedic-considerations-for-sexual-activity.

Howard, H. (2010) *Reduce Sexual Pain: A Guide for Couples*. Accessed 4/10/2022 at https://heatherhoward.com/DrHeatherHoward-sexual_pain_guide-for_couples.pdf.

Howard, H. (2013) "Sexual health toolkit: Ergoerotics and sexual concerns for the pelvic disorder patient," seminar. San Diego, CA, June 22–23, 2013.

Jannini, E. A. and Nappi, R. E. (2018) "Couplepause: A new paradigm in treating sexual dysfunction during menopause and andropause." *Sexual Medicine Reviews 6*, 3, 384–395.

Jannini, E. A., Buisson, O., and Rubio-Casillas, A. (2014) "Beyond the G-spot: Clitourethralvaginal complex anatomy in female orgasm." *Nature Reviews, Urology 11*, 9, 531–538.

Karila, L., Wery, A., Weinstein, A., Cottencin, O., *et al.* (2014) "Sexual addiction or hypersexual disorders: Different terms for the same problem? A review of the literature." *Current Pharmaceutical Design 20*, 4012–4020.

Kent, C. (2019) *Myths About the Hymen*. Accessed 4/10/2022 at https://sexualbeing.org/blog/3-myths-about-the-hymen-that-really-need-to-die.

Kerner, I. (2010) *She Comes First: The Thinking Man's Guide to Pleasuring a Woman*. New York: Collins.

Keshavarz, Z., Karimi, E., Golezar, S., Ozgoli, G., *et al.* (2021) "The effect of PLISSIT based counseling model on sexual function, quality of life, and sexual distress in women surviving breast cancer: A single-group pretest–posttest trial." *BMC Women's Health 21*, 417.

Khalaf, M. A. (2019) "The relationship between female genital mutilation and post-traumatic stress disorder: Implications for trauma-sensitive informed social work." *Egyptian Journal of Social Work 8*, 1–40.

Komisaruk, B. R., Beyer-Flores, C., and Whipple, B. (2006) *The Science of Orgasm*. Baltimore, MD: Johns Hopkins University Press.

Konzen, T. and Konzen, J. (2016) *The Art of Intimate Marriage: A Christian Couple's Guide to Sexual Intimacy*. San Diego: Konzen Publishing.

La, J., Roberts, N., and Yafi, F. A. (2018) "Diet and men's sexual health." *Sexual Medicine Reviews 6*, 1, 54–68.

Levey, H. R., Segal, R. L., and Bivalacqua, T. J. (2014) "Management of priapism: An update for clinicians." *Therapeutic Advances in Urology 6*, 6, 230–244.

Marra, G., Drury, A., Tran, L., Veale, D., and Muir, G. H. (2020) "Systematic review of surgical and non-surgical interventions in normal men complaining of small penis size." *Sexual Medicine Review 8*, 1, 158–180.

Marston, C. and Lewis, R. (2014) "Anal heterosex among young people and implications for health promotion: A qualitative study in the UK." *BMJ Open Sexual Health Research 4*, 8, e004996.

Masters, W. H. and Johnson, E. J. (1966) *Human Sexual Response*. Toronto; New York: Bantam Books.

McCabe, M. P., Sharlip, I. D., Atalla, E., Balon, R., *et al.* (2015) "Risk factors for sexual dysfunction among women and men: A consensus statement from the fourth international consultation on sexual medicine." *Journal of Sexual Medicine 13*, 2, 144–152.

Metz, M. E. and McCarthy, B. W. (2003) *Coping with Premature Ejaculation: How to Overcome PE, Please Your Partner and Have Great Sex*. Oakland, CA: New Harbinger Publications.

Mishori, R., Ferdowsian, H., Naimer, M., and McHale, T. (2019) "The little tissue that couldn't—dispelling myths about the hymen's role in determining sexual history and assault." *Reproductive Health 16*, 74.

Mitchell, K. R., Lewis, R., O'Sullivan, L. M., and Fortenberry, J. D. (2021) "What is sexual wellbeing and why does it matter for sexual health?" *The Lancet Public Health 6*, 8, e608–e613.

Mollaioli, D., Ciocca, G., Limoncin, E., DiSante, S., *et al.* (2020) "Lifestyles and sexuality in men and women: The gender perspective in sexual medicine." *Reproductive Biology and Endocrinology 18*, 1, 10.

Myss, C. (1996) *Anatomy of the Spirit: The Seven Stages of Power and Healing*. London: Bantam Books.

Nagoski, E. (2015) *Come As You Are: The Surprising New Science That Will Transform Your Sex Life*. New York: Simon and Schuster.

National Institute of Diabetes and Digestive and Kidney Diseases (NIDDK) (2022) *Penile curvature (Peyronie's disease)*. Accessed 4/10/2022 at https://www.niddk.nih.gov/health-information/urologic-diseases/penile-curvature-peyronies-disease#sec1.

Northrup, C. (2010) *Women's Bodies, Women's Wisdom: Creating Physical and Emotional Health and Healing*. London: Bantam Books.

Ogden, G. (2013) *Expanding the Practice of Sex Therapy. An Integrative Model for Exploring Desire and Intimacy*. Abingdon, UK: Taylor and Francis.

Panneerselvam, K., Kanna, R. M., Shetty, A. P., and Rajasekaran, S. (2021) "Impact of acute lumbar disc herniation on sexual function in male patients." *Asian Spine Journal 16*, 4, 510–518.

Rosen, R., Brown, C., Heiman, J., Leiblum, S., *et al.* (2000) "The female sexual function index (FSFI): A multidimensional self-report instrument for the assessment of female sexual function." *Journal of Sex and Marital Therapy 26*, 2, 191–208.

Rosenbaum, T. Y. (2022) *Sexual health resources*. Accessed 4/10/2022 at https://tallirosenbaum.com/articles/#.

Stuntz, M., Perlaky, A., des Vignes, F., Kyriakides, T., and Glass, D. (2016) "The prevalence of Peyronie's disease in the United States: A population-based study." *PLOS One 11*, 2, e0150157.

Su, D., Irwin, J. A., Fisher, C., Ramos, A., Kelley, M. *et al.* (2016) "Mental health disparities within the LGBTQ population: A comparison between transgender and nontransgender individuals." *Transgender Health 1*, 1, 12–20.

Towe, M., La, J., Khatib, F. E., Roberts, N., Yafi, F. A., and Rubin, R. (2020) "Diet and female sexual health." *Sexual Medicine Reviews 8*, 2, 256–264.

Trieschmann, R. B. (1975) "Sex, sex acts, and sexuality." *Archives of Physical Medicine and Sexuality 56*, 8–9.

Van der Zee, R. P., Richel, O., de Vries, H. J. C., and Prins, J. M. (2013) "The increasing incidence of anal cancer: Can it be explained by trends in risk groups?" Netherlands Review. *The Journal of Medicine 71*, 7, 401–411.

Weiner, L. and Avery-Clark, C. (2014) "Sensate focus: Clarifying the Master and Johnson model." *Sexual and Relationship Therapy 29*, 3, 307–319.

World Health Organization (WHO) (2002) "Sexual health, technical consultation." Accessed 9/23/22 at https://www.who.int/health-topics/sexual-health#tab=tab_2.

World Health Organization (WHO) (2022) *Sexual and Reproductive Health and Research (SRHR)*. Accessed 6/15/2022 at www.who.int/teams/sexual-and-reproductive-health-and-research/key-areas-of-work/sexual-health/defining-sexual-health.

추가 자료

Human Rights Campaign (2022) *Glossary of Terms*. Accessed 4/10/2022 at www.hrc.org/resources/glossary-of-terms.

Chapter 14

통합 골반 건강 관리

Maureen Mason and Jessica Drummond

서론

본 장은 다양한 전체론적 관리 전략으로 이루어지는 골반 건강 증진을 다룬다. 영양, 장내 미생물과 골반 건강에 미치는 동반질환의 영향이 복원력과 변형의 관점에서 프로파일링된다.

통합 치유 접근법은 복잡한 골반 건강 문제의 세계에서 최적의 건강 관리를 제공할 수 있고, 증상들은 종종 상호관련된 문제로 나타난다. 관리 제공자는 자신의 업무 범위 내에서 클라이언트에 대한 치료를 고려하면서 제공해야 하며, 현재의 문제에 대한 근본 원인을 분석하는 것도 포함해야 한다. 이것은 기생충, 바이러스, 박테리아, 균류, 효모 및 대사 프로파일에 대한 혈액 검사를 포함할 수도 있다(Drummond와 Sarna, 2020).

유전자 검사를 통해 메틸화 문제나 기타 대사성 또는 효소성 약증을 밝혀내야 할 것이다. 대변 검사는 장의 다양성과 건강을 평가하기 위해 대장(대장 환경의 일부 층)에 있는 주요 미생물의 유무나 이질성을 검사하는 것이다. 자세한 영양 분석이 염증성 유발 요인과 결핍을 식별할 수 있다.

입에서부터 소장, 대장, 방광, 요도, 전립선, 음경(또는 질)까지의 생물 군계(biomes)가 염증이나 질병을 유발시킬 수 있다. 생물 군계는 환경과 유전성과 상호작용하는 핵심건강 기반으로 부상하고 있다.

Kau 등(2011)이 언급했듯이, “다른 문화적, 사회경제적 환경에서 살고 있는 인간의 식습관, 영양 상태, 면역 체계, 미생물 생태 사이의 관계를 더 잘 이해할 수 있는 적절한 시기와 필요성이 절실하다.” 또한 Pflughoeft와 Versaloc(2012)는 “인간의 미생물에 대한 자세한 지식은 다양한 급성 질환, 만성 질환, 국소 질환 및 전신 질환에 대한 차세대 진단과 치료법을 양산할 것이다.”고 언급했다.

최적의 시나리오가 있으면, 사람은 사람 전체와 그들의 진단, 우려, 난제를 다루고, 자기 관리에 힘을 더해 주는 전문적 관리에 의해 건강과 활력으로 “전환”될 수 있다(상자 14.1–상자 14.3).

여러 접근 방식을 활용하고 시간의 경과에 따라 현저한 개선을 보여주었던 복잡한 사례들은 주류 근거 중심 저널이 되지 못했다. 효능을 식별하는 데 사용되는 과학적 방법은 단일 중재와 결과 검사나 제한된 일련의 중재와 결과 검사에 의존한다. 그러나 건강 변화에 관한 이야기는 통합 관리 전문가의 책에 많이 있으며, 이들 책은 무엇이 가능할 지에 대한 영감을 원하는 클라이언트들에게 권장될 만 하다. 전인적 치유는 Chaudhary(2016), O'Bryan(2016), Porter(2018) 및 Tatta(2017)와 같은 책에서 설명되고 있다.

상자 14.1 환자 사례: Allison 이야기: 다중 골반 건강 문제

Allison은 24세이며, 성교 통증 때문에 물리치료(PT)를 받았고, 또 간질성 방광염(IC), 섬유근육통, 역류 및 과민성 장 증후군(IBS), 변비우세(IBS-C)로 고통을 겪었다. 그녀에게 언급되는 진단은 골반 통증이었다. 그녀는 저체중이었고, 메스꺼움과 식욕 부진을 빈번하게 경험했다. 그녀의 증상은 지난 2년 동안 3번의 식중독으로 시작되었고, 최근 빈번한 방광염과 함께 증가한 성교 활동이 증가했고, 여러 차례의 항생제 치료를 받았다. 그녀는 간질성 방광염(IC)의 통증 완화를 위해 매주 방광 주입물을 사용하였다. 그녀는 10살 때 체조로 인한 요통과 고관절통을 가졌다. 그녀는 외상 후 스트레스 장애(PTSD)의 결과 진단과 함께, 성적 외상 뿐만 아니라, 높은 부정적인 아동 경험(ACE) 점수를 가진 어린 시절의 외상을 가졌다. 그녀는 불안과 우울증, 비회복성 수면 장애를 가졌다. 그녀는 간혹 크로스핏 운동을 했고, 그 결과 며칠 동안 골반 통증, 고관절 통증 및 요통이 증가되었다. 그녀의 주요 목표는 통증 없는 성교와 함께, 통증 감소이었다(상자 14.10의 앨리슨 치료 참고).

상자 14.2 상호 존중: 관리 제공자와 클라이언트

건강 관리에서 동등한 파트너로서 간주되는 치료 팀은 통합 관리의 기반이다.

상자 14.3 통합 관리 원칙

The Academy of Integrative Health and Medicine(AIHM)는 다음과 같은 설립 원칙을 가진 통합 관리 분야의 선두 주자이다.

- 예방이 최선의 중재이며, 치유 시스템의 통합이 효과적이다.
- 전인론적 의학은 관계 중심의 관리이며, 관리는 개별화되어야 한다.
- 예를 통해 가르친다.
- 치유력은 타고난 것이다.
- 모든 경험은 학습의 기회이다.
- 사랑의 치유력을 수용한다.
- 최적의 건강이 주요 목표이다.

(Riley et al, 2016)

모든 관리 제공자들은 사람에 대한 맞춤형 관리 계획에 이들 원칙을 고려함으로써 혜택을 얻을 수 있다.

개요: 건강과 질환

동반 질환과 골반 건강

골반 건강 문제에 영향을 줄 수 있는 병적 건강 상태로는, 알레르기 및 천식, 자가면역성 염증(Ngo, Steyn과 McCombe, 2014), 급성 감염 또는 만성 감염(즉, Lyme 질병 또는 Epstein-Barr 바이러스), 과민성 장 증후군, 크론병 및 소아지방변증, 우울증 및 불안, 비회복성 수면, 수면 무호흡증, 호흡기 질환, 갑상선 질환, 종양 질환 및 기타 질환 등이 있다.

물질 사용과 중독(Substance use and addiction)은 자가-관리 스트레스와 통증 때문에 일어날 수 있고, 건강 약화와 질병 악화의 원인이 될 수 있다. 물질 남용은 처방 진통제에 대한 신체적 중독이나 정서적 지원을 위한 더 나은 선택의 필요성과 관련될 수 있다.

사회경제적 건강

낮은 사회경제적 지위를 가진 사람들은 소음, 사회적 혼잡, 범죄로 인한 스트레스 외에도, 공기와 수질의 오염에 더 많이 노출된 지역에 사는 경향이 있다. 불안과 우울, 그리고 해결되지 않은 높은 부정적 아동 경험(ACE) 점수는 통증과 기타 제한된 자기 관리 실천을 영구화할 가능성이 높다 (Hughes 등, 2017; Merrick 등, 2017).

건강 관리 교육 및 훈련에 대한 접근성과 의료 관리에 대한 접근성에 대한 불일치가 존재한다. 예방적 관리와 웰니스 케어는 종종 재정적 지원이 적은 편이다.

컨시에즈 케어(Concierge care)

부유한 사람은 "컨시에즈 케어"라고 불리는 전문 검사와 서비스를 제공하는 서비스 제공자를 위한 독자적 수수료 시스템에 가입할 수 있다. 많은 컨시에즈 제공자들은 최적의 건강을 지원하기 위한 심층 병리검사, 맞춤형 영양 치료, 보충제 목표를 고려하는 "기능적 의학"의 영역에 속한다.

의료 건강 시스템(병원 및 지역사회 클리닉)은 예방적 관리를 제한하거나 제공하지 않는 경향이 있다; 약 중심의 모범 직무 프로토콜과 함께, 문제 치료와 질병 중재에 강조점을 둔다.

자가면역성 질환(Autoimmune illness)

사회경제적 지위가 높은 사람들은 자가면역성 질환의 부담이 더 큰 지역에 사는 경향이 있다. "위생 가설"은 감염에 노출되지 않은 면역계가 면역 도전에 반응하여 과활동하는 것이고, 자가면역성 질환이나 알레르기 현상으로 나타날 수 있다는 것이다(Okada 등, 2010).

신경계와 건강

신경계는 교감신경의 기능에서 부교감신경의 기능으로 최적으로 바뀐다. 교감신경의 상태가 고조되고 오래 지속되면, 위장 운동, 이완된 방광의 저장과 비우기, 성적 기능에 역효과가 초래되고, 정서적 복원력과 적응력에서 개인적 차이가 존재한다. 체성 치료사, 외상 치료사 및 기타 관리 제공자들은 교감신경계 상향 조절의 징후와 증상을 인식하고 대화와 재활을 위한 기회를 만들어 골반 건강 분야의 중요한 전인적 관리 제공자가 될 수 있다(van der Kolk, 2014).

건강과 질환에서의 미생물

미생물 군집(microbiome)은 생태계에 존재하는 특정 미생물과 그들 게놈의 집합체이다(그림 14.1). 사람의 미생물 군집은 피부, 코, 입, 식도, 위, 소장과 대장, 방광, 전립선, 요도, 질과 같은 특정한 장소에 존재한다. 현재 존재하는 미생물의 DNA 특성은 게놈(또는 유전자 코드)과 같이 특별하게 분석된다.

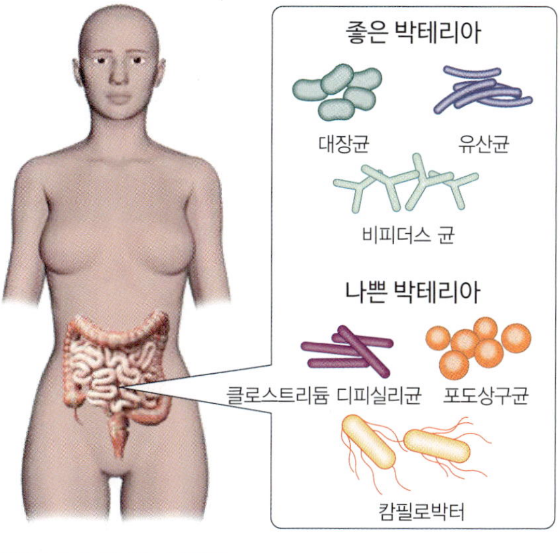

그림 14.1 장내 미생물

미생물

장내에 서식하는 미생물, 즉 장내 미생물(gut microbiome; GM)은 건강과 면역에 중요한 요소로 떠오르고 있다. 우리의 장내 미생물은 영겁에 걸쳐 인류에서 진화했으며, GM의 세포 수는 인간의 세포보다 10배나 많고, 신체 내에서 공생 관계를 통해 최적으로 존재한다. 장내 미생물의 종들은 면역계 조절, 신경전달물질 생산을 통한 기분 관리, 비타민 생산(B와 K), 짧은 사슬 지방산 생산, 야윈 상태나 비만 상태로의 조절 등에서 중요한 역할을 한다.

장내에 서식하는 미생물 종류로는, 박테리아, 바이러스, 효모, 균류, 고세균(archaea)과 파지(phages) 등이 있으며, 맨 뒤에 있는 2개의 종류는 잘 알려지지 않지만, 건강과 질병에서 다른 미생물과 상호작용을 한다(Cani, 2018; Lynch와 Pederson, 2016).

프리바이오틱스와 프로바이오틱스

프리바이오틱스는 아스파라거스, 바나나, 블루베리, 치아 시드(chia seeds), 갈은 아마씨, 귀리, 양파, 마늘, 실리엄, 예루살렘 아티초크, 시금치, 그리고 기타 많은 물질 등과 같은 미생물 성장의 기반을 형성하는 영양 물질이다. 이들 항목은 영양을 공급하고, 병원균이 몸 전체로 새어 나가는 것을 막는 튼튼한 내부 장벽을 갖도록 도와준다(상자 14.4).

프로바이오틱스는 숙주에게 유익한 영양 성분에 들어있는 살아있는 미생물이다. 이는 요구르트에서 가장 잘 알려져 있고, 본 책의 내용에서 벗어난 다른 종 외에도 에시도필러스(acidophilus)와 비피더스 유기체를 포함한다.

심바이오틱스(symbiotics)는 프리바이오틱스와 프로바이오틱스가 혼합된 항목이다(Lynch와 Pederson, 2016). 환경에서 살아남기 위해서는, 프로바이오틱스는 염기로써 프리바이오틱스 유형의 물질을 필요로 한다.

상자 14.4 프리바이오틱스와 프로바이오틱스

최근 연구는 프리바이오틱스와 프로바이오틱스의 투여로 특정 골반 건강의 증상이 감소함을 보여주었다. 장내 미생물 불균형(gut dysbiosis)과 그에 관련된 팽창과 변비 또는 설사는 골반 통증, 요실금 및 위장 문제를 악화시킬 수 있다. 생물 군계는 우리의 면역력, 에너지, 호르몬 생산에 있어 핵심 안전장치이며, 따라서 건강을 최적화하기 위한 의학적인 관심을 보장한다. 그러나 주류 의학의 맞춤형 건강 관리에서는 프리바이오틱스와 프로바이오틱스를 대상으로 한 연구가 충분하지 않고, 대부분의 사람들은 프로바이오틱스의 사용을 스스로 탐구하거나 검사와 치료를 위해 컨시에즈나 민간 제공자를 활용해야 한다.

비뇨산부인과 의사들은 요로감염 예방을 위해 에시도필루스와 비피더스뿐만 아니라, 프로바이오틱스 Culturelle®을 권장한다. 만성 전립선염을 앓고 있는 남성은 항생제 치료 이후 프로바이오틱스 사용 VSL#3으로부터 혜택을 가지는 것으로 나타났다(Vicari 등, 2017). 독자들은 지도와 안내를 위해 건강관리 제공자와 상담해야 한다.

생물 군계

특정 생물 군계에 서식하는 미생물의 종류는 많고, 특정 부위에서 그들의 존재나 부재는 특별한 의학적 상태와 질병을 대표하는 것으로 알려져 있다. 생물 군계의 프로파일은 급성 위장염, 염증성 장 질환, 재발 복통 및 과민성 장 증후군, 비만, 궤양성 대장염, 세균성 질염 및 기타 질환에서 확인되었다(Pflughoeft와 Versaloc, 2012).

장-뇌 축(Gut-brain axis)

미생물의 효과와 다른 유기체와의 상호작용은 장-뇌 축과 같은, 건강과 질병의 생물적 시그널링에 대해 조사되고 있다(그림 14.2).

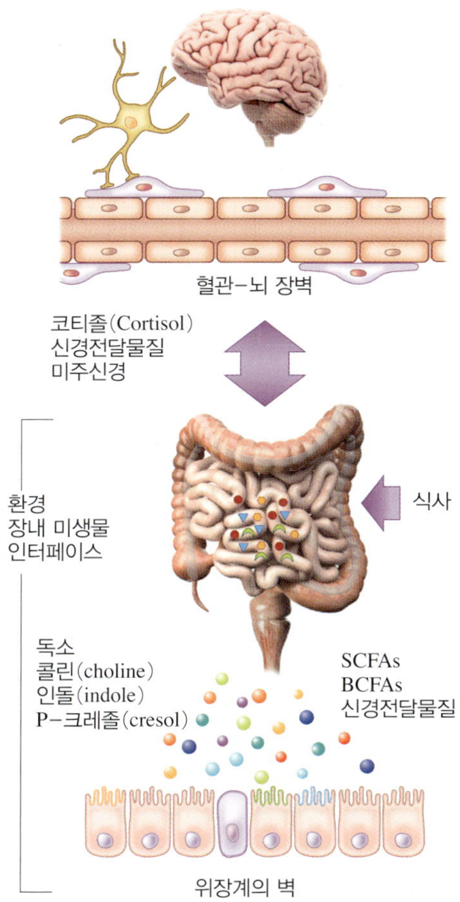

그림 14.2 장-뇌 축(Gut-brain axis)

의학적으로 잘못된 인식은 영양소와 외부 침입자의 영향으로부터 뇌를 보호하는 혈관-뇌 장벽이 있음을 고려해 왔다. 연구는 미생물을 질병의 촉진 요인으로 보고 있으며, 이전에 생각했던 것처럼 혈관-뇌 장벽의 부족을 보여주고 있다.

신경퇴행성 질환(NDD)

골반 질환을 가진 많은 고령의 환자들은 알츠하이머병과 파킨슨병과 같은 병적 신경퇴행성 질환을 가지고 있다. Rosario 등(2020)은 NDD에서 맞춤형 식이요법을 주장하며, "우리는 미생물이 장-뇌 축의 양방향 통신을 조절할 수 있는 직간접 경로를 검토했고, 알츠하이머병과 파킨슨병에서 미생물 불균형의 증거를 연구했다"고 말했다.

연구자들은 풍부한 종의 프로파일을 가진 생물군계가 강력한 면역력과 건강을 보였음을 발견했다. 연구와 검사 방법은 건강과 면역에서 생물 군계의 역할을 밝히는 것뿐만 아니라 생물 군계를 보다 정확하게 샘플링하는 것을 개발하고 있다(Lynch와 Pederson, 2016; Mashhadi 등, 2019; Pamer, 2016; Wu와 Wu, 2012).

소장과 대장에 특정의 미생물 종이 우세하고 적절한 유익한 유기체가 부족할 때, 장 미생물 불균형이 일어난다. 장내 미생물 불균형(gut dysbiosis)과 그에 관련된 팽창과 변비 또는 설사는 골반 통증, 요실금을 악화시킬 뿐만 아니라, 위장 문제와 면역 질환을 악화시킬 것이다(Mu 등, 2017).

장 누출(Leaky gut)

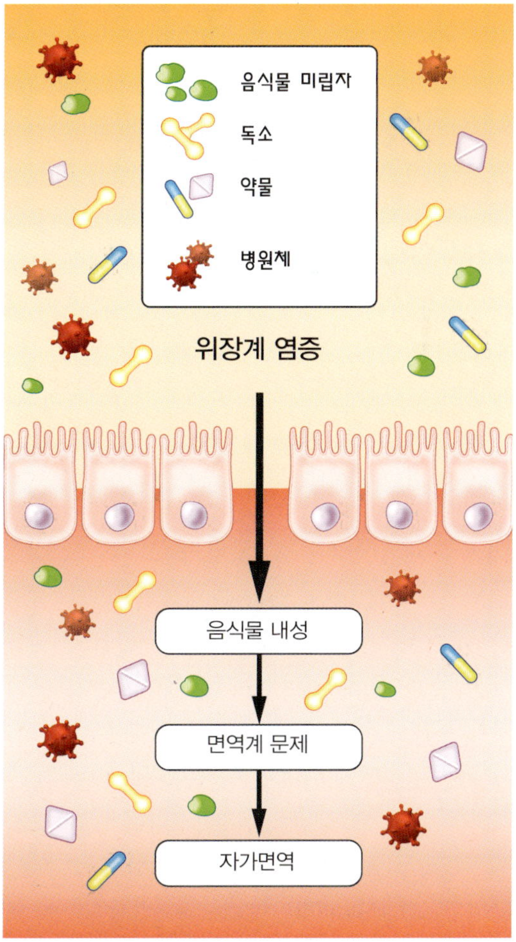

그림 14.3 장 누출

장 누출은 장의 내벽에 있는 상피층이 더 이상 온전하지 않은 상태이며, 파괴된 세포 내벽은 소화물이 복부로 누출되어, 결과적으로 몸 전체로 새어 나오게 된다(그림 14.3). 이것은 전신 염증을 초래할 수 있다. 온전한 상피층은 병원체로부터 신체를 보호하는 "타이트한 접합부"를 가지고 있고, 이것이 파괴되면 내장이 누출되어 박테리아, 바이러스, 항원-항체 복합체 및 병원체가 신체로 확산되어 기능장애나 만성 질병을 유발할 수 있다. 우리의 생물 군계는 긍정적인 감정 상태, 충분한 운동과 수면, 건강한 프리바이오틱스와 프로바이오틱스 프로필, 그리고 자극제, 감염 및 생물 군계 파괴자가 없는 영양 상태를 가질 때 최적으로 기능을 한다.

미생물 파괴

미생물을 파괴하는 요인들은 영양 불균형에서부터 식품 첨가제, 항생제 및 기타 약물, 호르몬 불균형, 환경 오염, 스트레스 및 부적절한 운동에 이르기까지 다양하다(Zaura 등, 2015). 만성 골반 통증과 기능장애를 가진 사람들에게 가장 일반적인 시나리오 중 하나는 항생제의 반복 사용과 그에 따른 장내 미생물 불균형이다.

골반 건강에서의 자가면역성 질환

리서치 연구는 질병 진단 전 수년간 증가하는 염증 지표자에 대한 자가면역 건강 상태의 발생을 추적했다. 일부 경우에 있어서는, 장내 미생물을 파괴하는 항생제의 사용과 염증성 서구식이 요법이 염증에 기여한다(O'Bryan, 2016; Orbuch와 Stein, 2019; Tatta, 2017).

자가 면역성 질환은 골반 건강 문제로 치료를 받는 사람들에게 흔한 경우이다. 자가면역성 질환은 자신의 세포와 조직을 "공격"하는 것이 특징이고, 손상된 신체 기능, 병리적 변화, 염증을 초래할 수 있으며, 질병으로 이어지거나 심지어 사망에 이를 수도 있다. 자가면역성 질환은 장기 특이성이거나 전신적일 수 있다. 증상은 가벼운 것부터 심각한 것까지 다양할 수 있다.

골반 증상을 일으키는 자가면역성 질환으로는, 셀리악 및 크론병, 자궁내막증, 섬유근육통, Graves 병, Hashimoto 갑상선염, 염증성 장 질환, 간질성 방광염, 편평태선, 경화 태선, 루푸스, 라임병, 말초신경병, 건선, 류마티스 관절염, 피부경화증, 1형 당뇨병 및 기타 질환 등이 있다.

의인성 영향: 약물 부작용

골반 증상 관리를 위한 약물은 건강에 부정적인 후유증을 일으킬 수 있다.

항생제가 생명을 구할 수 있는 반면, 항생제의 남용은 항생제 내성 박테리아뿐만 아니라 질병의 악화로 이어졌다. 많은 클라이언트들은 잠재적인 박테리아를 죽이기 위한 산탄총 유형의 접근법으로 항생제 치료를 받지만, 이것은 면역 체계의 기초가 되는 장, 방광 및 장내 미생물 항상성을 파괴할 뿐만 아니라 신경전달물질 생산, 기분, 신진대사 및 체중을 손상시킬 수도 있다(Lynch와 Pederson, 2016; Wu와 Wu, 2012). *클로스트리디움 디피실* 감염은 항생제 치료 이후에 발생하는 질병과 대장염의 예이다; 거대 대장의 발생과 사망 가능성이 있을 수 있다(2011년 미국 29,000명 사망)(Theriot와 Young, 2015).

이상적인 장내 미생물 불균형과 미생물 재건 후 항생제 치료는 건강관리 전문가들에 의해 해결될 수 있지만, 오늘날의 치료 표준은 일반적으로 약물 치료 이후의 생물 군계의 변화를 해결하지 못한다. 연구는 고갈된 미생물을 복원하는 최적의 프로바이오틱스를 조사하는 쪽으로 진행되고 있다(Grazul, Kanda와 Gondek, 2016; Pamer, 2016).

호르몬 피임약과 항우울제

호르몬 피임약(b.c.)은 자궁내막증과 같은, 일부 골반 건강 문제에서 임신을 예방하고 통증을 줄이는 데 유용한 도구이다. 호르몬 피임의 호르몬 억제 특성은 제한적인 자궁내막 성장과 월경 및 관련 경련을 제한하거나 중단시키는 것을 포함한다.

클로스트리디움 디피실 감염의 부작용은 외음부 위축, 외음부 통증, 성교 통증, 우울증, 골감소증 등에 영향을 줄 수 있다. 유사하게, 항우울제도 신경성 골반 통증을 줄일 수 있지만, 장과 방광의 증상을 악화시킬 뿐만 아니라 체중 증가와 성 부작용을 일으킬 수 있다.

환경 독소와 건강

독소와 호르몬 교란 물질에 대한 환경적 노출 외에도, 감염원, 식이 요인 및 유전적 감수성이 결합되어 자가면역과 다양한 질병의 징후 및 증상의 존재를 나타내고, 궁극적으로 질병의 진단이 이루어 진 다(Dutta, Verma와 Nair, 2019; O'Bryan, 2016; Orbuch와 Stein, 2019; Tatta, 2017).

환경 독소는 현대 세계에 풍부하고, 공기, 물, 토양 오염뿐만 아니라 우리 가정의 품목, 화장품, 가구, 의류, 식품 및 음료 등에 포함되어 있다(EWG, 2022). 독소 노출의 영향은 복용량, 모든 독소의 누적 노출, 질병에 대한 개별적인 유전적 소인과 다세대적 영향에 의해 가중된다.

환경 독소와 방사선(이온화 및 자외선)과 같은 발암 물질의 노출은 외적 요인으로서 세포 분열, 돌연변이 및 암 등을 포함한 질병 발생의 가능성 변화를 초래하는 숙주 고유 요인과 상호 작용한다. 연구자들은 외적 요인이 발암에 우세하게 영향을 미친다고 보고했다(Wu 등, 2016).

환경 독소의 노출은 유전자 신호 전달장애와 이에 따른 생식기와 대사의 해부학적 발달 변화로 인한 자궁내 노출로부터 남성과 여성의 골반 건강을 방해할 수 있다(상자 14.5).

변경된 유전자 시그날링은 다세대적 효과를 생성할 수 있다. 최근 남성 생식력 감소의 놀라운 비율은 연구자들로 하여금 유전자 신호와 환경 독소에 의한 파괴의 주요 영향을 연구하도록 만들었다(Skakkebaek 등, 2015).

여성의 경우, 산모의 나이, 흡연, 당뇨병, 골반 염증성 질환, 성병 이력, 내분비 교란 화학 물질의 노출 등이 불임과 여성 생식 장애와 관련이 있다(Moghadam, Delpisheh와 Khosravi, 2013; Zama와 Uzumcu, 2010).

상자 14.5 화학물질 노출과 암

퍼플루오로옥타노익산(PFOA), 폴리염화비페닐(PCB), 지속성 유기오염물질(POP) 및 폴리플루오로알킬산(PFAS) 등의 내분비 교란 화학물질은 해부학적 발달에서부터 대사와 생식력에 이르기까지 남성 생식기에 영향을 미치는 것으로 나타났다(Pallotti 등, 2020).

위의 환경 독소(PFOA, PCB, PFAS, POP)는 자궁내막암(Mallozzi 등, 2017)을 포함한 생식기관의 암과 뇌암, 유방암, 신장암, 폐암 및 췌장암(Fucic 등, 2012) 등을 포함하는 기타 암과도 관련이 있다.

PFOA 노출은 신장암 및 고환암과 관련이 있다(Barry, Winquist와 Steenland, 2013). 유기인산 화합물은 갑상선암, 유방암 및 난소암과 관련이 있다(Lerro 등, 2015). 이들 물질은 가소제, 살충제, 인공향료, 항균 항목이라는 일반적인 제목으로 알려져 있다.

이들 오염 물질들은 우리의 자연 호르몬과 면역 체계의 기능을 포함한 대사 과정의 피드백을 모방하여 우리의 면역 체계를 파괴할 수 있다.

글리포세이트 제초제(glyphosate herbicide)는 유전자 변형 작물(GMO)에 사용되며, 상업적 사료로 동물에게 먹이로 공급되며, 콩, 밀, 귀리, 옥수수 및 많은 다른 작물을 포함한 상업적 작물에도 소비된다.

글리포세이트 노출은 파킨슨병 및 기타 퇴행성 질환과 관련이 있으며, 독성학 연구의 저자들은 글리포세이트가 서구 질병 발전의 핵심 요인이 될 수 있다고 보고했다(Kruger 등, 2014)(상자 14.6). 저용량의 만성 노출은 토양, 식물 및 동물의 미생물 개체군에 영향을 미칠 수 있으며, 곰팡이 및 세균 문제에 대한 항생제 내성을 생성시킬 수 있다(Van Bruggen 등, 2018). 살충제 클로르피리포스와 제초제 글리포세이트는 모두 동물과 인간의 연구에서 장내 미생물의 종 배열 변화를 유도하는 것으로 밝혀졌다(Roca-Saavedra 등, 2017).

상자 14.6 후생유전학(epigenetics), 유전독소(genotoxins) 및 질병

Kruger 등(2014)은 자폐증, 알츠하이머병, 우울증, 당뇨병, 위장병, 심장병, 불임, 비만 등이 서구의 식단과 관련이 있음을 리뷰했다. 그들은 장내 미생물의 교란의 증거를 가진 여러 자료를 인용하여 유전 독소와 기형 발생의 효과가 글리포세이트(glyphosate)와 관련이 있음을 확인했다.

후생유전학은 건강이나 질병에 대한 종의 상호작용과 환경 요인을 연구하는 새로운 연구분야로 떠오르고 있다. DNA와 유전자 코딩의 특이성은 사람을 질병으로부터 보호하거나 질병의 위험에 빠뜨릴 수 있다. 이들 소인은 장기 질환이나 전신 질환의 징후를 발현시킬 수 있다. 후생유전학은 골반 건강 문제에 유익하거나 유해한 환경 영향을 우리에게 알려준다.

연구는 자궁내막증(Borghese 등, 2016), 방광통증 증후군(Li 등, 2022), 불임(Zorrilla와 Yatsenko, 2013) 및 기타 질환의 골반 장애를 발현시키는 유전적 지표와 환경적 영향을 확인했다. 유전 독소는 DNA를 손상시키고 돌연변이를 일으킬 수 있으며, 암세포의 성장을 유발할 뿐만 아니라 선천적 결함(테라토겐)을 일으킬 수 있는 독성 물질이다. 후생유전학은 유전독소가 질병의 발현에 미치는 영향으로 인한 대사 및 세포 수준의 변화를 연구하고 있다. 이상적인 후생유전학과 건강의 연구는 경제적으로 지속 가능성을 유지하면서 환경 안전과 규제에 있어 최적의 글로벌 표준을 추진할 수 있다.

표준 미국인 식단(SAD)과 나쁜 건강

식품 첨가물과 이에 따른 염증의 경우에 있어서, 영양적 영향은 질병의 숨겨진 후생유전적 유발 요인일 수 있다. 식품 저장을 보존하고, 부패를 줄이고, 맛과 외관을 개선하는 동안, 식품 산업은 맛이 좋고, 유통기간이 안정적인 식품을 만들었다. 그러나 고도로 가공된 식품에는 질병의 근본적인 요인이 될 수 있는 장내 미생물 불균형을 촉진하는 첨가물이 포함되어 있다. 식품 첨가물과 이에 따른 염증의 경우에 있어서, 표준 미국인 식단과 그것의 영양적 영향은 질병의 숨겨진 후생유전적 유발 요인일 수 있다. 클라이언트들이 패스트푸드 소비와 가공된 포장 음식을 특징으로 하는 생활 방식을 가지고 있다면, 이 정보에 압도당할 수 있다. 건강 관리 제공자는 새로운 조리법의 샘플 제공하는 것을 포함하여 교육과 치료를 제공하는 데 있어서 클라이언트의 관심, 선택, 건강관리 리터러시 및 행동 변화 모델을 최적으로 고려할 수 있다.

인공 감미료

장내 투과성을 변화시키고 세균의 과잉 성장을 촉진하여 미생물 불균형을 일으킬 수 있는 첨가제 목록에는 스테비아(stevia), 수크랄로스(sucralose), 사카린(saccharin) 및 아스파탐(aspartame)과 같은 인공 감미료가 포함된다.

동물과 사람의 연구 모두는 칼로리 섭취를 줄이기 위해 이들 감미료를 사용하는 사람의 칼로리 소비 증가 및 체중 증가 경향의 관련이 있음을 보여준다(Roca-Saavedra 등, 2017).

식품 유화제

또 다른 일반 식품 첨가물은 식품 유화제이다. 식품에 함유된 유화제는 제품의 일관성과 "입맛", 전체적인 질감을 향상시키는 기능을 수행하지만, 생물 균계에 나쁜 영향을 미친다. 유화제인 카르복시메틸셀룰로오스와 폴리소르베이트 80은 장 점막벽을 파괴하는 것으로 밝혀졌으며, 실제로는 크론병의 악화와 관련될 수 있다(Roca-Saavedra 등, 2017). Lerner와 Matthias(2015)의 리뷰는 증가하는 자가면역성 질환과 장 접합 다공성 및 질병에 영향을 주는 7 가지 현대 식품 첨가제(포도당, 소금, 유화제, 유기용제, 나노 입자, 미생물 트랜스글루타미나아제 및 글루텐)의 소비 증가 사이의 상관관계를 추적하였다.

이들 식품 첨가제의 부정적 영향은 세균발육 억제이며, 이것은 건강에 해로운 박테리아의 성장에 기여한다. 게다가, 이들 첨가제는 세포, 림프 그리고 면역계를 변화시키고, 소장 내벽에 있는 타이트한 접합부 또는 장벽을 파괴할 수 있다.

장을 파괴할 수 있는 일반 음식

유제품과 밀(글루텐)은 많은 건강관리 전문가들에 의해 장 질환과 질병의 주요 원인으로 인식되고 있다(Guerreiro 등, 2018; O'Bryan, 2016; Onitveros, Hardy와 Chavez, 2015). 선별검사와 치료는 영양 전문가에 의해 제공되는 것이 가장 좋다. 영양 중재의 구체적인 내용은 복잡할 수 있다; 예를 들어, 염증성 장 질환의 경우, 치료를 위한 중재로서 유제품(Aaron과 Torsten, 2018)이나 전염증성 유제품(Orel 등, 2017)으로 유제품을 만들 수 있다

글루텐은 보리, 귀리, 스펠트, 호밀에도 존재하는 글리아딘 단백질을 통해 장내 미생물 세포층을 파괴하는 것으로 밝혀졌다. 글루텐 불내성(gluten intolerance)은 장폐색과 함께 소아지방변증(celiac disease)의 완전한 징후에서 극단적으로 나타난다. 소아지방변증을 가진 사람이 글루텐을 섭취하면, 통증과 설사를 경험할 수 있으며, 반응은 섭취 후 몇 분 이내에 일어날 수 있다.

비셀리악 글루텐 감수성(NCGS)의 증상은 셀리악 질환보다 더 미묘할 수 있다. NCGS의 증상에 뼈, 관절, 근육 등의 통증, 팔이나 다리의 저림, 브레인 포그, 우울증, 피부 발진 등이 포함될 수 있다. NCGS 감수성은 섬유근육통과 척추관절염과 같은 자가면역성 질환의 발달에도 관련된다(Catassi 등, 2013).

제외 식품

설탕 뿐만 아니라, 옥수수, 콩 및 계란도 염증을 일으킬 수 있는 흔한 식품이다. 밀, 유제품, 옥수수, 콩, 계란은 흔하게 자가면역과 골반 건강 문제를 가진 사람들을 유발하고, 피해야 하는 모든 식품과 함께 새로운 옵션이 새로운 식사 방법으로 전환하는데 이용될 수 있다(상자 14.7).

상자 14.7 식품군을 제한할 때의 주의사항

음식에 민감하게 반응하는 일부 클라이언트의 경우에는 섭식 장애의 위험을 염두에 두는 것이 중요하다. 빵과 같은 음식을 가져가는 것이 그들의 주요 칼로리 섭취량일 수 있다.

제외 식품과 건강 및 증상 추적은 의료 전문가에 의해 적절하게 안내되겠지만, 일부 사람들은 새로운 음식 선택 조리법과 자기 관리를 배우는 데 있어 교육, 훈련, 자기 평가 및 발견 과정을 진행할 수 있다. 예를 들어, Nourishing Meals은 영양 전문가인 Alissa Segersten이 설립한 무료 건강식 레시피가 있는 온라인 사이트이며, 추천 레시피와의 연결을 포함하여 사람이 교육을 받을 수 있는 좋은 자료이다(Nourishing Meals, 2020; Segersten과 Malterre, 2016).

건강 및 영양 교육뿐만 아니라 온라인 코칭도 장내 미생물 분석 및 관리를 포함하는 정보와 건강 관리를 위해 사람들이 전 세계적으로 연결할 수 있는 자원으로 떠오르고 있다(Drummond, 2019; Drummond와 Sarna, 2020; Garner, 2016). 관리에 대한 접근이 제한되거나 전혀 없는 사람은 제외 식품을 실행할 수 있다(Arscott와 Rindfleisch, 2018; Porter, 2018). 밀, 옥수수, 콩 및 계란은 많은 국가에서 글리포세이트에 높이 노출되어 있기 때문에, 식품 과민증과 살충제 노출의 결합 효과는 건강에 2배의 피해를 줄 수 있다는 것이다.

영양 결핍

비타민과 미네랄 결핍은 많은 질병과 관련 있고, 전 세계적으로 볼 때 아연, 철 및 비타민 A가 낮은 사람들은 약 30억 명에 이른다(Roca-Saavedra 등, 2017). 이들 결핍은 성장과 발달을 제한할 뿐만 아니라 내장 미생물의 손상과 면역 기능의 손상과도 관련이 있다.

낮은 수준의 비타민 D는 여러 종류의 자가면역성 질환과 관련이 있다(Silverberg 등, 2010). 낮은 수준의 비타민 D는 골반저 장애 증상과 관련이 있고(Autry 등, 2012), 비타민 D 수용기는 방광 벽에서 발견되었다(Crescioli 등, 2005). 비타민 D는 주목받을 만큼 건강에 중요한 역할을 하고 있고, 비타민 D 부족은 근력 소실의 위험 요소이다(Visser, Deeg와 Lips, 2003).

다중 불포화지방산(PUFA)은 생물 막 무결성과 다른 중요한 기능을 위한 필수 영양소이며, 신체가 생산을 못하기 때문에 섭취를 통해 보충해야 한다. 현대 식단에서는 항염증성 효과를 가진 전염증성 오메가 6과 소염성 오메가 3 지방산이 풍부한 편이다(Calder, 2017). 의견은 다양하지만, 오메가 6 지방산과 오메가 3 지방산의 1:1 섭취가 이상적인 비율이라고 제시된다(Tatta, 2017).

오메가 6와 오메가 3의 균형이 좋은 사람들은 비만, 심혈관 질환 및 암에 대한 위험 요소가 감소했다. 오메가 3 섭취의 긍정적인 대사 효과에는, 내장 지방의 감소, 지질 항상성의 개선, 염증 지표의 감소가 포함된다. 또한, 오메가 3 섭취의 부산물인 EPA와 DHA는 간 질환을 유발할 수 있는 친염증성 사이토카인과 간 지방 침투를 감소시키는 역할을 한다(Khadge 등, 2018). "포화 지방산, 트랜스지방산, 높은 GI 탄수화물, 높은 오메가 6과 오메가 3의 다중 불포화 지방산 비율은 염증의 수치 증가와 관련이 있다" (Galland, 2010).

광범위한 영양을 리뷰한 결과, "음식으로부터 마그네슘, 섬유질, 오메가 3 및 다중불포화 지방산, 플라보노이드(flavonoids) 및 카로티노이드(carotenoids)의 섭취는 혈청의 염증 지표 수준의 감소와 관련이 있다"는 결론을 내렸다(Galland, 2010). 항염증 식단은 항우울, 항암, 심장 보호, 신경내분비 효과를 가진다. "습관성 식이 패턴은 노화 및 산업화의 중요한 위험 요소인 만성의 낮은 전신성 염증에 중등도의 영향을 미치는 것으로 보인다" (Galland, 2010).

항염증 식단

항염증 식단이나 지중해식 식단(MD)과 같은 식단의 선택은 체내의 염증을 감소시킬 수 있다(Martinez-Gonzalez 등, 2015). MD는 풍부한 과일과 야채, 단백질, 그리고 올리브 오일, 견과류 및 해산물과 같은 식품에서 나오는 지방을 포함하고 있다. 이것은 골반 건강 문제를 가진 사람들에게 맞춤화될 수 있는 가장 인기 있는 주류 의학적 영양 접근법이다. 골반 재활 클라이언트에게 MD 식단을 맞추는 것은 클라이언트의 진단과 상태에 따라 달라질 것이다. 예를 들어, IBS-D를 가진 사람은 과일을 덜 필요로 하고, 요리된 야채를 많이 필요로 하고, 양파와 마늘을 제한하거나 사용하지 않는다. 방광이 지나치게 활동적인 클라이언트는 감귤류와 카페인을 줄이는 저산 식단으로부터 혜택을 얻을 것이고, 셀리악 클라이언트는 글루텐과 귀리, 보리 및 기타 여러 식품과 같은 글루텐 관련 식품을 제거하는 것으로부터 혜택을 얻을 것이다. 자궁내막증 클라이언트는 에스트로겐 효과로 인해 콩을 줄이고 글루텐, 옥수수, 계란 및 설탕의 전염증 효과를 제거함으로써 혜택을 얻을 수 있다(Orbuch와 Stein, 2019).

식단의 선택으로 케톤 형성 식단(ketogenic)이 있는데, 이것은 낮은 탄수화물, 낮은 단백질에서 중등도의 단백질, 그리고 높은 지방으로 이루어진 식단으로 체내에서의 케톤증 또는 지방 태움을 촉진시킨다. 이 식단에는 설탕과 실질적으로 탄수화물이 없으며, 설탕에 대한 갈망을 줄이거나 어떤 경우에는 제거하는 데 도움이 된다. 크론병 환자에게 케톤 식단을 적용한 결과, MRI 분석에서 장강(intestinal lumen)의 상태가 개선되었고, Tóth 등(2016)의 사례 보고에 따르면 몇 가지의 매개변수에서 개선이 이루어졌다.

고대 식단 또는 옛날 식단은 곡물과 콩류가 없는 완전한 음식이며, 제한된 과일과 전분이 함유된 야채, 풀을 먹인 고기와 야생에서 잡은 생선, 그리고 유제품이나 글루텐을 포함하지 않는다.

케톤 식단과 고대 식단은 가공 식품을 피해 염증과 통증을 줄이는데 도움이 될 수 있지만, 높은 동물성 단백질의 섭취로 인해 높은 탄소 총량을 갖는다.

허브와 향신료

허브(약초)와 향신료는 인류의 역사를 거쳐 사용해온 천연 항산화 물질이다(상자 14.8). 이들 물질은 자유 라디칼을 청소하는 플라보노이드뿐만 아니라 음식 분해와 산패를 억제하는 식물성 화학물을 가지고 있다. 허브와 향신료를 분석한 결과, 대부분의 허브에서 발견되는 여러 가지 항산화 성분이 입증되었고, 바질, 계피, 정향, 민트, 오레가노, 타임, 로즈마리, 세이지 등 모든 향신료가 가장 높은 점수를 받았다(Embusco, 2015).

상자 14.8 허브 의학

허브 의학은 인간의 역사 전반에 걸쳐 존재했던 오래된 건강 관리 분야이고, 허브(약초) 전문가들은 표적 건강 상태의 균형과 효능을 만들기 위해 허브를 보완적으로 사용하고 있다. 허브 전문가들이 사용하는 제제에 대한 조합의 접근법은 표준화된 추출물을 체외(세균 배양)나 체내(동물 또는 인간 모델)에서 분리하고 검사해야 하는 근거중심의 의학과 상충된다. 오늘날의 체내 연구는 주로 쥐를 활용하고 있으며, 단순포진 감염에 대한 타임, 오레가노 및 야생 머스타드 등의 국소적용 증류물의 가능성을 보여주었다(Rad Sharifi, 2017).

허브에서 추출한 에센셜 오일은 질병에 이로운 효과가 있는 것으로 알려져 있으며, 허브는 방부, 항기생충, 항진균, 항균, 항바이러스 및 살충 등의 효과를 가질 수 있다.

부가적으로, 그들의 효과는 진통과 항암일 수 있어 종양 치료 동안 생물 군계의 구성 요소를 절약하는 데 도움을 줄 수도 있다(Bakkali 등, 2008; Kumar 등, 2020; Roca-Saavedra 등, 2017; Romm, 2018). 오레가노의 오일은 칸디다 알비칸과 같은 효모의 성장을 억제하는 특성을 가지고 있다(Adams 등, 2011).

최근의 연구는 바이러스 수용기 결합을 목표로 한 연구에서 인간 세포에서 제라늄과 레몬 에센셜 오일의 항바이러스 활성을 보여주었다. 허브 의학 산물과 사람의 상호작용은 그 사람의 구성요소, 유전 및 심지어 미생물 등에 의해 좌우된다. 식물성 의약품의 안전성을 위해, 사람은 식물 안전 핸드북에 능통한 자격을 갖춘 허브 전문가와 상담해야 한다. 여기에서, 식물 안전 핸드북은 섭취, 국소 적용, 임신이나 간호의 회피 및 기타 지침으로부터 사용할 수 있는 1-4 등급의 지침을 확인해 주고 있다(Gardner와 McGuffin, 2013).

아유르베다(Ayurveda)

3,000년 전으로 거슬러 올라가는 아유르베다 요법은 아시와간다, 보즈웰리아, 생강, 트리팔라, 강황과 같은, 허브/향신료를 포함하는 식단과 영양의 건강 강화 혜택뿐만 아니라 보호를 인정하고 있다. 아유르베다는 도샤 또는 개인의 물리적, 구성적 속성(바타, 피트, 카파)과 맞춤형 프로그래밍을 고려하고 있다. 아유르베딕 제공자들은 클라이언트에게 다면적 생활 방식, 영양 및 영양보조적 중재를 제공한다. 질병 상태의 효능에 대한 연구는 아직 초기 단계이지만, 유망한 결과가 있고, 더 많은 연구가 필요하다(Chaudhary, 2016; Kamali 등, 2012; Pandey, Rastogi와 Rawat, 2013; Vishal, Mishra와 Raychaudhuri, 2011).

치유를 위한 영양 보충

영양 보충은 최적의 식품 선택과 식물학적 접근/아유르베딕 치료의 통합 외에도, 골반 치유에 필수 구성 요소가 될 수 있다. 예를 들어, 프로바이오틱스, L-글루타민, 그리고 아연은 장과 방광의 내벽을 지지할 수 있다. 또한 비타민 C와 E, N-아세틸 시스테인, 글루타치온, 쿠르쿠민 등과 같은 항산화제와 항염증 영양소는 간의 기능을 지원하고 활성산소를 제거하는데 도움을 줄 수 있다.

수면의 질과 건강

수면의 질은 심혈관 질환, 비만, 당뇨병, 암 등의 발병률 증가와 관련되어 있고, 수면의 질이 나쁜 건강 상태의 주요 요인이다(Knutson과 Cauter, 2008; Von Ruesten 등, 2012). 나쁜 수면의 질은 종종 만성 통증의 요인이 되기도 한다.

Ashworth, Davidson과 Espie(2010)는 만성 통증을 가진 사람을 분석했으며, 수면 부족자는 만성 통증을 가진 좋은 수면자에 비해 통증 등급, 장애, 우울증 및 불안이 증가하는 것으로 나타났다. 여성의 경우, 수면 부족과 관련하여 염증 지표 C 반응 단백질의 수치가 증가했고, 염증 지표는 심혈관 질환의 혈관과 콜레스테롤 지표와 상관관계를 가진다(Liu 등, 2014). 여성들은 몇 가지 요인으로 인해 수면에 더 많은 어려움을 겪는 경향이 있고, 연구자들은 다음과 같은 결론을 내렸다:

> *수면에 있어서의 성별 차이는 매우 어린 나이에 시작되고, 여성이 남성보다 수면의 질이 나빴고, 불면증의 위험이 더 높다는 보고가 있다. 수면은 생식 호르몬의 변화, 스트레스, 우울증, 노화, 삶/역할 변화 및 기타 요인에 의해 영향을 받을 수 있다.*
>
> (Nowakowski, Meers와 Heimbach, 2013)

수면을 개선하기 위한 요인 또는 "수면 위생"을 해결하면, 회복성 수면이 개선되고, 건강 상태를 개선하는 데 도움이 될 수 있다(상자 14.9). 회복성 수면을 촉진하는 전략으로는, 잠자리에 들기 한 시간 전에 빛에 노출되는 것을 제한하는 것, 명상/마음챙김의 취침 일상, 일관된 수면 및 기상

일정, 낮 운동, 카페인과 알코올의 섭취를 제한하거나 없애는 것 등이 포함된다. 또한, 밤에 소음과 빛을 제거하고 침실 온도를 시원하게 유지하면, 수면의 질이 좋아질 수 있다.

상자 14.9 회복성 수면 촉진하기

수면과 회복성 무작위 안구 운동 수면 기간 동안 작동하는 신경전달물질은 수면 상태가 좋지 않은 많은 사람들에서는 발견되지 않는다. 어떤 사람들은 약리적 중재를 필요로 할 수도 있다. 최적의 영양 섭취는 일부 연구에서 수면의 질 향상과 관련이 있으며, 멜라토닌 및 기타 전달 물질의 생성을 도울 수도 있다(Sanlier와 Sabuncular, 2020).

영양제와 비타민 보충제는 휴식을 촉진하고 근육의 긴장과 불안을 낮추는 것으로 밝혀졌고, 이로 인해 수면에 도움이 될 수도 있다.

역사적으로 휴식과 수면 촉진을 위해 사용된 보충제로는, 제한된 목록에서 애쉬와간다, 카모마일, 홉, 카바카바, 라벤더, 레몬밤, 로벨리아, 마그네슘, 멜라토닌, 패션플라워, 세인트존스워트, 테아닌, 발레리안 루트 등이 있다 (Erland와 Saxena, 2017; Mason, 2001; Romm, 2018; Taavoni, Nazeem과 Haghani, 2013).

참고: 본 장에서 나열된 모든 허브, 향신료, 프리바이오틱스, 프로바이오틱스, 비타민 또는 미네랄 항목들은 건강관리 제공자의 지침에 따라 사용되어야 한다.

통합 의학 요약

신체 검진과 혈액 검사 이외에, 질병에 대한 바이오마커를 평가하기 위한 의학적 검사가 등장하고 있으며, 일부 관리 제공자는 미생물 분석과 함께, 대변 및 소변 샘플링을 활용하고 있다.

자폐 스펙트럼 장애에서부터 간질성 방광염, 비만, 전립선염, 파킨슨병에 이르기까지 현재 연구에 기초한 질병과 관련 생물 군계 파괴가 대표적인 패턴으로 떠오르고 있다. 통합 전문가의 전문 병리검사는 바이러스, 효모, 균류 또는 세균 등의 과잉 성장 징후를 찾고, 미생물을 감소된 염증 상태나 항상성으로 전환하기 위해 약물, 영양, 영양 보조(음식) 및 환경적 접근법을 사용할 수 있다. 근본 원인을 파악하고 치료를 제공하면, 골반 건강 증상 환자에게서 나타나는 질병을 감소시킬 수 있다. 환경, 수면, 영양 및 운동 상태를 최적화하고 스트레스를 줄이고 자기 관리, 사회적 지원 및 운동을 개선하는 것은 만성 골반 건강 문제에 대한 건강관리 바퀴의 핵심 바퀴살이다.

팀 재활

골반 건강과 치유를 위한 통합 재활에는, 침술, 운동 및 근막 치료, 영양, 영양 보조, 심리 및 약물 관리, 수술 등이 적응적일 수 있고, 자가 발견과 관리를 위한 클라이언트의 선택에 기초한 다양한 치료 옵션이 포함된다(상자 14.10).

혈당을 안정시키고 영양으로 염증을 낮추는 것과 같은, 대사적 요소들은 다른 영역에 연쇄적인 긍정적인 효과를 가져올 수 있다. 궁극적으로, 통합적 관점을 가진 치료사가 클라이언트에게 줄 수 있는 최고의 선물 중 하나는 양질의 움직임, 바디워크, 휴식 및 영양에 집중하는 정기적 자기 관리에 대한 헌신을 지원하는 것이다.

상자 14.10 환자 사례: Allison의 치유 팀

물리치료사는 그녀의 건강을 개선하는 데 도움이 되는 웹 사이트, 블로그 및 책뿐만 아니라, 영양사, 외상 관리 중심의 심리학자, 환자 지원 그룹을 Allison에게 소개했다.

치료가 1년 반 이상 되었을 때, 그녀는 각 관심 분야에 도움을 구했다. 그녀는 "실질적인 통증 없이 완전한 기능을 하게 되었고, 다른 사람들을 위한 자원으로서 다음을 포함하는 그녀의 치유 프로토콜에 대한 요약을 제공했다:

- 골반 물리치료, 내외부 골반 근막치료와 내장기 치료, 질 확장기를 이용하는 자가 관리 프로그램, 편안함을 위한 성 의학 가이드라인 등
- 정형외과적 물리치료: 요추골반 고관절 도수치료, 운동, 자세와 인간공학 훈련
- 영양, 스트레스, 통증에 대한 기분, 또는 좋은 느낌 등의 영향을 확인하는 위장계 매핑과 마음챙김
- 글루텐, 정제된 설탕 및 유제품 등의 감소를 포함한 항염증 식단
- Desert Harvest® 소화를 돕기 위한 알로에 베라 알약, 브로말린, 그리고 케르세틴의 정기적 사용, 오메가 3 비타민, 광범위한 프로바이오틱스, 그리고 사과 주스를 곁들인 잦은 녹즙
- 자가 카테터 "주간 구조 주입"에서부터 골반 부위로 후경골 신경자극, 침술, 바디워크, 명상 및 CBD/THC (칸나비노이드의 의학적 사용)로의 전환(Carey와 As-Sanie, 2016)
- 상담, 안구 운동 탈감각증, 자가 관리 근막 통증을 포함한 외상 치료
- 환자 지원 그룹의 지원과 정보 합성
- 영웅들을 위한 베테랑들과의 카약을 포함하여, 건강과 이완을 위한 외상 후 스트레스 장애(PTSD) 무료 프로그램의 참여.

그녀는 다음과 같이 치료사에게 보내는 출력물과 함께 감사의 표시로 마지막 치료를 마쳤다: "저는 평화로운 삶을 살 수 밖에 없었다." 이것은 치료사가 PTSD를 앓고 있는 베테랑 환자에 대한 이야기를 들려주면서 그녀에게 했던 말이었다. 그리고 그 환자의 골반 문제와 소화 기능은 여러 가지 치료법을 통해 시간이 경과함에 개선되었다. Allison은 치료사가 그녀의 삶을 즐기고 평화를 선택할 수 있도록 허락했다고 보고했다.

동정심 기반 관리는 모든 중재의 성공을 위해 필수적이며, 기능 의학의 원칙은 각 사람의 생물심리사회적 측면을 다루는 분석 및 건강 관리 프로토콜을 제공한다. 클라이언트에게 주요 관심 분야와 팀 케어에 대한 중재의 선택권을 제공하면, 통제력과 자기 효율성이 높아질 수 있다. 또한 팀 시스템을 활용하면, 제공자의 동정심 피로와 소진을 방지하여 클라이언트가 모든 건강 요구 사항을 단독 제공자로 해결하는데 도움이 되지 않도록 할 수 있다. 골반 건강 관리를 원하는 사람은 사내 관리 외에도 행동 변화 및 규정 준수를 촉진하는 데 도움이 되는 온라인 리소스, 서적, 지원 그룹 및 변화 추적 옵션을 제공받을 수 있다.

참고문헌

Aaron, L. and Torsten, M. (2018) "The salutogentic effects of cow's milk and dairy products in celiac disease." *Journal of Clinical and Cellular Immunity 9*, 2.

Adams, A., Kumar, S., Clausen, M., and Sahi, S. (2011) "Antiyeast activities of *orignanum* oil against human pathogenic yeasts." *Advances in Bioscience and Technology 2*, 103–107.

Arscott, S. and Rindfleisch, A. (2018) "The elimination diet." University of Washington Integrative Health, School of Public Medicine and Health. Accessed 6/16/2022 at www.fammed.wisc.edu/files/webfm-uploads/documents/outreach/im/handout_elimination_diet_patient.pdf.

Ashworth, P. C. H., Davidson, K. M., and Espie, C. A. (2010) "Cognitive behavioural factors associated with sleep quality in chronic pain patients." *Behavioural Sleep Medicine 8*, 1, 28–39.

Autry, C. Y. P., Markland, A. D., Ballard, A. C., Gunn, D., and Richter, H. E. (2012) "Vitamin D status in women with pelvic floor disorder symptoms." *International Urogynecology Journal 23*, 12, 1699–1705.

Bakkali, F., Averbeck, S., Averbeck, D., and Idamar, M. (2008) "Biological effects of essential oils—a review." *Food and Chemical Toxicology 46*, 2, 446–475.

Barry, V., Winquist, A., and Steenland, K. (2013) "PFOA exposures and incident cancers among adults living near a chemical plant." *Environmental Health Perspectives 121*, 11–12.

Borghese, B., Zondervan, K. T., Abrao, M. S., Chapron, C., *et al.* (2016) "Recent insights on the genetics and epigenetics of endometriosis." *Genetics 91*, 254–264.

Calder, P. C. (2017) "Omega-3 fatty acids and the inflammatory processes: From molecules to man." *Biochemical Society Transactions 45*, 5, 1105–1115.

Cani, P. (2018) "Human gut microbiome: Hopes, threats, and promises." *Gut 67*, 9, 1716–1725.

Carey, E. T. and As-Sanie, S. (2016) "New developments in the pharmacotherapy of neuropathic chronic pelvic pain." *Future Science OA 2*, 4, FSO148.

Catassi, C., Bai, J., Bonaz, B., Bouma, G., *et al.* (2013) "Non-celiac gluten sensitivity: The new frontier of gluten related disorders." *Nutrients 5*, 10, 3839–3853.

Chaudhary, K. (2016) *The Prime: Prepare and Repair Your Body for Spontaneous Weight Loss.* New York: Harmony Books.

Crescioli, C., Morelli, A., Adorini, L., Ferruzzi, P., *et al.* (2005) "Human bladder as a novel target for vitamin D receptor ligands." *Journal of Clinical Endocrinology and Metabolism 90*, 962–972.

Drummond, J. (2019) *Nutrition for Relieving Pelvic Pain: Fueling the Patient/Practitioner/Healing Partnership.* Pennsauken, NJ: BookBaby.

Drummond, J. and Sarna, S. (2020) The Microbiome Rescue Summit. Accessed 6/16/2022 at https://7day.healthmeans.com/mcr20.

Dutta, S. K., Verma, S., and Nair, P. (2019) "Parkinson's disease: The emerging role of gut dysbiosis, antibiotics, probiotics, and fecal microbiota transplantation." *Journal of Neurogastroenterology and Motility 25*, 3, 363–376.

Embusco, M. E. (2015) "Spices and herbs: Natural sources of antioxidants—a mini review." *Journal of Functional Foods 18*, 811–819.

Erland, L. A. E. and Saxena, P. (2017) "Melatonin natural health products and supplements: Presence of serotonin and significant variable of melatonin content." *Journal of Clinical Sleep Medicine 13*, 2, 275–281.

EWG (2022) "Toxic chemicals." Accessed 9/26/22 at https://www.ewg.org/areas-focus/toxic-chemicals.

Fucic, A., Gamulin, M., Ferencic, Z., Katic, J., *et al.* (2012) "Environmental exposure to xenoestrogens and oestrogen related cancers: Reproductive system, breast, lung, kidney, pancreas, and brain." *Environmental Health 11*, Suppl 1, S8.

Galland, L. (2010) "Diet and inflammation." *Nutrition in Clinical Practice 25*, 6, 634–640.

Gardner, Z. and McGuffin, M. (2013) *American Herbal Products Associations' Botanical Safety Handbook*. Boca Raton, FL: CRC Press.

Garner, G. (2016) *Medical Therapeutic Yoga*. London: Handspring Publishing.

Grazul, H., Kanda, L., and Gondek, D. (2016) "Impact of probiotic supplements on microbiome diversity following antibiotic treatment of mice." *Gut Microbes 7*, 2, 101–114.

Guerreiro, C. S., Caldo, A., Sousa, J., and Fonseca, J. E. (2018) "Diet, microbiota and gut permeability—the unknown connection." *Frontiers in Medicine, Rheumatology 5*, 349.

Hughes, K., Bellis, M., Hardcastle, K. A., Sethi, D., *et al.* (2017) "The effect of multiple adverse childhood experiences on health; a systematic review and meta-analysis." *The Lancet Public Health 2*, 8, e356–e366.

Kamali, S. H., Khalai, A. R., Hasani-Ranibar, S., and Esfehani, M. M. (2012) "Efficacy of 'Itrifal saghir,' a combination of three medicinal plants in the treatment of obesity: A randomized controlled trial." *DHARU Journal of Pharmaceutical Science 20*, 1, 33.

Kau, A. L., Ahern, P., Griffin, N. W., Goodman, A. L., and Gordon, J. I. (2011) "Human nutrition, the gut microbiome and the immune system." *Nature 474*, 327–336.

Khadge, S., Sharp, G., Thiele, G., McGuire, T., *et al.* (2018) "Dietary omega-3 and omega-6 polyunsaturated fatty acids modulate hepatic pathology." *Journal of Nutrition and Biochemistry 52*, 92–102.

Knutson, K. and Cauter, E. (2008) "Association between sleep loss and increased risk of obesity and diabetes." *Annals of the New York Academy of Science 1129*, 287–304.

Kruger, M., Schledorn, P., Schrodl, W., Hoppe, H. W., Lutz, W., and Shehata, A. A. (2014) "Detection of glyphosate residues in animals and humans." *Journal of Environmental and Analytical Toxicology 4*, 2.

Kumar, S. K. J., Vani, G. M., Wang, C. S., Chen, C. C., *et al.* (2020) "Geranium and lemon essential oils and their active compounds downregulate angiotensin converting enzyme 2 (ACE 2), a SARS-CoV-2 spike receptor-binding domain, in epithelial cells." *Plants 9*, 770.

Lerner, A. and Matthias, T. (2015) "Changes in intestinal tight junction permeability associated with industrial food additives explain the rising incidence of autoimmune diseases." *Autoimmune Review 14*, 479–489.

Lerro, C. C., Koutros, S., Andreotti, G., Friesen, M., *et al.* (2015) "Organophosphate insecticide use and cancer incidence among spouses of pesticide applicators in the Agricultural Health Study." *Occupational and Environmental Medicine 72*, 10, 736–744.

Li, K., Cehn, C., Zeng, J., Wen, Y., *et al.* "Interplay between bladder microbiota and overactive bladder symptom severity: A cross-sectional study." *BMC Urology 22*, 39.

Liu, R., Liu, X., Zee, P. C., Hou, L., *et al.* (2014) "Association between sleep quality and C-reactive protein: Results from national health and nutrition examination survey, 2005–2008." *PLOS One 9*, 3, 1–7.

Lynch, S. and Pederson, O. (2016) "The human intestinal microbiome in health and disease." *New England Journal of Medicine 375*, 24, 2369–2379.

Maghadam, A. D., Delpisheh, A., and Khosravi, A. (2013) "Epidemiology of female infertility: A review of literature." *Sciences Biotechnology Research Asia 10*, 2, 559–567.

Mallozzi, M., Leone, C., Manurita, F., Belleti, F., and Caserta, D. (2017) "Endocrine disrupting chemicals and endometrial cancer: An overview of recent laboratory evidence and epidemiological studies." *International Journal of Environmental Research and Public Health 14*, 334.

Martinez-Gonzalez, M. A., Salas-Salvado, J., Estruch, R., Corella, D., *et al.* (2015) "Benefits of the Mediterranean diet: Insights from the PREDIMED study." *Progress in Cardiovascular Diseases 58*, 50–60.

Mashhadi, R., Taheri, D., Mousavibahar, S. H., Ashaii, M., *et al.* (2019) "Association of microbiota and overactive bladder: A mini literature review." *Translation Research in Urology 1*, 2, 54–59.

Mason, R. (2001) "200 mg of Zen, L-Thianine boosts alpha waves, promotes alert relaxation." *Alternative and Complementary Therapies 7*, 2, 91–95.

Merrick, M., Ports, K., Ford, D., Afifi, T. *et al.* (2017) "Unpacking the impact of adverse childhood experiences on adult mental health." *Child Abuse and Neglect 69*, 10–19.

Mu, Q., Kirby, J., Reilly, C. M., and Luo, X. M. (2017) "Leaky gut as a danger signal for autoimmune disease." *Frontiers in Immunology 8*, 598.

Ngo, S. T., Steyn, F. J., and McCombe, P. A. (2014) "Gender differences in autoimmune disease." *Frontiers in Neuroendocrinology 35*, 347–369.

Nourishing Meals (2020) "Basic Elimination Diet." Accessed 9/26/22 at https://nourishingmeals.com/diet/basic-elimination-diet.

Nowakowski, S., Meers, J., and Heimbach, E. (2013) "Sleep and women's health." *Sleep Medicine Research 4*, 1, 1–22.

O'Bryan, T. (2016) *The Autoimmune Fix: How to Stop Hidden Autoimmune Damage That Keeps You Sick, Fat, and Tired Before it Turns into Disease*. New York: Rodale.

Okada, H., Kuhn, C., Feillet, H., and Bach, J.-F. (2010) "The 'hygiene hypothesis' for autoimmune and allergic disease: An update." *Clinical and Experimental Immunology 160*, 1, 1–9.

Onitveros, N., Hardy, M. Y., and Chavez, C. F. (2015) "Assessing of celiac disease and nonceliac gluten sensitivity." *Gastroenterology Research and Practice*, Article no. 723954.

Orbuch, I. K. and Stein, A. (2019) *Beating Endo: How to Reclaim Your Life from Endometriosis.* New York: Harper Wave.

Orel, R., Benedik, E., Erzen, J., Orel, A., and Urlep, D. (2017) *Nutritional Therapy for Inflammatory Bowel Disease.* http://dx.doi.org/10.5772/intechopen.73259.

Pallotti, F., Pelloni, M., Gianfrilli, D., Lenzi, A., *et al.* (2020) "Mechanism of testicular disruption form exposure to bisphenol A and phthalates." *Journal of Clinical Medicine 9*, 2, 471.

Pamer, E. G. (2016) "Resurrecting the intestinal microbiota to combat antibiotic-resistant pathogens." *Science 352*, 6285, 535–538.

Pandey, M. M., Rastogi, S., and Rawat, A. K. S. (2013) "Indian traditional ayurvedic system of medicine and nutritional supplementation." *Evidence-Based Complementary and Alternative Medicine*, Article ID 376327.

Pflughoeft, K. and Versaloc, J. (2012) "Human microbiome in health and disease." *Annual Review of Pathology: Mechanisms of Disease 7*, 99–122.

Porter, V. (2018) *Resilient Health: How to Thrive in a Toxic World*. Boston: Enlighten Health Media.

Rad Sharifi, J., Salehi, B., Schinitzler, P., Ayatollahi, S. A., *et al.* (2017) "Susceptibility of herpes simplex virus type I t-monoterpenes thymol, carvacrol, P-cymene and essential oils of sinapis arvensis L, Lallemantia royleana Benth, and pulocaria vulgaris gaertn." *Cellular and Molecular Biology 63*, 8, 42–47.

Riley, D., Anderson, R., Blair, J. C., Crouch, S., *et al.* (2016) "The academy of integrative health and medicine and the evolution of integrative medicine practice, education and fellowships." *Integrative Medicine 15*, 1, 38–41.

Roca-Saavedra, P., Mendez-Vilabrille, V., Miranda, J. M., Lamas, A., *et al.* (2017) "Food additives, contaminants, and other minor components: Effects on human gut microbiota—a review." *Journal of Physiology and Biochemistry 74*, 69–83.

Romm, A. (2018) *Botanical Medicine for Women's Health*. London: Elsevier.

Rosario, D., Boren, J., Uhlen, M., Proctor, G., *et al.* (2020) "Systems biology approaches to understand host-microbiome interactions in neurodegenerative disease." *Frontiers in Neurosciences 14*, 716.

Sanlier, N. and Sabuncular, G. (2020) "Relationship between nutrition and sleep quality, focusing on the melatonin biosynthesis." *Sleep and Biological Rhythms 18*, 89099.

Segersten, A. and Malterre, T. (2016) *Nourishing Meals: Healthy Recipes from The Whole Life Nutrition*. New York: Harmony Books.

Silverberg, J. I., Silverberg, A. I., Malka, E., and Silverberg, N. B. (2010) "A pilot study assessing the role of 25 hydroxy vitamin D levels in patients with vitiligo vulgaris." *Journal of the American Academy of Dermatology 62*, 6, 937–941.

Skakkebaek, N. E., Raijpert-De Meyts, E., Louis, M. B. G., Toppari, J., *et al.* (2015) "Male reproductive disorders and fertility trends: Influences of environment and genetic susceptibility." *Physiological Reviews 96*, 1, 55–97.

Taavoni, S., Nazeem, N., and Haghani, H. (2013) "Valerian/lemon balm use for sleep disorders during menopause." *Complementary Therapies in Clinical Practice 19*, 4, 193–196.

Tatta, J. (2017) *Heal Your Pain Now: The Revolutionary Program to Rest Your Brain and Body for a Pain Free Life.* Boston: Da Capo Press.

Theriot, C. M. and Young, V. B. (2015) "Interactions between the gastrointestinal microbiome and clostridium difficile." *Annual Review Microbiology 69*, 445–461.

Tóth, C., Dabóczi, A., Howard, M., Miller, N., and Clemens, Z. (2016) "Crohn's disease successfully treated with the paleolithic ketogenic diet." *International Journal of Case Reports and Images 7*, 9, 570–578.

Van Bruggen, A. H. C., He, M. M., Shin, K., Mai, V., *et al.* (2018) "Environmental and health effects of the herbicide glyphosate." *Science of the Total Environment 616–617*, 255–268.

van der Kolk, B. (2014) *The Body Keeps the Score: Brain, Mind, and Body Healing of Trauma.* London: Penguin Books.

Vicari, E., Salemi, M., Sidoti, G., Malaguarnerna, M., and Castiglionne, R. (2017) "Symptom severity following rifaximin and the probiotic VSL#3 in patients with chronic pelvic pain syndrome (due to inflammatory prostatitis) plus irritable bowel syndrome." *Nutrients 9*, 11, 1208.

Vishal, A. A., Mishra, A., and Raychaudhuri, S. P. (2011) "A double blind, randomized placebo controlled clinical study evaluates the early efficacy of Aflapin™ in subjects with osteoarthritis of knee." *International Journal of Medical Science 8*, 7, 615–622.

Visser, M., Deeg, D. J. H., and Lips, P. (2003) "Low vitamin D and high parathyroid hormone levels as determinants of loss of muscle mass (sarcopenia): The longitudinal aging study, Amsterdam." *Journal of Clinical Endocrinology and Metabolism 88*, 12, 5766–5772.

Von Ruesten, A., Weikert, C., Fietze, I., and Boeing, H. (2012) "Association of sleep duration with chronic diseases in the European prospective investigation into cancer and nutrition (EPIC)—Potsdam study." *PLoS One 7*, 1, e30972.

Wu, H. J. and Wu, E. (2012) "The role of gut microbiota in immune homeostasis and autoimmunity." *Journal of Gut Microbes 3*, 1, 4–14.

Wu, S., Powers, S., Zhu, W., and Hannun, Y. A. (2016) "Substantial contribution of extrinsic risk factors to cancer development." *Nature 529*, 7584, 43–47.

Zama, A. M. and Uzumcu, M. (2010) "Epigenetic effects of endocrine-disrupting chemicals on female reproduction: An ovarian perspective." *Frontiers in Neuroendocrinology 31*, 4, 420–439.

Zaura, E., Brandt, B. W., Teixerira de Mattos, M. J., Buijs, M. J., *et al.* (2015) "Same exposure but two radically different responses to antibiotics: Resilience of the salivary microbiome versus long-term microbial shifts in feces." *American Society for Microbiology 6*, 6, e01693–15.

Zorrilla, M. and Yatsenko, A. (2013) "The genetics of infertility: Current status of the field." *Current Genetics Medicine Reports 1*, 247–260.

머리글자 목록

Abdominal hypopressive technique(복부 저압박 기법): AHT

Active straight leg raises(능동 다리뻗어들기): ASLR

Adverse childhood experiences(부정적 아동 경험): ACE

American Physical Therapy Association(미국물리치료사협회): APTA

American Urogynecological Society(미국요생식학회): AUGS

Association for Pelvic Organ Prolapse Support(골반 장기 탈장 지원 협회): APOPS

Autism spectrum disorder(자폐 스펙트럼 질환): ASD

Biopsychosocial model(생물심리사회적 모델): BPS

Bristol stool scale(Bristol 대변 척도): BSS

클라이언트 교육과 영양 변화의 결과 추적에 유용한 #1-7 대변 유형에 대한 그래픽 그림과 설명.
BSS #3과 #4는 최적의 배변이다.
BSS #1 또는 #2는 비움에 어려움을 겪는 클라이언트들은 종종 너무 딱딱한 대변을 가지고 있다. BSS #5-7는 너무 느슨한 대변이다.

Chronic pelvic pain(만성 골반 통증): CPP

Clinical practice guidelines(임상직무지침): CPG

임상직무지침(CPG)은 특정 상태의 환자를 관리하기 위한 전문가 근거기반의 지침이다.
CPG는 세계보건기구의 기능, 장애 및 손상(ICF) 용어의 국제 분류를 활용하여 조건을 정의하고 분류하며, 가능한 가장 높은 수준과 등급의 근거를 기반으로 중재를 권고하고 있다.
CPG는 근거 중심 의학을 기반으로 사용한다.
물리치료를 위한 현재의 CPG는 www.apta.org/patient-care에서 이용할 수 있다.

Diastasis rectus abdominis(복직근이개): DRA

Dyssynergia(협력장애): 호흡, 골반저 수축, 이완, 하부 압박 팽윤 기법과 같은, 기능을 위한 호흡 횡격막과 골반 횡격막 사이의 협응 부족.

Evidence-based medicine(근거중심 의학): EBM

EBM에 대한 근거 수준

근거 랭킹매기기

Ⅰ: 시스템 리뷰에 요약된 고품질 무작위 대조 시험, 사전 코호트 연구, 예후 연구, 메타분석 및 레벨 Ⅰ 연구

Ⅱ: 품질이 낮은 무작위 대조군 연구, 후향성 코호트 연구, 진단 연구 또는 레벨 Ⅱ 연구의 시스템 리뷰. 맹검, 부적절한 후속 조치 또는 부적절한 무작위화, 취약한 진단 표준 또는 기준으로 인해 연구가 최상의 설계가 아니었을 수 있다.

Ⅲ: 사례 통제군 연구 또는 레벨 Ⅲ 연구의 시스템 리뷰

Ⅳ: 사례 시리즈, 또는 순위가 낮은 코호트 연구 또는 기준 표준

Ⅴ: 비판적 평가나 생리적 근거, "제1원칙"의 사용이 없는 전문가 의견

근거 등급

A 강함

B 중등도

C 약함

D 충돌

E 이론적, 기초

F 전문가 의견

증거 수준 데이터 기반 가이드

CINAHL 완료: 시스템 리뷰의 간호 및 제휴 보건 문헌 코크레인 데이터베이스에 대한 누적 지수, cochranelibrary.com

물리치료 근거 데이터베이스: PEDRO, pedro.org.au

PubMed–National Library of Medicine–NIH, pubmed.gov

Female sexual function index(여성 성 기능 지수): FSFI

발효성 올리고당, 이당, 단당 및 폴리올: FODMAP

FODMAP 항목은 식품의 짧은 사슬 탄수화물 성분이다.

Gastrointestinal(위장): GI

Generalized joint laxity(전신 관절 이완): GJL

Gut microbiome(장내 미생물): GM

Incontinence quality of life instrument(실금 생활 질 도구): I–QOL

International classification of functioning, disability, and health(국제 기능장애 건강분류): ICF

International index of erectile function(국제 발기 기능 지수): IIEF

Interstitial cystitis(간질성 방광염): IC

Interstitial cystitis Help(간질성 방광염 도움): ICHELP, www.ichelp.org

이 링크는 간질성 방광염/과활동 방광 환자 교육을 위한 전문 자원이다.

Irritable bowel syndrome(과민 장 증후군): IBS

Levator ani(항문거근): LA

Low back pain(요통): LBP

Lumbopelvic hip(요추–골반–고관절): LPH

Menstrual distress questionnaire(월경 곤란 설문): MDQ

Mindfulness–based stress reduction(마음챙김 기반 스트레스 감소): MBSR

Numeric pain rating scale(수치 통증 비율척도): NPRS

Oswestry disability index(Oswestry 장애지수): ODI

Pelvic floor distress inventory(골반저 곤란 목록): PFDI

Pelvic floor dysfunction(골반저 기능장애): PFD

방광, 장, 통증 또는 성 기능 문제

Pelvic floor impact questionnaire(골반저 충격 설문): PFIQ–7

Pelvic floor muscles(골반저 근육): PFM

Pelvic girdle pain(골반대 통증): PGP

Pelvic girdle questionnaire(골반대 설문): PGQ

Pelvic organ prolapse(골반 장기 탈장): POP

Pelvic organ prolapse questionnaire(골반 장기 탈장 설문): POPQ

Physical therapy(물리치료): PT

Polycystic ovarian syndrome(다낭성 난소증후군): PCOS

Pregnancy related pelvic girdle pain (임신 관련 골반대 통증): PRPGP

Premenstrual dysphoric disorder (월경전불쾌장애): PMDD

Premenstrual syndrome(월경전 증후군): PMS

Premenstrual syndrome scale(월경전 증후군 척도): PMSS

Quality of life(삶의 질): QOL

Real time ultrasound(실시간 초음파): RUSI

Relative energy deficiency in sport (스포츠에서 상대적 에너지 결핍 : RED–S)

Sacroiliac(천장): SI

Short form health survey(단형 건강조사): SF–36, www.physio–pedia.com/Category:Outcome_Measures

Single limb stance(한발 서기): SLS

Symphysis pubis dysfunction(치골결합 기능장애): SPD

Transverse abdominis(복횡근): TRA

근막을 척추 다열근, 골반저 근육 및 광배근 안으로 연결하는 최심층 복부 코어

Urinary distress inventory(요곤란 목록): UDI

Urinary incontinence(요실금): UI

Vaginal atrophy(질 위축): VA

주제별 색인

ㅂ

ㅅ

ㅎ

저자별 색인

감사의 글

열정과 멋으로 살아오신 부모님, Thomas와 Louise에게 감사드린다: 아버지는 신경외과의사, 열렬한 스포츠맨, 가수 지망생이었고, 그리고 가족으로 모두를 품으신 어머니는 사랑과 헌신으로 8명의 아이들을 키웠고, 이웃, 요양원 환자, 친구들에게 꽃을 선물했다. 그리고 나는 일과 놀이를 함께 보내온 나의 형제자매들에게 감사드린다. 그들은 하이킹을 좋아하고, 코로나 시대 때 줌을 통해 미국 전역에서 마음을 맞대고 연결되어 있는 시간을 공유해 준 것에 감사드린다.

나는 Boston 대학교, Arcadia 칼리지, 미국물리치료사협회, Herman & Wallace 인스티튜트의 선생님에게 감사드린다.

내가 코스워크를 통해 마음과 스킬을 발달시킬 수 있도록 도와주신 유능한 임상 교육자인 Holly Herman, Kathe Wallace, Shirley Sahrmann, Tracy Spitznagle, Gail Wetzler, Ramona Horton, Holly Tanner, Jenni Gabelsberg, Elizabeth Hampton, Tracy Sher, Yousef Ghandour, Neil Sturman, Diane Lee, Irwin and Sue Goldstein, Heather Howard, 그리고 기타 셀 수 없는 많은 선생님에게 감사드린다.

오스티오패쓰인 John Upledger, Ken Lossing, Michael Kurisu, Jean Pierre Barral과 MaryAnn Morelli 등은 근막이 어떻게 복원력을 가지고 있는지, 그리고 치료사들이 어떻게 "듣고" 편안함과 균형을 촉진할 수 있는지를 보여 주셔서 감사하다.

통합 의학의 선구자인 Bernie Siegal, Andrew Weil, Deepak Chopra, Mimi Guarneri, Kulreet Chaudhary와 Valencia Porter는 건강, 웰니스, 마음, 몸 및 영적 치유에 대한 통찰력 있는 책과 온라인 자료를 내게 제공해 주셔서 너무 감사드린다.

Joseph Marty에 의해 배설억제 능력에 대한 수업을 듣게 된 것과 Mike Ryder, Cindy Furey 및 Renee Cinco에 의해 환자 치료를 위한 프로그램 개발의 기회와 과정에서 격려를 받은 것도 감사드린다. 그리고 UCSD의 Emily Lukacz와 SDSU의 Lori Tuttle에게 연구를 할 수 있게 기회를 준 것에 대해 감사드린다.

저의 요가 선생님인 Dustienne Miller, Ginger Garner와 Shelly Prosko에게 감사드린다. 그들은 요가가 생활스타일이 될 수 있도록 도와주셨고, 클라이언트 관리를 위한 적응가능한 형식이 될 수 있도록 도와 주셨다.

공동 저자인 J. Michelle Martin과 Pauline Lucas에게도 감사드린다. 그들은 이 책이 좋은 내용을 갖도록 시간을 내어 주었다. 그리고 마지막 장을 편집해 준, Jessica Drummond에게도 감사드린다.

Handspring의 이전 편집자인 Sarena Wolfaard는 "The secret world of pelvic physical therapy"에 대한 나의 강연에 참석해주시고, 이 책을 의뢰해 주시고, 더 많은 청중들에게 나의 의견과 통찰력을 전달하기 위해 엄격한 의학적, 사실적 관점에서 나의 목소리를 찾을 수 있도록 도와주셔서 감사드린다. Singing Dragon의 직원인 Maddy Budd, Masooma Malik, Claire Wilson, Victoria Peters, Carole McMurray는 그들의 편집 전문 지식과 지원에 감사드리며, 일러스트레이터 Bruce Hogarth에게도 감사드린다.

지난 수년간의 나의 환자분들께 웃음과 눈물을 나눌 수 있는 기회를 주셔서 감사드리며, 간단한 문제에서부터 복잡하고 골치 아픈 문제에 이르기까지 재활을 거쳐 온 노고와 규율, 인내심에 감사드린다. 여러분이 나의 선생님이었다.

끝으로, 나는 남편과 딸들의 건강 리터러시와 자기 관리 행동 계획을 최적화하기 위해 "너무 많은 정보"를 제공했고, 수년간 과정과 클리닉을 오가면서 그들의 지원에 감사드린다.

역자 서문

골반재활 관련된 전문서적이 국내에 많지 않은 현 시점에 아주 좋은 골반재활 서적을 소개할 수 있게 되어 매우 기쁘게 생각합니다.

골반은 우리 몸에서 가장 큰 뼈로 이루어져 있고 위쪽으로 척추와 아래쪽으로 대퇴골과 연결성을 가지고 있고 몸통의 중심역할을 합니다. 때문에 해부학적으로나 임상적으로 매우 중요합니다. 운동의 퍼포먼스를 향상 시킬 때, 통증을 조절해주거나 몸의 균형을 잡아야할 때 골반의 역할을 빼고 이야기하기 어렵습니다.

골반을 공부해 보면 움직임이 크지는 않지만 안정성이 꽤 좋은 것을 알 수 있습니다. 이런 골반이 아플 때에는 직접적인 부상의 경우도 있지만, 여러 가지 다른 복합적인 요인의 영향을 받아 나타나는 증상인 경우도 많습니다. 골반통증이나 골반주변의 기능부전 문제의 환자를 만나게 된다면 이 책의 체계적인 정리를 참고하는 경우에 큰 도움이 될 것으로 기대합니다.

12년째 임산부스포츠의학센터를 운영하며 임상에서 산전산후 여성들을 접하면서 임신·출산 과정에서 골반의 안정성이 쉽게 무너지고 통증과 불균형을 경험하는 여성을 굉장히 많이 봐왔었습니다.

이 책은 유년기에서 노년기까지 내용을 다루고 있는데 특히 저의 관심을 더욱 끌었던 부분은 기존 골반재활 관련 책에서 많이 다루어지지 않았던 임신·출산 관련(요실금, 자궁하수, 복직근 이개 등) 내용이었습니다.

특히, 이 책은 과학적 근거 기반 최신 동향의 내용이 담겨 있고 물리치료사, 필라테스강사, 요가강사, 트레이너 등 대부분의 건강관련 직종의 전문가에게 도움되는 내용으로 구성되어 있으며 각 단원별로 적절한 운동처방이 되어 있는 것도 큰 장점으로 보였습니다. 저와 같은 산전산후 공부를 하는 전문가들에게 꼭 추천드리고 싶었습니다.

앞으로 이 책을 통해 많은 건강관련 전문가들이 골반재활을 하는데 있어서 많은 도움이 되시기를 바랍니다.

역자 **김 우 성**